Cutting-Edge Biodentistry
生命歯科医学のカッティング・エッジ

米田俊之 編

大阪大学出版会

巻 頭 言

　2003年から始まった大阪大学大学院歯学研究科21世紀COEプログラム「フロンティアバイオデンティストリーの創生」もあとわずか4カ月を残すばかりとなった．メンバーらのたゆまぬ努力の結果，5年の間に様々な研究成果が得られ，それを世の中に発信する目的でモノグラフを作成する運びとなった．活動2年目に研究成果の中間報告という意味を込めて，大阪大学出版会から『先端歯科医学の創生』というタイトルでモノグラフを作成した．このモノグラフはまだ十分な成果の蓄積がない状況で作成したために，どちらかというとオーバービュー的な内容が濃かったように思う．それから2年半が経過し，メンバーの入れ替わりや，若い血の導入により新たな成果が数多く得られているので，今回はそういった新しい成果をも含めて大阪大学大学院歯学研究科21世紀COE活動の最終報告という形で，大阪大学出版会からモノグラフを作成することとなった．したがって，前回のモノグラフとは全く刷新された内容となっている．さらに，このモノグラフが歯科医学研究を志す学部学生および大学院生にとって，道しるべとなるような工夫も加えたつもりである．欲張りすぎとお叱りを受けるかもしれないが，大仰に言わせて頂くと，それほどの強い使命感と意気込みをもってこのモノグラフの作成に取り組んだとご理解頂ければさいわいである．

　モノグラフの作成にあたって，過去5年間の21世紀COE活動を振り返ってみると，採択された時点では，歯学研究科単独としては唯一採択されたCOE拠点ということで，喜びと，達成感はひとしおであった．しかし実際に活動を開始する段になると一体何からどう手をつければよいものやら全く五里霧中の状況であり，文部科学省に申請した活動内容をどうやって実現，具体化するのか，また助成される金額も今までに扱ったことのない高額であり，1年の間に，効率よく，有効に使えるかどうかなど不安でいっぱいの船出であった．しかし案ずるより産むが易しとはよく言ったもので，とにかく動き始めると，何となく，そして自ずと方向が決まっていくようになり，そのうちにいろいろなプラ

i

ンを産みだすことができるようになった．また学内外の他のCOE拠点からの情報なども入ってくるようになり，それらも参考にしながら，徐々に活動の立案，具現化が円滑に運べるようになり，研究に重点を置いて活動を進めてきた．ところが，3年目の5月に行われた文部科学省での中間評価において，研究業績は問題ないが，人材育成のため教育体制の不備を強く指摘された．もともと大阪大学研究科は学生が優秀であるとの思い上がりからか，教育体制の整備にはあまり力を注いでこなかったことが図らずも中間評価において暴露されたわけである．それからは一転方針を転換し，人材，特にスーパーデンティストの育成のためのプログラムの充実を図った．スーパーデンティストというのは，これまでの，削って，詰めて，かぶせて，抜くのが歯医者，という世間の概念を打ち破るべく，そういったアート的能力に加えて，分子細胞生物歯科医学の知識，技術をも併せもって歯科医療に取り組める歯科医と定義している．例をあげると，再生医学を実際に歯科医療に導入できる歯科医である．現在このようなスーパーデンティストの養成に重点を置いて活動を進めている．21世紀COEは平成20年3月31日をもって終了するが，そのあとにはグローバルCOEが控えている．もちろん大阪大学大学院歯学研究科はその獲得に向けて全力で取り組む所存である．今回発行するモノグラフはグローバルCOE獲得のための布石の1つと位置づけており，その意味でも是非よいものにしたいと考えている．

　最後に，このモノグラフ作成にあたり原稿の提出に迅速にご協力下さった大阪大学大学院歯学研究科の各講座，診療科，また忙しい中を労を惜しまず編集にご尽力下さった豊澤悟教授，そして様々な事柄に関して絶えず適切に対応して下さったCOE企画室の岩満理恵さんにこの場をかりて深謝致します．

平成19年暮れ

米田　俊之

目　次

第1章　口腔組織の形成と再生

分子生物硬組織研究のイノベーション … 2
- Ⅰ　はじめに … 2
- Ⅱ　歯の発生・再生の分子メカニズム … 3
- Ⅲ　破骨細胞の分化と機能の制御機構 … 7
- Ⅳ　インディアンヘッジホッグによる骨芽細胞分化制御機構 … 10
- Ⅴ　内軟骨性骨形成におけるSox9転写ファクトリーの役割 … 12
- Ⅵ　内軟骨性骨形成とリン代謝 … 13
- Ⅶ　骨とがん … 15
- Ⅷ　おわりに … 19

Wntシグナルと骨代謝 … 24
- Ⅰ　はじめに … 24
- Ⅱ　Wntシグナルの古典的経路 … 25
- Ⅲ　β-catenin非依存性シグナル伝達経路 … 25
- Ⅳ　Wntと骨量制御 … 26
- Ⅴ　骨代謝におけるLrp6の機能 … 27
- Ⅵ　rs変異型Lrp6蛋白質の機能解析 … 29
- Ⅶ　PTH/cAMP/PKAシグナルとWntシグナルのクロストーク … 31
- Ⅷ　おわりに … 33

核内受容体型転写制御因子PPARγと新規タンパク質Monadによる細胞増殖・分化・死の制御機構 … 35
- Ⅰ　はじめに … 35
- Ⅱ　核内受容体型転写制御因子PPARγ … 36
- Ⅲ　新規細胞死関連タンパク質Monad … 39
- Ⅳ　おわりに … 43

石灰化異常疾患の発症機構と病理診断への応用 … 45
- Ⅰ　はじめに … 45
- Ⅱ　線維性骨異形成症の発症機構と遺伝子診断 … 46
- Ⅲ　腫瘍性骨軟化症の発症機構と病理診断マーカー … 49

Ⅳ	リン酸・ピロリン酸の代謝異常により石灰化異常を示す疾患	51
Ⅴ	おわりに	54

サイトカインを用いた歯周組織再生療法の開発　57

Ⅰ	はじめに	57
Ⅱ	歯周組織再生の理論的背景	58
Ⅲ	サイトカイン療法による歯周組織再生	59
Ⅳ	塩基性線維芽細胞増殖因子 （basic fibroblast growth factor; bFGF, FGF-2）とは	60
Ⅴ	動物実験におけるFGF-2の歯周組織再生誘導効果の検討	60
Ⅵ	臨床治験におけるFGF-2の歯周組織再生誘導効果	62
Ⅶ	FGF-2による歯周組織再生誘導のメカニズム	63
Ⅷ	おわりに	64

第2章　口腔微生物感染とその防御

病原性レンサ球菌の病原因子の機能解析　68

Ⅰ	はじめに	68
Ⅱ	口腔レンサ球菌由来のα-グルカンによる免疫応答の誘導	69
Ⅲ	*Streptococcus sanguinis* SrtAの機能解析	71
Ⅳ	A群レンサ球菌の重症化機構の解析	73
Ⅴ	おわりに	76

*Streptococcus mutans*の循環器疾患に対する病原因子の解析　79

Ⅰ	はじめに	79
Ⅱ	*Streptococcus mutans*の表層抗原	80
Ⅲ	菌血症・感染性心内膜炎症例の分析	80
Ⅳ	*S. mutans*の血液中における病原性の解析	83
Ⅴ	心臓弁・動脈瘤組織における分析	85
Ⅵ	おわりに	87

口腔粘膜の感染　90

Ⅰ	はじめに	90
Ⅱ	HSV-1の口腔粘膜上皮細胞に対する感染と活性酸素	91
Ⅲ	複製可能型変異HSV-1を用いた口腔癌治療	93

Ⅳ　口腔扁平苔癬の臨床的ならびに病理組織学的検討……………………………………94
　　　Ⅴ　おわりに……………………………………………………………………………………96

歯周病研究のフロンティア：歯周病細菌から組織再生まで……………………98
　　　Ⅰ　はじめに……………………………………………………………………………………98
　　　Ⅱ　P. gingivalis線毛と歯周病原性 …………………………………………………………99
　　　Ⅲ　P. gingivalis感染による細胞のグローバルな遺伝子発現変化 ………………………102
　　　Ⅳ　骨形成に関与する転写因子 ……………………………………………………………105
　　　Ⅴ　おわりに…………………………………………………………………………………107

歯周病と喫煙との関連性についてのEBM ………………………………………109
　　　Ⅰ　はじめに…………………………………………………………………………………109
　　　Ⅱ　歯周病のリスクファクター……………………………………………………………110
　　　Ⅲ　歯周病と喫煙との関連性についてのエビデンス……………………………………111
　　　Ⅳ　喫煙による歯周組織の破壊機序………………………………………………………114
　　　Ⅴ　禁煙指導…………………………………………………………………………………116
　　　Ⅵ　おわりに…………………………………………………………………………………117

抗てんかん薬誘発性歯肉肥大の臨床症状と発症メカニズムの解明……………120
　　　Ⅰ　はじめに…………………………………………………………………………………120
　　　Ⅱ　抗てんかん薬誘発性歯肉肥大の臨床的背景…………………………………………121
　　　Ⅲ　抗てんかん薬誘発性歯肉肥大と歯周病原性細菌との関連…………………………123
　　　Ⅳ　フェニトイン代謝酵素と歯肉肥大の関連……………………………………………126
　　　Ⅴ　おわりに…………………………………………………………………………………128

歯疾患の予防・診断・治療法開発へのバイオロジカルアプローチ……………130
　　　Ⅰ　はじめに…………………………………………………………………………………130
　　　Ⅱ　オーラルバイオフィルムの多面的解析と抑制法の開発……………………………131
　　　Ⅲ　抗菌性を備えたバイオアクティブマテリアルの開発………………………………133
　　　Ⅳ　耐久性にすぐれた失活歯修復法の確立………………………………………………135
　　　Ⅴ　う蝕の客観的診断法および辺縁漏洩の高精度検出法の開発………………………137
　　　Ⅵ　おわりに…………………………………………………………………………………139

第3章　「はなす，かむ」機能と「口」の美の回復を目指して

口腔顔面領域の神経解剖学の最前線 …………………………………… 144
- I　顎反射を制御する運動前ニューロンの機能と形態 ……………… 145
- II　口腔顔面の痛みのトピックス ……………………………………… 150

三叉神経中脳路核ニューロンにおけるインパルストラフィッキング ……… 157
- I　はじめに ………………………………………………………………… 157
- II　幹軸索内に存在するスパイク生成部位は，
  スパイク後伝播および細胞体へのスパイク侵入に関与する ………… 159
- III　末梢枝から中枢枝への直接伝導なのか，それとも，
  スパイク生成部位を介した伝導なのか ……………………………… 161
- IV　MTNニューロンにおける，スパイク生成および細胞体への
  スパイク侵入に対する，4-アミノピリジン感受性K^+電流の異なる関与 ……… 163
- V　MTNニューロンにおいて想定される
  2つの機能モード間の電位依存的スイッチング ……………………… 163
- VI　おわりに ……………………………………………………………… 165

顎口腔機能の再建をめざして ……………………………………………… 167
- I　はじめに ………………………………………………………………… 167
- II　材料系研究 …………………………………………………………… 168
- III　顎機能系研究 ………………………………………………………… 170
- IV　インプラント系研究 ………………………………………………… 173
- V　組織再生工学研究 …………………………………………………… 175
- VI　おわりに ……………………………………………………………… 177

顎関節のダイナミクス：個体 in silico モデルを用いた生体動力学解析 ………… 180
- I　はじめに ………………………………………………………………… 180
- II　咀嚼時の顎関節動態研究の背景 …………………………………… 181
- III　研究方法と成果 ……………………………………………………… 181
- IV　考察 …………………………………………………………………… 184

新たな修復用材料による造形とその表面修飾 …………………………… 188
- I　はじめに ………………………………………………………………… 188
- II　新たな造形法の歯科への応用 ……………………………………… 189
- III　大気中プラズマ処理による生分解性高分子足場の表面改質と細胞応答 ……… 192

Ⅳ　アパタイト系材料の修飾と機能性分子用担体としての利用……………………… 194
　　Ⅴ　おわりに ……………………………………………………………………………………… 196

「咀嚼」を多面的に科学する―口腔から全身への広がりを求めて― …………… 199
　　Ⅰ　はじめに ……………………………………………………………………………………… 199
　　Ⅱ　咀嚼における舌運動の定量解析 ………………………………………………………… 200
　　Ⅲ　加齢による咀嚼能力の低下 ……………………………………………………………… 204
　　Ⅳ　咀嚼運動時の脳循環変化 ………………………………………………………………… 206
　　Ⅴ　おわりに ……………………………………………………………………………………… 209

摂食機能発現に関わる「脳」と「器官」解明への戦略的アプローチ ……………… 212
　　Ⅰ　はじめに ……………………………………………………………………………………… 212
　　Ⅱ　咀嚼機能発現に関わる中枢制御機構 …………………………………………………… 213
　　Ⅲ　唾液腺の発生と形態形成 ………………………………………………………………… 221
　　Ⅳ　おわりに ……………………………………………………………………………………… 223

「のどごし」の定量化に挑む ………………………………………………………………… 226
　　Ⅰ　はじめに ……………………………………………………………………………………… 226
　　Ⅱ　食物物性と嚥下機能 ……………………………………………………………………… 227
　　Ⅲ　新たな概念としての移行段階（期）での嚥下機能 ………………………………… 227
　　Ⅳ　「のどごし」と嚥下機能 ………………………………………………………………… 231

口腔顎顔面の最新画像診断と口腔癌に対する放射線治療 ………………………………… 234
　　Ⅰ　はじめに ……………………………………………………………………………………… 234
　　Ⅱ　血管腫の画像診断 ………………………………………………………………………… 235
　　Ⅲ　関節リウマチの画像診断 ………………………………………………………………… 236
　　Ⅳ　顎関節部の画像診断 ……………………………………………………………………… 238
　　Ⅴ　マウスガード装着時のMRIによる顎関節の状態 …………………………………… 239
　　Ⅵ　口腔癌の放射線治療完遂へのセファランチン投薬の寄与 ………………………… 240
　　Ⅶ　舌癌の組織内照射における無照期間の影響について ……………………………… 242
　　Ⅷ　おわりに ……………………………………………………………………………………… 243

学際領域で，医療を測る ……………………………………………………………………… 245
　　Ⅰ　はじめに ……………………………………………………………………………………… 245
　　Ⅱ　ユビキタス医療 …………………………………………………………………………… 246
　　Ⅲ　医療情報をコンピュータでハンドリングする ……………………………………… 246

Ⅳ	ミュージックデンティストリー	247
Ⅴ	臨床問題解決のための可視化・シミュレーション	249
Ⅵ	おわりに	250

第4章　味と痛みのメカニズム

味蕾の細胞生物学的特性 ……………………………………………………… **256**

Ⅰ	はじめに	256
Ⅱ	味蕾	257
Ⅲ	味蕾構成細胞の分類と組織化学	257
Ⅳ	味蕾細胞の分化様式	259
Ⅴ	味蕾の発生	260
Ⅵ	味蕾細胞と基本味受容体	261
Ⅶ	味覚と歯科臨床	262
Ⅷ	おわりに	263

おいしく味わう脳のしくみ ……………………………………………………… **266**

Ⅰ	はじめに	266
Ⅱ	味覚情報の中枢投射	267
Ⅲ	大脳皮質味覚野	267
Ⅳ	おいしさの実感	268
Ⅴ	おいしさ行動の発現	269
Ⅵ	食べる	272
Ⅶ	味の学習と記憶	272
Ⅷ	おわりに	275

麻酔科領域における血圧・心拍変動の応用 ……………………………………… **277**

Ⅰ	はじめに	277
Ⅱ	心拍ゆらぎ・血圧ゆらぎ解析の臨床的意義	278
Ⅲ	麻酔科領域における血圧・心拍変動の研究	279
Ⅳ	おわりに	285

第1章

口腔組織の形成と再生

分子生物硬組織研究のイノベーション

Wntシグナルと骨代謝

核内受容体型転写制御因子PPARγと
新規タンパク質Monadによる細胞増殖・分化・死の制御機構

石灰化異常疾患の発症機構と病理診断への応用

サイトカインを用いた歯周組織再生療法の開発

分子生物硬組織研究のイノベーション

西村理行, 齋藤正寛, 波多賢二, 米田俊之

大阪大学大学院歯学研究科
口腔分子免疫制御学講座　生化学教室

　20世紀以前の歯科医療は，う蝕などの罹患部位を除去し，その欠損部位に人工物を充填することが主体であり，その進歩は緩やかであったと思われる．歯や歯髄が自然治癒しない組織であることを考えると致し方ない面も多々あったと考えられる．しかしながら，近年の生命科学の驚くべき発展により医学ならびに医療は大きな進歩と変革を遂げており，歯科医療においてもインプラントあるいは再生医学の必要性が謳われて久しい．歯および歯周組織の再生を具現化するためには，その発生，分化ならびに代謝機構を分子，細胞，そして個体レベルで明らかにし，そのメカニズムに基づく科学的な治療法の開発が必要である．また口腔機能の維持には，歯を支える骨組織の制御機構に対する理解も必要である．21世紀の歯科医療として，"骨を守り，骨を造る"ことが重要なテーマであると思われる．そこで我々は，歯と歯根膜の発生メカニズムを解明し，その再生医療の実現に取り組んでいる．さらに，分子細胞生物学を駆使し，骨吸収と骨形成の分子制御機構の解明にも大きな貢献を果たしてきた．また急速な高齢化社会の到来により，骨粗鬆症，関節リウマチ，変形性関節炎などの骨および軟骨疾患が急増している．このため骨組織だけでなく，軟骨分化ならびに軟骨疾患に対する検討も鋭意進めている．硬組織研究は，世界的にも創成期から発展期に移行しており，我々も硬組織研究のフロンティアを目指し，21世紀の歯科医学および歯科医療の発展に寄与することを目指して研究を展開している．

【キーワード】
歯の発生 development of tooth, 骨芽細胞 osteoblast, 破骨細胞 osteoclast, 軟骨細胞 chondrocyte, リン代謝 phosphate metabolism, 骨転移 bone metastases, 骨痛 bone pain

I　はじめに

　最近まで，骨組織は，骨格の維持あるいは運動器としての役割が主体であり，生体の制御機構にはほとんど関与していないと考えられてきた．しかし近年，骨組織は，造血細胞のニッチとして機能し，血液細胞との連関が明らかになりつつある．また，骨組織には，様々な免疫細胞が存在し，これら細胞群と骨格系細胞が非常にユニークな細胞ネットワークを構成していること，さらには，骨組織が，腎臓や他の器官に作用するサイトカインを産生し，ホルモン器官としての役割も担っていることが示された．骨組織内でも，骨吸収を担う破骨細胞と，骨形成

を司る骨芽細胞が動的にリモデリングを繰り返している．このように骨組織は，運動器官としてだけでなく，臓器としての機能を有しており，その生物学的特性のユニークさに注目が集まりつつある．

一方，歯は上皮系ならびに間葉系の細胞群から構成され，人体の中でも最も硬い組織であり，その発生過程のユニークさは，生物学の中でも群を抜く，興味深い組織である．

このように歯と骨は，臨床面だけでなく，生物学上においても非常に"面白い"研究対象である．しかしながら，1990年代半ばまでは，歯および骨の研究の進展は遅々としていた．歯および骨の研究が難しかった理由は，多々あると思われるが，究極的には次の2点に集約されると思われる．まず歯や骨は，極めて硬い組織であるため，生化学や遺伝子工学の対象とはなり難かったことが挙げられる．第二に，歯や骨組織には，細胞成分が非常に少ないために，細胞レベルでの解析が困難であった．以上の理由により，歯や骨の研究は，形態学的な観点からのアプローチが主体であり，歯および骨の制御メカニズムを明らかにすることは，永年の間，至難の仕事であった．この状況を切り拓いたのは，近年の分子生物学と，マウスジェネティクスに代表される発生工学の飛躍的な進歩である．これらの技術的革新を背景に，歯および骨の領域でもこの10年間にブレークスルー的な発見が相次ぎ，歯および骨領域研究の基盤形成が確立されたといっても過言ではないと思われる．本教室でも，21世紀COEプログラム「フロンティアバイオデンティストリーの創生」により，数々の新知見を見出してきた．そこで本稿では歯の発生メカニズムと骨組織の分化および機能の制御機構，そして骨組織を"場"とした疾患，特に癌の転移との関連について本教室の最新の知見を概説したい．

II 歯の発生・再生の分子メカニズム

歯は"噛む"という咀嚼機能ばかりでなく，咀嚼刺激を中枢へ伝える感覚受容器的な役割も演じている．このような歯の機能を脅かすう蝕および歯周病の治療は，口の健康維持と同時に全身疾患予防の点からも重要である．これらの疾患は非可逆性の炎症性崩壊を引き起こすため，失われた組織を元に戻すためには歯の発生機構に基づいた再生機構の解明が必要になる．一般的に組織再生は，その発生と同じ生物学的機構で用いられる細胞と分子で誘導されると考えられている．したがって，歯の発生の分子メカニズムを理解することが，その再生機構の解明に不可欠であるといえる．

歯の発生

歯の発生は頭部神経堤由来の外胚葉性間葉系細胞とエナメル上皮による上皮-間葉系相互作用により制御されており，各々の分泌する細胞外マトリックスならびに分泌蛋白質が中心的な役割を演じていることが明らかにされた．そこで最初に歯の発生のあらましについて述べ（図1），歯の再生に有効な分子群について考えてみたい．歯の発生は，マウスで胎生10日の口腔上皮の肥厚から始まる．頭部神経堤由来外胚葉性間葉系細胞が肥厚した口腔上皮の直下へ遊走し，蕾状期歯胚形成が開始する．蕾状期歯胚では歯原性上皮細胞と歯原性間葉細胞が形成され，その後帽状期歯胚へと移行する．帽状期歯胚から鐘状期歯胚にかけて歯原性上皮細胞はエナメル上皮細胞，中間層細胞，エナメル髄細胞，そして歯原性間葉細胞は歯乳頭細胞および歯小嚢細胞へと同調する．そして後期鐘状期になると歯乳頭細胞は象牙芽細胞および歯髄細胞，エナメル上皮細胞はエナメル芽細胞に分化して歯冠が形成される．

このような歯の発生機構において，蕾状期から帽状期歯胚までの初期発生過程に必要なシグ

第1章 口腔組織の形成と再生

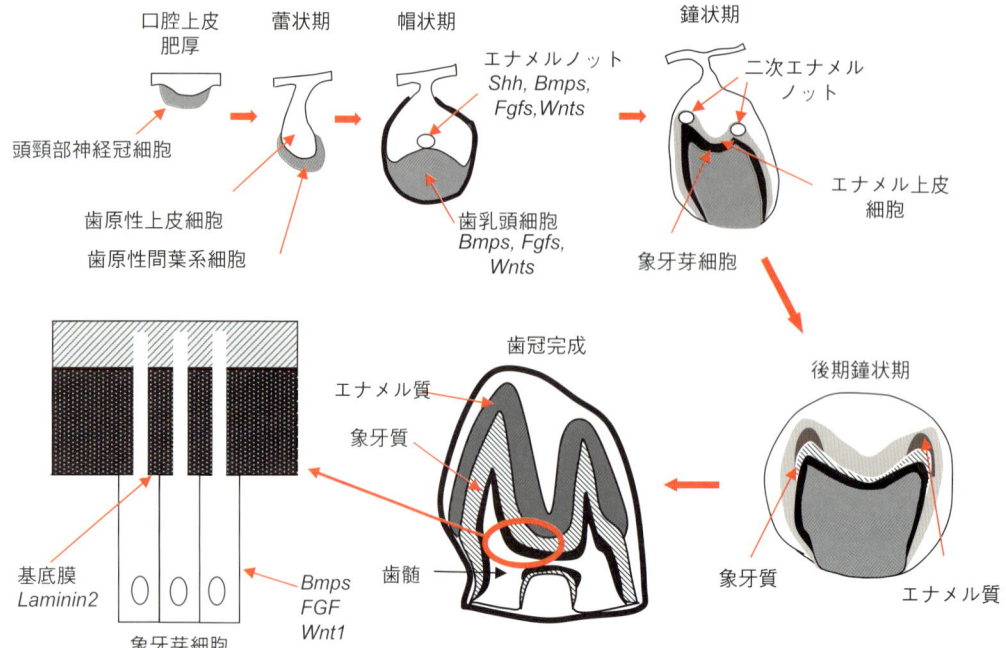

歯の発生は口腔上皮の肥厚により形成された歯原性上皮細胞と，その直下に形成される歯原性間葉系細胞に始まる．これらの細胞により歯胚は形成され，その後上皮─間葉系の相互作用により形態形成が進行する．最終的に歯原性上皮細胞はエナメル上皮細胞となりエナメル質を形成し，歯原性間葉系細胞からは象牙質と歯髄が形成され，歯冠が完成する．この過程において，エナメルノットで分泌されるシグナル分子群である Shh, Bmps, Fgfs および Wnts が歯胚発生の中心的な役割を演じている．また Bmps, FGF および Wnt は基底膜成分と協調して象牙質形成に関与する．
Sonic hedgehogs (SHH), Bone morphogenic proteins (Bmps), Fibroblast growth factors (Fgfs)

図1 歯の発生

ナル分子の研究は精力的に行われている．中でもシグナル分子である Sonic hedgehogs (SHH), Bone morphogenic proteins (Bmps), Fibroblast growth factors (Fgfs) および Wnts を介した上皮─間葉系の相互作用が中心的な役割を演じていることが報告されてきた[1]．これらのシグナル分子は帽状期歯胚において上皮組織内で形成されるエナメルノット内で発現し，直下の歯乳頭細胞へ作用する．これらのシグナル分子による刺激により歯乳頭細胞の発生は進行し，同時に Bmps, Fgfs および Wnts を分泌して，鐘状期歯胚で二次エナメルノットの形成を誘導する．その後，二次エナメルノットを中心に咬頭が形成されて歯冠を構成するようになる．興味深いことに，象牙芽細胞最終分化においてもこれらの

シグナル分子が関わることも報告されている．これまでに歯乳頭細胞に Bmp2 あるいは bFGF を作用させると，象牙芽細胞に分化誘導されることが確認されている．また，Laminin2, I型コラーゲンなどの細胞外マトリックス成分も，歯乳頭細胞を象牙芽細胞分化に関わることも報告された．さらに我々は，矯正学講座の山城ら（現岡山大学，矯正学講座）と共同で，基底膜細胞外マトリックス成分上で培養した未分化間葉系細胞にWnt10aを作用させると象牙芽細胞へと分化することを見出している[2]．これらの研究結果より，歯胚発生過程に必要な細胞外環境をシグナル分子と細胞外マトリックス成分を組み合わせることにより適切に再現できれば，人為的に歯乳頭細胞を象牙芽細胞へ分化誘導で

きる可能性が示された．一方，エナメル上皮細胞からエナメル芽細胞への分化制御に関わるシグナル分子ならびに細胞外マトリックス因子に関しては，エナメル芽細胞分化をモニターできる実験系がないため，その分子メカニズムは不明である．

歯周組織の発生

前述のごとく歯周組織の発生起源は歯小嚢細胞である．歯小嚢細胞の分化は，生後における歯根形成期歯胚で始まる．その過程は，歯胚内で歯根象牙質形成が始まると，その周囲の歯小嚢細胞は歯根象牙質上に遊走される．その後に，歯小嚢細胞はセメント芽細胞，歯根膜細胞および歯槽骨細胞に分化して歯周組織を形成する．このように歯小嚢細胞は，歯周組織を構成する細胞の前駆体を含んでいるため，歯小嚢前駆体細胞とも呼ばれているが，その分化能力については不明な点が多く残されていた．そこで，我々はセメント質を特異的に認識するモノクローナル抗体を用いて歯小嚢細胞の分化能力を解析したところ，抗セメント質抗体陽性のセメント芽細胞に分化するセメント芽細胞前駆体が存在することを証明した[3]．また歯小嚢細胞をマウス皮下組織に移植すると，歯根膜と骨組織を形成する前駆体細胞群が存在することも明らかにした[4]．これらの実験結果から，歯小嚢細胞中には，歯根膜，骨芽細胞およびセメント芽細胞への分化可能な前駆体細胞が存在することを示している．では，どのようなメカニズムでこれらの前駆体細胞が歯周組織構成細胞へ分化するのであろうか？　前述の歯胚発生過程のように，歯小嚢細胞から歯周組織構成細胞への分化誘導にも，シグナル分子および細胞外マトリックス因子が関わる可能性が考えられる．そこで我々は，歯根膜で発現している遺伝子をデータベース化し，この中より歯周組織発生に関わる遺伝子の解析を試みた．その方法を図2に示すように，歯根膜cDNAライブラリーを作製し，

ESTデータベースと呼ばれる手法で歯根膜に発現している遺伝子を網羅的に解析した．我々はこのデータベースを歯根膜の遺伝子地図と考え，ペリオーム(Periodontal ligament transcriptome: Periome)データベースと名づけた．このデータベースに登録された遺伝子群を解析したところ，歯小嚢と歯根膜を構成する細胞環境因子が異なることを見出した．歯小嚢発生過程では基底膜成分が多く発現しており，歯根膜になるとこれらの分子群の発現量は顕著に低下する．一方，歯根膜になると腱・靭帯組織形成に関わる分子群の発現が上昇することが判明した．これらの結果より歯根膜を含む歯周組織発生は，歯胚発生初期と同様に基底膜成分を介した上皮-間葉系の分子メカニズムで調節されている可能性が考えられた．現在，歯根膜形成過程におけるこれらの分子群の機能を解析中であるが，有効な実験系がなく難航している．今後は歯根膜を含む歯周組織発生機構の機能解析に有効な実験系の開発が待たれるところである．

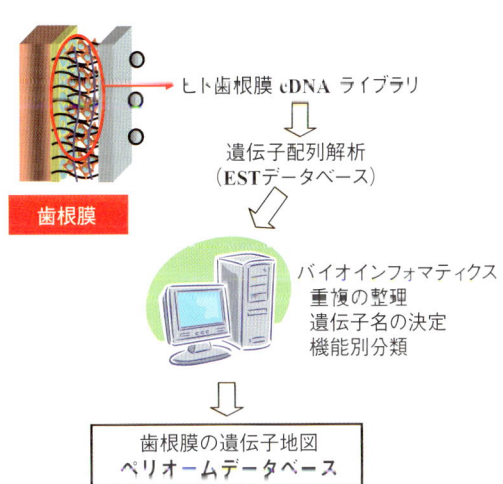

ヒト歯根膜cDNAライブラリーを作製し，約1万個のcDNAを無作為に選択して，部分的に塩基配列を決定した（ESTデータベース）．次に得られた遺伝子配列をバイオインフォマティクス技術を用いてデータベース化し，歯根膜の遺伝子地図（ペリオームデータベース）を構築した．

図2　歯根膜の遺伝子地図

歯の再生

図1に示したように，歯胚発生過程は歯原性上皮細胞と歯原性間葉系細胞の，上皮-間葉系相互作用により制御されている．したがって，上皮-間葉系の相互作用の再現が，歯の発生・再生誘導において重要になると考えられる．Yelickらは歯胚より歯原性上皮細胞と歯原性間葉系細胞から単一化細胞を採取し，再構成法と呼ばれる技術を用いて，歯の再生に成功した[5]．その後，再構成法を用いて他の研究グループでも歯の再生に成功したことが報告され，再構成法が歯の再生に有効であることが示された．我々も東京理科大学の辻研究室との共同研究で再構成を用いた歯の再生研究に取り組んだ．これまでの報告に対して，我々は歯原性上皮と歯原性間葉に分離して単一化して得られた上皮・間葉細胞を，コラーゲンゲル内で高密度に区画化して再構築させ三次元的に培養して人工的に歯胚を形成する方法（人工歯胚）を確立した[6]．その結果，図3に示すごとく人工歯胚は器官培養系にて歯冠を形成し，さらに腎皮膜下へ移植することにより歯周組織を含む完全な歯を形成した．さらに興味深いことに，人工歯胚を抜歯窩に移植も可能であることも確認された．これらの結果より，同技術が歯の発生・再生のみならず歯周組織発生・再生機構の解析に有効な実験システムであることが示された．

以上述べてきたように，歯の発生に関わるシ

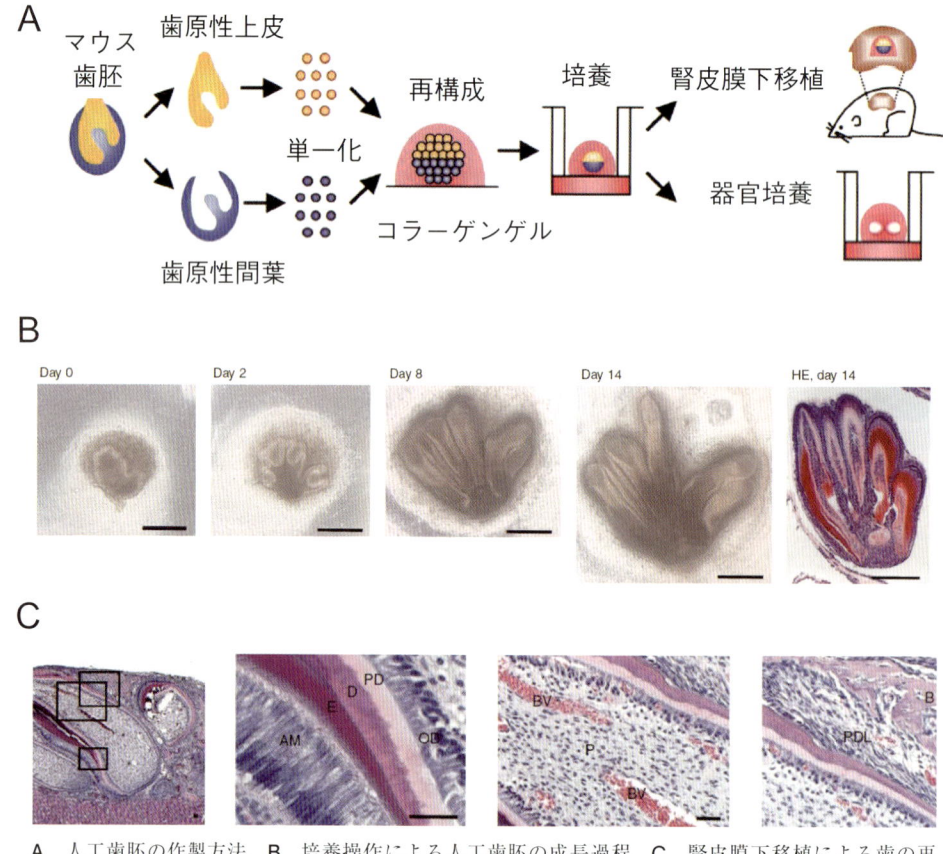

A 人工歯胚の作製方法．**B** 培養操作による人工歯胚の成長過程．**C** 腎皮膜下移植による歯の再生．歯周組織を含む歯の完全な再生が観察される（**OD**：象牙芽細胞，**PD**：象牙前質，**D**：象牙質，**E**：エナメル質，**AM**：エナメル芽細胞，**BV**：血管，**B**：歯槽骨，**PDL**：歯根膜）．
図3 人工歯胚を用いた歯の再生

グナル分子および細胞外マトリックス因子の解析が進み，これらの因子を用いて，未分化間葉系細胞を象牙芽細胞へ分化誘導することも可能になりつつある．また歯胚中に歯周組織形成能力を有する前駆体細胞が存在することも明らかにされた．さらに人工歯胚技術を用いて歯の再生も可能なことから，生体外で人工的に歯を作製し抜歯窩へ移植する臓器置換再生医療の基礎研究も今後発展していくであろう．このような再生医療を現実化させるためには，シグナル分子，細胞外マトリックス因子を中心とする歯の発生メカニズムを，分子レベルで解明することが今後の重要な研究分野になると考えられる．

III 破骨細胞の分化と機能の制御機構

破骨細胞の分化機構

破骨細胞は，非常にユニークな形態と機能をもつ細胞である．破骨細胞は，多数の核を有する巨細胞で，骨基質に接着すると強い極性化を示し，骨接着面では，明帯と破状縁を含む特徴的な形態を示す[7]．また破骨細胞は，骨吸収活性をもつ唯一無二の細胞で，破状縁からH$^+$イオンとCl$^-$イオンを放出し，骨組織を脱灰するのに加えて，カテプシンKやマトリックメタロプロテアーゼ9（MMP9）などを分泌し，骨マトリックスを消化分解する[7]．

破骨細胞は，血液幹細胞を起源とし，単球・マクロファージ細胞系であるcolony forming unit-macrophage（CFU-M）より分化する[7]．破骨細胞の分化過程には，骨芽細胞系細胞が発現するmacrophage colony stimulating factor（M-CSF）とreceptor activator of NF-κB ligand（RANKL）の2つの分子が必須的役割を果たしている[7]．M-CSFは，破骨細胞の形成初期に必要であると考えられており，M-CSF遺伝子にフレームシフト変異を有するop/opマウスは，破骨細胞の分化障害に起因する骨大理石病を呈することが示されている[8]．このop/opマウスにM-CSFを投与すると，破骨細胞の分化が回復し，骨大理石様病態が改善される[8]．またRANKL遺伝子欠損マウスでも，破骨細胞の形成が完全に阻害され，骨大理石病が誘発されることが示されている[9]．一方，血液幹細胞を含む骨髄細胞，マウス脾臓細胞あるいはヒト末梢血をM-CSFと可溶型RANKL（sRANKL）存在下で培養すると破骨細胞の形成が誘導される[10]．RANKLは，破骨細胞の活性化，すなわち骨吸収機能の発現にも重要である．骨組織を吸収した破骨細胞は，アポトーシス機構により，細胞死に至るが，M-CSFおよびRANKLは，破骨細胞のアポトーシスを抑止し，そのlife-spanを延長させることも明らかにされている．

M-CSFは，そのレセプターであるc-fmsを介し，破骨細胞の分化を制御している．実際，c-fms遺伝子欠損マウスもop/opマウスと同様の病態を呈する．破骨細胞分化に関与するc-fmsの下流シグナルに関しては，不明な点が多々残されているが，Erkキナーゼが関与している可能性が示唆されている．一方，破骨細胞分化に関与するRANKLシグナルに関する研究は，この数年間に飛躍的に進展している．RANKLは，破骨細胞前駆細胞に発現するRANKに作用し，細胞内シグナル伝達分子TRAF6を介して，NF-κBシグナル，JNK/c-Junシグナルおよびp38シグナルを活性化させることが明らかにされている[11]（図4）．破骨細胞分化におけるRANK，TRAF6，NF-κBの必要性は，それぞれの遺伝子欠損マウスが骨大理石病を呈することから証明されている[12-14]．さらに我々は，転写因子c-Junのドミナントネガティブ変異体を過剰発現するトランスジェニックマウスを作製し，破骨細胞形成におけるJNK/c-Junシグナルの重要性を明らかにしている[15]．また，c-JunとAP-1複合体を形成するc-Fos遺伝子欠損マウスが，破骨細胞形成障

第1章 口腔組織の形成と再生

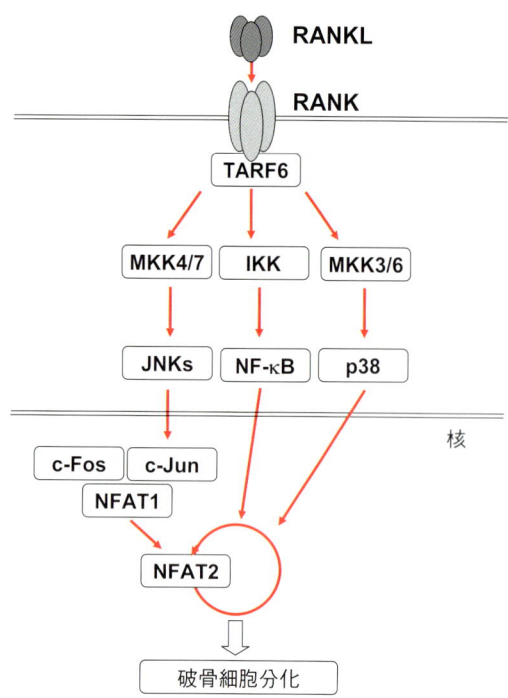

RANKLは，RANKに結合後，TRAF6を介してJNK/c-Jun，NF-κB，p38シグナル伝達経路を活性化する．これらのシグナルは，NFAT2の発現および機能を活性化し，破骨細胞分化を誘導する．

図4　RANKLシグナルによる破骨細胞分化制御機構

害と骨大理石病を呈することも示されている．一方，阻害剤を用いた in vitro の実験より，p38の破骨細胞分化への関与が示唆されているが，その生理的役割は，未だ不明である．

　近年，破骨細胞分化を誘導する特異的な転写因子として，NFAT2/NFATc1の同定が行われた（図4）．特筆すべき点は，NFAT2の同定が日本の4つの研究室によってほぼ同時期に行われたことである．このことは，日本の骨代謝研究が世界トップクラスにあることを如実に物語っている．我々は，c-Junの転写パートナーを探索した結果，NFAT2の同定に成功し，NFAT2の発現および機能制御にc-Junの必要性を明らかにした[15]．またTakayanagiらおよびIshidaらは，RANKLにより発現誘導される転写因子として，NFAT2を同定した[16]．Matsuoらは，c-Fosの転写標的として，NFAT2の重

要性を明らかにした[17]．また，脾臓細胞などにNFAT2を過剰発現すると，骨吸収活性を有する破骨細胞様多核巨細胞の形成が誘導されることも示されている[16, 18]．我々は，RANKLによるNFAT2の発現誘導の初期過程には，NFAT1が関与していることを示している[15]（図4）．さらにAsagiriらは，NFAT2が，自身の発現を促進することを見出している[19]（図4）．最近，in vivo におけるNFATの重要性も明らかにされている[19, 20]．Asagiriらは，野生型マウス由来の骨髄細胞を用いた骨髄移植によりc-Fos遺伝子欠損マウスの骨大理石病が改善されるのに対し，NFAT2遺伝子欠損マウス由来の骨髄細胞では，c-Fos遺伝子欠損マウスの骨大理石様病態が改善されないことを示している[19]．一方，我々は，恒常的活性型NFAT1を過剰発現するトランスジェニックマウスが，NFAT2の発現増加，破骨細胞形成の亢進および重篤な骨量低下を示すことを見出した[20]（図5）．興味あることに，このトランスジェニックマウスでは，骨吸収活性と，c-Src（後述する）のキナーゼ活性が著明に亢進していたことから，NFATシグナルの活性化は，破骨細胞の分化のみならず骨吸収機能にも深く関与していると考えられた[20]．一方，NAFTシグナルの活性化は，破骨細胞のアポトーシスには，ほとんど影響を及ぼさないことが示唆された[20]．

　以上のようにRANKLシグナルによる破骨細胞の分化制御機構の概要がほぼ明らかになったといって過言ではないと思われる．今後は，これらの知見に基づく骨吸収阻害剤が開発され，骨破壊性骨疾患の治療に寄与することが期待される．我々は，JNKあるいはNFATシグナルの阻害剤が，RANKLの破骨細胞分化誘導効果を阻害することを見出している[15]．これらの薬剤の特異性ならびに適切なDrug delivery systemの開発が，次の大きな研究課題である．

分子生物硬組織研究のイノベーション

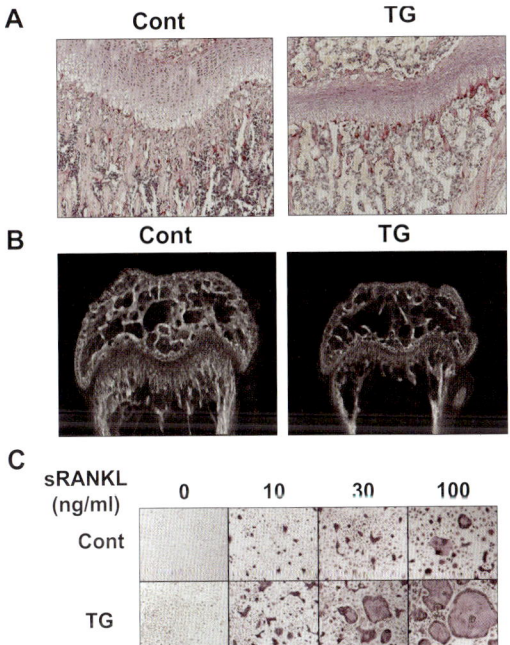

A 破骨細胞系細胞特異的に恒常的活性型NFAT1を過剰発現するトランスジェニックマウス（TG）では，TRAP陽性破骨細胞の形成が促進し，骨破壊の亢進と軟骨増殖板の形成阻害が観察される．（Cont：野生型マウス）
B 恒常的活性型NFAT1トランスジェニックマウスのマイクロCT所見．caNFAT1トランスジェニックマウスの骨量は，野生型マウスに比較して著しく減少している．
C 恒常的活性型NFAT1トランスジェニックマウスでは，破骨細胞分化能が著明に亢進している．
図5 NFATシグナルの活性化による破骨細胞分化および骨吸収の活性化
（J Immunol 177: 2384-2390, 2007より）

破骨細胞の骨吸収機構とc-Src

1981年にParker, VarmusとBishopによって歴史上はじめて同定された癌遺伝子c-Srcが破骨細胞の骨吸収機能に必要不可欠であることが明らかになったのは，1991年のことである[21]．Sorianoらが作製したc-Src遺伝子欠損マウスは，破骨細胞を有するにもかかわらず，骨吸収阻害に起因する典型的な骨大理石病を呈する[22,23]．その後の研究により，c-Srcは，破骨細胞のアクチン骨格をコントロールし，破状縁および明帯の形成に必須的役割を演じていることが明らかにされた[24]．c-Src遺伝子欠損マウス由来の骨髄細胞あるいは脾臓細胞をin vitroにおいて破骨細胞に分化誘導しても，骨吸収活性および明帯に相当するアクチンリングの形成は認められない．また，c-Srcが，FAK，Pyk2，p130^{cas}，c-Cblなどの分子と結合し，骨吸収機能を調節していることが報告されてきた[7]．しかしながら，c-Srcがどのような分子機序で，破状縁形成に重要なアクチン骨格を調節しているかは，不明であった．我々は，c-Srcの基質として同定されたアクチンフィラメント制御因子Cortactinに着目して，研究を行った．その結果，Cortactinの過剰発現が破骨細胞への分化能を有するRAW264.7細胞のアクチンリング形成を著明に促進することが明らかとなった[25]．また，RAW264.7細胞において，c-SrcがCortactinと結合し，チロシンリン酸化させることも示された[25]．一方，ドミナントネガティブ型Cortactinを破骨細胞に過剰発現すると，アクチンリングの形成と骨吸収活性が著しく阻害された[25]．したがって，Cortactinが，c-Srcの下流シグナル分子として，破状縁形成ならびに骨吸収機能に対し重要な役割を担っていると考えられた．

破骨細胞が，骨吸収に必要な明帯や破状縁を形成するためには，c-SrcがCortactinなどの基質を活性化し，アクチンフィラメントによるポドソーム形成を強く促進する必要がある．実際，破骨細胞では，c-Srcの発現レベルが非常に高く，そのキナーゼ活性も高く維持されている[26]．破骨細胞でc-Srcキナーゼ活性が高い理由として，発現レベルの高さに起因すると推測される．しかしながら，線維芽細胞などにc-Srcを過剰発現しても，c-Srcのキナーゼ活性は低く維持されている．通常，c-Srcの末端部位に存在するチロシン残基は，チロシンキナーゼCskによってリン酸化されており，C末端チロシン残基が，自身のSH2ドメインと結合し，c-Srcのキナーゼ部位が閉鎖状態となっている[27]．このCskの作用は，多くの細胞や組織でdominant

9

であることが明らかとなっている．ではなぜ破骨細胞においてc-Srcのキナーゼ活性が高く維持されているのであろうか．当初，我々は，破骨細胞が異なるCskファミリー分子を発現しており，この分子がCskと拮抗しているという仮説を想定した．その結果，我々はヒト破骨細胞cDNAライブラリーより，Cskファミリー分子，Chkのクローニングに成功した．Cskが組織遍在的に発現しているのに対して，Chkは破骨細胞など一部の血球系細胞と脳に限局した発現パターンを示した．さらに興味深いことに，Chkは，破骨細胞の破状縁に特異的に発現していることが観察された．しかしながら，Chkを破骨細胞に過剰発現させると，Cskと同程度に，c-Srcの活性化を抑制し，アクチンリング形成ならびに骨吸収活性を阻害することが認められた．したがって，ChkがCskと拮抗して，c-Srcの活性を上昇させている可能性は，否定的であると考えられた．次に，我々は破骨細胞ではCskあるいはChkの活性化が他の組織と異なると仮定して研究を行った．c-Srcは，アクチンフィラメント制御因子など様々なシグナル伝達分子が集積する脂質Raftに存在することが知られている．一方，Cskは，c-Srcのようにミリスチン酸化部位を有しないために，単独では脂質Raftに存在できない．近年，Csk結合タンパク質Cbpが，Cskを脂質Raftにリクルートすることが明らかにされている[28]．そこで我々は，破骨細胞におけるCbpの発現とCskの細胞内局在を検討した結果，破骨細胞におけるCbpの発現は非常に低く，また脂質RaftへのCskのリクルートもほとんど行われていないことが明らかになった．さらに破骨細胞にCbp遺伝子を導入すると，Cbpの用量依存的にCskの脂質Raftへのリクルート，c-Src活性の抑制化が認められ，アクチンリングの形成ならびに骨吸収活性も阻害された．またCbpの発現低下は，NFAT2に依存的であることも判明した．以上の研究結果より，破骨細胞では，Cbpの発現が低いために，c-Srcの活性が高く維持されていることが強く示唆された．

Ⅳ インディアンヘッジホッグによる骨芽細胞分化制御機構

骨形成を担う骨芽細胞は，多分化能を有する未分化間葉系幹細胞から分化する．骨芽細胞の分化は，BMP，ヘッジホッグ，Wnt，IGF，FGF，TGF-β，ステロイドホルモンなど様々なサイトカインやホルモンによって調節されている[29]．これらの因子は，細胞内にシグナルを伝達し，骨芽細胞分化に必須な転写因子Runx2およびOsterix（Sp7）をはじめ，Dlx5，Dlx6，Msx2，Tcf，β-カテニンなどの転写制御因子とネットワークを形成して，骨芽細胞分化を制御している[29,30]．既に我々は，BMP2シグナル伝達分子としてSmad5の遺伝子クローニングに成功し，BMP2がSmadファミリーを介して，Runx2およびOsterixの発現を誘導，あるいは転写機能を促進することにより骨芽細胞の分化を導いていることを明らかにしてきた[31-33]．またBMP2により発現制御されているMsx2が，Runx2に非依存的に骨芽細胞分化を促進させることも見出している[34]．BMP2は，in vivoにおいても強力な骨形成能を発揮することから，BMP2は，骨芽細胞分化過程において中心的役割を担っていると考えられる．BMPと相加的あるいは相乗的に骨形成を促進するサイトカインとして，ヘッジホッグファミリーに属するインディアンヘッジホッグ（Ihh）の役割が注目されつつある．ヘッジホッグの作用メカニズムとして，ヘッジホッグがBMPの発現を誘導し，様々な生物学的効果を発揮していることが報告されている．我々も，Ihhによる骨芽細胞分化誘導効果が，BMPアンタゴニストNogginの添加や阻害型SmadであるSmad6の過剰発現により抑制されることを示している[35]．しかしながらIhh誘導性骨芽細胞分化が，ヘッジホッグ阻害剤であ

るシクロパミンによりほぼ完全に阻害されるのに対し，BMPシグナルの遮断は部分的にしか抑制効果を示さない[35]．したがって，Ihhは，BMP依存的な経路に加えて，BMP産生を介さない直接的な作用を持つ可能性が推測された．そこで我々は，ヘッジホッグシグナル伝達分子Gliファミリーの役割を検討した．現在まで，Gli1，Gli2，Gli3の3つのGliファミリーメンバーが同定されている[36]．ヘッジホッグ非存在下では，ヘッジホッグレセプターPatchedが，Smoを不活性化し，Gli2あるいはGli3は，細胞質内でユビキチン酵素であるβ-Trcp1複合体によりユビキチン化され，転写活性部位を欠失する転写抑制分子に切断され，Gli1やPatchedなどのヘッジホッグ標的遺伝子の発現を抑制している[36,37]（図6）．ヘッジホッグがPatchedに結合すると，Smoに対する阻害が解かれ，Gli2あるいはGli3はFusedにより活性化され，細胞核内に移行し標的遺伝子の転写を促進する[36,37]（図6）．最近我々は，Gli2が骨芽細胞分化を促進する一方で，Gli3はIhhによる骨芽細胞分化誘導効果を著明に抑制することを見出した[35]．さらにGli2がRunx2の発現を誘導すること，Runx2と物理的に結合しRunx2の転写機能および骨芽細胞分化誘導能を促進することを明らかにした．またGli2の骨芽細胞分化誘導効果には，Runx2が必須であることを示した[35]．一方，OsterixはGli2とは相互関係を有しない実験結果を得ている．以上の研究結果に基づくと，IhhはGli2を活性化し，Runx2の発現ならびに機能をup-regulationすることにより骨芽細胞分化を誘導していると

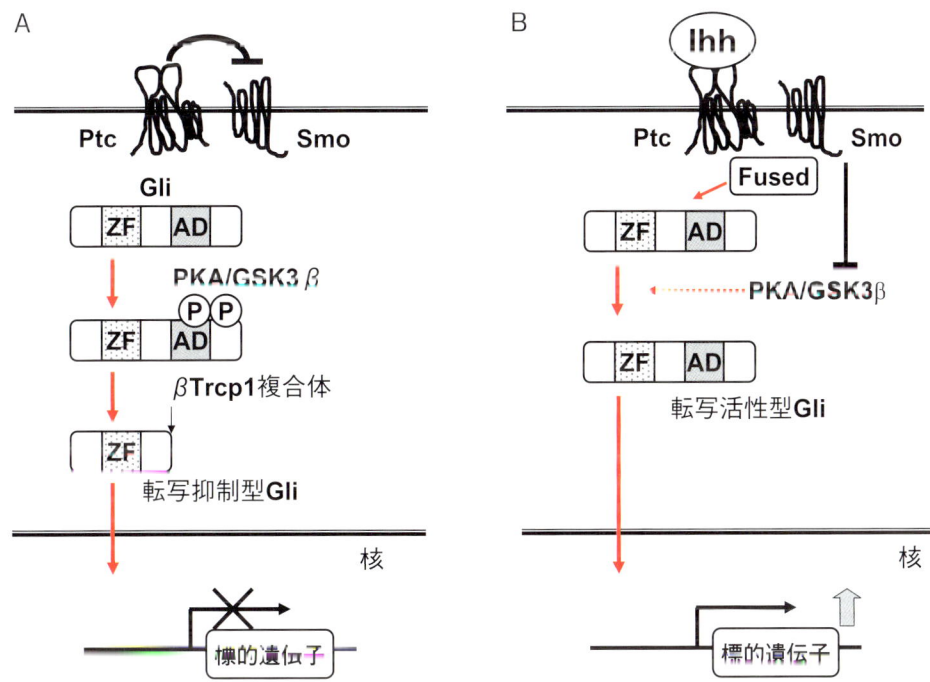

A Ihh非存在下では，SmoがPatched（Ptc）により阻害され，プロテインキナーゼ（PKA）およびGSK-3βが，Gli分子をリン酸化し，その後Gli分子は，β-Trcp1複合体により転写抑制型分子に切断され，標的遺伝子の転写を抑制する．
B Ihhは，SmoおよびFusedの活性化を介して，Gli分子を活性化し，活性化されたGli分子は，核内に移行して，標的遺伝子の転写を促進する．またSmoは，GSK-3βを阻害し，Gli分子のユビキチン化を阻止する．

図6 Ihhシグナルの伝達様式

考えられる．しかしながら，Ihhは，Gli2のみならずGli3を活性化することから，Gli3を介して骨芽細胞分化を抑制しているメカニズムの関与が推測される．IhhがGli2とGli3の両者を活性化させるにもかかわらず，骨芽細胞分化を強く促進する理由として，次の2つの可能性が示唆される．第一には，未分化間葉系幹細胞においてはGli2の発現レベルがGli3の発現より高いと考えられる．第二の理由として，我々はGli2とGli3のユビキチン化に対する感受性が異なるのではないかと考えている．Gli分子がβ-Trcp1複合体によりユビキチン化を受けるためには，Gli分子がGSK-3βおよびプロテインキナーゼAによりリン酸化されることが必要とされている[38]．現在，我々はIhhシグナルとGliファミリーのユビキチン化機構に関する解析を進めており，Ihhシグナルの活性化がGSK-3βの活性化を抑制することを見出した．また，β-Trcp1複合体シグナルを遮断すると，骨芽細胞分化が促進されることを示している．したがって，IhhシグナルはGli分子のユビキチン化シグナルを調節して，骨芽細胞分化を微細にチューニングしていると示唆される．

これまで，骨芽細胞分化におけるGli2およびGli3の役割について述べてきたが，Gli1の関与についても興味がもたれるところである．Gli1はヘッジホッグが作用していない細胞や組織では発現しておらず，ヘッジホッグ刺激により発現誘導されことが示されている．我々も，未分化間葉系細胞にIhhを添加するとGli1の発現が劇的に誘導されること，ならびにこのGli1の発現誘導にはGli2の活性化が必要であることを認めている．また，Gli1を未分化間葉系幹細胞に遺伝子導入すると，骨芽細胞への分化が誘導される．さらに興味深いこととして，Gli1はβ-Trcp1複合体によるユビキチン化を受けず，分解されにくいことを見出している．

以上のようにIhhは，Gliファミリーメンバーの機能および発現を制御し，骨芽細胞分化を時間的空間的に調節していると考えられる．また，このIhhの作用はユビキチン化システムにより繊細にコントロールされている．したがって骨芽細胞分化過程におけるIhhシグナルの全貌が明らかになれば，骨形成を賦活する代謝性骨疾患の新しい治療薬の開発が可能となると考えられる．

V 内軟骨性骨形成におけるSox9転写ファクトリーの役割

脊椎動物の骨の大部分は，内軟骨性骨化を介して形成されており，軟骨分化は，骨格のパターニング，骨形成ならびに関節の機能発現において重要な役割を果たしている[39]．軟骨細胞の分化は，未分化間葉系幹細胞の凝集により始まり，凝集した間葉系幹細胞は細胞質に富む軟骨細胞に分化し，II型コラーゲン，XI型コラーゲン，アグリカンなどの軟骨基質を分泌する[39,40]．この軟骨の初期分化過程は，転写因子Sox9により制御されている[40]．その後，軟骨細胞は，肥大化軟骨に分化し，X型コラーゲン，VEGFおよびMMP13を産生し，血管侵入とアポトーシスを導き，石灰化して骨組織に置換される．軟骨細胞の肥大化には，Runx2およびRunx3が必須とされている[30]．最近，我々はSox9による軟骨細胞の分化制御機構の分子メカニズム解明を精力的に行っている．

Sox9は，HMG型転写因子に属し，II型コラーゲンおよびアグリカンなどの転写を直接的に制御し，その発現をコントロールしている[40]．また軟骨組織特異的なSox9コンディショナルノックアウトマウスでは，軟骨細胞分化ならびに内軟骨性骨形成が完全に阻害されている．さらにヒトでのSOX9遺伝子異常は，重篤な軟骨異形成症と性分化障害を呈するCampomelic Syndromeを来たす．以上の知見は，Sox9が軟骨細胞分化に必須な転写因子であることを物語っている．転写因子が標的遺伝子の発現を誘導

するためには，転写因子が様々なタンパク質分子と結合し，"転写ファクトリー"と呼ばれる巨大なタンパク質複合体を形成し，クロマチンリモデリング，ヒストンのメチル化およびアセチル化，転写ならびにスプライシングによるmRNAの成熟の各ステップを円滑に行う必要がある[41]（図7）．これまでに，Sox9がSox5LおよびSox6と転写複合体を形成し，軟骨細胞分化過程を調節していることが示されている．しかし，II型コラーゲンなどのSox9標的遺伝子のクロマチンリモデリング，ヒストン修飾ならびにmRNA成熟に関わっている分子は未だ明らかにされていない．我々は，Sox9が形成する転写ファクトリーの構成分子を同定し，その分子作用メカニズムを明らかにするために，軟骨細胞に分化誘導可能なATDC細胞より完全長cDNAライブラリーを作製し，II型コラーゲン遺伝子のプロモーター活性を指標に遺伝子クローニングを行った．その結果，Sox5L，Sox6，Wnt，Tcfなど軟骨細胞分化への関与が明らかな分子とともに，約50遺伝子をクローニングした．その中の1つとして，CaイオンチャンネルとしてTRPV4を同定し，TRPV4がSox9の発現ならびに機能を促進させることにより，軟骨細胞分化を促すことを明らかにした[42]．さらに我々は，Sox9に結合し，その転写機能を促進させる新規転写調節因子SAF（Sox9-activating factor）1，SAF3，SAF4，SAF9の遺伝子クローニングに成功した．SAF分子は，それぞれ全く異なる一次構造を有しており，その作用メカニズムも異なることが明らかになりつつある．SAF3は，Sox9の転写コアクチベーターとして機能するだけでなく，Sox9の標的遺伝子mRNAのスプライシングを制御することを見出している．すなわち，SAF3はSox9の転写機能とmRNAの成熟をリンクさせる新しいタイプの転写調節因子として内軟骨性骨形成をコントロールしている（図7）．一方，SAF4およびSAF9は，Sox9の転写標的遺伝

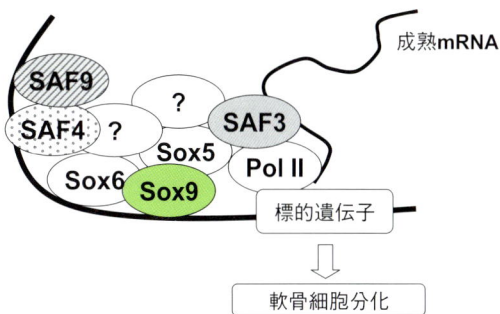

Sox9は，Sox5，Sox6とともに，SAF分子と転写ファクトリーを形成して，軟骨細胞分化に必要な遺伝子のクロマチンリモデリング，ヒストン修飾，転写ならびにmRNAの成熟を制御し，軟骨分化を促進する．

図7　Sox9が形成する転写ファクトリー

子のクロマチンリモデリングを制御し，軟骨細胞分化を促進させている（図7）．現在，これらSAF分子の遺伝子ノックアウトマウスあるいは軟骨特異的なトランスジェニックマウスの作製を行っており，*in vivo*におけるその機能的役割の解明を試みている．本プロジェクトにより，Sox9による内軟骨性骨形成の分子制御機構が明らかになれば，変形性関節炎や遺伝性軟骨疾患の新規治療法の開発に貢献し得ると期待している．

VI　内軟骨性骨形成とリン代謝

リンの生理的役割

　生体内においてカルシウムに次いで豊富に存在するリンは，石灰化，細胞膜の主成分であるリン脂質の合成，細胞のエネルギー源であるATPの合成，核酸合成，細胞内シグナル分子の活性化につながるリン酸化などにおいて重要な役割を演じている[43]．このように細胞内外のリンは様々な生理的役割を演じる．

リンと内軟骨性骨形成

　血中（細胞外）のリン濃度が低下するヒトの先天性疾患，X染色体性優性低リン血症性クル

病（X-linked dominant hypophosphatemic rickets; XLH），あるいは常染色体性優性低リン血症性骨軟化症（Autosomal dominant hypophosphatemic rickets; ADHR）では，低身長や長管骨の短縮，変形などの内軟骨性骨化の異常がみられる．また，ヒトXLHのマウス病態モデルとして知られる*Hyp*マウスにおいても，低リン血症に合併して，内軟骨性骨化の異常を認める[44]．さらに，成長軟骨組織や細胞中にはリンが高量に存在し，軟骨細胞の分化に応じて軟骨組織や軟骨細胞内外のリン濃度が増減することが報告されている．これらの臨床的および実験的事実は，リン代謝が内軟骨性骨形成に強い影響を及ぼすことを示唆する．

ナトリウム依存性リン輸送担体

細胞内外のリン濃度を調節する分子として，7-10回膜を貫通する糖蛋白，ナトリウム依存性リン輸送担体（Sodium-dependent Phosphate Transporter; NPT）が知られている[43]．NPTには構造的，組織局在および調節様式に基づいて，3つのタイプが同定されている．1型と2型NPTは腎と小腸の上皮に選択的に発現されており，特に2型NPTは腎と小腸からのリンの吸収に関与し，血中のリン恒常性を保つ上で重要な役割を演じている．3型NPTにはPit-1とPit-2があり，腎，脳，心臓，肝，肺，骨芽細胞，軟骨細胞，そして平滑筋細胞など，多くの組織や細胞にその局在がみられる．これらの知見から，細胞内外リン濃度，軟骨細胞におけるNPT発現，そして軟骨細胞の分化の間には密接な関係が存在すると推測される．

培養軟骨細胞の分化とNPT

この点について検討する目的で，我々は段階的コラゲナーゼ処理により正常および*Hyp*マウスの肋軟骨成長板からそれぞれ初代培養軟骨細胞を分離，培養し，両軟骨細胞の特性を比較検討した．初代培養マウス軟骨細胞はBMP2の存在下で分化し，分化と平行して2a型，3型NPT/Pit-1を発現した．一方，*Hyp*マウスの初代培養軟骨細胞は正常マウスの軟骨細胞と比較して分化能が弱く，NPT2aの発現は同程度であったが，NPT3/Pit-1の発現は低下していた．また，*Hyp*マウス成長軟骨細胞と正常マウス成長軟骨細胞へのリンの取り込みを比較したところ，正常マウス成長軟骨細胞は分化に従ってリン取り込みが増加するのに対して，*Hyp*マウス軟骨細胞内へのリン取り込みはあまり増加しなかった．さらに，*Hyp*マウスの成長軟骨細胞にアデノウイルスを用いて3型NPT/Pit-1を過剰発現させることにより，リン取り込みは正常マウス軟骨細胞とほぼ同じレベルに回復した．これらの結果から，成長軟骨細胞の分化には3型NPT/Pit-1が関与することが示唆された．

軟骨細胞のアポトーシスとNPT

最近の研究により，*Hyp*マウスの成長板軟骨層においてアポトーシスと，活性型カスパーゼ-3および活性型カスパーゼ-9の発現とが関連することが示されている．我々は成長軟骨細胞における，リンとカスパーゼシグナル経路との関係を検討する目的で，軟骨細胞内ATP合成と，カスパーゼ-3およびカスパーゼ-9の活性化について調べた．ATPの合成はリン酸に依存するが，ATPはカスパーゼ-9の活性化に関与し，細胞のアポトーシスを調節することが知られている．*Hyp*マウス軟骨細胞では，細胞内ATP量の減少を認め，それと並行してカスパーゼ-3活性およびアポトーシスの低下を認めた．また，非選択的NPT拮抗剤 Phosphonoformic acid（PFA）によって軟骨細胞内へのリン取り込みを阻害すると，細胞内ATP濃度，カスパーゼ-3活性およびアポトーシスのいずれもが低下した．さらにATP合成阻害剤 3-Bromopyruvate（BrPA）を用いて，軟骨細胞内ATP合成を抑制した場合，軟骨細胞のカスパーゼ-3活性およびアポトーシスは減少した．これらの結果か

ら，細胞内に取り込まれたリンはATP合成に関与し，ATPはカスパーゼシグナル経路を活性化し，アポトーシスを誘導すると考えられる．

軟骨細胞の石灰化とNPT

成長軟骨細胞における石灰化は，肥大軟骨細胞がアポトーシスにより死滅する際に，細胞内から基質小胞（Matrix vesicle）が放出され，細胞外基質に沈着することによって生じると考えられている．したがって軟骨細胞のアポトーシスを制御するリンが，軟骨細胞の石灰化にも関与すると推察される．我々は基質小胞と軟骨の石灰化との関係を知る目的で，正常，ならびに Hyp マウスの肋軟骨成長軟骨層から細胞外基質中に沈着した基質小胞を分離し，その量を測定した．その結果，正常軟骨細胞に比較して，Hyp マウス軟骨細胞では基質に沈着する基質小胞が有意に少なく，それに並行して Hyp マウス軟骨細胞では in vitro での石灰化が低下していた．また，カスパーゼ-3阻害剤，あるいはカスパーゼ-9阻害剤で軟骨細胞を処理し，アポトーシスを抑制すると基質中への基質小胞の沈着は減少し，石灰化が抑制された．さらに，PFAでリン取り込みを抑制した場合，あるいは3-BrPAでATP合成を抑制した場合にも石灰化が抑制された．これらの結果からNPTを介するリン取り込みによって軟骨細胞のアポトーシスが影響を受け，基質小胞の沈着，そして軟骨細胞の石灰化が制御されると考えられる．

軟骨細胞の分化に対するsiRNAの効果

軟骨細胞は3型NPT/Pit-1のみならず2a型NPTも発現しており，2a型NPTが軟骨細胞の分化においてどのような役割を演じているのかは不明である．またPFAはすべてのNPTを阻害するため，得られた結果が2a型NPT，あるいは3型NPTのいずれの阻害によるものかは特定できない．そこで我々は2a型および3型NPTに対するsiRNAを作製し，その効果を検討した．その結果，2a型NPTに対するsiRNAは効果を示さず，3型NPT/Pit-1に対するsiRNAは軟骨細胞のアポトーシスおよび石灰化を抑制した．

これらの結果より，リンは3型NPT/Pit-1を介して軟骨細胞内に取り込まれた後，ATP合成に使用され，カスパーゼ経路の活性化を介してアポトーシスを誘導し，次いで基質小胞の沈着を促すことにより，石灰化を亢進することが示唆された．リンはこのようなメカニズムにより内軟骨性骨化を制御すると考えられる（図8）．

Ⅶ 骨とがん

骨指向性がん

抗がん療法の格段の進歩により原発巣の制御がほぼ可能となった現在，がん患者を死に至らしめる最大の原因は遠隔臓器への転移である．がんの転移好発臓器としては，肺あるいは肝臓がよく知られているが，意外に認識されていないがんの転移標的臓器として骨がある．骨を転移標的臓器とする悪性の固形がんには，乳がん，前立腺がん，肺がん，甲状腺がん，腎がん，そして悪性黒色腫などがある[45]．また小児の神経芽細胞腫も高頻度に骨に転移し，予後不良の大きな原因となっている．

骨転移の問題点

骨転移は直接生命を脅かすことは稀であるが，耐え難い骨痛，病的骨折，運動制限，高カルシウム血症などを併発するため，がん患者のQOLを著しく低下させ，間接的に死期を早める．また，薬物が到達しにくいため，いったん骨に転移したがんに対しては従来の抗がん剤が功を奏しにくい．このような骨転移に対して効果的な治療手段を確立するためには，ユニークな環境をもつ骨と，その環境下に侵入したがん細胞との相互関連を分子細胞生物学的レベルで解析し

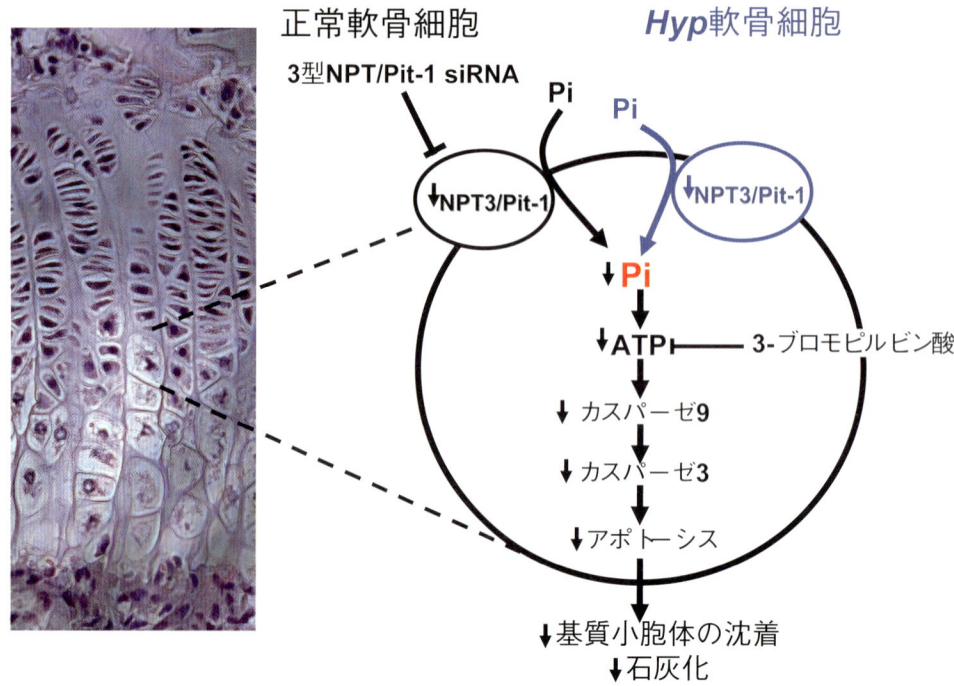

*Hyp*マウス（青色）ではNPT3/Pit-1の発現が低下しているため，細胞内へのリン取り込みが低くなる．細胞内リン濃度の低下によって細胞内ATP合成が低下し，カスパーゼ活性が弱まる．カスパーゼ活性が弱まることによってアポトーシスが減少し，基質小胞の沈着による石灰化が低下すると考えられる．また，正常軟骨細胞においても（黒色），3型NPT/Pit-1に対するsiRNAでリンの取り込みを阻害した場合や，3-ブロモピルビン酸（BrPA）でATP合成を阻害した場合に細胞内ATP濃度の低下，カスパーゼ活性の減弱，アポトーシスの低下，基質小胞の沈着による石灰化の低下が認められる．

図8　成長軟骨細胞の分化におけるリンの役割

理解する必要がある．

骨転移のメカニズム

1）環境適応説（Seed and Soil Theory）

臨床的に原発巣の存在が確定した段階では，おそらくがん細胞は血流を経て既に遠隔臓器に達していると想像される．遠隔臓器に達したがん細胞の中で，その臓器環境と生物学的情報を上手に交換し合えるがん細胞だけが増殖・生存可能となり，転移を成立させると考えられる（Seed and Soil Theory）[46]．したがって，がん細胞にとっての標的臓器というのは，このような情報交換ができる臓器であり，骨はまさにそのような臓器といえる．

2）転移ニッチ

転移能力の高いがん細胞は，可溶性の因子，例えばVEGFを産生することにより，骨髄細胞を手なずけ，前衛として標的臓器に送り込み，転移しやすいように局所の環境（転移ニッチ，metastatic niche）を整えさせたあとで，自身がその臓器に転移してくる，といった極めて興味深い結果が示されている[47]．また，がん細胞の増殖，浸潤，悪性形質の獲得などにも骨髄ストローマ細胞が形成するニッチの重要性が提唱されており，骨髄ストローマ細胞の兄弟である骨芽細胞も同様の能力を有すると思われる．この点においても骨はがんが転移しやすい環境にあるといえる．

3）骨リモデリング

 骨は生体の中で最も豊富に増殖因子を含む組織で，特にInsulin-like Growth Factor（IGF）とTransforming Growth Factor-β（TGF-β）を高量にその基質中に蓄えている．これらの増殖因子は生理的な骨リモデリングの際に，破骨細胞による骨吸収によって常時骨髄内に放出されている．したがって，骨髄はがん細胞が定着，生存，増殖する上で，極めて肥沃で好都合な環境を提供する．また骨形成に必要な様々な因子が欠乏するので，骨芽細胞による骨形成は大きく低下し，一方，破骨細胞による骨吸収はがん細胞からの刺激により継続するので，全体として溶骨性の骨転移が進行する．

4）破骨細胞

 骨転移を示したがん患者から死後解剖の際に得られた骨を走査型電子顕微鏡で観察すると，明らかに破骨細胞による骨吸収が認められる[48,49]（図9）．すなわち，骨転移において骨を破壊するのは破骨細胞である．破骨細胞は，骨吸収により骨に蓄えられた増殖因子を骨髄中に放出し，がん細胞の増殖を補助すると同時に，硬い石灰化組織を破壊して，がん細胞が増大，進展するためのスペースを確保する．このように，破骨細胞は自身がもつ生理的骨吸収機能を果たすことにより，図らずもがん細胞による溶骨性骨転移の成立・進展を助ける役割を演じる．

5）骨芽細胞/ストローマ細胞

a．RANKL産生

 骨芽細胞／骨髄ストローマ細胞はTNFファミリーに属する膜結合性サイトカイン，RANKLを産生し，破骨細胞前駆細胞上に存在するRANKLの受容体であるRANKと結合することにより破骨細胞形成や骨吸収を促進する．

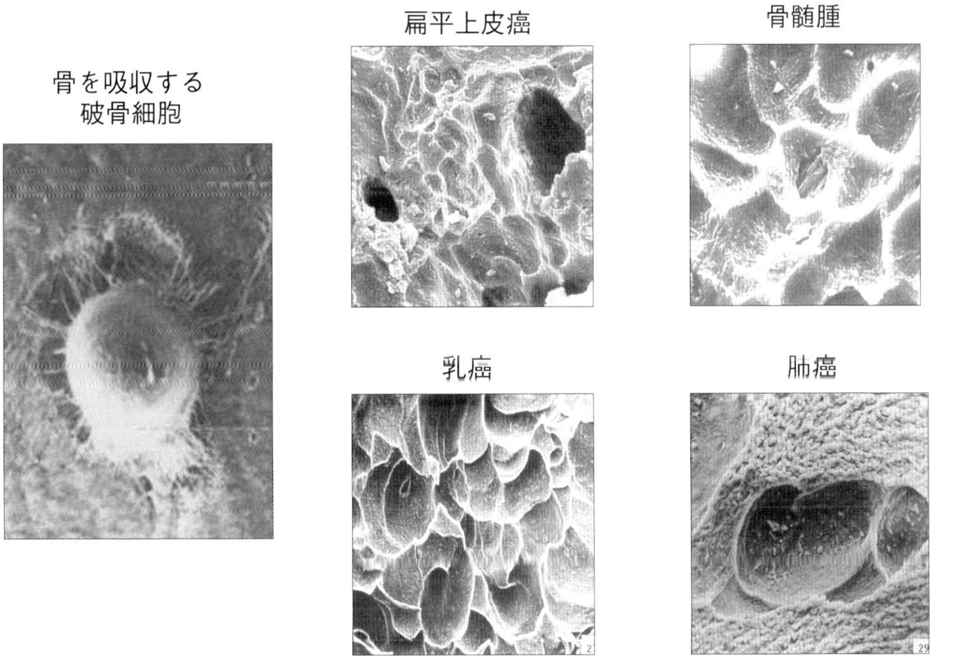

骨を吸収する
破骨細胞

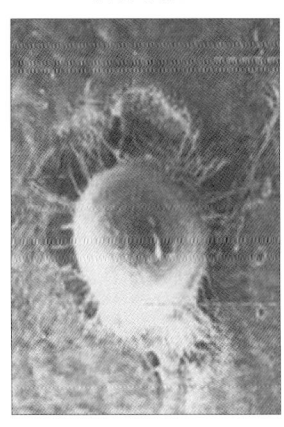

扁平上皮癌

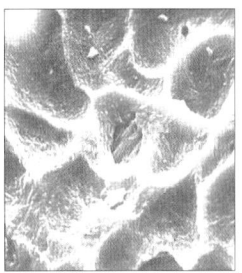

骨髄腫

乳癌

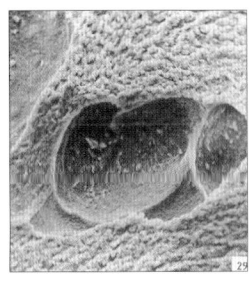

肺癌

骨転移を有したがん患者の骨を死後解剖の際に走査型電子顕微鏡で観察すると，扁平上皮がん，多発性骨髄腫，乳がんおよび肺がんにおいて，いずれも破骨細胞による骨吸収に特有の吸収窩（ピット）が認められた．この結果から骨転移にみられる骨破壊はがん細胞ではなく，破骨細胞が行うことが強く示唆される．

図9　破骨細胞による骨破壊

RANKLの中和抗体，あるいは天然に存在するおとり受容体でRANKLとRANKの結合を阻害するOPG（Osteoprotegerin）は骨転移を抑制する．

b．細胞接着因子の発現

骨芽細胞／ストローマ細胞はVCAM-1（Vascular Cell Adhesion Molecule-1），ファイブロネクチン，カドヘリン-11などの細胞接着分子の発現を介して，がん細胞の骨髄へのホーミング，増殖，生存，骨吸収因子産生，抗がん剤抵抗性の獲得などをサポートする．

6）がん細胞による破骨細胞促進サイトカインの産生

a．副甲状腺ホルモン関連蛋白（Parathyroid Hormone-related Protein; PTH-rP）

副甲状腺ホルモン関連蛋白（PTH-rP）は乳がん患者の溶骨性骨転移巣に高頻度に発現し，また，骨から放出されるTGFTによって乳がん細胞によるPTH-rP産生が高まる．PTH-rP中和抗体は溶骨性骨転移の成立を抑制することが示されている．

b．プロスタグランディンE2（Prostaglandin E2; PGE2）

乳がん細胞において，PG産生の律速酵素であるcyclooxygenase-2（COX-2）の発現が骨由来のTGFβによって促進され，その結果PGE2産生が上昇する．そしてCOX2阻害剤は溶骨性骨転移を抑制する[50]．

c．低酸素誘導因子（Hypoxia-inducing Factor-1; HIF-1）

固形がんの組織中央部は低酸素状態による壊死に陥ることが多いが，低酸素状態に対応するためにがんは転写因子HIF-1を発現することが知られている．HIF-1は血管内皮増殖因子（Vascular Endothelial Growth Factor; VEGF）などの産生を促進することにより腫瘍の増殖を促進する．我々は低酸素状態とそれによって誘導されるHIF-1の発現が乳がんの骨転移において重要な役割を演じることを見出している[51]．

ビスホスホネート（Bisphosphonate; BP）

骨転移のメカニズムに基づいて様々な治療法を考案することができる．転移がん細胞を攻撃することはもちろんであるが，骨転移に特異的な治療法ということになると，破骨細胞による骨吸収の抑制が有力な手段になると考えられる．実際に破骨細胞の特異的阻害剤であるビスフォスフォネート（BP）が骨転移の効果的な治療法として実績を挙げている[52]．BPはメバロン酸経路を介する低分子Gタンパク質の活性化の抑制により破骨細胞にアポトーシスを誘導する．破骨細胞による骨吸収がBPにより阻害されると，骨からの増殖因子の供給が制限され，がん細胞はアポトーシスに陥る，つまりBPは間接的にがん細胞のアポトーシスを誘導すると考えられる（図10）．これに対して，BPは抗がん作用を有し，直接がん細胞に作用してアポトーシスを誘導するとする考え方も提唱されている．いずれにしても骨転移に対しては抗がん剤でがん細胞の増殖を抑えると同時に，がん細胞の増殖を促進する原因であり，かつ骨破壊の張本人である破骨細胞をBPで抑制する併用療法を行うべきであると考えられる．

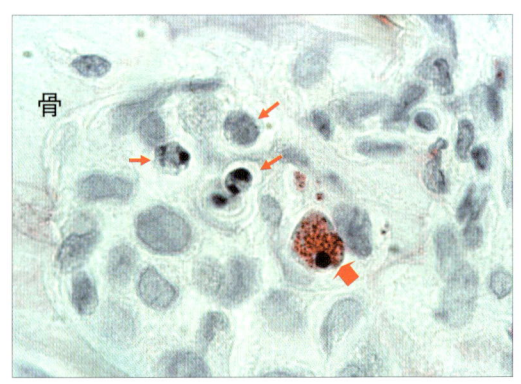

アポトーシスに陥ったTRAP陽性の破骨細胞（太い矢印）は骨から離れ，形態が丸くなり核の濃縮がみられる．また興味あることに周囲のがん細胞（細い矢印）もアポトーシスに陥っている．

図10　BPのアポトーシス誘導作用

破骨細胞と骨痛

痛みはすべての疾患に必発する合併症であり、患者や家族にとってもっとも苦痛となる症状である。がんが骨に転移した場合にも、耐え難い骨痛が誘発され、通常の鎮痛剤やモルヒネでは十分に緩和できない。骨転移に伴う骨痛の誘発メカニズムは不明であるが、BPが骨痛を有意に抑制することが古くから知られている。これらの臨床的事実は、破骨細胞が骨痛の誘発において何らかの役割を演じていることを示唆する。破骨細胞は骨を吸収する際に、ミネラルを溶かすためにプロトンを産生・分泌する。破骨細胞はa3型液胞性プロトンポンプを発現しており、プロトンポンプからのプロトン分泌による局所のアシドーシスは、炎症やがんにみられる痛みの原因の1つであることが知られている。我々は、炎症性骨痛の一部が、破骨細胞から産出されるプロトンによって誘発されることを見出している[53]。またプロトンポンプ液胞性型のa3イソフォームの阻害剤である、バフィロマイシンA1ががんによる骨痛を有意に緩和することを示した。様々な実験を行った結果、破骨細胞が骨痛の誘発に密接に関与することが実験的に明らかとなった（図11）。

Ⅷ おわりに

これまで述べてきたように、硬組織研究は、まさに発展期にあり、少なくとも今後十年は、さらに大きく飛躍すると思われる。しかしなが

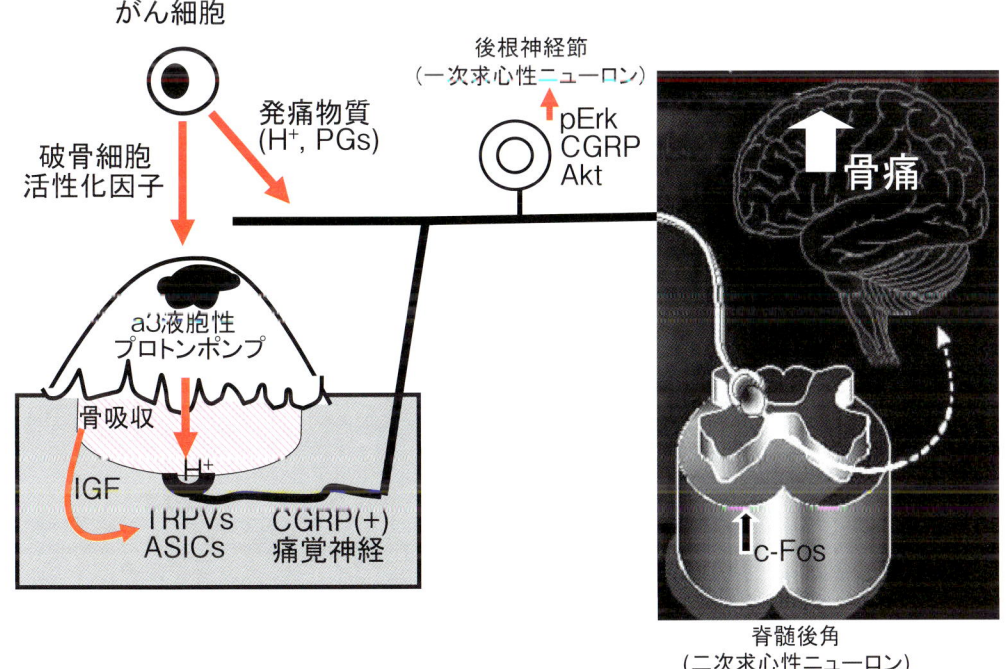

図11 骨痛のメカニズム

がん細胞から破骨細胞を活性化する因子が産出され、活性化された破骨細胞は液胞性プロトンポンプを通じてプロトンを分泌し、骨内に終末するCGRP陽性痛覚神経に発現されている酸感受性受容体（TRPV1、ASICs）を刺激する。その興奮が後根神経節（一次求心性ニューロン）、続いて脊髄後角（二次求心性ニューロン）に伝達され、それぞれリン酸化Erk、CGRPならびにAktおよびc-Fos発現が増加する。これらの刺激はさらに中枢に伝わり、骨痛として認識される。またがん細胞自身もプロトンやプロスタグランディンなどの発痛物質を算出する。さらに骨吸収により骨から放出されるIGFがTRPV1やASICsの発現および活性化を促進する。

ら，硬組織研究がさらに進展するためには，クリアしなければならない課題がある．まず，他領域との交流あるいは融合を積極的に行う必要がある．分子生物学，細胞生物学，発生学，形態学はもちろんのこと，内分泌学，神経科学，腫瘍学，免疫学，血液学，幹細胞研究，再生医学，そして工学，化学などとの接点を積極的に模索し，新しい研究コンセプトを創出しなければならない．そのためには，他領域の研究に対する持続的な興味と理解が求められる．またこの十余年間のライフサイエンステクノロジーの進歩は，革命といっても過言ではない．硬組織研究がさらに新しい研究コンセプトを創出していくためには，新規テクノロジーの原理ならびに利点を十二分に理解して，積極的に活用していく心構えと覚悟が不可欠である．これからの時代を担う若手研究者が，情熱をもって硬組織研究にチャレンジされることを強く期待する．そして本稿がその一助となることを願っている．

謝辞

本研究に対して多大なるご協力とご助言をいただいた大阪大学大学院歯学研究科教室 平賀徹(現 松本歯科大学)，若林弘樹(現 三重大学)，池田史代，林原哲之，松原琢磨，上田晃己，市田文孝，田村太資，山口暢也，植田未央，久田邦博，杉田淳，和田誠大，山本浩正，長江真帆，下山安津子，小林靖宣，北垣次郎太，山下健二，北川泰司，天野克比古，王麗楊，中西雅子，滝川陽子，永山智崇，西田英作，高坂一貴，相野誠，和田知子，西庄俊彦，多田宏美先生に感謝します．

本研究は，21世紀COEプログラム「フロンティアバイオデンティストリーの創生」，科学研究費補助金特定領域（#12137205），基盤研究A（#11307041），基盤研究B（#11557136，#15390560），基盤研究C（#10671739，#12671804），萌芽研究（#13877310，#10877297），武田科学振興財団一般研究奨励，千里ライフサイエンス財団奨励研究助成，内藤記念科学奨励金，ノバルティス科学振興財団研究奨励金のサポートにより行われた．

文献

1) Thesleff, I. (2003): Epithelial-mesenchymal signalling regulating tooth morphogenesis. *J. Cell Sci.*, 116, 1647-1648.
2) Yamashiro, T., Zheng, L., Shitaku, Y., Saito, M., Tsubakimoto, T., Takada, K., Takano-Yamamoto, T. and Thesleff, I. (2007): Wnt10a regulates dentin sialophosphoprotein mRNA expression and possibly links odontoblast differentiation and tooth morphogenesis. *Differentiation*, 75, 452-462.
3) Saito, M., Handa, K., Kiyono, T., Hattori, S., Yokoi, T., Tsubakimoto, T., Harada, H., Noguchi, T., Toyoda, M., Sato, S. and Teranaka, T. (2005): Immortalization of cementoblast progenitor cells with Bmi-1 and TERT. *J. Bone Miner. Res.*, 20, 50-57.
4) Yokoi, T., Saito, M., Kiyono, T., Iseki, S., Kosaka, K., Nishida, E., Tsubakimoto, T., Harada, H., Eto, K., Noguchi, T. and Teranaka, T. (2007): Establishment of immortalized dental follicle cells for generating periodontal ligament in vivo. *Cell Tissue Res*, 327, 301-311.
5) Young, C. S., Terada, S., Vacanti, J. P., Honda, M., Bartlett, J. D. and Yelick, P. C. (2002): Tissue engineering of complex tooth structures on biodegradable polymer scaffolds. *J. Dent. Res.*, 81, 695-700.
6) Nakao, K., Morita, R., Saji, Y., Ishida, K., Tomita, Y., Ogawa, M., Saitoh, M., Tomooka, Y. and Tsuji, T. (2007): The development of a bioengineered organ germ method. *Nat. Methods*, 4, 227-230.

7) Teitelbaum, S.L. (2000): Bone resorption by osteoclasts. *Science,* 289, 1504-1508.
8) Yoshida, H., Hayashi, S., Kunisada, T., Ogawa, M., Nishikawa, S., Okamura, H., Sudo, T., Shultz, L.D. and Nishikawa, S. (1990): The murine mutation osteopetrosis is in the coding region of the macrophage colony stimulating factor gene. *Nature,* 345, 442-444.
9) Kong, Y.Y., Yoshida, H., Sarosi, I., Tan, H.L., Timms, E., Capparelli, C., Morony, S., Oliveira-dos-Santos, A.J., Van, G., Itie, A., Khoo, W., Wakeham, A., Dunstan, C.R., Lacey, D.L., Mak, T.W., Boyle, W.J. and Penninger, J.M. (1999): OPGL is a key regulator of osteoclastogenesis, lymphocyte development and lymph-node organogenesis. *Nature,* 397, 315-323.
10) Yasuda, H., Shima, N., Nakagawa, N., Yamaguchi, K., Kinosaki, M., Mochizuki, S., Tomoyasu, A., Yano, K., Goto, M., Murakami, A., Tsuda, E., Morinaga, T., Higashio, K., Udagawa, N., Takahashi, N. and Suda, T. (1998): Osteoclast differentiation factor is a ligand for osteoprotegerin/osteoclastogenesis-inhibitory factor and is identical to TRANCE/RANKL. *Proc. Natl. Acad. Sci. U. S. A.,* 95, 3597-3602.
11) Wagner, E.F. and Karsenty, G. (2001): Genetic control of skeletal development. *Curr. Opin. Genet. Dev.,* 11, 527-532.
12) Li, J., Sarosi, I., Yan, X.Q., Morony, S., Capparelli, C., Tan, H.L., McCabe, S., Elliott, R., Scully, S., Van, G., Kaufman, S., Juan, S.C., Sun, Y., Tarpley, J., Martin, L., Christensen, K., McCabe, J., Kostenuik, P., Hsu, H., Fletcher, F., Dunstan, C.R., Lacey, D.L. and Boyle, W.J. (2000): RANK is the intrinsic hematopoietic cell surface receptor that controls osteoclastogenesis and regulation of bone mass and calcium metabolism. *Proc. Natl. Acad. Sci. U. S. A.,* 97, 1566-1571.
13) Lomaga, M.A., Yeh, W.C., Sarosi, I., Duncan, G.S., Furlonger, C., Ho, A., Morony, S., Capparelli, C., Van, G., Kaufman, S., van der Heiden, A., Itie, A., Wakeham, A., Khoo, W., Sasaki, T., Cao, Z., Penninger, J.M., Paige, C.J., Lacey, D.L., Dunstan, C.R., Boyle, W.J., Goeddel, D.V. and Mak, T.W. (1999): TRAF6 deficiency results in osteopetrosis and defective interleukin-1, CD40, and LPS signaling. *Genes Dev.,* 13, 1015-1024.
14) Franzoso, G., Carlson, L., Xing, L., Poljak, L., Shores, E.W., Brown, K.D., Leonardi, A., Tran, T., Boyce, B.F. and Siebenlist, U. (1997): Requirement for NF-kappaB in osteoclast and B-cell development. *Genes Dev.,* 11, 3182-3496.
15) Ikeda, F., Nishimura, R., Matsubara, T., Tanaka, S., Inoue, J., Reddy, S.V., Hata, K., Yamashita, K., Hiraga, T., Watanabe, T., Kukita, T., Yoshioka, K., Rao, A. and Yoneda, T. (2004): Critical roles of c-Jun signaling in regulation of NFAT family and RANKL-regulated osteoclast differentiation. *J. Clin. Invest.,* 19, 475-484.
16) Takayanagi, H., Kim, S., Koga, T., Nishina, H., Isshiki, M., Yoshida, H., Saiura, A., Isobe, M., Yokochi, T., Inoue, J., Wagner, E.F., Mak, T.W., Kodama, T. and Taniguchi, T. (2002): Induction and activation of the transcription factor NFATc1 (NFAT2) integrate RANKL signaling in terminal differentiation of osteoclasts. *Dev. Cell,* 277, 889-901.
17) Matsuo, K., Galson, D.L., Zhao, C., Peng, L., Laplace, C., Wang, K.Z., Bachler, M.A., Amano, H., Aburatani, H., Ishikawa, H. and Wagner, E.F. (2004): Nuclear factor of activated T-cells (NFAT) rescues osteoclastogenesis in precursors lacking c-Fos. *J. Biol. Chem.,* 279, 26475-26480.
18) Ishida, N., Hayashi, K., Hoshijima, M., Ogawa, T., Koga, S., Miyatake, Y., Kumegawa, M., Kimura, T. and Takeya, T. (2002): Large scale gene expression analysis of osteoclastogenesis in vitro and elucidation of NFAT2 as a key regulator. *J. Biol. Chem.,* 277, 41147-41156.
19) Asagiri, M., Sato, K., Usami, T., Ochi, S., Nishina, H., Yoshida, H., Morita, I., Wagner, E.F., Mak, T.W., Serfling, E. and Takayanagi, H. (2005): Autoamplification of NFATc1 expression determines its essential role in bone homeostasis. *J. Exp. Med.,* 202, 1261-1269.
20) Ikeda, F., Nishimura, R., Matsubara, T., Hata, K., Reddy, S.V. and Yoneda, T. (2006): Activation of NFAT signal in vivo leads to osteopenia associated with increased osteoclastogenesis and bone-resorbing activity. *J. Immunol.,* 177, 2384-2390.
21) Parker, R.C., Varmus, H.E. and Bishop, J.M. (1981): Cellular homologue (c-src) of the transforming gene of Rous sarcoma virus: isolation, mapping, and transcriptional analysis of c-src and flanking regions. *Proc. Natl. Acad. Sci. U. S. A.,* 78, 5842-5846.
22) Soriano, P., Montgomery, C., Geske, R. and Bradley, A. (1991): Targeted disruption of the c-src proto-oncogene leads to osteopetrosis in mice. *Cell,* 64, 693-702.
23) Lowe, C., Yoneda, T., Boyce, B.F., Chen, H., Mundy, G.R. and Soriano, P. (1991): Osteopetrosis in Src-deficient mice is due to an autonomous defect of osteoclasts. *Proc. Natl. Acad. Sci. U. S. A.,* 64, 4485-4489.
24) Boyce, B.F., Yoneda, T., Lowe, C., Soriano, P. and Mundy, G.R. (1992): Requirement of pp60c-src expression for osteoclasts to form ruffled borders and resorb bone in mice. *J. Clin. Invest.,* 90, 1622-1627.
25) Matsubara, T., Myoui, A., Ikeda, F., Hata, K., Yoshikawa, H., Nishimura, R. and Yoneda, T.

25) (2006): Critical role of cortactin in actin ring formation and osteoclastic bone resorption. *J. Bone Miner. Metab.,* 24, 368-372.

26) Horne, W.C., Neff, L., Chatterjee, D., Lomri, A., Levy, J.B. and Baron, R. (1992): Osteoclasts express high levels of pp60c-src in association with intracellular membranes. *J. Cell Biol.,* 119, 1003-1013.

27) Okada, M., Nada, S., Yamanashi, Y., Yamamoto, T. and Nakagawa, H. (1991): CSK: a protein-tyrosine kinase involved in regulation of src family kinases. *J. Biol. Chem.,* 266, 24249-24252.

28) Kawabuchi, M., Satomi, Y., Takao, T., Shimonishi, Y., Nada, S., Nagai, K., Tarakhovsky, A. and Okada, M. (2000): Transmembrane phosphoprotein Cbp regulates the activities of Src-family tyrosine kinases. *Nature,* 404, 999-1003.

29) Yamaguchi, A., Komori, T. and Suda, T. (2000): Regulation of osteoblast differentiation mediated by bone morphogenetic proteins, hedgehogs, and Cbfa1. *Endocr. Rev.,* 21, 393-411.

30) Komori, T. (2006): Regulation of osteoblast differentiation by transcription factors. *J. Cell Biochem.,* 99, 1233-1239.

31) Nishimura, R., Kato, Y., Chen, D., Harris, S.E., Mundy, G.R. and Yoneda, T. (1998): Smad5 and DPC4 are key molecules in mediating BMP-2-induced osteoblastic differentiation of the pluripotent mesenchymal precursor cell line C2C12. *J. Biol. Chem.,* 273, 1872-1879.

32) Nishimura, R., Hata, K., Harris, S.E., Ikeda, F. and Yoneda, T. (2002): Core-binding factor alpha(1) (Cbfa1) induces osteoblastic differentiation of C2C12 cells without interactions with Smad1 and Smad5. *Bone,* 31, 303-312.

33) Nishimura, R., Hata, K., Ikeda, F., Matsubara, T., Yamashita, K., Ichida, F. and Yoneda, T. (2003): The role of Smads in BMP signaling. *Front. Biosci.,* 14, s275-s284.

34) Ichida, F., Nishimura, R., Hata, K., Matsubara, T., Ikeda, F., Hisada, K., Yatani, H., Cao, X., Komori, T., Yamaguchi, A. and Yoneda, T. (2004): Reciprocal roles of MSX2 in regulation of osteoblast and adipocyte differentiation. *J. Biol. Chem.,* 114, 34015-34022.

35) Shimoyama, A., Wada, M., Ikeda, F., Hata, K., Matsubara, T., Nifuji, A., Noda, M., Amano, K., Yamaguchi, A., Nishimura, R. and Yoneda, T. (2007): Ihh/Gli2 signaling promotes osteoblast differentiation by regulating Runx2 expression and function. *Mol. Biol. Cell,* 18, 2411-2418.

36) Huangfu, D. and Anderson, K.V. (2006): Signaling from Smo to Ci/Gli: conservation and divergence of Hedgehog pathways from Drosophila to vertebrates. *Development,* 133, 3-14.

37) Ingham, P.W. (1998): Transducing Hedgehog: the story so far. *EMBO J.,* 17., 3505-3511.

38) Pan, Y., Bai, C.B., Joyner, A.L. and Wang, B. (2006): Sonic hedgehog signaling regulates Gli2 transcriptional activity by suppressing its processing and degradation. *Mol. Cell Biol.,* 26, 3365-3377.

39) Kronenberg, H.M. (2003): Developmental regulation of the growth plate. *Nature* 423, 332-336.

40) de Crombrugghe, B., Lefebvre, V. and Nakashima, K. (2001): Regulatory mechanisms in the pathways of cartilage and bone formation. *Curr. Opin. Cell Biol.,* 13, 721-727.

41) Lamond, A.I. and Spector, D.L. (2003): Nuclear speckles: a model for nuclear organelles. *Nat. Rev. Mol. Cell Biol.,* 4, 605-612.

42) Muramatsu, S., Wakabayashi, M., Ohno, T., Amano, K., Ooishi, K., Sugahara, T., Shiojiri, S., Tashiro, K., Suzuki, Y., Nishimura, R., Kuhara, S., Sugano, S., Yoneda, T. and Matsuda, A. (2007): Functional gene screening system identified TRPV4 as a regulator of chondrogenic differentiation. *J. Biol. Chem.,* 282, 32158-67.

43) Berndt, T. and Kumar R. (2007): Phosphatonins and the regulation of phosphate homeostasis. *Annu. Rev. Physio.* l, 69, 341-359.

44) Liu, S., Zhou, J., Tang, W., Jiang, X., Rowe, D.W. and Quarles, L. D. (2006): Pathogenic role of Fgf23 in Hyp mice. *Am. J. Physiol. Endocrinol. Metab.,* 291, E38-E49.

45) Yoneda T. and Hiraga, T., (2005): Crosstalk between cancer cells and bone microenvironment in bone metastasis. *Biochem. Biophys. Res. Commun.,* 328, 679-687.

46) Paget, S. (1889): The distribution of secondary growths in cancer of the breast. *Lancet,* 1, 571-573

47) Kaplan, R.N., Riba, R.D., Zacharoulis, S., Bramley, A.H., Vincent, L., Costa, C., MacDonald, D.D., Jin, D.K., Shido, K., Kerns, S.A., Zhu, Z., Hicklin, D., Wu, Y., Port, J.L., Altorki, N., Port, E.R., Ruggero, D., Shmelkov, S.V., Jensen, K.K., Rafii, S. and Lyden, D. (2005): VEGFR1-positive haematopoietic bone marrow progenitors initiate the pre-metastatic niche. *Nature,* 438, 820-827.

48) Sela, J. (1977): Bone remodeling in pathological conditions. *Calcf. Tiss. Res.,* 23, 229-234.

49) Boyde, A., Maconnachie, E., Reid, S.A., et al. (1986): Scanning electron microscopy in bone pathology: Review of methods, potential and applications. *Scanning Electron Microscopy,* 4, 1537-1554.

50) Hiraga, T., Myoui, A., Choi, M.E., Yoshikawa, H. and Yoneda, T. (2006): Stimulation of cyclooxygenase-2 expression by bone-derived transforming growth factor β enhances bone metastases in breast cancer. *Cancer Res.,* 66, 2067-2073.

51) Hiraga, T., Kizaka-Kondoh, S., Hirota, K. and Yoneda, T. (2007): Hypoxia and HIF-1 expression

enhance osteolytic bone metastases of breast cancer. *Cancer Res.*, 67, 4157-4163.
52) Yoneda, T., Hashimoto, N. and Hiraga, T. (2003): Bisphosphonate actions on cancer. *Calicf. Tiss. Int.*, 73, 315-318.
53) Nagae, M., Hiraga, T., Wakabayashi, H., Wang, L., Iwata, K. and Yoneda, T. (2006): Osteoclasts play a part in pain due to the inflammation adjacent to bone. *Bone,* 39, 1107-1115.

Wntシグナルと骨代謝

道上敏美

大阪府立母子保健総合医療センター
頭蓋発生遺伝学講座

　Wntは局所で働く分泌型シグナル分子であり，複数の経路を介して作用を発揮する．近年，Wntの古典的シグナル経路において共役受容体として機能するlow-density lipoprotein receptor-related protein 5（LRP5）の変異が骨量の異常を引き起こすことが報告され，Wntが発生や腫瘍形成のみならず成体組織の維持にも関与することが明らかになった．種々のマウスモデルを用いた解析から，LRP5は骨形成を制御することにより骨量を規定することが示唆されている．一方，LRP6はLRP5と同じくWnt古典的シグナル経路において共役受容体として機能するが，*Lrp6* 欠損マウスが周産期致死であるため，出生後の骨代謝への関与については明らかではない．当研究室では，*Lrp6* 遺伝子の機能喪失型変異を有する自然発症変異マウスである *ringelschwanz (rs)* をモデルとして骨代謝におけるLrp6の機能について検討し，Lrp6が破骨細胞形成因子である *receptor activator of NFκB ligand (RANKL)* の発現を調節することにより骨吸収を制御することを見出した．また，本マウスで見出された変異型Lrp6は，ERシャペロンとして機能するmesoderm development（Mesd）との相互作用が障害されており，形質膜にターゲットされないためにWntシグナル伝達の障害をきたすことを明らかにした．さらに，副甲状腺ホルモン（PTH）の骨形成作用にWntシグナルが関与している可能性について検討し，PTH/cAMP/PKAがglycogen synthase kinase（GSK）3β の不活性化を介してWnt古典的シグナルを活性化することを見出した．

【キーワード】
Wnt，LRP5/6，骨吸収（bone resorption），RANKL，副甲状腺ホルモン（PTH）

I　はじめに

　Wntはシステインに富む分泌型糖蛋白質であり，シグナル分子として局所で作用する．Wntシグナルの研究は約30年前にショウジョウバエの遺伝学的解析により開始された．その後，哺乳類においてもWntシグナル経路の構成因子が同定され，Wntシグナルが進化的に保存されていることが明らかとなった．Wntファミリーに属する分子はこれまでに哺乳類で19個同定されており，下流のシグナル経路についても複数存在することが示されている[1]．従来，Wntシグナルは発生過程や腫瘍形成において重要な役割を担っていることが示されてきたが，近年，

Wnt古典的シグナル経路において共役受容体として機能するlow-density lipoprotein receptor-related protein 5（LRP5）の変異が骨量の異常を引き起こすことが報告され[2,3]，Wntが発生や腫瘍形成のみならず成体組織の維持にも関与することが明らかになった．本稿では，骨代謝におけるWntシグナルの関与についての最近の知見を概説し，当研究室にて解析をすすめているLrp6の骨代謝への関与や，PTHシグナルとWntシグナルとのクロストークの可能性についても述べる．

II Wntシグナルの古典的経路

Wntのシグナル伝達経路のうち，β-cateninに依存する経路が最もよく研究されてきており，古典的（canonical）経路と呼ばれる（図1）．Wntによる刺激がない場合には，axin，adenomatous polyposis coli（APC），glycogen synthase kinase 3β（GSK3β）を含むβ-catenin分解複合体の作用により，β-cateninはGSK3βによるリン酸化を受け，ユビキチン化されてプロテアソームでの分解へと向かうため，細胞質内のβ-cateninレベルは低く維持される．一方，Wntが受容体であるFrizzled（Fz）および共役受容体であるLRP5ないしLRP6に結合すると，GSK3βによるβ-cateninのリン酸化が阻害され，分解を免れたβ-cateninが細胞内に蓄積する．細胞内に蓄積したβ-cateninは核内へと移行し，T cell-specific transcription factor/lymphoid enhancer-binding factor（TCF/LEF）ファミリーの転写因子との相互作用を介して標的遺伝子の転写を制御する．細胞外にはWntシグナルに対する分泌型アンタゴニストとして作用するsecreted frizzled related protein（sFRP）やDickkopf（Dkk）ファミリーの分子が存在する[4]．

Fzファミリーはシステインに富む細胞外領域を有する7回膜貫通型のserpentine受容体である．Fzの導入により本来Wntに反応しない細胞がWntに対する反応性を獲得することが1996年に報告され[5]，FzがWntの受容体として機能することが示された．その後，一回膜貫通型蛋白質であるLRP5/6がWntの古典的シグナル伝達に必要であることが2000年に報告され[6]，LRP5/6の共役受容体としての機能が示唆された．Wntの結合によりFzとLRPのそれぞれの細胞内領域が近接することが古典的シグナル伝達の引金となると推察されている．

WntのFzおよびLRP5/6への結合はβ-catenin分解複合体の阻害をもたらす．WntがFz及びLRP5/6に結合すると，LRP5/6はCK1γやGSK-3によりリン酸化され，β-catenin分解複合体の構成分子であるaxinがリクルートされる．β-catenin分解複合体の阻害には，細胞質に存在するDishevelled（Dsh）が必要であることが知られているが，Dshの作用メカニズムの詳細は不明であり，FzとDshとの結合や，PAR-IやCKIIによるDshのリン酸化などが報告されている[4]．

β-catenin分解複合体の阻害は細胞内へのβ-cateninの蓄積をもたらす．蓄積したβ-cateninは核内に移行し，TCF/LEFファミリーの転写因子と協調して標的遺伝子の転写を活性化する．TCF/LEFはWnt標的遺伝子のシスエレメントに結合する活性を有し，核内にβ-cateninが存在しない場合には，転写リプレッサーとして機能するGrouchoやヒストン脱アセチル化酵素と結合してWnt標的遺伝子の転写を抑制している[4]（図1）．

III β-catenin非依存性シグナル伝達経路

Wntシグナルは，β-cateninを介さない非古典的（non-canonical）な経路により伝達される場合がある．Wntファミリーの分子は，主として古典的経路によりシグナルを伝達するもの

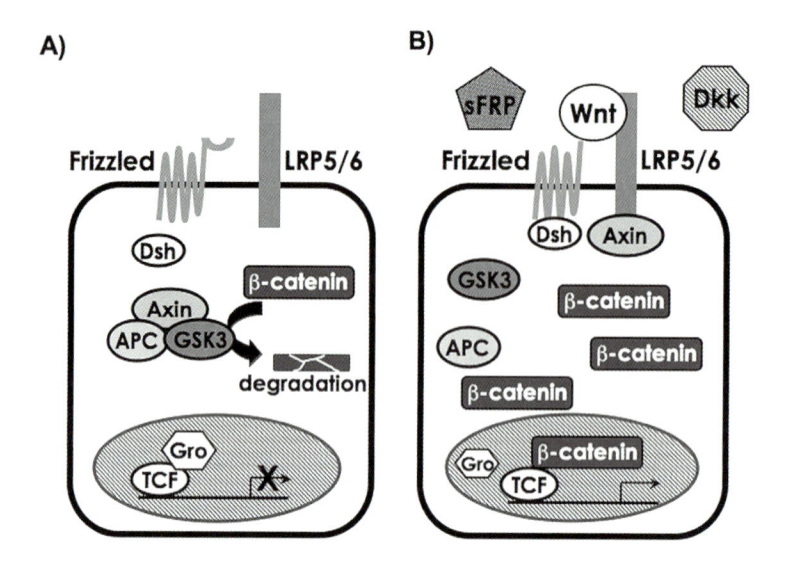

A) Wntの非存在下においては，axin，APC，GSK3βにより構成されるβ-catenin 分解複合体の働きによりβ-cateninが分解に向かうため，細胞内のβ-cateninレベルは低く，Wnt標的遺伝子の転写は抑制されている．Groucho（Gro）はTCFに対するco-repressorとして作用する．

B) Wntが受容体であるFrizzled，共役受容体であるLRP5/6に結合すると，axinがLRP5/6にリクルートされ，β-catenin 分解複合体の働きが妨げられるため，細胞質内にβ-catenin が蓄積し，核へと移行する．核に移行したβ-catenin はTCFと協調的に働き，Wnt標的遺伝子の転写を活性化する．sFRPやDkkはWntに対するアンタゴニストとして作用する．

図1　Wnt古典的シグナル

と，非古典的経路によりシグナルを伝達するものに分類される．

非古典的Wntシグナル経路にも複数の経路が存在する（図2）．ショウジョウバエの翅毛や複眼の光受容体にみられる平面内細胞極性を制御するシグナル伝達経路はplanar cell polarity（PCP）経路と呼ばれ，古典的経路と同様にWntリガンドがFzに結合することにより細胞内へとシグナルが伝えられるが，細胞質中ではDshを介して低分子量GTP結合蛋白質（G蛋白質）RhoおよびRacが活性化され，JNKによるc-Junのリン酸化レベルを上昇させる[7]．ゼブラフィッシュやアフリカツメガエルの原腸形成異常を引き起こす複数の原因遺伝子がショウジョウバエのPCP経路の構成遺伝子と類似していることから，原腸形成がPCP経路により制御されると考えられている．また，Wnt/Ca^{2+}経路においては，WntリガンドのFzへの結合が細胞内Ca^{2+}濃度の上昇をもたらし，下流のキナーゼであるPKCやCaMKⅡを活性化する．また，PKC-CaMKⅡ経路はTAK1/NLKを活性化できることが報告されており[8]，アフリカツメガエルにおいて，PCP経路と同様に原腸形成における細胞運動への関与が示唆されている．さらに最近，Fz以外にも，Ror2やRYK/Delailedなど細胞表面においてWntの受容体として機能する分子が存在することが明らかとなってきている[9]．

Ⅳ　Wntと骨量制御

骨量は，骨芽細胞による骨形成と破骨細胞による骨吸収とのバランスにより制御される．2000年，ヒトにおけるLRP5の機能喪失型変異が骨粗鬆症と眼の異常を呈するosteoporosis-pseudoglioma syndromeを引き起こすことが報

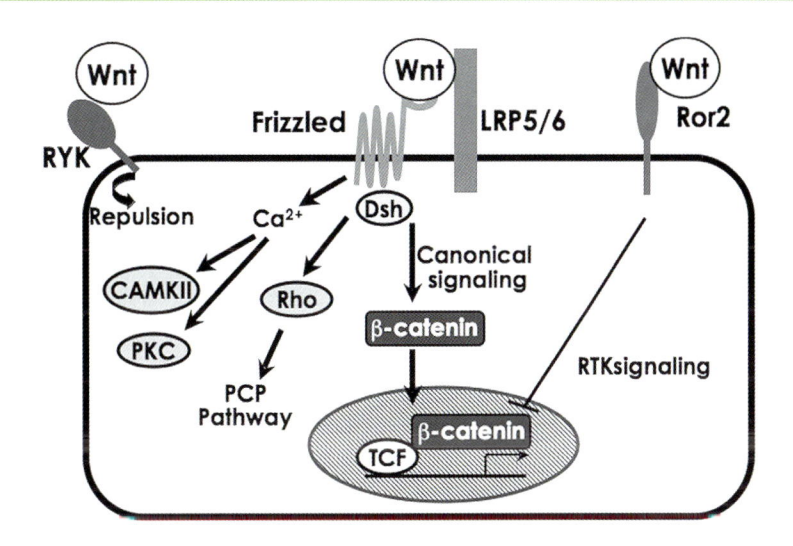

WntのFrizzledへの結合は，β-cateninを介する古典的シグナル伝達のほか，Rhoを介するPCP経路や，Ca²⁺の上昇を介する経路の活性化をもたらす．また，RYKやRor2も，Wntに対する受容体として機能することが報告されている．

図2　多彩なWntシグナル受容機構

告され[2]，Wntシグナルが発生過程や腫瘍形成のみならず，成体組織の維持にも関与することを示す知見として注目を浴びた．一方，LRP5の機能獲得型変異が遺伝的に高骨量を示す家系において見出され[3]，LRP5が骨量規定因子であることが示唆された．こうしたLRP5と骨量に関する知見はマウスモデルにおいても支持され，Lrp5ノックアウトマウスは骨芽細胞前駆細胞の増殖抑制により骨量の減少をきたすことが報告されている[10]．また，ヒトの高骨量家系で見出されたG171V変異型LRP5を過剰発現させたトランスジェニックマウスは，骨芽細胞の活性亢進及びアポトーシスの減少による骨量増加を示し，ヒトの高骨量症例と一致する表現型を呈する[11]．これらの結果は，LRP5/Lrp5を介するWntの古典的シグナル経路が骨芽細胞の増殖や機能，アポトーシスに関与することにより骨形成を制御し，骨量を規定することを強く示唆する．また，Wntに対する分泌型アンタゴニストの1つであるsFRP1のノックアウトマウスは骨芽細胞および骨細胞のアポトーシスの減少を示し，骨量増加を呈することが報告

され[12]，同様にWntに対するアゴニストとして作用するDkk1を一方のアレルで欠失させたマウスは骨形成亢進を介する骨量増加を呈することも報告された[13]．これらの結果は，LRP5/Lrp5を介するWnt古典的経路が骨形成を正に制御するという知見を支持する．一方，興味深いことに，Dkk2ノックアウトマウスは類骨の増加，石灰化の障害および骨量の減少を示し[14]，Wntシグナル経路の各構成因子の骨代謝における機能的連関の複雑性が示唆される．

V　骨代謝におけるLrp6の機能

Lrp6はLrp5と同様に，Wnt古典的シグナル経路において共役受容体として働く．ジーントラップにより作出されたLrp6の欠損マウスは，複数の古典的Wntの欠損マウスと類似の表現型を呈し，周産期致死である[15]．さらに，アフリカツメガエルにおいてもLrp6の過剰発現はWnt古典的シグナルを活性化し，dominant-negative型のLrp6はWnt古典的シグナルを阻害する[6]．これらの知見はいずれも，Lrp6が

Wntの古典的シグナル伝達経路において重要な役割を担っていることを示唆する．

　Lrp5との高い相同性から，Lrp6も出生後の骨量制御に関与している可能性が推察されるが，前述したようにLrp6欠損マウスのホモ個体は周産期に死亡するため，出生後の骨代謝におけるLrp6の役割についてはほとんど検討されていなかった．Holmenらは，Lrp5ノックアウトマウスとLrp6欠損マウスのヘテロ個体を交配させることにより，Lrp6の単アレルの喪失がLrp5ノックアウトマウスの骨量減少を増悪させることを報告した[16]．さらに最近，ヒトにおけるLRP6遺伝子の機能喪失型変異を有する家系が，早期発症の冠動脈疾患や高脂血症，高血圧とともに，骨粗鬆症を呈することが報告された[17]．これらの観察はLrp6がLrp5と同様に出生後の骨量の制御に関わることを示唆するが，その機序については不明である．

　ドイツのGSF研究所で発見されたringelschwanzは，指趾の形成異常や二分脊椎，尾の異常を呈する自然発症変異マウスである．国府らは，ポジショナルクローニングにより本マウスがLrp6遺伝子に，886番目のアルギニンがトリプトファンに置換されるR886W変異を有することを明らかにした（図3）[18]．Lrp6欠損マウスとの交配によるgenetic complementation testおよび胎仔由来線維芽細胞を用いたLEFレポーターアッセイの結果から，rsはLrp6のhypomorphic alleleであることが確認された[18]．Lrp6欠損マウスのホモ個体が周産期致死を示すのに対して，rsマウスのホモ個体は生存可能である．そこで，当研究室では，rsマウスをモデルとして用いて，出生後の骨代謝におけるLrp6の機能について解析を試みた．

　まず，pQCTを用いて骨密度の測定を行ったところ，rsマウスにおいては雌雄ともに骨密度の低下が示唆された．そこで，26週齢の雌性マウスより採取した脛骨を対象として，骨形態計測による骨代謝の評価を行った．その結果，骨量（bone volume/total volume）および骨梁数（trabecular number）の減少，骨梁間距離（trabecular separation）の増大が認められ，本マウスにおける骨量減少が確認された．興味深いことに，本マウスにおいては骨吸収面（eroded surface/bone surface）が増加しており，骨吸収の亢進が示唆された[19]．一方，骨形成の指標である骨芽細胞面（osteoblast surface/bone surface）は野生型マウスと比較して差を認めなかった．また，生化学マーカーについても検討を行ったところ，rsマウスにおいては骨吸収の指標である尿中デオキシピリジノリン値が上昇しており，一方，骨形成のマーカーである血清オステオカルシン値については野生型と同等であった．これらの結果は，rsマウスにおける骨量減少が骨形成の低下ではなく骨吸収の亢進に基づくものであることを示唆する．Lrp5ノックアウトマウスの骨量減少は骨形成の抑制によるものであり，骨吸収の亢進は認められない[10]ことから，Lrp5は骨芽細胞の増殖や活性化，アポトーシス抑制に関与し，骨形成を制御することにより骨量を規定すると考えられている．したがって，rsマウスにおける骨吸

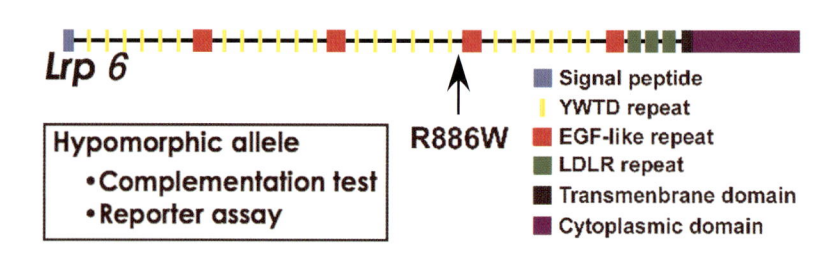

図3　Lrp6の構造とrsマウスで同定されたR886W変異

収の亢進は，Lrp5とLrp6が異なる機序により出生後の骨量を制御している可能性を示唆する．β-cateninの変異マウスが破骨細胞分化の異常を呈することが報告されており[20, 21]，Lrp6を介するWntの古典的シグナルが破骨細胞分化を制御することが推察される．

さらに，rsマウスにおける骨吸収亢進および骨量減少の細胞メカニズムを解析するために，頭蓋冠由来骨芽細胞を用いた検討を行った．増殖能および石灰化能については，rsマウス由来骨芽細胞と野生型マウス由来骨芽細胞との間に差を認めなかった．また，これらの細胞よりRNAを抽出し，遺伝子発現を検討した．リアルタイムPCRによる解析を行ったところ，*Lrp5*および*Lrp6*の発現量については，rsマウス由来骨芽細胞と野生型マウス由来骨芽細胞との間に差を認めなかった．また，骨芽細胞分化のマーカーであるアルカリフォスファターゼ，I型コラーゲンα1鎖，オステオカルシンの発現についても，両者の間に差を認めなかった．一方，興味深いことに，破骨細胞の分化や活性化を誘導する因子である*receptor activator of NFκB ligand (RANKL)* の発現がrsマウス由来骨芽細胞において増強していた．一方，RANKLに対するデコイ受容体で，内在性の骨吸収阻害因子として機能する*osteoprotegerin (OPG)* の発現については，明らかな差を認めなかった[19]．これらの結果から，rsマウスにおいては，骨芽細胞における*RANKL*発現の増強により，骨吸収が亢進し，骨量減少を来したと推察される．

*Lrp6*の機能喪失型変異を有するrsマウス由来の骨芽細胞において*RANKL*の発現が増強していたことから，Wntの古典的経路が*RANKL*の発現を抑制する可能性が示唆される．そこで，マウス骨髄由来間質細胞株であるST2細胞を用いて，Wnt古典的シグナルが*RANKL*の発現に及ぼす影響を検討した．ST2細胞に活性型ビタミンDやプロスタグランジン，あるいはデキサメサゾンを添加すると，*RANKL*の発現が誘導されるが，同時に古典的Wntの1つであるWnt3aを作用させることにより，*RANKL*の発現誘導が阻害された．また，無刺激時の*RANKL*の発現についても，Wnt3aにより抑制が認められた．したがって，Wntの古典的シグナルは*RANKL*の発現を抑制することが明らかとなった．さらに，ST2細胞にLrp6を過剰発現させたところ，Wnt3aによる*RANKL*の発現抑制効果が増強したことから，Wntによる*RANKL*の発現抑制作用をLrp6が仲介していることが示唆された．ST2細胞にLrp5を過剰発現させた場合にもWnt3aによる*RANKL*の発現抑制効果が増強したことから，*RANKL*発現に対する抑制作用については，Lrp5とLrp6は機能的に重複していることが推察される．しかしながら，前述したように，*Lrp6*のhypomorphであるrsマウスで認められる骨吸収の亢進が*Lrp5*ノックアウトマウスには認められず，この骨の表現型の違いには*Lrp5*および*Lrp6*の発現パターンや，各種のWntやアンタゴニストに対する嗜好性の差異が関連している可能性が推察される．図4に出生後の骨量維持とLrp5，Lrp6との関係をまとめた．

VI　rs変異型Lrp6蛋白質の機能解析

前述したように，*Lrp6*欠損マウスを用いたgenetic complementation testおよび胎仔由来線維芽細胞を用いたLEFレポーターアッセイの結果から，rsは*Lrp6*のhypomorphic alleleであることが示唆される[18]．そこで，この機能喪失の機序を明らかにするために，変異蛋白の機能解析を行った．ST2細胞に，野生型あるいはrs変異型Lrp6の発現ベクターを，TCF応答配列を有するレポータープラスミドSuper8x TOPflash（Prof. R.T. Moonより供与）とともに導入し，Wnt3a添加によるTCF依存性転写活性化に対するrs変異の影響を検討したところ，野生型Lrp6はWnt3aで誘導されるTCF依存

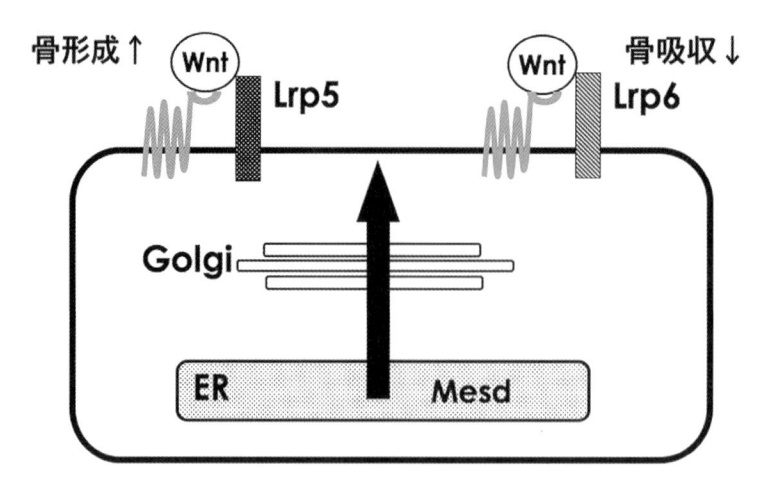

Lrp5を介するシグナルは骨形成を亢進し，Lrp6を介するシグナルは骨吸収を抑制することにより骨量を増加させる．Lrp5/6の形質膜への局在化にはERシャペロンであるMesdが関与する．

図4　出生後の骨代謝におけるLrp5およびLrp6の機能

性転写活性化を増強したのに対し，rs変異型Lrp6はTCF依存性転写活性化を増強せず，rs変異がLrp6の機能喪失型変異であることが確認された．そこで，この機能喪失が，リガンドであるWntとの相互作用の低下，あるいはアンタゴニストであるDkkとの相互作用の増強に基づく可能性を考え，野生型およびrs変異型Lrp6について，WntおよびDkkに対する相互作用を免疫沈降法により検討した．Lrp6の局在に関係なくWntおよびDkkとの相互作用を解析するため，COS7細胞に野生型あるいはrs変異型Lrp6を，古典的Wntの1つであるWnt1，あるいはDkk1とともに発現させ，細胞抽出物を回収し，これをサンプルとして免疫沈降法に供した．その結果，rs変異型Lrp6はWnt1，Dkk1に対して野生型Lrp6と同等の親和性を示し，本変異における機能の喪失は，リガンドであるWntとの相互作用の低下，あるいはアンタゴニストであるDkkとの相互作用の増強によるのではないことが示唆された[22]．

Mesoderm development（Mesd）は，Lrp5/6に対するERシャペロンとして機能する分子で，Lrp5/6の成熟，形質膜への輸送に関与する[23]．野生型およびrs変異型Lrp6と，Mesdとの相互作用を前述の如く免疫沈降法を用いて検討したところ，rs変異型Lrp6においては，野生型と比較してMesdとの相互作用が明らかに減弱していた．そこで，蛍光抗体法を用いて野生型および変異型Lrp6の細胞内分布を検討した．実験には，内在性にMesdを発現しているヒト骨芽細胞系細胞株Saos-2細胞を用いた．野生型および変異型Lrp6のV5タグ融合蛋白の発現ベクターをSaos-2細胞に導入し，V5タグに対する抗体による免疫染色を行ったところ，過剰発現された野生型Lrp6は形質膜に局在したが，一部細胞質内にも蓄積していた．外来性にMesdも過剰発現させたところ，この細胞内の蓄積像は消失し，Lrp6は形質膜優位の局在を示した．一方，rs変異型Lrp6においては，細胞内により強い蓄積をみとめ，Mesdの過剰発現時においても細胞内の蓄積像は消失せず，形質膜への局在化はほとんど観察されなかった（図5）．さらに，形質膜に局在化したLrp6の量を評価するため，細胞に野生型，あるいは変異型Lrp6のV5タグ融合蛋白質を発現させ，細胞表面に存在する蛋白質をビオチンにてラベルした後，細胞抽出物を調製し，ビオチン化された蛋白質をストレプトアビジンビーズ上に回

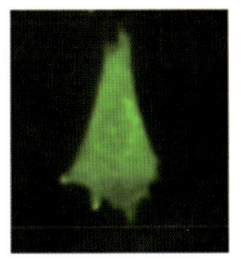

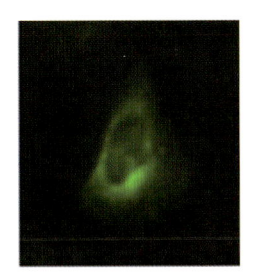

Wild-type / **rs**

Saos-2細胞に，野生型あるいは rs 変異型 Lrp6 の V5 タグ融合蛋白質を Mesd とともに導入し，抗 V5 抗体を用いた蛍光抗体法により細胞内分布を検討した．その結果，rs 変異型 Lrp6 は野生型と比較して形質膜への輸送が障害されており，細胞内に蓄積像が認められた．

図5 野生型および rs 変異型 Lrp6 の細胞内分布

収して V5 タグに対する抗体を用いたウエスタンブロットを行った．その結果，rs 変異型 Lrp6 の細胞表面への局在化が著明に障害されていることが確認された[22]．以上より，rs 変異型 Lrp6 における機能の喪失は Mesd との相互作用の減弱による形質膜への局在化の障害に基づくものと考えられ，Mesd との相互作用が Lrp6 の機能において必須であることが示された．

これまでにも Mesd との相互作用が Lrp5/6 の形質膜への局在化に重要であることは報告されていたが[23]，実際に Mesd との相互作用の減弱が Lrp5/6 のミスセンス変異における機能喪失の原因となるのか否かについては明確にされていなかった．実際，高骨量家系で見出された LRP5 の機能獲得型変異である G171V 変異について，Mesd との相互作用の低下が報告されており[24]，一方，それに対して相反する報告もなされている[25]．このことは Lrp5/6 と Mesd との相互作用の低下がどのように Wnt シグナル伝達に影響するのかという問題を提起する．一方，前述したように，Lrp6 の rs 変異における機能の喪失は Mesd との相互作用の減弱による形質膜への局在化の障害に基づくものと考えられ，Mesd との相互作用の減弱が Lrp6 においては機能の低下をもたらすとの証拠を提供する．Lrp

5/6 には4つの β-propeller と呼ばれる構造が存在し，同じファミリーに属する LDL 受容体は β-propeller を1つ有している．LDL 受容体における解析から，Mesd はこの β-propeller ドメインに結合することが示されている．著者らが解析した rs 変異は3番目の β-propeller ドメインに存在しており，この領域が Lrp6 と Mesd との相互作用に重要であることが示唆される．また，LRP5 については，これまでに報告されたミスセンス変異のうち，高骨量家系で見出された機能獲得型変異は第1 β-propeller ドメインに，osteoporosis-pseudoglioma syndrome で見出された機能喪失型変異は第2 β-propeller ドメインに分布している[26]．LRP5 の細胞内ドメインおよび膜貫通領域を欠失させて細胞外ドメインのみとし，さらに機能喪失型変異を導入した蛋白質を哺乳類細胞に発現させると，機能喪失型変異導入により培養上清中に分泌されなくなる[27]ことから，Mesd との相互作用が障害されていることが推察される．すなわち，LRP5 の第2 β-propeller ドメイン，Lrp6 の第3 β-propeller ドメインは Mesd との相互作用において，他の β-propeller ドメインよりも重要である可能性が考えられる．また，ヒトの冠動脈疾患と高脂血症，骨粗鬆症を呈する家系で見出された LRP6 遺伝子の変異は，β-propeller ドメインではなく EGF リピート領域に存在し，この変異蛋白は形質膜に到達できるにもかかわらず Wnt シグナルの伝達が障害されていると報告されている[17]．このように，LRP6/Lrp6 のミスセンス変異における機能喪失の機序は変異により異なると推察され，さらなる変異の蓄積とその機能解析が待たれる．

Ⅶ PTH/cAMP/PKA シグナルと Wnt シグナルのクロストーク

副甲状腺ホルモン（PTH）は，その投与方法により骨に対して異なる作用を発揮すること

が知られている．すなわち，持続的投与では破骨細胞性骨吸収を亢進するが，間欠的投与においてはむしろ骨形成を促進することから，近年，骨形成薬としての可能性が期待されている[28]．しかしながら，PTHの骨形成作用の分子基盤については，これまで多くの研究がなされているものの，まだ充分には理解されていない．前述したように，Wntの古典的シグナルが骨量を規定することから，当研究室ではPTHの骨形成作用にWntシグナルが関与している可能性について検討を行った．

ヒト骨芽細胞系細胞であるSaos-2細胞にTCFレポータープラスミドであるSuper8x TOPflashを導入し，PTH，あるいはアデニル酸シクラーゼの刺激薬であるforskolinで処理したところ，濃度依存性にレポーター活性の誘導を認め，またβ-cateninの核内蓄積を確認した．このPTHあるいはforskolinによるTCF依存性転写活性化は，PKA阻害剤であるH89で処理することにより解除された．さらに，内在性のWntの標的遺伝子である*Wnt-induced secreted protein 2 (WISP2)*や，*naked cuticle 2 (NKD2)*の発現が，PTHやforskolinの添加によりPKA依存的に誘導された．ForskolinとWnt3aの同時添加は，相乗的にTCF依存性転写活性化を誘導した．これらの結果から，PTH/cAMPのシグナルがPKA依存的にWntの古典的シグナル伝達を活性化することが示唆された．

そこで，PTH/cAMPによるWnt古典的シグナル伝達の活性化の機序を明らかにする目的で，PTHおよびforskolinがWnt古典的シグナルの構成因子の発現に及ぼす影響を検討したところ，Dkk1の発現が抑制されることが明らかとなった．このことから，PTH/cAMPがDkk1の発現抑制を介してWnt古典的シグナルを活性化している可能性が示唆されたため，Dkk1を過剰発現させることにより，PTH/cAMPによるWnt古典的シグナル活性化が解除されるかどうかを検討した．その結果，Dkk1を過剰発現させても，PTH/cAMPによるWnt古典的シグナル活性化は解除されず，このクロストークに対するDkk1発現抑制の寄与は小さいと考えられた．

GSK3βはSerine-9がリン酸化されることにより不活化され，GSK3βの不活化はβ-cateninの細胞内蓄積をもたらしてWnt古典的シグナルを活性化する．そこで，PTHやforskolinがGSK3βのSerine-9のリン酸化に及ぼす影響をWestern blotにより検討したところ，いずれもPKA依存的にGSK3βのSerine-9のリン酸化を誘導し，不活化することが明らかとなった．また，Serine-9をalanineに置換した恒常的活性型変異体GSK3β［S9A］を細胞に導入したところ，PTHやforskolin添加によるTCF依存性転写活性化は解除された．したがって，PTH/cAMPによるWnt古典的シグナルの活性化には，PKAを介するGSK3βの不活化が関与している可能性が示唆された[29]．

最近，PTHが*Lrp5*ノックアウトマウスにおいても骨形成を促進しうることが報告され，PTHの骨形成作用にLrp5が必須ではないことが示された[30]．一方，著者らの結果はPTH/cAMPがPKAを介してGSK3βを不活化することによりWntの古典的シグナルを活性化することを示しており，GSK3βの上流に存在するLrp5が必須ではないとの結果と矛盾しない．Wntシグナルとのクロストークについては，ここで述べたPTH/cAMPシグナルのみならず，BMPシグナルや核受容体を介するシグナル等との間にも報告があり，これらの多彩なシグナルのクロストークが骨代謝において重要な役割を果たしているものと推察される．

Ⅷ　おわりに

近年注目を浴びている骨代謝におけるWntシグナルの重要性について，当研究室で得られた成果を交えて概説した．骨代謝におけるWntの役割については，Lrp5とLrp6の機能の違いや非古典的シグナルの作用，他のシグナル経路とのクロストークの意義など，不明な点が多く残されており，今後のさらなる研究が期待される．

謝辞

本研究に対して多大なる御協力，御助言を頂いた当教室大学院生の窪田拓生先生，鈴木朗先生，大阪大学大学院医学系研究科小児科学教室大薗恵一教授，中島滋郎准教授，大阪大学イノベーションセンター国府力博士，東海大学医学部今井賢治教授に深謝致します．

本研究の一部は，21世紀COEプログラム「フロンティアバイオデンティストリーの創生」，科学研究費補助金基盤研究C（#16590809，#18590921），大阪難病研究財団研究助成，成長科学協会研究助成のサポートにより行われた．

文献

1) Moon, R.T., Kohn, A.D., DeFerrari, G.V. and Kayjas, A. (2004): Wnt and β-catenin signaling: diseases and therapies. *Nat. Rev. Genet.*, 5, 691-701.
2) Gong, Y., Slee, R.B., Fukai, N., et al; Osteoporosis-pseudoglioma Syndrome Collaborative Group (2001): LDL receptor-related protein 5 (LRP5) affects bone accrual and eye development. *Cell*, 107, 513-523.
3) Boyden, L.M., Mao, J., Belskey, J., Mitzner, L., Farhi, A., Mitnick, M.A., Wu, D., Insogna, K. and Lifton, R.P. (2002): High bone density due to a mutation in LDL-receptor-related protein 5. *N. Engl. J. Med.*, 346, 1514-1521.
4) Gordon M.D. and Nusse, R. (2006): Wnt signaling: multiple pathways, multiple receptors and multiple transcription factors. *J. Biol. Chem.*, 281, 22429-22433.
5) Bhanot, P., Brink, M., Samos, C.H., Hsieh, J.C., Wang, Y., Macke, J.P., Andrew, D., Nathans, J. and Nusse, R. (1996): A new member of the frizzled family from Drosophila functions as a Wingless receptor. *Nature*, 382, 225-230.
6) Tamai, K., Semenov, M., Kato, Y., Spokony, R., Liu, C., Katsuyama, Y., Hess, F., Sainy-Jeannet, J.P. and He, X. (2000): LDL-receptor-related proteins in Wnt signal transduction. *Nature*, 407, 530-535.
7) Habas, R., Dawid, I.B., He, X. (2003): Coactivation of Rac and Rho by Wnt/Frizzled signaling is required for vertebrate gastrulation. *Gene. Dev.*, 15, 295-309.
8) Ishitani, T., Kishida, S., Hyodo-Miura, J., Ueno, N., Yasuda, J., Waterman, M., Shibuyam H., Moon, R.T., Ninomiya-Tsuiji, J. and Matsumoto, K. (2003): The TAK1-NLK mitogene-activated protein kinase cascade functions in the Wnt-5a/Ca^{2+} pathway to antagonize Wnt/β-catenin signaling. *Mol. Cell Biol.*, 23, 131-139.
9) Mikels, A.J. and Nusse, R. (2006): Wnts as ligands: processing, secretion and reception. *Oncogene*, 25, 7461-7468.
10) Kato, M., Patel, M.S., Levasseur, R., Lobov, I., Chang, B.H.D., Glass, D.A. 2nd, Hartmann, C., Li. L., Hwang, T.H., Brayton, C.F., Lang, R.A., Karsenty, G. and Chan, L. (2002): Cbfa1-independent decrease in osteoblast proliferation, osteopenia, and persistent embryonic eye vascularization in mice deficient in Lrp5, a Wnt coreceptor. *J. Cell Biol.*, 157, 303-314.
11) Babij, P., Zhao, W., Small, C., Kharode, Y., Yaworsky, P.J., Bouxsein, M.L., Reddy, P.S., Bodine, P.V., Robinson, J.A., Bhat, B., Marzolf, J., Moran, R.A. and Bex, F. (2003): High bone mass in mice expressing a mutant LRP5 gene. *J. Bone Miner. Res.*, 18, 960-974.
12) Bodine, P.V., Zhao, W., Kharode, Y.P., Bex, F.J., Lambert, A.J., Goad, M.B., Gaur, T., Stein, G.S., Lian, J.B. and Komm, B.S. (2004): The Wnt antagonist secreted frizzled-related protein-1 is a negative regulator of trabecular bone formation in adult mice. *Mol. Endocrinol.*, 18, 1222-1237.
13) Morvan, F., Boulukos, K., Clément-Lacroix, P.,

Roman Roman, S., Sic-Rover, I., Vayssière, B., Ammann, P., Martin, P., Pinho, S., Pognonec, P., Mollat, P., Niehrs, C., Baron, R. and Rawadi, G. (2006): Deletion of a single allele of the Dkk1 gene leads to an increase in bone formation and bone mass. *J. Bone Miner., Res.,* 21, 934-945.

14) Li, X., Liu, P., Liu, W., Maye, P., Zhang, J., Zhang, Y., Hurley, M., Guo, C., Boskey, A., Sun, L., Harris, S.E., Rowe, D.W., Ke, H.Z. and Wu, D. (2005): Dkk2 has a role in terminal osteoblast differentiation and mineralized matrix formation. *Nat. Genet.,* 37, 945-952.

15) Pinson, K.I., Brennan, S., Monkley, B., Avery, B.J. and Skarnes, W.C. (2000): An LDL-receptor-related protein mediates Wnt signaling in mice. *Nature,* 407, 535-538.

16) Holmen, S.L., Giambernardi, T.A., Zylstra, C.R., Buckner-Berghuis, B.D., Resau, J.H., Hess, J.F., Glant, V., Bouxsein, M.L., Ai, M., Warman, M.L. and Williams, B.O. (2004): Decreased BMD and limb deformities in mice carrying mutations in both Lrp5 and Lrp6. *J. Bone Miner. Res.,* 19, 2033-2040.

17) Mani, A., Radhakrishnan, J., Wang, H., Mani, A., Mani, M-A., Nelson-Williams, C., Carew, K.S., Mane, S., Najmabadi, H., Wu, D. and Lifton, R.P. (2007): LRP6 mutation in a family with early coronary disease and metabolic risk factors. *Science,* 315, 1278-1282.

18) Kokubu, C., Heinzmann, U., Kokubu, T., Sakai, N., Kubota, T., Kawai, M., Wahl, M.B., Galceran, J., Grosschedl, R., Ozono, K. and Imai, K. (2004): Skeletal defects in ringelschwanz mutant mice reveal that Lrp6 is required for proper somitegenesis and osteogenesis. *Development,* 131, 5469-5480.

19) Kubota, T., Michigami, T., Kokubu, C., Suzuki, A., Sakai, N., Nakajima, S., Imai, K. and Ozono, K. (2005): Skeletal defects in ringelschwanz mutant mice reveal that Lrp6 is involved in bone resorption and essential for proper bone mass acquisition. *J. Bone Miner. Res.,* 20 Suppl 1, S46.

20) Glass, D.A. 2nd, Bialek, P., Ahn, J.D., Starbuck, M., Patel, M.S., Clevers, H., Taketo, M.M., Long, F., McMahon, A.P., Lang, R.A. and Karsenty, G. (2005): Canonical Wnt signaling in differentiated osteoblasts controls osteoclast differentiation. *Dev. Cell,* 8, 751-764.

21) Holmen, S.L., Zylstra, C.R., Mukherjee, A., Sigler, R.E., Faugere, M-C., Bouxsein, M.L., Deng, L., Clemens, T.L. and Williams, B.O. (2005): Essential role of β-catenin in postnatal bone acquisition. *J. Biol. Chem.,* 280., 21162-21168.

22) Kubota, T., Michigami, T., Sakaguchi, N., Kokubu, C., Suzuki, A., Sakai, N., Nakajima, S., Imai, K. and Ozono, K. (2006): Impaired interaction of Lrp6 *ringelschwanz* mutant protein with Mesd is involved in disrupted Wnt signaling. *J. Bone Miner. Res.,* 21 Suppl 1, S75.

23) Hsieh, J. C., Lee, L., Zhang, L., Wefer, S., Brown, K., DeRossi, C., Wines, M.E., Rosenquist, T. and Holdener, B.C. (2003): Mesd encodes an LRP5/6 chaperone essential for specification of mouse embryonic polarity. *Cell,* 112, 355–367.

24) Zhang, Y., Wang, Y., Li, X., Zhang, J., Mao, J., Li, Z., Zheng, J., Li, L., Harris, S. and Wu, D. (2004): The LRP5 high-bone-mass G171V mutation disrupts LRP5 interaction with Mesd. *Mol. Cell Biol.,* 24, 4677-4684.

25) Ai, M., Holmen, S.L., Hul, W.V., Williams, B.O. and Warman, M.L. (2005): Reduced affinity to and inhibition by DKK1 form a common mechanism by which high bone mass-associated missense mutations in LRP5 affect canonical Wnt signaling. *Mol. Cell Biol.,* 25, 4946-4955.

26) Balemans, W. and Van Hul, W. (2007): The genetics of low-density lipoprotein receptor-related protein 5 in bone: a story of extremes. *Endocrinology,* 148:2622-2629.

27) Ai, M., Heeger, S., Bartels, C.F., Schelling, D.K. and the osteoporosis-pseudoglioma collaborative group. (2005): Clinical and molecular findings in osteoporosis-pseudoglioma syndrome. *Am. J. Hum. Genet.,* 77, 741-753.

28) Potts, J.T. (2005): Parathyroid hormone: past and present. *J. Endocrinol.,* 187, 311-325.

29) Suzuki, A., Ozono, K., Kubota, T., Kondou, H., Tachikawa, K. and Michigami, T. (2007): PTH/cAMP/PKA signaling facilitates canonical Wnt signaling via inactivation of glycogen synthase kinase-3β in osteoblastic Saos-2 cells. *J. Cell. Biochem.,* [Epub ahead of print]

30) Iwaniec, U.T., Wronski, T.J., Liu, J., Rivera, M.F., Arzaga, R.R., Hansen, G. and Brommage, R. (2007): PTH stimulates bone formation in mice deficient in Lrp5. *J. Bone Miner. Res.,* 22, 394-402.

核内受容体型転写制御因子PPARγと
新規タンパク質Monadによる細胞増殖・分化・死の制御機構

和田孝一郎，佐伯万騎男，上﨑善規

大阪大学大学院歯学研究科
顎口腔病因病態制御学講座　薬理学教室

　細胞の増殖・分化・死に関する機序は不明な点が多い．核内受容体型転写制御因子のperoxisome proliferator-activated receptor γ（PPARγ）のアゴニストは神経幹細胞の増殖を促進し，そのノックダウンが細胞死を誘導することを明らかにした．また，同様の作用は口腔領域に発生した扁平上皮癌細胞においても確認された．この受容体に関する内在性のリガンドである脂質メディエータは細胞表面の受容体のみならず，このPPARγに作用して細胞制御に関与している可能性が示唆された．一方，胎児の発生過程において，カスパーゼ-3を活性化する複合体の発見から，カルシニューリンの調節サブユニットが単独で細胞死に関与することを明らかにした．さらに，その相同性検索によりWD40リピートをもつ新規タンパク質Monadを発見した．このMonadはそれ自体の導入では細胞死を誘導せず，細胞死刺激時の反応を促進することから，腫瘍細胞制御に有効であることが示唆された．したがって，これらを糸口とした細胞制御機構の解明は，口腔領域における発生・分化異常や，腫瘍の治療法の開発にもつながると考えられる．

【キーワード】
核内受容体 nuclear receptor，PPARγ，アポトーシス apoptosis，カスパーゼ caspase，Monad

I　はじめに

　口腔は複雑な機能をもつ各種組織が集約された領域である．特に，食物を摂取するという生命にとって不可欠な生理機能を担うために，「味覚」や「痛み」といった情報の第一受容部位でもあり，また，その情報を伝達・制御する神経系は特に重要な役割を果たしている[1]．つまり，神経系を含むこの複雑な口腔領域の発生・形成は，各種幹細胞の増殖・分化によるものであり，さらに，その形成過程では構築された組織の破壊と再構築（スクラップ・アンド・ビルド）が行われる．したがって，プログラムされた細胞死（アポトーシス）が発生過程の計画に基づいて着実に行われている．今回，細胞増殖・分化・死の制御機構について，核内受容体型転写制御因子（PPARγ）と新規に発見した細胞死関連タンパク質（Monad）の研究を通じて得られた知見を通じて，解説する．

II 核内受容体型転写制御因子PPARγ

神経幹細胞の分化・増殖に影響を及ぼす因子：脂質メディエータと転写調節因子

神経系の働きやそのネットワークの形成，神経細胞の発生，分化を研究することは，「痛み」という刺激の受容・伝達を理解する上で重要な手法の1つであると考えられる．その一環として我々は，神経幹細胞を用いて増殖・分化に影響を及ぼす様々な因子について検討を行ってきた．神経幹細胞は胎児の脳などに多く存在し，無限に増殖できる自己複製能と神経細胞などに分化できる多分化能をもつことから再生医療の分野で注目されている．しかしながら神経幹細胞の増殖・分化をコントロールしている分子やメカニズムについては不明な点が多い．

我々は核内受容体型転写調節因子であるperoxisome proliferator-activated receptor γ（PPARγ）が，この神経幹細胞の分化・増殖に重要な役割を果たしていることを明らかにした[2,3]．PPARγはインスリン感受性や脂肪細胞の分化に重要な役割を果たしている転写調節因子であり，糖尿病など生活習慣病の発症と密接に関わっていると考えられている[4-8]．このPPARγが，未分化状態である神経幹細胞に高いレベルで発現していることが確認された[2,3,9,10]．またPPARγノックアウトマウスを用いた解析から，その胎仔にあらゆる臓器の発達異常が認められ，特に中枢の発達異常が顕著に認められた（図1A）[2,3]．さらにノックアウトマウス胎仔の中枢から単離した神経幹細胞を用いて検討したところ，その増殖や形態に異常が認められた．そこで正常マウスより神経幹細胞を単離してPPARγを特異的なアゴニストを用いて活性化させたところ，細胞増殖の著明な促進が認められたが阻害すると逆にアポトーシスが誘導された（図1B）．さらにshort hairpin RNA（shRNA）を用いてPPARγの発現をノックダウンしたところ，神経幹細胞の増殖が著しく抑制された．その一方で，神経幹細胞を成熟神経細胞へと分化成熟させたところ，未分化神経幹細胞で認められたPPARγの高いレベルの発現がその分化にしたがって減弱していき，成熟神経細胞では

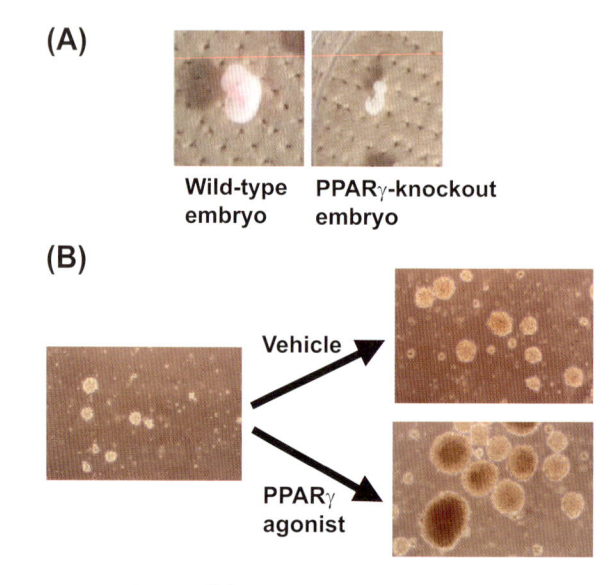

(A)

Wild-type embryo　　PPARγ-knockout embryo

(B)

Vehicle

PPARγ agonist

（A）PPARγノックアウトマウス胎仔では，明らかな発達異常が認められる（文献1より）．
（B）PPARγ活性化（アゴニスト処置）により，神経幹細胞の増殖が促進される．

図1　神経幹細胞に対するPPARγの作用

完全に消失していることが確認された[2,3]．これらの結果からPPARγは，未分化神経幹細胞においてその増殖を促進的に制御し，逆に分化を抑制的に制御していることが確認された．この未分化状態の維持と活発な増殖能は神経幹細胞の重要な特徴であり，この2つにPPARγが密接に関わっていることは非常に興味深い[2,3,9,10]．これらの結果は，PPARγ経路をコントロールすることにより神経幹細胞の増殖・分化を制御できる可能性を示しており，本知見が幹細胞を用いた再生医療に役立つものと思われる．

さらに我々は，脂溶性の炎症メディエータであるロイコトリエンB_4（Leukotriene B_4, LTB_4）とリポキシンA_4（Lipoxin A_4, LXA_4）が神経幹細胞の増殖・分化をコントロールしていることを明らかにした[11]．脂質メディエータであるロイコトリエンB_4（LTB_4）は，白血球の活性化や血管透過性亢進を引き起こし炎症反応を促進するのに対し，リポキシンA_4（LXA_4）は白血球機能の抑制など抗炎症作用を示す．いわゆる炎症反応のアクセルとブレーキの役割を果たしていると考えられている．これまでLTB_4-LXA_4系による細胞機能の制御は炎症反応に特異的なものと考えられてきたが，我々はこの制御系が神経幹細胞にも存在し，しかも神経幹細胞の増殖だけでなく，その成熟神経細胞への分化もコントロールしていることを初めて明らかにした[11]．このLTB_4-LXA_4系による神経幹細胞の増殖・分化制御は，中枢神経系発達の初期に特異的にみられること，さらにその作用メカニズムには，EGF receptor，カスパーゼ-8，p27などの分子の発現制御が密接に関与していることも明らかとなった．これらの結果は，脂質メディエータであるLTB_4とLXA_4が拮抗的に作用して，神経幹細胞の増殖・分化をコントロールしていることを初めて証明したものであり，神経幹細胞の増殖と分化を自由に制御することで再生医療に役立つものと期待される．

このように我々は，核内受容体型転写調節因子と，転写調節作用をもつ脂質メディエータについて，その神経幹細胞に対する作用を中心に検討を行ってきた．神経幹細胞の増殖・分化を自由にコントロールすることができれば，将来の神経再生医療に向けた大きな進歩になるであろう．歯は，神経が生存しているのと存在していないのでは，その強度に差があることが知られている．将来，歯が再生されたとき同時に神経も再生された方が，その強度を保つ上でも重要であると考えられる．なにより歯からの「痛み」を感じる方が，より中枢が刺激されて良いのではないだろうか．

癌の増殖・浸潤・転移における脂質メディエータと転写調節因子の作用

癌の死亡率は依然として高いレベルであり，癌細胞の増殖，浸潤，転移を抑制することは，外科的手術と並んで治療上重要な位置をしめるものと考えられる．口腔領域においても癌の外科的処置は，以後の嚥下困難，発音障害を引き起こす可能性があり，そのリンパ節転移の抑制も重要な課題となっている．それ故，癌細胞の増殖，浸潤，転移のメカニズムを解明することは，癌治療の上でも非常に重要であると考えられる．

前述のPPARγはインスリン感受性や脂肪細胞の分化，あるいは消化器系の炎症抑制に重要な役割を果たしているが[12-14]，近年，この他に癌細胞においても重要な役割を果たしていることも指摘されている．我々はこれまでにPPARの3種類のサブタイプ，α, δ, γのうちのγが，扁平上皮癌培養細胞に高いレベルで発現していることを見出した[14,15]．この発現は患者由来の舌癌組織でも著明に認められたが，その一方で正常健常人の舌組織ではほとんど発現していなかった[16]．これらの結果から，扁平上皮癌においてはPPARγが重要な役割を果たしていることが考えられた．そこでPPARγの特異的阻害剤を扁平上皮癌の培養細胞に作用させたところ，

阻害剤の濃度依存的に癌細胞の増殖が抑制された．このとき癌細胞の核を観察したところ，アポトーシスの指標であるクロマチンの凝集が確認されたことより，PPARγの阻害によって引き起こされる増殖抑制はアポトーシス誘発による可能性が考えられた．さらにPPARγを阻害することにより扁平上皮癌の細胞骨格に異常が認められ，その結果，細胞接着が有意に抑制され，癌細胞の浸潤も抑制された（図2）[16, 17]．さらにこの作用がPPARγに特異的であることを証明するために，PPARγ発現のみを特異的にノックダウンするsiRNAを作製して培養癌細胞に処置したところ，PPARγタンパクの発現が低下するにしたがって扁平上皮癌細胞の増殖が有意に抑制された．これらのPPARγ阻害によって引き起こされる細胞増殖抑制，癌浸潤抑制のメカニズムを検討したところ，Focal Adhesion Kinase（FAK）の活性化を抑制することが明らかとなった．FAKは細胞−細胞外基質の相互作用に重要な役割を果たしているタンパク質であり，リン酸化で活性化することにより細胞内情報伝達の役割を果たしている．PPARγの特異的阻害剤の処置によりこのリン酸化が有意に抑制され，その下流のMAP kinase系も抑制された．また，PPARγによってその発現が制御されているいくつかの遺伝子発現を調節することにより，細胞増殖・浸潤抑制作用を示すことも確認された．これらの結果はPPARγが癌細胞の接着維持，浸潤に重要な役割を果たしていることを示唆している．口腔扁平上皮癌などの扁平上皮癌は接着性の細胞であり，その接着が阻害されると細胞死に陥ることが知られている．それ故にこれらの核内受容体阻害による細胞接着の抑制が，扁平上皮癌細胞の増殖抑制，浸潤抑制につながっている可能性がある．この他にも類似の核内受容体であるエストロゲン受容体（ER）が扁平上皮癌で発現していることを見出した．このERを阻害すると，PPARγと同様に癌細胞の増殖・接着・浸潤が抑制されることも見出した[18]．他の腺癌細胞などでも同様の作用が認められることより，癌細胞においてこれらの核内受容体を阻害する

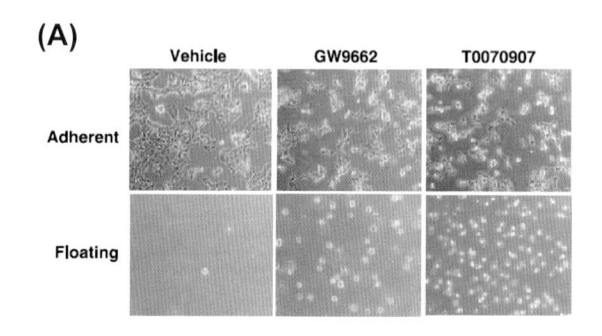

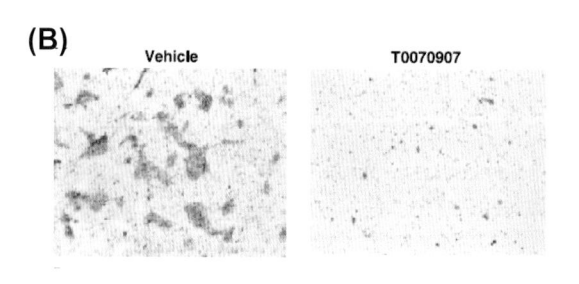

PPARγ経路の阻害（アンタゴニスト処置）により，癌細胞の増殖(**A**)・浸潤(**B**)が抑制される（文献15より）．
図2　扁平上皮癌細胞に対するPPARγの作用

ことにより癌細胞の増殖・浸潤が抑制され，その作用メカニズムの1つとしてFAKのリン酸化阻害という共通のメカニズムの存在が確認された．これらの知見は今後の癌治療，特に浸潤・転移の抑制に有用であると考えられる．

癌細胞ではこの他にも，前述のLTB₄系がその増殖・浸潤に重要な役割を果たしていることを見出している[19]．これらの結果を総合すると，癌細胞の増殖・浸潤・転移には脂質メディエータと転写調節因子を介する反応が重要な役割を果たしていることが考えられる．

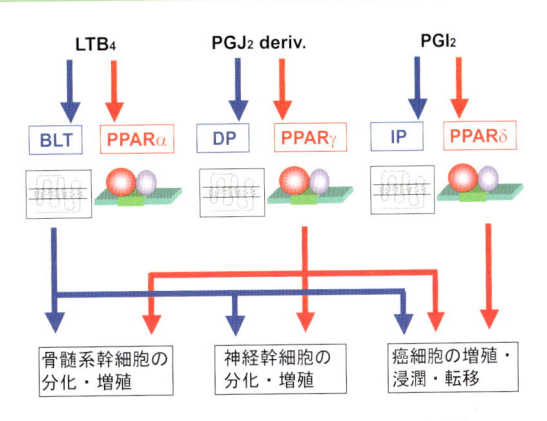

図3 Lipid mediatorのDual receptor仮説

脂質メディエータとDual receptor theory

我々が研究しているPPARγを中心とする核内受容体型転写調節因子と，脂質メディエータの間には一見，直接的な関連はないようにみえる．しかしながら近年，このPPARPに関してDual receptor theoryという概念が提唱されている（図3）．すなわちLTB₄やPGI₂といったアラキドン酸由来の脂質メディエータは，本来のGタンパク結合型の膜受容体のほかに，PPARα，δ，γといった核内受容体をもう1つの受容体として結合できる，というものである．LTB₄はBLT受容体とPPARαに，PGD₂由来のPGJ₂derivativesはDP受容体とPPARγに，PGI₂はIP受容体とPPARδをそれぞれ受容体として結合できる．Gタンパク結合型の膜受容体はcAMPなどのセカンドメッセンジャーを介したすばやい情報伝達により細胞機能を制御しているのに対し，PPARなどの核内受容体は転写調節によるタンパク発現を介した制御を行っているものと考えられている．我々はこれまでに神経幹細胞など幹細胞系の分化・増殖，あるいは癌細胞の増殖・浸潤・転移にPPARγやLTB₄が重要な役割を果たしていることを報告してきたが，これらの作用発現に膜受容体－核内受容体系の密接なネットワークの存在があることは疑いの余地はない．今後，さらなる研究により，より詳細な作用機序を明らかにしてゆきたい．

III 新規細胞死関連タンパク質Monad

カスパーゼ活性化機序

我々はこれまでアポトーシスで中心的な役割を果たすカスパーゼ-3について研究を進めてきた．その過程で新規なアポトーシス誘導遺伝子を発見し，Monadと命名した．このMonad発見に至る経緯を解説する．

カスパーゼがアポトーシスに関わる分子として同定されたのは1993年のことであり，それ以降，カスパーゼがほとんどのアポトーシス時に活性化されること，カスパーゼの活性阻害によりアポトーシスが抑制されることなどから，カスパーゼはアポトーシスの実行分子と考えられている．カスパーゼは現在までに少なくとも14種類同定されており，なかでもカスパーゼ-3はアポトーシスの最終段階で活性化され，その重要性から多くの関心を集めてきた．カスパーゼ-3は細胞膜上のデスレセプターを介する経路，またはミトコンドリアを介する経路により活性化される．ミトコンドリアを介した経路では，細胞死の刺激によりミトコンドリア膜間腔に存在するチトクロムcが細胞質へ放出される（図4）．チトクロムcが細胞質においてapoptotic protease activating factor-1（Apaf-1），カスパーゼ-9とともに分子量約700～1400kDa

のapoptosomeと呼ばれる複合体を形成することがカスパーゼ-3活性化の引き金となる．すなわち，apoptosome複合体により，カスパーゼ-3は32kDaの前駆体が加水分解されることにより，20kDaの大サブユニットと12kDaの小サブユニットから成る活性化型カスパーゼ-3へ変化する．Apaf-1やカスパーゼ-9の遺伝子を破壊したノックアウトマウスを用いた解析により，発生期のアポトーシスでは，このミトコンドリア経路が主流であることが示唆されている．

我々は当初，一酸化窒素などの酸化ストレスによる細胞死におけるカスパーゼ-3の関与について研究を行った[20,21]．特に，一酸化窒素により細胞がアポトーシスを起こすか否かの決定はチトクロムcの放出以降に決定されることを報告した[21]．その後，アポトーシスの研究は大きな進展がみられたが，この結論は現時点でも正しい．

カスパーゼ活性化因子のカルシニューリンBの同定

我々はカスパーゼ-3の活性化を直接制御する機序の解明に着手した．まず，Monad発見にいたる研究の直接の端緒は，2004年に発表したラット脳の発達過程とカスパーゼ-3活性の関係に関する論文にさかのぼる[22]．我々は，発生期のラット脳をモデルとしてカスパーゼ-3活性化のメカニズムについて研究することにより，発生期におけるアポトーシスの分子機構を解明することを試みた．まず，ラット大脳皮質細胞質画分を用いたチトクロムcによるカスパーゼ-3の活性化測定系を確立した．ラット脳抽出標品にdATP，チトクロムcの両方を加えて反応を行った場合にカスパーゼ-3の活性化がみられた．この実験系に対するカスパーゼ-3阻害剤およびカスパーゼ-9阻害剤の効果を調べた実験ではいずれの場合もカスパーゼ-3の活性およびその活性化が抑制される．カスパーゼ-3活性は生後1週齢までは高く，2週齢を越えると低下がみられ，4週齢では胎生17日齢の約20％まで低下している．ラットでは臨界期と呼ばれる脳の発達期が生後1週齢まで続くことから，この高いカスパーゼ-3活性が脳の発達に関与していることが示唆された．この高いカスパーゼ-3活性のみられた1週齢のラット脳抽出標品中には未知のカスパーゼ-3活性化因子の存在が予想されることから，この因子の分離精製を行った．

高いカスパーゼ-3活性化作用がみられた1

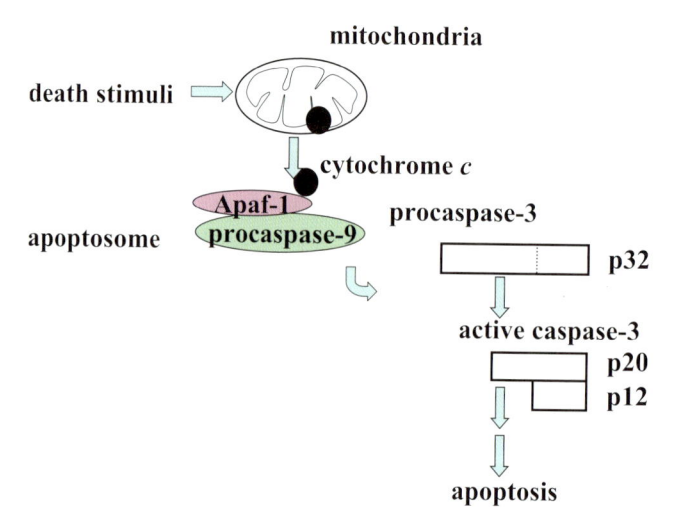

図4　アポトーシスのミトコンドリア経路

週齢のラット脳抽出標品をゲル濾過クロマトグラフィーによりその大きさで分離した．チトクロムc刺激時にはapoptosomeの構成分子として知られているカスパーゼ-9，Apaf-1などはその複合体の分子量（約700～1400kDa）に一致して溶出した．一方，カスパーゼ-3の前駆体はapoptosomeよりもやや小さい分子量（～約170kDa）の位置に溶出した．この溶出位置は，通常は2量体を形成していると考えられているカスパーゼ-3の前駆体の分子量（64kDa）よりも大きいことからapoptosomeとは異なる複合体（caspase）を形成している可能性が示唆された．同様な結果はタンパク質の架橋実験によっても得られた．1週齢のラット脳抽出標品をDSSにより架橋すると，32kDaのカスパーゼ-3の前駆体以外にも約64kDaとさらに約20kDa大きい位置に検出された．したがって，1週齢のラット脳ではカスパーゼ-3の前駆体は約20kDaのタンパク質と複合体を形成している可能性が示唆された．8週齢の親ラットの脳抽出標品では32kDaのカスパーゼ-3の前駆体のみ存在し，この複合体は認められなかった．この20kDaのタンパク質をクロマトグラフィーおよび2次元電気泳動により精製し，電気泳動後ゲルから切り出し，質量分析（LC/MS/MS）により分析したところ，16アミノ酸からなるペプチド・シーケンスを得た．このペプチドのアミノ酸配列をタンパク質データベースで相同性検索した結果，ラットのカルシニューリンの調節サブユニット（カルシニューリンB，CnB）に一致した．カルシニューリンは触媒サブユニットのカルシニューリンAと調節サブユニットのCnBからなる．免疫抑制剤であるタクロリムスが，細胞死を抑制することが報告されているが，その作用機序としてはカルシニューリン活性（ホスファターゼ活性）の抑制によるとされてきた．カスパーゼ-3とCnBが結合するという発見から，制御因子と考えるCnBが単独でアポトーシスに関与するという全く新しい作用を見出した．

Monadの発見とその作用

しかしながら，CnBの挙動は我々が探していたラット脳抽出標品中の未知のカスパーゼ-3活性化因子のデータとは一致せず，この分子はラット脳抽出標品中のカスパーゼ-3活性化因子とは異なるのではないかと考えられた．我々はさらにペプチド断片のホモロジー検索を行うことにより，CnBに類似配列をもつ新規遺伝子を発見し，ヒト染色体2q14に存在するこの遺伝子をMonadと命名して，この新規遺伝子の機能解析を行った[21]．Monadのアミノ酸配列を図5に示す．Monadは，357個のアミノ酸からなり，WD40ドメインをもつ遺伝子ファミリーに属する．定量的RT-PCR法にて，GAPDHを基準にヒト組織中のMonadのmRNA分布を検討したところ，精巣を始め心，腎，膵，胎盤，脳などに広く分布していた．

HEK293細胞にMonad遺伝子を導入・過剰発現させた細胞に，TNFα（10ng/ml）とシクロヘキシミド（0.5μg/ml）を作用させたところ，アポトーシスを示した細胞数が約5倍に増加した（図6）．この細胞死はMonad遺伝子を発現させただけでは認められなかった．この細胞死誘導はカスパーゼの阻害薬であるZ-VAD-FMK（50μM）で抑制された．また，Monad発

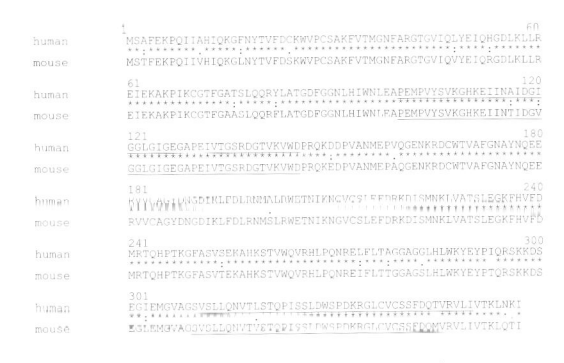

人とマウスの相同アミノ酸は*で．WD40リピートは下線で示す．

図5　Monadのアミノ酸配列

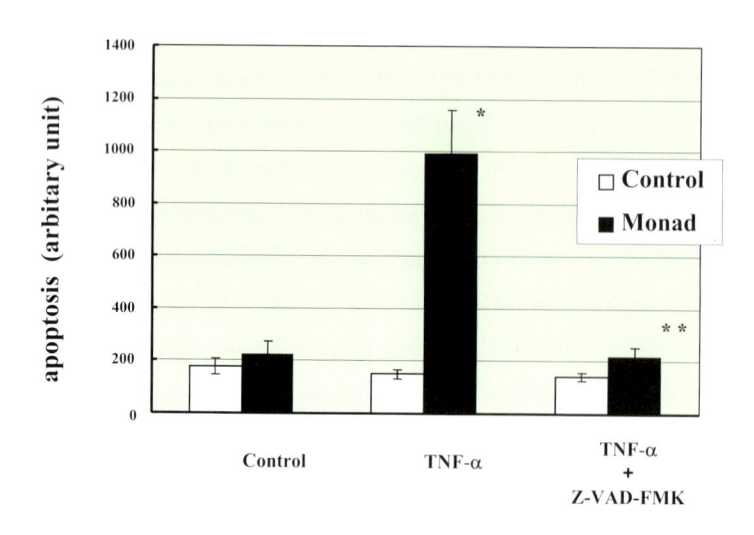

図6 Monad高発現HEK293細胞に対するTNF-αのアポトーシス誘導作用
Control，ベクター導入細胞；Z-VAD-FMK，カスパーゼ阻害薬

現細胞ではTNFα刺激濃度に依存して，前駆体のプロカスパーゼ-3が減少すること，カスパーゼ分解産物のPARPが増加することを確認している．以上の結果は，Monadによる細胞死刺激時のアポトーシス促進機構は，カスパーゼ活性化を介した機序であることを示唆している．

我々は特異性に問題のあるMonad抗体を使用したことから，Monadのラット胎生期脳における発現に関して誤解を与えたが[24]，より特異性の高い抗体を作製し，ウエスタンブロットを行ったところ，胎生期のラット脳で高い発現がみられている（未発表データ）．この結果は，Monadが我々が当初から探していたラット脳抽出標品中の未知のカスパーゼ-3活性化因子である可能性を示唆しているが，現在さらに詳細を検討している．また，Monadの機能解明のためにはMonadの結合タンパク質の同定が不可欠である．

これまでWD40ドメインの機能が不明であったが，2006年になって大きな研究の進展があり，WD40ドメインをもつ蛋白はユビキチンリガーゼのアダプター蛋白として働くことが国外の複数のグループからNature等に報告された[25]．すなわち，Monadはユビキチンプロテアソーム系に働く可能性があり，我々はこの研究室と連絡を取りつつ，すでに基質となるタンパク質を同定しつつある（図7）．

今後，Monadが発生期のカスパーゼ-3の活性化に及ぼす作用を詳細に検討することにより，発生期のアポトーシス調節の分子的メカニズムの解明を進めるとともに顎顔面の形態形成の分子レベルでの理解が深まるものと考えている．

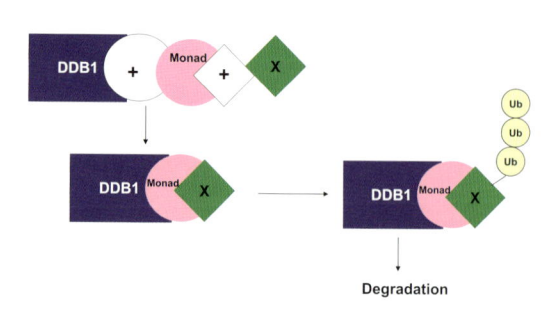

Monadはタンパク質Xのアダプターとして働き，そのユビキチン化を促進する．
図7 Monadの作用メカニズム（仮説）

Ⅳ　おわりに

核内受容体型転写制御因子（PPARγ）および新規に発見した細胞死関連タンパク質（Monad）はともに，細胞の増殖・分化・死を制御しており，口腔領域の発生過程におけるスクラップ・アンド・ビルドに対して重要な働きをしている可能性が強く示唆された．それとともに，これらの因子は腫瘍細胞の増殖や細胞接着・転移といった機序についても関与している可能性が高いことが考えられた．以上より，これらの制御機構を解明することにより，複雑な口腔領域の発生機構の解明や，口腔腫瘍の治療につなげていきたい．

謝辞

本研究は21世紀COEプログラム「フロンティアバイオデンティストリーの創生」からの研究助成，科学研究費補助金萌芽研究（#18659549），基盤研究C（#18592028），基盤研究C（#18592029），大阪難病研究財団医学研究助成・海外派遣助成，Shanghai E-insituteの研究助成により遂行されたものである．

文　献

1) 工藤千穂，佐伯万騎男，和田孝一郎，米原典史，上﨑善規（2005）：炎症や発生分化，痛覚伝導系における制御機構．先端歯科医学の創生（浜田茂幸・米田俊之編）大阪大学出版会，大阪，212-219，平成17．
2) Wada, K., Nakajima, A., Katayama, K., Kudo, C., Shibuya, A., Kubota, N., Terauchi, Y., Tachibana, M., Miyoshi, H., Kamisaki, Y., Mayumi, T., Kadowaki, T. and Blumberg, R.S. (2006): Peroxosime proliferator-activated receptor gamma-mediated regulation of neural stem cell proliferation and differentiation. J. Biol. Chem., 281, 12673-12681.
3) 和田孝一郎，上﨑善規（2007）：PPARと神経疾患．医学のあゆみ，220，111-116，平成19．
4) 和田孝一郎（2004）：PPARγ脂肪細胞の分化を制御する核内レセプター．生体の科学，55，522-523，平成16．
5) 和田孝一郎，中島淳（2004）：くすりが効くターゲット「ピオグリタゾン：PPARγ（核移行型受容体）に作用して糖尿病を改善する薬」．Molecular Medicine, 41, 1287-1293, 平成16．
6) Iwasaki, T., Nakajima, A., Yoneda, M., Yamada, Mukasa, K., Fujita, K., Fujisawa, N., Wada, K. and Terauchi, Y. (2005): Serum ferritin is associated with visceral fat area and subcutaneous fat area. Diabetes Care, 28, 2486-2491.
7) 中山貢一，和田孝一郎（2006）：生活習慣病の治療戦略．日本薬理学雑誌，128，207，平成18．
8) 米田正人，藤田浩司，中島淳，和田孝一郎（2006）：PPARγリガンドを用いた非アルコール性脂肪性肝炎（NASH）の治療戦略．日本薬理学雑誌，128，235-238，平成18．
9) Nakajima, A. and Wada, K. (2005): Nuclear receptors on diseases; Nuclear receptors as targets for drug development. J. Pharmacol. Sci., 97, 163.
10) Katayama, K., Wada, K., Nakajima, A. and Kamisaki, Y. (2005): Nuclear receptors on stem cells. The role of nuclear receptors during neural stem cell proliferation and differentiation. J. Pharmacol. Sci., 97, 171-176.
11) Wada, K., Arita, M., Nakajima, A., Katayama, K., Kudo, C., Kamisaki, Y. and Serhan, C.N. (2006): Leukotriene B4 and lipoxin A4 are regulatory signals for neural stem cell proliferation and differentiation. FASEB J., 20, 1785-1792.
12) 和田孝一郎，上﨑善規（2004）：PPARγをターゲットとした慢性炎症疾患の治療戦略．日本薬理学雑誌，124，49-50，平成16．
13) Schaefer, K.L., Denevich, S., Cooley, S.R., Nakajima, A., Wada, K., Schlezinger, J., Sherr, D. and Saubermann, L.J. (2005): Intestinal antiinflammatory effects of thiazolidenedione peroxisome proliferator-activated receptor-gamma ligands on T helper type 1 chemokine regulation include nontranscriptional control mechanisms. Inflammatory Bowel Disease, 11, 244-252.
14) 中島淳，米田正人，高橋宏和，藤澤信隆，和田孝一郎（2005）：消化器疾患とPPARs．日本臨床，63，665-671，平成17．

15) Schaefer, K.L., Wada, K., Takahashi, H., Matsuhashi, N., Wolfe, M.M., Nakajima, A. and Saubermann, L.J. (2005): Peroxisome proliferator-activated receptor gamma inhibition prevents adhesion to the extracellular matrix and induces anoikis in hepatocellular carcinoma cells. *Cancer Res.*, 65, 2251-2259.

16) Masuda, T., Wada, K., Nakajima, A., Okura, M., Kadowaki, T., Kogo, M. and Kamisaki, Y. (2005): Critical role of peroxisome proliferator-activated receptor γ on anoikis and invasion of squamous cell carcinoma. *Clin. Cancer Res.*, 11, 4012-4021.

17) Takahashi, H., Fujita, K., Fujisawa, T., Yonemitsu, K., Tomimoto, A., Ikeda, I., Yoneda, M., Masuda, T., Schaefer, K., Saubermann, L.J., Shimamura, T., Saitoh, S., Tachibana, M., Wada, K., Nakagama, H. and Nakajima, A. (2006): Inhibition of PPARg activity in esophageal carcinoma cells results in a drastic decrease of invasive properties. *Cancer Sci.*, 97, 854-860.

18) Ishida, H., Wada, K., Masuda, T., Okura, M., Kohama, K., Sano, Y., Nakajima, A., Kogo, M. and Kamisaki, Y. (2007): Critical role of estrogen receptor on anoikis and invasion of squamous cell carcinoma. *Cancer Sci.*, 98, 636-643.

19) Ihara, A., Wada, K., Yoneda, M., Fujisawa, N., Takahashi, H. and Nakajima, A. (2007): Blockade of leukotriene B4 signaling pathway induces apoptosis and suppresses cell proliferation in colon cancer. *J. Pharmacol. Sci.*, 103, 24-32.

20) Saeki, M., Maeda, S. and Kamisaki, Y. (2002): Vanadate protects human neuroblastoma SH-SY5Y cells against peroxynitrite-induced cell death. *J. Cell Biochem.*, 85, 721-727.

21) Saeki, M., Maeda, S., Wada, K. and Kamisaki, Y. (2002): Insulin-like growth factor-1 protects peroxynitrite-induced cell death by preventing cytochrome c-induced caspase-3 activation. *J. Cell Biochem.*, 84, 708-716.

22) Kurosu, K., Saeki, M. and Kamisaki, Y. (2004): Formation of high molecular weight caspase-3 complex in neonatal rat brain. *Neurochem. Int.*, 44, 199-204.

23) Saeki, M., Irie, Y., Ni, L., Itsuki, Y., Terao, Y., Kawabata, S. and Kamisaki, Y. (2007): Calcineurin Potentiates the Activation of Procaspase-3 by Acceleration Its Proteolytic Maturation. *J. Biol. Chem.*, 282, 11786-11794.

24) Saeki, M., Irie, Y., Ni, L., Yoshida, M., Itsuki, Y. and Kamisaki,Y. (2006): Monad, a WD40 repeat protein, promotes apoptosis induced by TNF-α. *Biochem. Biophys. Res. Commun.*, 342, 568-572.

25) Angers, S., Li, T., Yi, X., MacCoss, M. J., Moon, R. T. and Zheng, N. (2006): Molecular architecture and assembly of the DDB1-CUL4A ubiquitin ligase machinery. *Nature*, 443, 590-593.

石灰化異常疾患の発症機構と病理診断への応用

豊澤　悟，小川裕三，佐藤　淳，岸野万伸，結城美智子

大阪大学大学院歯学研究科
顎口腔病因病態制御学講座　口腔病理学教室

　石灰化とは，細胞外マトリックスにリン酸カルシウムが沈着することであるが，病的状態では無秩序に軟組織に石灰化が起こったり，低石灰化を示す歯や骨が形成されるなど，様々な石灰化異常疾患が知られている．線維性骨異形成症は，*GNAS1*遺伝子の体細胞変異に起因するが，我々は*GNAS1*遺伝子変異の高感度検出法を開発し，この検出法が本疾患の確定診断に有効で，他の骨疾患との鑑別に役立つことを示した．また，腫瘍性骨軟化症では，随伴腫瘍が低リン血症を引き起こす原因となるFGF-23を高率に産生するとともに，FGF-23よりも数十倍高率にDMP1を発現している．そこで，我々は抗DMP1抗体を作製して免疫組織化学的に検討した結果，本腫瘍に特異的で高感度な免疫反応が得られ，本抗体は本腫瘍の確定診断に有効であることを示した．また，石灰化阻害作用を有するピロリン酸の産生や細胞内外の移送に関わる分子の変異により，石灰化異常疾患が発症する．このピロリン酸から産生されるリン酸は石灰化の基質であるとともに転写因子を制御していることが判明し，リン酸・ピロリン酸代謝が石灰化を調節している可能性が示唆された．

【キーワード】

石灰化 calcification，病理診断 pathologic diagnosis，線維性骨異形成症 fibrous dysplasia，腫瘍性骨軟化症 tumor-induced osteomalacia，リン酸・ピロリン酸代謝 phosphate-pyrophosphate metabolism

I　はじめに

　石灰化とはコラーゲンを主体とした細胞外マトリックスにリン酸カルシウムが沈着することであり，生体のコントロールの下で，正常では歯や骨などの特定組織に限局して起こる現象である．しかし，病的状態では，皮膚や筋肉，血管，心臓の弁などの軟組織にも無秩序に石灰化が起こり，生体に様々な機能障害を引き起こす．また，骨軟化症やくる病では，骨の低石灰化がみられ，骨格の変形や成長不全を引き起こす．その他，軟組織に無秩序に石灰化組織を形成する遺伝性および腫瘍性疾患があり，ヒトの病気の中には石灰化異常に関連する様々な疾患がある．当教室は病理診断業務にかかわることから，顎骨に発症する様々な石灰化異常病変を顕微鏡で観察する機会に恵まれており，石灰化異常疾患を中心に分子生物学的手法を用いて基礎研究を進めてきた．また，得られた基礎研究の結果を臨床に還元できるよう，臨床診断に結びつくトランスレーショナルリサーチを目指して研究を進めているので紹介したい．

II 線維性骨異形成症の発症機構と遺伝子診断

線維性骨異形成症の臨床

線維性骨異形成症（fibrous dysplasia; FD）は，未熟な骨様石灰化物を伴った線維性結合組織が正常の骨組織を置換して増生する病変である．本症はかつて線維性骨炎や腎性骨異栄養症などの概念に包括されていたが，1942年にLichtensteinとJaffeにより，新たな骨疾患として分類され，FDと名付けられた[1]．FDの最も発症頻度の高い骨格部位は顎骨で[2]，FDの患者は歯科口腔外科や耳鼻咽喉科に来院する機会が多く，歯科に所属する我々にとってもFDは重要な研究対象となる疾患である．

FDは骨格に発生する骨病変の数により，単骨性と多骨性に分けられる．その大部分は単骨性FDで無症状のことが多いが，多骨性FDの場合には重症のものもあり，骨病変に加えて皮膚や内分泌病変も合併して多彩な臨床症状を示す．骨病変は主に20〜30歳以下の顎骨や頭蓋骨，肋骨，大腿骨，脛骨などに好発する[2]．主な症状は疼痛，変形，病的骨折であるが，頭蓋顔面骨の病変では審美障害や神経の圧迫をもたらす．

FDは骨病変に加えて，皮膚や内分泌系の病変を合併することが知られている[1]．皮膚にはカフェ・オ・レ斑と呼ばれる色素沈着がみられる．内分泌系では，性的早熟や甲状腺機能亢進症や成長ホルモン過剰症，クッシング症候群，副甲状腺機能亢進症等がみられる．多骨性FDに皮膚のカフェ・オ・レ斑と性的早熟などの内分泌系異常を合併したものをMcCune-Albright症候群と呼ぶ．また，多骨性FDに筋肉内粘液腫を伴う稀な疾患はMazabraud症候群と呼ばれる．

線維性骨異形成症の発症機構

単骨性FDや多骨性FD，およびMcCune-Albright症候群の病因は，ヒト染色体20q13遺伝子座にある*GNAS1*遺伝子の体細胞変異に起因する[3,4]．*GNAS1*遺伝子は，膜受容体から細胞内のcAMPへシグナルを伝達する促進性G蛋白のαサブユニット（Gsα）をコードしている．*GNAS1*遺伝子に突然変異が起こると，Gsαが有するGTPase活性が低下し，GTPがGDPに加水分解されず，GTP結合Gsαはアデニル酸シクラーゼを活性化し続ける[5]（図1）．その結果，膜受容体からの刺激がなくても，cAMPの過剰状態となり，その下流で細胞増殖などのFD病態に関連する効果が現れる．なお，*GNAS1*遺伝子変異は，受精後の胚発生早期に起こる体細胞変異であり，変異細胞は患者の生体にモザイクで分布して病変が発症するが，この変異は子孫には遺伝しない[5]．

Gsαの構成的活性によるcAMPの過剰産生は，cAMP依存性プロテイン・キナーゼ（PKA）を活性化し，PKA触媒サブユニットが遊離し核へ移行する（図2）．そして，cAMP responsive element binding protein（CREB）をリン酸化し，その下流の*c-fos*遺伝子を過剰発現させる[6]．その転写産物であるFos蛋白はJun蛋白と結合してヘテロダイマーであるAP-1を形成し，これが標的遺伝子の調節領域（AP-1結合部位）に結合して転写調節因子として働く．AP-1転写調節因子複合体は骨芽細胞の増殖を促進し，成熟を抑制することが報告されている．また，FD症例の中には，破骨細胞数の増加と骨吸収の著しい病変があることが知られているが，この現象にも過剰に産生されたcAMPが関与しており，AP-1やリン酸化を受けたCREBはインターロイキン6を過剰に産生させ，FD病変における骨吸収の促進に関与することが報告されている（図2）[5]．

なお，FD病変には形態学的に骨芽細胞が認められないにもかかわらず，線維性結合組織の背景から骨形成が起こるとされている．しかし，近年，FD病変には形態学的に線維芽細胞様にみえるが骨基質を産生する細胞が存在すること

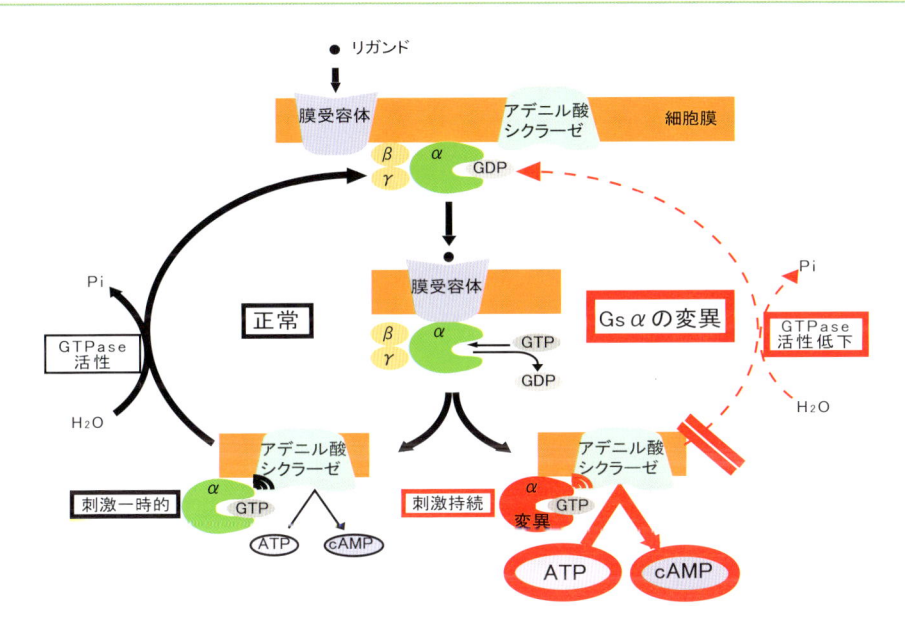

GsαのGDPはGTPに置換されて活性化型となり，βγサブユニットから解離する．解離した活性化型GTP結合GsαはアデニルJシクラーゼを活性化し，cAMPが産生される．その後，正常状態では（模式図の左），Gsα自身が有するGTPase活性により，GTPはGDPに加水分解され，非活性型GDP結合Gsαに戻る．ところが，Gsαにミスセンス変異が起こると（模式図の右），GTPase活性の低下が起こり，Gsαは常時GTPを結合した活性型となる．このように構成的に活性化されたGsαはcAMPの過剰産生を引き起こす．

図1　Gsαの構成的活性化のメカニズム
（豊澤悟「線維性骨異形成症の分子生物学」，生体の科学，2007年，58，219-223．より）

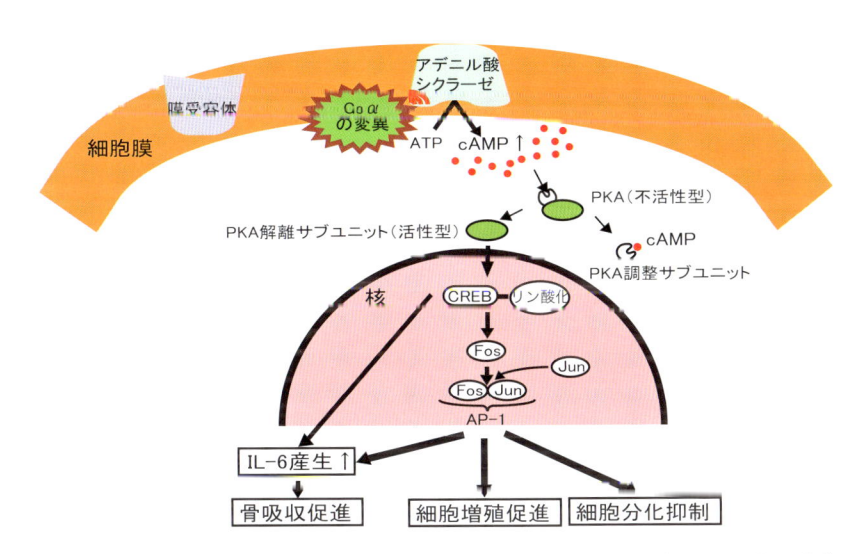

Gsαの構成的活性化により過剰に産生されたcAMPは，c-fos遺伝子発現を誘導し，その転写産物であるFos蛋白は核内でJun蛋白と結合してAP-1を形成する．AP-1は標的遺伝子の調節領域に結合して，FD病変において細胞増を促進し，細胞分化を抑制する．また，AP-1やリン酸化CREBはインターロイキン6（IL-6）の調節領域に結合してIL-6産生を促進し，FDにおける骨吸収を促進する．

図2　線維性骨異形成症の発症機構
（豊澤悟「線維性骨異形成症の分子生物学」，生体の科学，2007年，58，219-223．より）

が報告された[7]．また，我々の研究から，未分化間葉系細胞から骨芽細胞への分化を決定する転写因子Runx2を発現する線維芽細胞様細胞が骨梁間の結合組織に多数分布することが判明し[8]，FD病変は骨芽細胞の系譜に属する異常細胞からなる疾患であると考えられる．

線維性骨異形成症の病理診断と遺伝子診断

FDの病理組織像は，膠原線維を含む線維性増生を背景に未熟な線維骨が散在しており，形態学的に明らかな骨芽細胞は認められないという特徴を有する[2]．しかし，実際の病理診断ではFDに類似した病理組織像を示す多数の骨疾患が存在し，鑑別診断が困難な場合が多い．FDとの鑑別に重要な骨疾患は，低分化型骨肉腫（low-grade osteosarcoma）や悪性骨芽細胞腫（aggressive osteoblastoma），長幹骨アダマンチノーマ（adamantinoma of long bone）などの悪性骨腫瘍である．その他，パジェット病（Paget's disease）や，顎骨の骨形成線維腫（ossifying fibroma）やケルビズム（cherubism）との鑑別が問題となる[1]．

最近では，FDの病因遺伝子である*GNAS1*遺伝子変異を検出する遺伝子診断が，その感度や正確性の点で問題があるものの，実現可能になってきている．すなわち，FD患者の末梢血の白血球やFD病変から抽出したゲノムDNAを対象としたPCRによる制限酵素断片多型性解析やシークエンス解析から，遺伝子変異の検出が可能である[9]．また，peptide nucleic acid（PNA）クランピング法を利用して*GNAS1*遺伝子変異を高感度に検出することも可能になっている．*GNAS1*遺伝子変異は，コドン201番のArgのミスセンス変異により主にHisやCysに変わるが，SerやGlyへの変異も報告されている．これらの遺伝子診断は，FDと他の骨疾患との鑑別診断にも有効であり，特に低分化型骨肉腫との鑑別診断に利用できるとの報告がある[10]．歯科の領域では，FDと骨形成線維腫との鑑別診断が最も問題となり，教科書に記載された典型例以外に，実際には鑑別が不可能な症例が多数存在する[11]．また，骨形成線維腫と異なって，単骨性FDは骨格成長後に病変増殖スピードが落ちるため，外科的手術は骨格成長後に行われることが望ましく，両者の鑑別診断は臨床的にも重要な意味をもつ．そこで，我々はパラフィン・ブロックから抽出したDNAを用いて正確にかつ高感度に*GNAS1*遺伝子変異を検出する方法を開発し，両病変における*GNAS1*遺伝子変異を検討した[8]．その結果，図3のようにFDの全症例で*GNAS1*遺伝子変異を検出できたが，骨形成線維腫に*GNAS1*遺伝子変異は認められず，

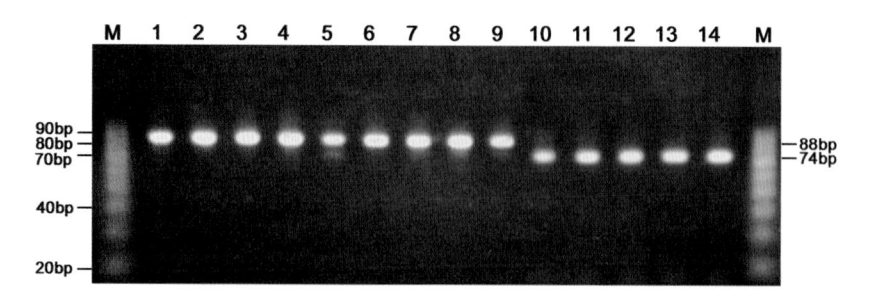

FDでは，遺伝子変異を含むため．制限酵素*Eag*Iで切断されない遺伝子断片（88bp）が認められる（レーン1-9）のに対し，骨形成線維腫では*Eag*Iで切断される74bpの遺伝子断片を認め（レーン10-14），FDにのみ*GNAS1*遺伝子変異が認められる．
（レーン1-4: FD・長管骨症例，レーン5-9: FD・顎骨症例，レーン10-14: 骨形成線維腫・顎骨症例，M:マーカー）

図3　PCR制限酵素断片長多型による*GNAS1*遺伝子変異の検出

（文献8より）

両病変を*GNAS1*遺伝子変異の有無により鑑別できることが分かった[8].

III 腫瘍性骨軟化症の発症機構と病理診断マーカー

腫瘍性骨軟化症の臨床

腫瘍性骨軟化症(tumor-induced osteomalacia; TIO, または, oncogenic osteomalacia)は, 1959年にPraderらによりビタミンD抵抗性の腫瘍随伴性くる病としてはじめて報告された疾患であり, 随伴する腫瘍により低リン血症と骨軟化症が引き起こされ, 尿中リン排泄亢進と血中$1,25(OH)_2D$の低下を特徴とする[12]. 主訴は, 骨の痛みや筋肉痛, 筋力低下, 骨軟化症, 再発性の骨折であり, 若年者には全身倦怠感や歩行障害, 成長障害が認められる. 生化学的には, 血中のカルシウムと副甲状腺ホルモンのレベルは正常であるが, リンとビタミンDの代謝異常が認められる. また, 随伴する腫瘍を切除することによりこれらの症状が消失することから, 腫瘍が本疾患を引き起こすフォスファトニンと呼ばれる液性因子を産生していると考えられていた. 随伴腫瘍は, 体のどこにでも発生し, 直径約1 cm以下のものが多く発見されにくく, さらに筋力低下や全身倦怠感を伴うことも多いため, 長年にわたって神経筋疾患と扱われて治療を受ける患者も多い.

腫瘍性骨軟化症の発症機構

本疾患は, 随伴腫瘍を切除することによりこれらの症状が消失すること, さらに, 随伴腫瘍のヌードマウスへの移植実験がリン酸塩尿症を引き起こすことから, 腫瘍が本疾患を引き起こす液性因子を産生していると考えられてきた. 最近, 本腫瘍に発現する遺伝子が網羅的に検索され, その中でも高率に発現する遺伝子を選択し, その組換え体を発現するCHO細胞をヌードマウスに移植してTIO様の症状を引き起こすものがその液性因子として同定された[13]. 同定された分子は線維芽細胞増殖因子(FGF)ファミリーに属する遺伝子として既にクローニングされており, FGF-23と呼ばれていた. そこで, これらの患者の血中濃度が測定され, 高い血中FGF-23濃度が随伴腫瘍の切除により低下することが確認された. その後, FGF-23は血中リンの尿中への排泄量を調整する近位尿細管に作用することが判明した. すなわち, FGF-23はこの再吸収を担う尿細管内腔刷子縁膜のIIa型Na/Pi共輸送担体(type IIa sodium-phosphate cotransporter; NaPi2a)発現を減少させ, リンの再吸収を低下させることにより, 尿中へのリン排泄を増加させる(図4). したがって, 随伴腫瘍により高率に産生されるFGF-23が血中に入って近位尿細管に到達し, 内腔刷子縁上のNaPi2a発現が減少することにより, 尿中へのリン排泄が増加し, 低リン血症性の骨軟化症やその他の症状が起こると考えられている.

腫瘍性骨軟化症の病理診断と診断マーカー

TIOを引き起こす腫瘍は, 組織学的に明確に他の疾患と区別できる特徴的な組織像を持たず, また多彩な組織像を示すことが知られている. 典型例では, 血管周皮腫に類似した毛細血管の豊富な組織像を呈するが, 骨肉腫(osteosarcoma)や骨巨細胞腫(giant cell tumor), 神経線維腫(neurofibroma)などの様々な間葉系腫瘍と診断されることや上皮性腫瘍の前立腺癌や乳癌と診断されることもあり, ヘマトキシリン・エオジン染色の病理組織標本からの確定診断は困難である[14]. 現在, 本疾患の確定診断には, 血中FGF-23濃度のELISA測定が用いられており, FGF-23の免疫組織化学的染色も試みられているが, その免疫反応は弱く, 病理組織診断用の抗体としてはほとんど使用されていない. そこで, 我々は, 網羅的遺伝子解析により随伴腫瘍が最も高率に発現していると報告された骨基質

蛋白質DMP1(dentin matrix protein 1)に着目し，ヒトDMP1に対する特異抗体を作製した．DMP1の免疫組織化学的染色の結果，随伴腫瘍の細胞外基質に強い陽性反応が認められ，明瞭な免疫反応を示すことが分かった（図5）[15]．

次に，本腫瘍の組織像に類似する悪性血管周皮腫（malignant hemangiopericytoma）や孤在性線維性腫瘍（solitary fibrous tumor），滑膜肉腫

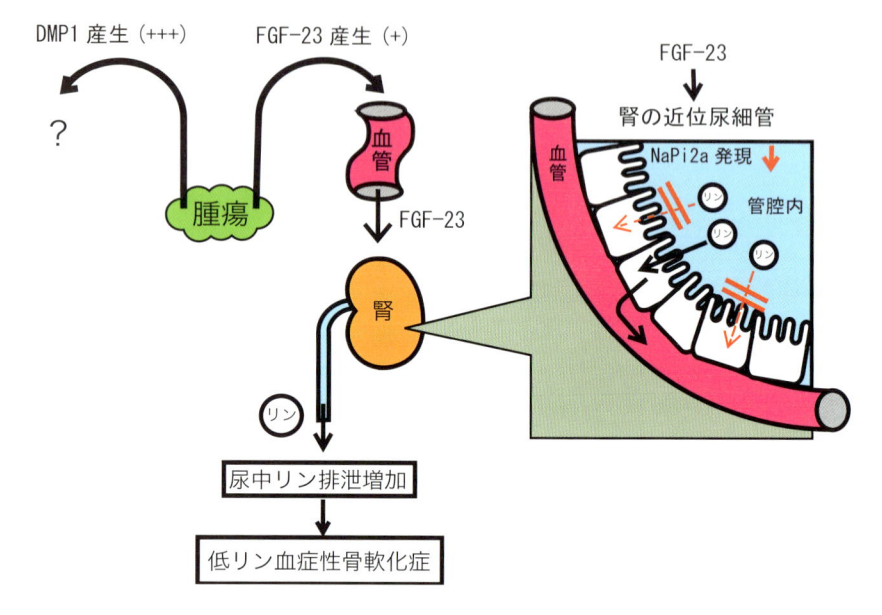

腫瘍性骨軟化症に随伴する腫瘍が高率に発現するFGF-23は血中に入って腎臓の近位尿細管に到達する．FGF-23は，腎臓でのリン再吸収を担う尿細管内腔刷子縁膜のIIa型Na/Pi共輸送担体（NaPi2a）の発現を減少させ，血中へのリン再吸収を減少させる．したがって，腫瘍由来のFGF-23の増加は内腔刷子縁上のNaPi2a発現を減少させ，尿中へのリン排泄が増加し，低リン血症性骨軟化症が発症する．また，随伴腫瘍は，*FGF23*遺伝子の数十倍も高率に*DMP1*遺伝子を発現しているが，本病態との関係は明らかではない．

図4　腫瘍性骨軟化症の発症機構

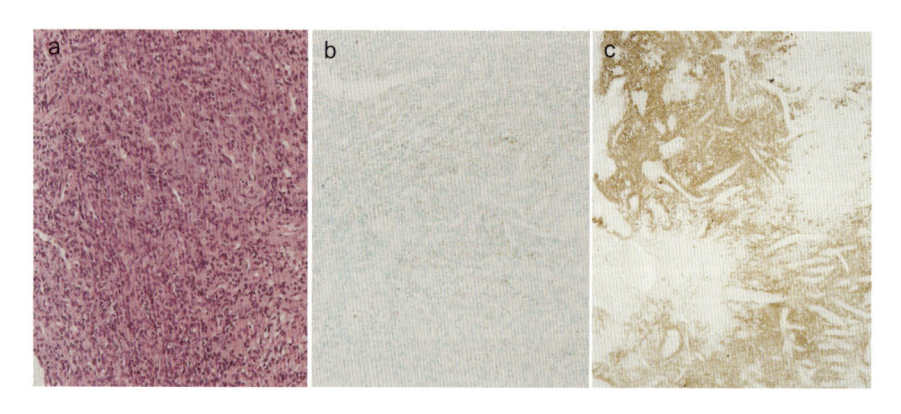

腫瘍性骨軟化症の随伴腫瘍の病理組織像(a)は，他の軟部腫瘍の病理組織像に類似しており，病理診断時に鑑別を要する．抗FGF-23抗体を用いた免疫組織化学的染色はその反応性が弱いが(b)，抗DMP1抗体は強い陽性反応を示し(c)，本腫瘍の確定診断に有効である．

図5　腫瘍性骨軟化症随伴腫瘍の免疫組織化学的染色

（文献15より）

(synovial sarcoma)，末梢神経鞘腫瘍（peripheral nerve sheath tumor）などの軟部腫瘍におけるDMP1の免疫組織化学的染色を行い，DMP1は他の軟部腫瘍には陽性反応を示さず，本腫瘍に特異的に免疫反応を示すことを報告した（表1）[15]．さらに，随伴腫瘍における*DMP1*遺伝子発現頻度は*FGF-23*遺伝子発現の数十倍以上あり，DMP1はヒトの血清中にも検出されることから，FGF-23と比較して，血中DMP1の診断マーカーとしての有効性を検討中である．

IV リン酸・ピロリン酸の代謝異常により石灰化異常を示す疾患

リン酸・ピロリン酸の代謝異常疾患の臨床

リン酸・ピロリン酸の代謝異常により，以下の疾患がみられる．後縦靱帯骨化症（ossification of the posterior longitudinal ligament of the spine; OPLL）は，脊椎椎体の後縁を連結して脊柱のほぼ全長を縦走する後縦靱帯が骨化することにより，脊椎管狭窄をきたし，脊髄または神経根の圧迫障害を来す脊髄の疾患である．頸椎に最も多く発生するが，胸椎や腰椎にも発生する[16]．

また，特発性乳児動脈石灰化症（idiopathic infantile arterial calcification; IIAC）は，大動脈，冠動脈，腎動脈を含め全身の中・大型動脈の中膜に石灰化を伴い，内膜の増生を特徴とする乳児に発生する重篤な疾患であり，心不全によりほとんどの患児が6ヶ月以内に死亡することが報告されている[17]．

頭蓋骨骨幹端異形成症（craniometaphyseal dysplasia）は，頭蓋骨の過剰な骨形成，骨硬化症とそれに伴う脳神経の圧迫症状，および四肢長管骨の骨幹端異形成を主な徴候とする奇形症候群である[18]．臨床像では，本疾患における頭蓋・顔面骨の過剰な骨の形成が観察され，前頭部および後頭部に著明である．また，前頭鼻部腫脹，ライオン顔貌，眼窩上縁過形成，両眼解離などが認められ，様々な脳神経症状（顔面麻痺，視神経萎縮，混合性難聴）を過剰な骨の形成による圧迫により合併する．併せて，四肢長管骨の骨幹端フレア（生後一年以内では骨幹端硬化）も観察される．

軟骨石灰化症（chondrocalcinosis；偽痛風，CPPD沈着症とも呼ばれる）は，尿酸塩結晶が沈着する通常の痛風とは異なり，ピロリン酸カルシウム結晶（crystals of calcium pyrophosphate dehydrate; CPPD）が，膝，足首，手首，肘，股関節などに沈着し，家族性の発症もみられる疾患である[19]．本疾患では，X線的に，線維軟骨にカルシウムの沈着がみられるのが特徴とされているが，硝子軟骨や滑膜にも沈着が認められる．

リン酸・ピロリン酸の代謝異常による石灰化異常誘導機構

前述したOPLLでは，全身的骨化要因，局所の力学的要因，炎症，ホルモン異常，カルシウ

表1 各軟部腫瘍におけるFGF-23とDMP1に対する免疫組織化学的検討

軟部腫瘍	腫瘍性骨軟化症 随伴腫瘍			悪性 血管周皮腫		孤在性 線維性腫瘍			滑膜肉腫			末梢神経鞘腫瘍		
（症例	1	2	3	4	5	6	7	8	9	10	11	12	13	14）
FGF-23	+	+	+	−	−	−	−	−	−	−	−	−	−	−
DMP1	+++	+++	+++	−	−	−	−	−	−	−	−	−	−	−

（+++：強陽性反応，+：弱陽性反応，−：陰性反応）
病理組織像の類似する軟部腫瘍の各症例を，抗FGF-23抗体と抗DMP1抗体を用いて免疫組織化学的検討を行った．その結果，抗FGF-23抗体と抗DMP1抗体は，腫瘍性骨軟化症の随伴腫瘍に特異的に陽性反応を示した．

ム代謝異常，糖尿病，遺伝，慢性外傷，椎間板脱出，全身的退行性変性などがこれまでに原因として考えられてきたが，はっきりと断定できるには至っていなかった．しかしながら，最近になり，このOPLLとよく似た症状を呈するマウス実験動物であるtiptoe walkingマウスでの遺伝子異常の検索結果から*plasma cell membrane glycoprotein-1（PC-1）*；（*NPP1, NPPS, NTPPase*とも呼ばれる）遺伝子の多型との関連性が報告された[16]．また，この*PC-1*遺伝子の変異は，IIACにおいても報告されている[17]．これらの両疾患で異常が報告されているPC-1は，ATPを加水分解しピロリン酸（PPi）を産生する機能を有している（図6）[20]．さらに，PC-1により産生されたPPiは石灰化阻害物質として作用する[21]とともに組織非特異的アルカリフォスファターゼ（tissue non-specific alkaline phosphatase；TNAP）により分解されリン酸（Pi）となりカルシウムと結合しリン酸カルシウム結晶を形成する[22]．このPC-1の機能異常の結果，石灰化阻害機構が消失し，関連臓器・組織において石灰化が亢進されて，OPLLの場合には，後縦靱帯に異常な骨化が起こり，IIACの場合では動脈の石灰化が起こると考えられる．

同様に，頭蓋骨骨幹端異形成症の原因もこれまで不明であったが，PPiを細胞内から細胞外へと輸送するトランスポーター*progressive ankylosis gene（ANK）*遺伝子に変異が存在することが最近報告された[18]．ANKは12個の細胞膜通過型のヘリックスから構成されているが，本疾患患者においては，この細胞質内側に位置する部位に遺伝子変異に伴う異常が存在し，この変異によりPPiの輸送に関して，細胞内から細胞外への排出に影響を及ぼし，その結果，本疾患ではPPiによる石灰化阻害作用が減弱し，異常な骨化の亢進を来すと考えられる．また，関節軟骨にカルシウム含有の結晶成分が蓄積する家族性の軟骨石灰化症においても，頭蓋骨骨幹端異形成症とは異なる*ANK*の遺伝子変異が

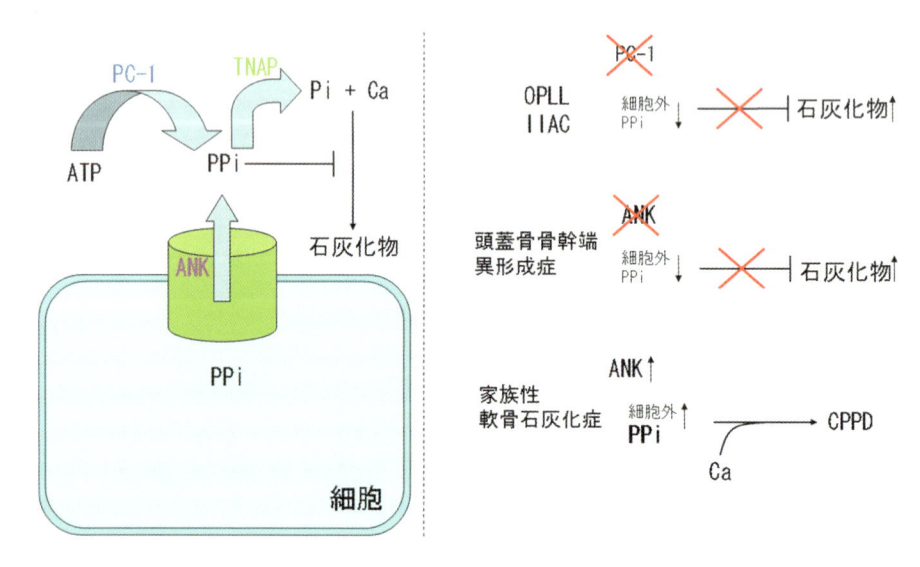

（左）PiとPPi調節機構と石灰化
ANKは細胞内から細胞外へとPPiを輸送する膜通過型蛋白である．PC-1はATPよりPPiを産生する．PPiによりPiとCaの石灰化が阻害されるが，PPiはTNAPにより分解されてPiとなる．
（右）PiとPPi調節機構の異常による疾患の発症
OPLLとIIACではPC-1の異常の結果，頭蓋骨骨幹端異形成症ではANKの異常の結果，PPiが低下し石灰化亢進となる．家族性軟骨石灰化症ではANKの異常な機能亢進により過剰に産生されたPPiがCaと結晶を作る．

図6　PiとPPiの石灰化調節機構と石灰化異常疾患

認められた．細胞への遺伝子導入でこの遺伝子変異型*ANK*の機能を検索すると，ANKの活性が上昇して，正常と比較して細胞外のPPi値が上昇していることが明らかとなった[19]．家族性の軟骨石灰化症では，上昇した細胞外のPPiとカルシウムが析出してCPPDの合成を促進させて疾患を誘導していると考えられる．

リン酸・ピロリン酸代謝異常のモデルマウス

前述した*PC-1*に遺伝子異常を有している*tiptoe walking*マウス，あるいは*ANK*のノックアウトマウスにおいては，ヒトにおいて報告されている疾患と同様に，関節表面上と滑液中へのハイドロキシアパタイト結晶の沈着，それに伴う関節腔の狭窄，軟骨侵食，アンキローシスを引き起こす骨の過成長，関節の非可動化が発生することが報告されている[23, 24]．併せて，*PC-1*遺伝子異常マウスと*ANK*のノックアウトマウスともに野生型マウスと比較してセメント質の過形成が観察されている[25]．このことから，骨・軟骨の発生や形成のみならず，セメント質の発生や形成においてもPPiが何らかの影響を及ぼしていることが考えられる．また，*TNAP*遺伝子異常マウスでは，PPiからPiを産生する*TNAP*が遺伝子異常のために機能しなくなる結果，Piが産生されなくなり，セメント質の形成が阻害されることも報告されている[26]．これらを考え合わせると骨や軟骨およびセメント質の形成にはPPiとPiのバランスが重要であると考えられる．

リン酸のシグナル伝達経路への影響

Piは石灰化基質としての働きに加えて，近年では，シグナル伝達経路を活性化する因子としても非常に重要な役割を果たしていることが報告されている．培養骨芽細胞へのPi添加実験結果から，Piがシグナル伝達経路であるextracellular signal-regulated kinase（ERK1/2）やprotein kinase C（PKC）を活性化して細胞外基質osteopontin（OPN）の発現を上昇させることが明らかにされている[27]．また，Piのシグナル伝達経路への作用は，セメント芽細胞株を用いた実験においても報告されており，培養セメント芽細胞株にPiを添加し，各種細胞外基質やPi・PPi調節に関わる遺伝子のmRNA発現を検索すると，*bone sialoprotein, osteocalcin, type I collagen, TNAP*は発現が低下し，*OPN, DMP1, ANK, PC-1, Pit 1 type III sodium-dependent phosphate cotransporter*は発現が上昇する結果が得られている[28]．この結果から，骨芽細胞だけでなく，セメント芽細胞においてもPiがシグナル伝達経路に作用して，石灰化に関わる遺伝子発現を調整していることが明らかとなっている．さらに我々は，Piによりセメント芽細胞で変化するシグナル伝達経路をマイクロアレイにより，網羅的に検索したところ，Pi添加1時間後に27個の遺伝子，3時間後に299個，6時間後に431個，12時間後に877個，24時間後に4671個，48時間後に488個の遺伝子に明らかな変化が認められた[29]．明らかな変化が認められた遺伝子の中で，時間経過を追ってその詳細な変化を観察すると，Pi添加後早期から変化している遺伝子として*Early growth response*（*Egr1*と*Egr2*），*forkhead box c2*（*Foxc2*）があげられる（図7：コントロール群と比較した遺伝子変化の割合を棒グラフで示したもの）[29]．*Zinc finger transcription factor*である*Egr1*は，発生期の歯で発現が観察される遺伝子である．骨芽細胞において，Egr2の結合部位は*OCN*のプロモーター領域中のRunx2のすぐ上流に位置している．また，*Egr2*ノックアウトマウスは，新生骨の長さと厚みが減少した異常な骨格構造を示し，海面骨の低石灰化と高度の多孔性を示すことが知られている．*Foxc2*は軟骨内骨化の際の軟骨膜に発現している．*Foxc2*ノックアウトマウスの観察では，頭蓋骨の後頭骨上部や他部位で骨が欠損しサイズも小さくなっている．併せて，椎骨においては，

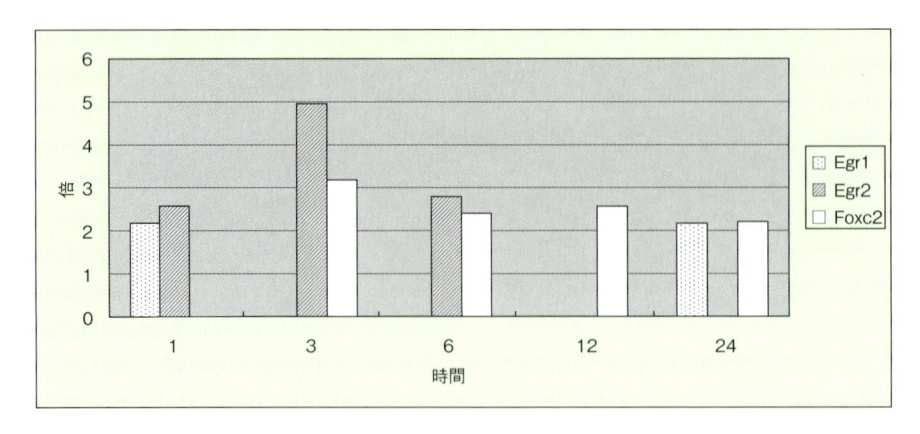

対照群と比較した際の5mM Pi添加群の遺伝子変化の割合．Pi添加1時間後には，すでにEgr1とEgr2の変化が見られ，3時間後からはFoxc2の変化も観察され始める．

図7　Pi添加により変化する遺伝子

椎弓の奇形が観察され，椎体部の骨形成中心部の低形成も認められる．Piは以上のようなシグナル伝達経路に作用することにより，石灰化に関わる様々な遺伝子変化を直接引き起こしていると考えられる．

ピロリン酸のシグナル伝達経路への影響

PiがOPNを上昇させ石灰化を促進すると報告されている一方で，PPiの石灰化阻害作用はOPN発現の上昇を介しているという報告がある[30]．すなわちPPiを骨芽細胞に添加することにより，PPiが，①ミネラルに直接結合する，②OPN発現を上昇させる，③ALP活性を阻害するという3種の異なる機構を介して石灰化を阻害していることを報告している．PPiとPiのそれぞれの添加により，ともにOPN発現が上昇する一方で，PPiは石灰化阻害へ，Piは石灰化亢進へとそれぞれが異なる結果を誘導している．PPiではp38MAPK伝達経路の活性化を介してOPNの発現が上昇しているのに対し，Piではこの経路が活性化されていないことから，シグナル伝達経路の違いにより誘導される結果が異なると考えられる．PPiとPiの機能に関しては，変化した遺伝子発現の検索だけでなく，発現変化をもたらしたシグナル伝達経路に関しても検討を加え，総合的に石灰化がどのように調節されているのかを考察する必要があると考えられる．今後の研究においては，PPiやPi単独の効果だけでなく，PiとPPiの両者のバランスによる影響を考察する必要がある．今後さらにPiとPPiの研究が発展していくことで，硬組織形成・再生への関与がより詳細に検討され，その機構が明らかとなり，再生療法など臨床応用への可能性が高くなるものと考えられる．また，前述した疾患群のようにPiとPPiのバランス調節に関わる遺伝子変異の結果，生体のPiやPPiのバランスが異常となって発生している各種硬組織形成異常疾患への新規の診断・治療方法の開発が可能になると期待できる．

V　おわりに

我々の口腔病理学教室では，顎骨病変などの石灰化異常疾患を検鏡する機会が多く，ヘマトキシリン・エオジン染色標本から病理診断を行っている．その診断過程で，石灰化異常に関連する様々な現象を顕微鏡で観察し，病理所見をヒントにして基礎研究を進めるとともに，基礎研究の結果から臨床診断に役立つトランスレーショナルリサーチを目指してきた．今後とも，生体現象を形態学的に観察し，その現象を推論する病理学の特徴を最大限に研究に生かして，

石灰化異常疾患の発症機構とそのトランスレーショナルリサーチを進めて行きたい．

謝辞

本研究は，21世紀COEプログラム「フロンティアバイオデンティストリーの創生」および「COEポスドク」研究助成金，科学研究費補助金基盤研究C（#15591930），基盤研究B（#17390484），萌芽研究（#18659539），若手研究B（#18791349）を受けて行われたものである．

文献

1) DiCaprio, M.R. and Enneking, W.F. (2005): Fibrous dysplasia. Pathophysiology, evaluation, and treatment. J. Bone Joint Surg. Am., 87, 1848-1864.
2) Unni KK, Inwards CY, Bridge JA, Kindblom L.-G. and Wold L.E. (2005): Tumors of the bones and joints, ARP Press, Maryland.
3) Weinstein, L.S., Shenker, A., Gejman, P.V., Merino, M.J., Friedman, E. and Spiegel, A.M. (1991): Activating mutations of the stimulatory G protein in the McCune-Albright syndrome. N. Engl. J. Med., 325, 1688-1695.
4) Bianco, P., Riminucci, M., Majolagbe, A., Kuznetsov, S.A., Collins, M.T. and Mankani, M.H. (2000): Mutations of the GNAS1 gene, stromal cell dysfunction, and osteomalacic changes in non-McCune-Albright fibrous dysplasia of bone. J. Bone Miner. Res., 15, 120-128.
5) Weinstein, L.S., Chen, M. and Liu, J. (2002): Gs(alpha) mutations and imprinting defects in human disease. Ann. N.Y. Acad. Sci., 968, 173-197.
6) Candeliere, G.A., Glorieux, F.H., Prudhomme J. and St.-Arnand, R. (1995): Increased expression of the c fos proto oncogene in bone from patients with fibrous dysplasia. N. Engl. J. Med., 332, 1546-1551.
7) Marie, P.J., de Pollak, C., Chanson, P. and Lomri, A. (1997): Increased proliferation of osteoblastic cells expressing the activating Gs alpha mutation in monostotic and polyostotic fibrous dysplasia. Am. J. Pathol., 150, 1059-1069.
8) Toyosawa, S., Yuki, M., Kishino, M., Ogawa, Y., Ueda, T., Murakami, S., Konishi, E., Iida, S., Kogo, M., Komori, T. and Tomita, Y. (2007): Ossifying fibroma vs fibrous dysplasia of the jaw: molecular and immunological characterization. Mod. Pathol., 20, 389-396.
9) Candeliere, G.A., Roughley, P.J. and Glorieux, F.H. (1997): Polymerase chain reaction-based technique for the selective enrichment and analysis of mosaic arg^{201} mutations in G alphas from patients with fibrous dysplasia of bone. Bone, 21, 201-206.
10) Pollandt, K., Engels, C., Kaiser, E., Werner, M. and Delling, G. (2001): Gsalpha gene mutations in monostotic fibrous dysplasia of bone and fibrous dysplasia-like low-grade central osteosarcoma. Virchows Arch., 439, 170-175.
11) Voytek, T.M., Ro, J.Y., Edeiken, J. and Ayala, A.G.(1995): Fibrous dysplasia and cemento-ossifying fibroma. A histologic spectrum. Am. J. Surg. Pathol., 19, 775-781.
12) Lyles, K.W. (2002): Oncogenic osteomalacia. In: Bilezikian JP, Raisz LG, Rodan GA (eds). Principles of Bone Biology, 2nd Edn. Academic Press. San Diego, 1209-1215.
13) Shimada, T., Mizutani, S., Muto, T., Yoneya, T., Hino, R., Takeda, S., Takeuchi, Y., Fujita, T., Fukumoto, S. and Yamashita, T. (2001): Cloning and characterization of FGF-23 as a causative factor of tumor-induced osteomalacia. Proc. Natl. Acad. Sci. U.S.A., 98, 6500-6505.
14) Folpe, A.L., Fanburg-Smith, J.C., Billings, S.D., Bisceglia, M., Bertoni, F., Cho, J.Y., Econs, M.J., Inwards, C.Y., Jan de Beur, S.M., Mentzel, T., Montgomery, E., Michal, M., Miettinen, M., Mills, S.E., Reith, J.D., O'Connell, J.X., Rosenberg, A.E., Rubin, B.P., Sweet, D.E., Vinh, T.N., Wold, L.E., Wehrli, B.M., White, K.E., Zaino, R.J. and Weiss, S.W. (2004). Most osteomalacia associated mesenchymal tumors are a single histopathologic entity: an analysis of 32 cases and a comprehensive review of the literature. Am. J. Surg. Pathol., 28, 1-30.
15) Toyosawa, S., Tomita, Y., Kishino, M., Hashimoto, J., Ueda, T., Tsujimura, T., Aozasa, K., Ijuhin, N. and Komori, T. (2004): Expression of dentin matrix protein 1 in tumors causing oncogenic

16) Nakamura, I., Ikegawa, S., Okawa, A., Okuda, S., Koshizuka, Y., Kawaguchi, H., Nakamura, K., Koyama, T., Goto, S., Toguchida, J., Matsushita, M., Ochi, T., Takaoka, K. and Nakamura, Y. (1999): Association of the human NPPS gene with ossification of the posterior longitudinal ligament of the spine (OPLL). *Hum. Genet.*, 104, 492-497.
17) Rutsch, F., Ruf, N., Vaingankar, S., Toliat, M. R., Suk, A., Höhne, W., Schauer, G., Lehmann, M., Roscioli, T., Schnabel, D., Epplen, J. T., Knisely, A., Superti-Furga, A., McGill, J., Filippone, M., Sinaiko, A. R., Vallance, H., Hinrichs, B., Smith, W., Ferre, M., Terkeltaub, R. and Nürnberg, P. (2003): Mutations in ENPP1 are associated with 'idiopathic' infantile arterial calcification. *Nat. Genet.*, 34, 379-381.
18) Nürnberg, P., Thiele, H., Chandler, D., Höhne, W., Cunningham, M. L., Ritter, H., Leschik, G., Uhlmann, K., Mischung, C., Harrop, K., Goldblatt, J., Borochowitz, Z. U., Dieter, K., Westermann, F., Mundlos, S., Braun, H., Laing, N. and Tinschert, S. (2001): Heterozygous mutations in ANKH, the human ortholog of the mouse progressive ankylosis gene, result in craniometaphyseal dysplasia. *Nat. Genet.*, 28, 37-41.
19) Pendleton, A., Johnson, M. D., Hughes, A., Gurley, K. A., Ho, A. M., Doherty, M., Dixey, J., Gillet, P., Loeuille, D., McGrath, R., Reginato, A., Shiang, R., Wright, G., Netter, P., Williams, C. and Kingsley, D. M. (2002): Mutations in ANKH cause chondrocalcinosis. *Am. J. Hum. Genet.*, 71, 933-940.
20) Terkeltaub, R., Rosenbach, M., Fong, F. and Goding, J. (1994): Causal link between nucleotide pyrophosphohydrolase overactivity and increased intracellular inorganic pyrophosphate generation demonstrated by transfection of cultured fibroblasts and osteoblasts with plasma cell membrane glycoprotein-1. *Arthritis. Rheum.*, 37, 934-941.
21) Fleisch, H. (1981): Diphosphonates: history and mechanisms of action. *Metab. Bone Dis. Rel. Res.*, 3, 279-288.
22) Anderson, H. C., Sipe, J. B., Hessle, L., Dhamyamraju, R., Atti, E., Camacho, N. P. and Millán, J. L. (2004): Impaired calcification around matrix vesicles of growth plate and bone in alkaline phosphatase-deficient mice. *Am. J. Pathol.*, 164, 841-847.
23) Sweet, H. O. and Green M. C. (1981): Progressive ankylosis, a new skeletal mutation in the mouse. *J. Hered.*, 72, 87-93.
24) Okawa, A., Ikegawa, S., Nakamura, I., Goto, S., Moriya, H. and Nakamura, Y. (1998): Mapping of a gene responsible for twy (tip-toe walking Yoshimura), a mouse model of ossification of the posterior longitudinal ligament of the spine (OPLL). *Mamm. Genome*, 9, 155-156.
25) Nociti, F. H., Berry, J. E., Foster, B. L., Gurley, K. A., Kingsley, D. M., Takata, T., Miyauchi, M. and Somerman, M. J. (2002): Cementum : A phosphate-sensitive tissue. *J. Dent. Res.*, 81, 817-821.
26) Beertsen, W., Van den Bos, T. and Everts, V. (1999): Root development in mice lacking functional tissue non-specific alkaline phosphatase gene: inhibition of acellular cementum formation. *J. Dent. Res.*, 78, 1221-1229.
27) Beck, G. R. and Knecht N. (2003): Osteopontin regulation by inorganic phosphate is ERK1/2-, protein kinase C-, and proteosome-dependent. *J. Biol. Chem.*, 278, 41921-41929.
28) Foster, B. L., Nociti Jr., F. H., Swanson, E. C., Matsa-Dunn, D., Berry, J. E., Cupp, C. J., Zhang, P. and Somerman, M. J. (2006): Regulation of cementoblast gene expression by inorganic phosphate in vitro. *Calcif. Tissue Int.*, 78, 103-112.
29) Rutherford, R. B., Foster B. L., Bammler, T., Beyer, R. P., Sato, S. and Somerman, M. J. (2006): Extracellular phosphate alters cementoblast gene expression. *J. Dent. Res.*, 85, 505-509.
30) Addison, W. N., Azari, F., Sørensen, E. S., Kaartinen, M. T. and McKee, M. D. (2007): Pyrophosphate inhibits mineralization of osteoblast cultures by binding to mineral, up-regulating osteopontin, and inhibiting alkaline phosphatase activity. *J. Biol. Chem.*, 282, 15872-15883.

サイトカインを用いた歯周組織再生療法の開発
── FGF-2によるPeriodontal Tissue Engineering ──

村上伸也, 島袋善夫, 北村正博, 山田 聡, 野崎剛徳, 橋川智子, 柳田 学

大阪大学大学院歯学研究科
口腔分子免疫制御学講座 歯周病分子病態学・歯周病診断制御学教室

　サイトカインの局所投与により,歯周病の進行により失われた歯周組織を元どおり再生させようとする試みが,現在世界中で検討されている.我々の研究室では,塩基性線維芽細胞増殖因子(FGF-2)に着目し,同サイトカインを次世代の歯周組織再生誘導剤の候補の1つとして検討を行ってきた.その結果,FGF-2を,ビーグル犬やカニクイザルの歯周組織欠損部位に投与すると,歯槽骨・セメント質の新生を伴う歯周組織再生が誘導されることが明らかとなった.その機序としては,創傷治癒の初期段階において,FGF-2が歯根膜細胞を未分化な状態に保ちつつ増殖を促進するのみならず,血管新生促進・細胞外基質産生の制御を通じて歯周組織再生にふさわしい局所環境を創出しているものと考えている.さらに,第II相臨床治験が行われ,ヒトにおいてもその有効性と安全性が強く示唆される結果を得た.将来的に,FGF-2製剤の基剤に組織工学における「足場」の概念が導入されることにより,FGF-2製剤の適応症はさらに拡大されるものと期待される.

【キーワード】
歯周病 periodontal disease, 歯周組織再生 periodontal regeneration, サイトカイン cytokine, 塩基性線維芽細胞増殖因子 basic fibroblast growth factor(FGF-2)

I　はじめに

　歯周病はデンタルプラーク(細菌バイオフィルム)が原因で発症する感染症であり,その進行に伴い歯肉炎から歯周炎へと移行し,歯の支持組織である歯周組織を破壊し続ける慢性炎症性疾患である.したがって歯周治療の原則は,スケーリング・ルートプレーニング等にて,原因であるデンタルプラークを歯根表面の壊死セメント質とともに機械的に除去(mechanical debridement)することである.このような原因除去療法により歯周組織の炎症を消失させ,歯周病の進行をコントロールすることに,我々は概ね成功している.しかしながら,通常の原因除去療法だけでは創傷治癒の場にいち早く到達する歯肉上皮により創傷治癒が完了してしまい,歯周病の進行により失われたセメント質や歯槽骨の新生を伴った歯周組織再生は達成できない.また,歯槽骨の破壊が顕著な場合には,治療後に重篤な歯肉退縮を来すこととなり,審美的な観点からも問題を残す治癒形態を生じさせることになる.成人の約80％といわれる高い

罹患率を示す歯周病が中高年者・高齢者の「口」と「歯」が支えるQOLを脅かしている現状を考えると，患者に優しく，安全で予知性の高い歯周組織再生療法を早期に開発することは，急速な高齢化社会を迎えようとする日本における社会的急務である．

我々の研究室では，21世紀COEプログラム「フロンティアバイオデンティストリーの創生」における「歯周病と硬組織」プロジェクトの一環として，塩基性線維芽細胞増殖因子を応用した新規歯周組織再生療法の確立に向けた検討を行った．

II 歯周組織再生の理論的背景

再生医療を可能ならしめるためには，必要とされている組織・臓器等を再生することのできるいわゆる「幹細胞」の存在が必須である．近年，生体発生や器官形成の過程が分子レベルで解析される一方，成人の生体組織のなかにも組織再生を可能ならしめる組織幹細胞や前駆細胞が存在し続けていることが証明され，さらには多能性を保有するヒト胚性幹細胞（embryonic stem cells；ES細胞）等に関する研究も推進されてきた背景から，様々な組織・臓器の再生を可能ならしめる幹細胞に関する知識や技術が急速に集積されるに至っている．加えて成人の骨髄中や脂肪組織中に間葉系幹細胞（mesenchymal stem cells）が存在することも最近明らかにされ，これら自らの間葉系幹細胞を用いた再生療法の可能性も示唆されている．

歯周組織再生は可能かという問いは，いわゆる「歯周組織幹細胞」は成人においても存在するのかという問いに置き換えることができる．現在では，歯根膜組織中に骨芽細胞やセメント芽細胞へ分化し得る間葉系幹細胞が成人になっても存在するとの考えがコンセンサスを得ている[1]．そして歯根膜に存在するこのような細胞のポテンシャルを十分に発揮させることにより，歯周組織の再生を誘導することが生物学的に可能であると考えられている（図1）．

歯周組織再生を誘導するためには，①歯周組織欠損部に歯根膜由来細胞が優先的に遊走すること，そして，②これら歯根膜由来細胞中に含まれる未分化間葉系幹細胞が分化能を保有したまま増殖すること，その後，③同幹細胞が硬組織形成細胞（骨芽細胞やセメント芽細胞）や歯根膜線維芽細胞として部位特異的な分化を遂げ，歯槽骨およびセメント質が新生されること，さらに，④歯根膜線維芽細胞によって産生されたコラーゲン線維束が新生された骨組織，セメント質に埋入され，いわゆる歯根と歯を支える歯槽骨との間に線維性の結合が再生されること，が必要となる．現在すでに臨床応用されているGTR法や，エナメルマトリックスタンパク質（エムドゲイン®）もこのような過程の一部を支援あるいは活性化することにより歯周組織再生療法を誘導しているものと位置づけることができる．しかしながら，現行の歯周組織再生療法には，①部分的な再生しか期待できない，②術式が困難（technique sensitive），③適応症が限られている，④十分な予知性に欠ける等，克服されるべき問題点が残されている．

そこで，このような歯周組織再生の過程をリコンビナントサイトカインを局所投与することにより活性化し，歯周組織再生を人為的に誘

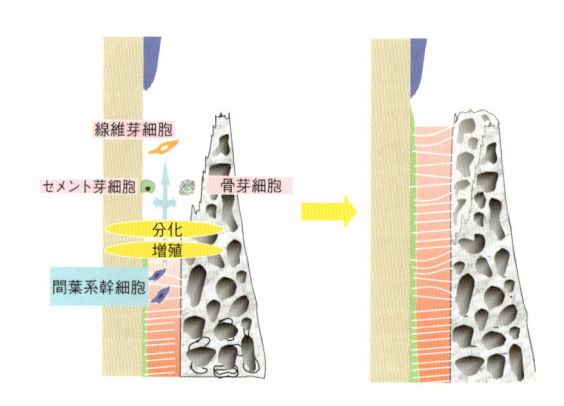

図1 「歯周組織幹細胞」としての未分化間葉系幹細胞をリザーブする歯根膜組織の概念図

導・促進しようとする新規治療法（サイトカイン療法）に期待が集まっている．

III サイトカイン療法による歯周組織再生

　サイトカインの種類・その作用は実に多様であり，その中には，炎症反応，創傷治癒，あるいは骨のリモデリングに深く関与するものも存在している．近年，各種疾病に対する治療剤としてリコンビナントサイトカインの応用が種々の臨床分野で検討されている[2]．歯周組織再生療法の分野においても，前述した歯周組織欠損部への歯根膜細胞の遊走や，同欠損部における細胞増殖および硬組織形成細胞への分化の過程をある種のサイトカインを局所投与することにより活性化し，歯周組織再生を積極的に促進しようとする新たな治療法の確立が検討されている．表1に示す各種サイトカインは，実験動物に作製された人工的歯槽骨欠損部への局所投与により，投与部位に歯周組織の再生が誘導・促進されたとの報告がなされているものである[3-8]．すなわち，少なくとも動物実験の結果をみる限りにおいては，これらすべてのサイトカインを用いた治療法は，次世代の歯周組織再生療法を担う有望な選択肢の1つとして大いに期待されることとなった．最近，PDGF-BBと骨伝導性の足場材であるβ-tricalcium phosphate（β-TCP）の併用効果が，11の施設が参加したヒトを対象とした無作為比較対照試験として検討されることとなった[9]．計180名の歯周病患者を①β-TCP＋0.3mg/ml PDGF-BB，②β-TCP＋1.0mg/ml PDGF-BB，③β-TCPのみ，の3群に無作為に割り付け，6ヶ月後に臨床的付着レベル（CAL）の獲得量の評価と，レントゲンの結果を基にした骨再生量の評価が行われた．その結果，CALの獲得では①が③より獲得量が多い傾向を示した．レントゲン的な％骨再生量においては①＞②＞③の順で統計学的に有意な差が明確に示される結果となった．すなわち，プラセボ群（β-TCPのみ）PDGF-BB投与群よりも，統計学的に高い歯槽骨再生誘導能を示した．その後，［β-TCP＋0.3mg/ml PDGF-BB］製剤は，歯周組織再生材料として米国食品医薬局（FDA）の承認を受け，GEM21S®として米国での販売が開始されている．

　我々の研究室では，強力な血管新生作用と間葉系細胞の増殖誘導能を有する塩基性線維芽細

表1　サイトカインによる歯周組織再生誘導

1. PDGF-BB (platelet-derived growth factor)	＋　IGF-I (insulin-like growth factor-I)
2. BMP-2 (bone morphogenetic protein-2)	
3. TGF-β (transforming growth factor-β)	
4. OP-1 (BMP-7) (osteogenic protein-1)	
5. BDNF (brain-derived nerotrophic factor)	
6. PDGF-BB (platelet-derived growth factor)	＋　β TCP (GEM21S®) (b-tricalcium phosphate)
7. FGF-2 (bFGF) (basic fibroblast growth factor)	

胞増殖因子（basic fibroblast growth factor: bFGF; FGF-2）に着目し，FGF-2を歯周外科時に歯槽骨欠損部に局所投与することにより，歯周病により失われた歯周組織の再生を人為的に誘導・促進する，新しい歯周組織再生療法の開発に取り組んできた．

IV 塩基性線維芽細胞増殖因子（basic fibroblast growth factor; bFGF, FGF-2）とは

　線維芽細胞増殖因子（FGF）は，脳および下垂体組織において見出された線維芽細胞の増殖を促進する活性を有するタンパク質であり，次々と類似の構造をもつタンパクが発見された結果，現在では22個の分子からなるファミリー（FGF-1～FGF-23：後の研究でFGF-15とFGF-19は同一分子であることが明らかとなり，現在までにFGFは22種類報告されている）を形成している．塩基性線維芽細胞増殖因子（bFGF, FGF-2）は，1970年代に線維芽細胞の増殖を促進する活性に基き，ウシ脳下垂体から分離された分子量約17,000のタンパク質である．1980年代に入りFGFがヘパリンに親和性をもつことが明らかにされ，ヒトのFGF-2の単離，精製，遺伝子クローニングがなされ，FGF-2の生物学的活性を明らかにしようとする基礎的研究が各分野で活発に行われることとなった．その結果，FGF-2は，線維芽細胞のみならず血管内皮細胞，神経外胚葉系細胞，骨芽細胞，軟骨細胞，血管平滑筋細胞，上皮細胞などの多種類の細胞の増殖を刺激することが明らかとなった．また，細胞増殖以外にも様々な細胞機能を制御して多彩な生物活性を発現することが報告されている[10]．例えば，FGF-2は，組織発生の過程での中胚葉誘導，筋細胞の分化，軟骨細胞や骨芽細胞の増殖，細胞外基質産生の制御にも関わっていることが明らかにされている．また，再生医学の分野では，その強力な血管新生促進作用に注目が集まっている．さらに，未分化間葉系細胞の多分化能を保持させたままその細胞増殖を促進する活性をFGF-2が有していることも，再生医療の分野で同サイトカインが注目を集めている大きな理由の1つであろう．FGF-2の臨床応用への試みを挙げると，これまでに褥瘡性潰瘍等の難治性皮膚潰瘍の治療薬としてFGF-2製剤は上市されており[11]，既に5年の臨床使用実績を有している．また，骨折治癒促進薬としてFGF-2を応用しようとする試みも検討されており，動物実験においてその有効性が報告されている[12]．前述したように，歯周組織の再生においては，軟組織である歯肉・歯根膜とともに硬組織であるセメント質・歯槽骨が有機的に再構築されることが必須となる．これまでの研究成果からFGF-2は軟組織を再構築する細胞群に対しても，硬組織を再構築する細胞群に対しても作用し得るサイトカインであることが明らかにされており，歯周組織の解剖学的特徴を考慮すると，FGF-2を歯周組織再生剤の有力な候補の1つと期待することは理にかなったものといえる．

V 動物実験におけるFGF-2の歯周組織再生誘導効果の検討

　我々は，FGF-2が実際に歯周組織再生を促進するか否かを動物実験により検証した[13-15]．ビーグル犬およびカニクイザルを用い，下顎臼歯部複根歯に2級根分岐部病変を実験的に作製した．シリコン印象剤のパテを同欠損部に充填し，一度歯肉弁を復位，縫合した．この操作により，実験的に作製した歯槽骨欠損部に炎症反応を惹起した．4週間後にリエントリーし，パテを除去後，骨欠損部および露出歯根面の十分な掻爬を行い，骨欠損底部を印記する目的でラウンドバーを用いて根面にノッチを付与した．その後，架橋ゼラチンを基剤としたFGF-2を実験側の骨内欠損部に填入し，対照側には，同

基剤のみを填入した．そして，FGF-2投与後それぞれ6週および8週経過した後に，FGF-2投与部位に歯周組織の再生が誘導されているか否かを組織学的に検討した．その結果，FGF-2投与側では，肉眼的にも明らかな骨の新生が認められた[16]．そして，組織学的にも新生歯槽骨，新生歯根膜，新生セメント質が確認され，理想的な歯周組織再生が誘導，促進されているのが組織学的に観察された（図2）．また，同部位においてシャーピー線維も再現されているのが確認されている[7]．さらに，画像解析にて組織学的形態測定を行った結果，統計学的に有意な新生骨量，新生骨梁量，新生セメント質量を伴った歯周組織再生が，FGF-2を局所投与することにより生じることが明らかにされた（表2）．

これまでに，ビーグル犬の歯槽骨に作製した2・3壁性骨欠損，2級根分岐部病変，自然発症歯周炎における根分岐部病変（図3），およびカニクイザルの歯槽骨に作製した2級根分岐部病変にFGF-2を局所投与することにより，統計学的に有意な歯周組織再生がこれら骨欠損部に誘導されてくることを確認している．しかも，上皮の下方増殖，骨性癒着，歯根吸収等の異常な治癒所見はいずれの症例のFGF-2投与側においても観察されてはいない．さらに，重度歯周組織欠損部を想定し，ビーグル犬に1壁性骨欠損を実験的に作製し，同部へβ-TCPとともにFGF-2を投与することにより同部での歯周組織再生誘導効果を検討した．6週間後に組織学的評価を行った結果，β-TCP＋FGF-2

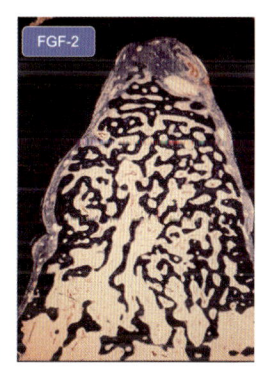

0.1％ FGF-2投与後6週目の組織学的観察結果（アザン染色）．FGF-2投与側（右）では，新生歯槽骨，新生歯根膜，新生セメント質の再生が確認されるが，対照側（左）では，歯肉上皮の下方増殖が生じており，歯槽骨の再生は限定的である．また，FGF-2投与側において骨性癒着や歯根吸収は認められない．
図2　FGF-2を投与したビーグル犬2級根分岐部病変に認められた歯周組織再生
　　　　　　　　　　（文献16より引用）

表2　ビーグル犬・カニクイザルに作製した実験的2級根分岐部病変に対するFGF-2の歯周組織再生誘導効果

ビーグル犬[#]	対照側（n＝6）	FGF-2側（n＝6）
新生骨形成率（％）	35.4±8.9	83.6±14.3*
新生骨梁形成率（％）	16.6±6.2	44.1±9.5*
新生セメント質形成率（％）	7.2±15.1	97.0±7.5*
カニクイザル[##]	対照側（n＝6）	FGF-2側（n＝6）
新生骨形成率（％）	54.3±8.0	71.3±13.5**
新生骨梁形成率（％）	31.6±3.5	48.7±8.9*
新生セメント質形成率（％）	38.8±8.6	72.2±14.4*

＊： $p<0.01$
＊＊： $p<0.05$
[#]：FGF-2投与時の欠損量を100％とし，6週後に新生が確認された骨・骨梁・セメント質量をそれぞれ百分率で表している．対照側には基剤のみを投与した．
[##]：FGF-2投与時の欠損量を100％とし，8週後に新生が確認された骨・骨梁・セメント質量をそれぞれ百分率で表している．対照側には基剤のみを投与した．
（文献14，15より改変）

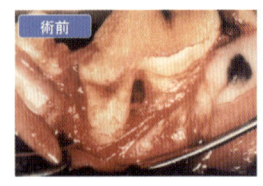

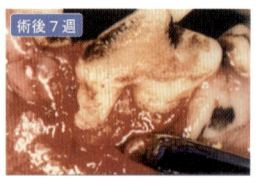

ビーグル犬下顎に認められた自然発症の根分岐部病変に0.1%FGF-2を投与した．投与7週後における歯槽骨の新生（骨充填）の様子を示す．

図3 FGF-2を投与したビーグル犬根分岐部病変に認められた歯周組織再生

を投与することにより，β-TCP単独投与に比し統計学的に有意な歯周組織再生が誘導されることが明らかとなった．とりわけ，歯根膜とセメント質の再生量が顕著に上昇することが確認された．このことは，至適足場材と組み合わせることにより，FGF-2製剤の適応症例を拡大できる可能性を示唆している．

VI 臨床治験におけるFGF-2の歯周組織再生誘導効果

上記の研究成果を受け，FGF-2のヒトにおける有効性と安全性を明らかにすることを目的として，全国13施設（大阪大学歯学部附属病院（歯周科），北海道医療大学歯学部付属病院（歯科保存第Ⅰ），北海道医療大学医科歯科クリニック（歯科），東北大学歯学部附属病院（歯内・歯周療法科），愛知学院大学歯学部附属病院（歯周治療科），朝日大学歯学部付属病院（歯周病科），岡山大学医学部・歯学部附属病院（歯周科），広島大学医学部・歯学部付属病院（口腔維持修復歯科・歯周診療科），徳島大学医学部・歯学部付属病院（第2保存科），九州大学病院（口腔機能修復科），長崎大学医学部・歯学部付属病院（むし歯・歯周病診療室），鹿児島大学医学部・歯学部附属病院（成人系歯科センター歯周病科），福岡歯科大学付属病院（総合歯科））において臨床治験「KCB-1D（FGF-2）歯周組織再生試験（第Ⅱ相）」を実施した．

本治験では，X線写真等から残存歯槽骨頂より3mm以上の深さを有する2壁あるいは3壁性の垂直性骨欠損を有すると診断された24〜64歳の79名（男性30名，女性49名）が被験者としてエントリーされた．全被験者を①プラセボ群（P群）20例：HPC（ハイドロキシプロピルセルロース）製剤，②0.03％群（L群）19例：0.03％FGF-2含有HPC製剤，③0.1％群（M群）20例：0.1％FGF-2含有HPC製剤および④0.3％群（H群）20例：0.3％FGF-2含有HPC製剤を投与する4群に無作為に割付し，歯周外科時に各製剤200μlを治験薬として骨欠損部に投与した後，術後12，24，36週にX線写真撮影や歯周組織検査等の臨床的観察を行った．さらに，治験薬投与1，2，4，24時間後にFGF-2の血中移行量の測定，1，2，4週後に臨床検査（血液生化学検査，尿定性検査），2，4週後に血清中抗FGF-2抗体の測定を行い，治験薬投与36週後まで自覚症状・他覚症状を観察した．

その結果，術後の時間経過に伴いH群の歯槽骨増加率は上昇を続け，治験終了時の投与9ヶ月後に置いてH群（58.62％）はプラセボ群（23.92％）に対し統計学的に有意な骨欠損部の歯槽骨増加率を示した（P=0.021）．その他の各群間においては統計学的な有意差が認められなかった．一方，同治験期間中の有害事象および副作用（治験薬との因果関係が否定できない有害事象）としては，尿中アルブミン陽性，尿中β2-MG増加，尿中NAG増加，血中CK増加，CRP増加および歯の知覚過敏増加が認められた．しかしながら，これらの発現頻度と投与群や被験者背景との間に関連性は認められなかった．さらにFGF-2投与群に特異的な有害事象や重篤な有害事象は治験期間を通じて認められず，副作用についても臨床的に問題となるような事象の発現は認められなかった．また，FGF-2投与直後のFGF-2の血中移行，およびその後の血清中抗FGF-2抗体の発現は，ともに認められなかった．

本臨床治験の結果から，FGF-2がヒトの2壁あるいは3壁性骨欠損の歯周組織再生に有効であることが明らかとなり，FGF-2が歯周組織再生薬剤になり得る可能性が強く示唆された．さらに，ヒト歯周組織欠損部へのFGF-2製剤局所投与の安全性に関して，臨床的に問題となるような事象は認められなかった．

　2007年3月には臨床治験「KCB-1D（FGF-2）歯周組織再生試験（後期第II相）」も終了しており，FGF-2製剤のヒトに対する安全性および歯周組織再生誘導に対する有効性の検討が，さらに進展することを期待したい．

VII　FGF-2による歯周組織再生誘導のメカニズム

　我々は，歯周組織再生過程において重要な役割を演じているヒト歯根膜細胞に対するFGF-2の生物学的活性を培養ヒト歯根膜由来細胞（HPDL）を用いて詳細に検討している[17,18]．HPDLをFGF-2にて刺激したところ，FGF-2はHPDLの増殖反応を濃度依存的に促進し，さらに血清中の何らかの因子と協調することによりHPDLの増殖を相乗的に促進することが明らかとなった．また，未成熟なHPDLの方がFGF-2に対するレセプターを数多く発現し，FGF-2に対してより高い反応性を示すことも明らかにされた．

　一方，HPDLのアルカリホスファターゼ（ALPase）活性に対するFGF-2の影響を検討したところ，FGF-2刺激はALPase活性を濃度依存的に抑制し，結果としてHPDLの石灰化物形成を抑制することが観察された．しかしながら，この抑制効果は可逆的であり，FGF-2存在下にて長期間HPDLを培養後，FGF-2非存在下でさらに培養を続けると，HPDLによる石灰化物の形成が認められるようになる．このFGF-2による可逆性の硬組織形成抑制という現象から，FGF-2を局所投与した際に硬組織新生を含む歯周組織再生が誘導されるという結果を考察すると，FGF-2は多分化能を有する未分化間葉系細胞に作用し，その細胞の増殖を創傷治癒過程の初期に促進させ，その細胞数を増大させることにより，硬組織形成細胞への分化を直接的に誘導せずとも，骨芽細胞やセメント芽細胞への多分化能をもつ歯根膜細胞の細胞密度が高められることにより，結果としてセメント質や歯槽骨といった硬組織の新生を伴う歯周組織の再生が促進されるものと推察される．

　次に，HPDLの細胞外基質産生に及ぼすFGF-2の作用について検討を加えた．その結果，FGF-2刺激はHPDLからのコラーゲン産生を濃度依存的に抑制することが明らかとなった[17]．HPDLはコラーゲンをコートしたプレート上で培養されると，早期にALPase活性が上昇し硬組織形成細胞への分化が促進されることが知られている．したがって，FGF-2刺激によるコラーゲン産生抑制は，歯根膜細胞-コラーゲンのcell-matrix contact inhibitionによる歯根膜細胞の硬組織形成細胞への分化を可逆的に抑制する機序の1つとして，非常に興味深い．次に，プロテオグリカン産生に対するFGF-2の作用を検討したところ，FGF-2はIGF-I，TGF-β等の他のサイトカイン刺激に比し，特徴的にヒアルロン酸の合成を促進することが明らかとなった[19]．さらに，FGF-2刺激によりHPDL内のヒアルロン酸合成酵素（HAS）-1および-2（ともに高分子量型ヒアルロン酸合成に関与）の発現が上昇し，結果としてHPDLより産生されるヒアルロン酸の分子量が，FGF-2の濃度依存的に高分子量型へと変化してゆくことが確認された．FGF-2刺激を受けたHPDLより産生される高分子量型ヒアルロン酸は，再生が期待される歯周組織欠損部での創傷治癒の促進に重要な役割を演じるものと考えられる．さらに，FGF-2刺激はHPDLからのヘパラン硫酸放出，およびオステオポンチンの発現を亢進することが最近確認されており，このような細胞外基質

産生制御や血管新生促進作用を通じて，歯周組織再生にふさわしい微小環境がFGF-2の投与部位に整備されているものと考えられる．

以上の結果から，歯周組織再生におけるFGF-2の作用機序を我々は以下のように考えている．すなわち，①創傷治癒の初期段階において，FGF-2は歯根膜細胞を未分化な状態に保ちつつ増殖を促進することにより，治癒の場での歯根膜細胞の細胞密度を増加させ，歯周組織再生過程における初期過程を活性化する．さらに，②血管新生促進・細胞外基質産生の制御を通じて歯周組織再生にふさわしい局所環境を整備しているものと考えられる．そして，③創傷治癒の後期においては，局所投与されたFGF-2の影響が分解等の作用により投与部位から排除され，可逆的に分化の過程を抑制されていた歯根膜細胞が次第に硬組織形成細胞への分化を開始し，結果的に歯槽骨，セメント質の新生を含む歯周組織の再生が量的，時間的に促進されるのではないだろうか．

Ⅷ　おわりに

再生医療の可能性を高める方策として組織工学（Tissue engineering）の考え方が導入されて久しい．組織工学とは「工学と医学・生物学の原理を統合することによって，損なわれた組織・臓器の形態と機能を再生し，維持し，改善することを目的とする学問」と理解されている．そして，この組織工学における三大因子（triad）は，①その組織を再生するための"幹細胞（stem cell）"②その幹細胞が三次元的に遊走・増殖・分化するための"足場（scaffold）"および③幹細胞の増殖・分化を制御するサイトカイン等のシグナル分子"signaling molecules"である．

既存の歯周組織再生療法では，歯根膜組織中の内在性「歯周組織幹細胞」を幹細胞源として用いており，その点ではここで紹介したサイトカイン療法も同様である．歯周組織再生誘導用

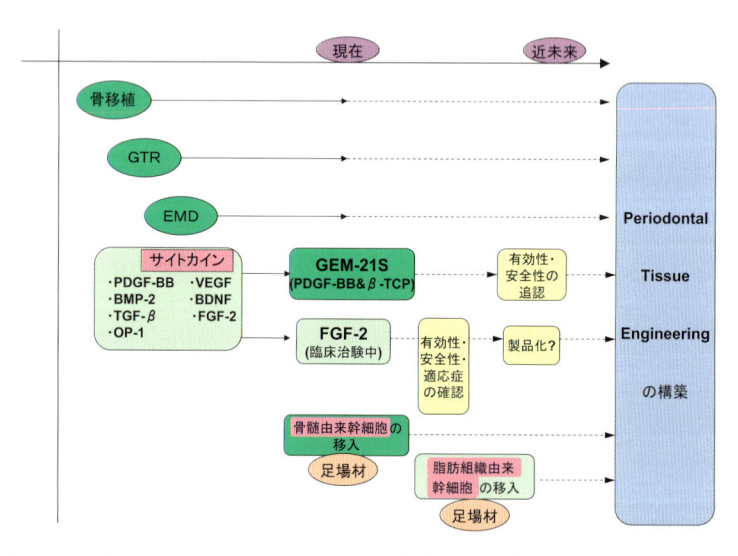

骨移植，GTR法，EMD（エナメルマトリクスタンパク）に引き続き，各種サイトカインを用いた新規歯周組織再生療法の確立に向けた検討がなされている．FGF-2は，現在臨床試験が進められており，「治験」として，ヒトでの有効性・安全性の評価がなされている過程にある．さらに，骨髄および脂肪組織に由来する間葉系幹細胞の移植による歯周組織再生誘導の可能性も検討されている．これらの因子がすべて揃うことにより，真のPeriodontal Tissue Engineeringの確立が期待できることとなる．

図4　Periodontal Tissue Engineeringの確立に向けたロードマップ

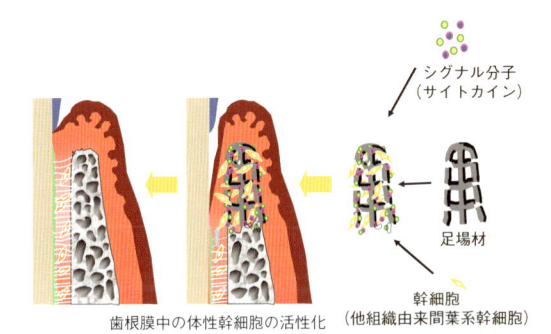

図5 シグナル分子，幹細胞，足場材の導入によるPeriodontal Tissue Engineeringの確立の概念図

deviceとしてPDGF-BBを用いているGEM21S®の場合にはサイトカインと骨伝導性の足場材としてβ-TCPを組み合わせた剤型になっている．その有効性と適応症例の追認は，今後の報告を待たねばならない．一方，臨床治験が進められているFGF-2製剤に関しては，現時点で，組織工学における"足場"の概念を導入してはいない．これは，FGF-2単独の有効性と安全性をまず明確にすることを目的としているためである．しかしながら，次のステップにおいては，FGF-2の基剤により組織工学的な工夫が求められることになるとの展望を抱いている．すなわち，歯周組織再生を期待する空間の保持（スペースメイキング）能力を有し，かつ，適度の賦形性を有する新規なFGF-2の基剤の開発が期待される．また，骨伝導的な細胞の"足場"としての作用を有する基剤の検討も，現在行っている．これに加えて将来的には，骨髄や脂肪組織等に由来する間葉系幹細胞を至適足場材とともに移入することによる歯周組織再生療法も新たな治療オプションとして登場することも期待されている（図4）．このように，シグナル分子としての「サイトカイン」に加えて「歯周組織幹細胞」，「足場材」の導入がなされることにより，水平性骨吸収にも対応できる理想的なPeriodontal Tissue Engineeringが樹立されることになる（図5）．その樹立に向けた大切な第一歩として，本項で取り上げたサイトカイン療法は近未来を支える新規歯周組織再生療法の1つとして大きな可能性を秘めた治療法である．しかしながら現時点では依然として新規な治療法であることも事実である．適応症を吟味し，その有効性と安全性を真摯に評価することで，サイトカイン療法を正しく育成することを期待してやまない．

謝辞

本研究は，大阪大学大学院歯学研究科21世紀COEプログラム「フロンティアバイオデンティストリーの創生」に対する研究拠点形成費，および科学研究費補助金基盤研究A（#16209063），基盤研究A（#17209065），基盤研究B（#17390560，#17390561），萌芽研究（#18659622）の補助のもと行われた．

文献

1) Seo, B. M., Miura, M., Gronthos, S., Bartold, P. M. Batouli, S., Brahim, J., Young, M., Robey, PG., Wang, C. Y. and Shi, S.(2004): Investigation of multipotent postnatal stem cells from human periodontal ligament. Lancet, 364, 149-155.
2) 松本邦夫，田畑泰彦（2006）：細胞増殖因子と再生医療．1版，メディカルレビュー社，東京，平成18．
3) Lynch, S. E., Williams, R. C., Polson, A. M., Howell, T. H., Reddy, M. S., Zappa, U. E. and Antoniades, H. N. (1989): A combination of platelet derived and insulin-like growth factors enhances periodontal regeneration. J. Clin. Periodontol., 16, 545-548.
4) Kinoshita, A., Oda, S., Takahashi, K., Yokota, S. and Ishikawa, I. (1997): Periodontal regeneration by application of recombinant human bone morphogenetic protein-2 to horizontal circumferential defects created by experimental periodontitis in beagle dogs. J. Periodontol., 68, 103-109.

5) Sigurdsson, T. J., Lee, M. B., Kubota, K., Turek, T. J., Wozney, J. M. and Wikesjo, UM. (1995): Periodontal repair in dogs: recombinant human bone morphogenetic protein-2 significantly enhances periodontal regeneration. *J. Periodontol.*, 66, 131-138.

6) Mohammed, S., Pack, A. R. and Kardos, T. B. (1998): The effect of transforming growth factor beta one (TGF-beta 1) on wound healing, with or without barrier membranes, in a Class II furcation defect in sheep. *J. Periodontal Res.*, 33, 335-344.

7) Giannobile, W. V., Ryan, S., Shih, M. S., Su, DL., Kaplan, PL. and Chan, TC. (1998): Recombinant human osteogenic protein-1 (OP-1) stimulates periodontal wound healing in class III furcation defects. *J. Periodontol.*, 69, 129-137.

8) Takeda, K., Shiba, H., Mizuno, N., Hasegawa, N., Mouri, Y., Hirachi, A., Yoshino, H., Kawaguchi, H. and Kurihara, H. (2005): Brain-derived neurotrophic factor enhances periodontal tissue regeneration. *Tissue Eng.*, 11, 1618-1629.

9) Nevins, M., Giannobile, W. V., McGuire, M. K., Kao, R. T., Mellonig, J. T., Hinrichs, J. E., McAllister, B. S., Murphy, K. S., McClain, P. K., Nevins, M. L., Paquette, D. W., Han, T. J., Reddy, M. S., Lavin, P. T., Genco, R. J. and Lynch, S. E. (2005): Platelet-derived growth factor stimulates bone fill and rate of attachment level gain: results of a large multicenter randomized controlled trial. *J. Periodontol.*, 76, 2205-2215.

10) Ledoux, D., Gannoun-Zaki, L. and Barritault, D. (1992): Interactions of FGFs with target cells. *Prog. Growth Factor Res.*, 4, 107-120.

11) 石橋康正，添田周吾，大浦武彦，西川武二，新村眞人，中嶋弘，溝口昌子，塩谷信幸，塚田貞夫，堀嘉昭，小川暢也（1996）：遺伝子組み換えヒト型bFGF（KCB-1）の皮膚潰瘍に対する臨床評価．白糖・ポビドンヨード配合製剤を対照薬とした第III相臨床試験．臨床医薬，12，2159-2189，平成8．

12) Kawaguchi, H., Nakamura, K., Tabata, Y., Ikada, Y., Aoyama, I., Anzai, J., Nakamura, T., Hiyama, Y. and Tamura, M.(2001): Acceleration of fracture healing in non-human primates by fibroblast growth factor 2. *J. Clin. Endocrinol. Metab.*, 86, 875-880.

13) Murakami, S., Takayama, S., Ikezawa, K., Shimabukuro, Y., Kitamura, M., Nozaki, T., Terashima, A., Asano, T. and Okada, H. (1999): Regeneration of periodontal tissues by basic fibroblast growth factor. *J. Periodontal Res.*, 34, 425-430.

14) Murakami, S., Takayama, S., Kitamura, M., Shimabukuro, Y., Yanagi, K., Ikezawa, K., Saho, T., Nozaki, T. and Okada, H. (2003): Recombinant human basic fibroblast growth factor (bFGF) stimulates periodontal regeneration in class II furcation defects created in beagle dogs. *J. Periodontal Res.*, 38, 97-103.

15) Takayama, S., Murakami, S., Shimabukuro, Y., Kitamura, M. and Okada, H. (2001): Periodontal regeneration by FGF-2 (bFGF) in primate models. *J. Dent. Res.*, 80, 2075-2079.

16) 村上伸也，高山真一（2002）：bFGFの現状と将来，歯界展望，99，533-540，平成14．

17) Takayama, S., Murakami, S., Miki, Y., Ikezawa, K., Tasaka, S., Terashima, A., Asano, T. and Okada H.(1997): Effects of basic fibroblast growth factor on human periodontal ligament cells. *J. Periodontal Res.*, 32, 667-675.

18) Takayama, S., Murakami, S., Nozaki, T., Ikezawa, K., Miki, Y., Asano, T., Terashima, A. and Okada, H. (1998): Expression of receptors for basic fibroblast growth factor on human periodontal ligament cells. *J. Periodontal Res.*, 33, 315-322.

19) Shimabukuro, Y., Ichikawa, T., Takayama, S., Yamada, S., Takedachi, M., Terakura, M., Hashikawa, T. and Murakami, S. (2005): Fibroblast growth factor-2 regulates the synthesis of hyaluronan by human periodontal ligament cells. *J. Cell. Physiol.*, 203, 557-563.

第2章

口腔微生物感染とその防御

病原性レンサ球菌の病原因子の機能解析

Streptococcus mutans の循環器疾患に対する病原因子の解析

口腔粘膜の感染

歯周病研究のフロンティア：歯周病細菌から組織再生まで

歯周病と喫煙との関連性についてのEBM

抗てんかん薬誘発性歯肉肥大の臨床症状と発症メカニズムの解明

歯疾患の予防・診断・治療法開発へのバイオロジカルアプローチ

病原性レンサ球菌の病原因子の機能解析

寺尾　豊，住友倫子，中田匡宣，磯田竜太朗，川端重忠

大阪大学大学院歯学研究科
口腔分子感染制御学講座　口腔細菌学教室

　レンサ球菌はヒトの皮膚や口腔に広く分布し，常在細菌叢を形成しているものが多い．*Streptococcus sobrinus*は，合成した非水溶性グルカンで歯面に付着した後，酸を産生してう蝕を発症させる．我々は，この非水溶性グルカンが炎症反応を誘導することを明らかにした．*Streptococcus sanguinis*は亜急性心内膜炎患者の血液から高頻度に分離されることから，同疾患の起因菌と考えられている．近年，レンサ球菌研究ではゲノム情報を用いた解析により，個々の病原因子の同定が進んできた．そこで，レンサ球菌属に共通して存在し，細胞壁結合タンパクに作用する分子SrtAに着目し，複数の病原因子の解析を試みた．A群レンサ球菌は咽頭や皮膚に感染し，ときに侵襲性A群レンサ球菌感染症を引き起こす．この重症化に関与するタンパク分子を同定し，その性状を解析した．本稿では，これら3菌種の病原性に関する新たな知見を紹介する．

【キーワード】

Streptococcus sobrinus, *Streptococcus sanguinis*，A群レンサ球菌 group A stuptococci, sortase, グルカン glucan

I　はじめに

　口腔から咽頭・扁桃部にかけては様々な微生物が生息し，固有のフローラを形成している．本稿では口腔に定着するレンサ球菌である*Streptococcus sobrinus*と*Streptococcus sanguinis*，そして咽頭に感染するレンサ球菌である*Streptococcus pyogenes*を取り上げる．

　*S. sobrinus*は，う蝕原性細菌の1つとして知られている．細胞壁多糖抗原による血清型分類法により，*d/g*型に分類される．スクロースから付着性のグルカンを合成し，さらに乳酸などを産生することでう蝕を誘発する．

　*S. sanguinis*は，亜急性心内膜炎（subacute bacterial endocarditis）の患者血液中から分離されたことから，当初*Streptococcus* s. b. e.と命名された．その後，*Streptococcus sanguis*の名称を経て，*S. sanguinis*と改名されている．スクロースから水溶性グルカンを合成するが，う蝕原性細菌としてよりむしろ，細菌性心内膜炎に関与する細菌として研究されている．しかしながら，その病原性に関する分子遺伝学的な報告は少なく，病態との関連は不明な点が多い．

　*S. pyogenes*は，A群レンサ球菌（group A streptococcus; GAS）とも称され，最も病原性の高いレンサ球菌の1つである．一般に，上気道や皮膚に化膿性炎症を引き起こす．侵襲性GAS感染症は，本来無菌である血液や組織に

GAS菌体が侵入することにより発症し，敗血症や循環障害等の重症症状を呈する．劇症型GAS感染症は，侵襲性GAS感染症に続発する病態と考えられ，敗血症や循環障害に加えて毒素性ショックを併発する．現在のところ，明確な病原因子や重症化メカニズムは不明であり，効果的な予防法や治療法も確立されていない．

II 口腔レンサ球菌由来のα-グルカンによる免疫応答の誘導

S. mutansやS. sobrinusを代表とするミュータンスレンサ球菌群は，ヒトのう窩から最も高頻度に分離されるレンサ球菌であり，主要なう蝕原性細菌として知られている[1]．そのう蝕発症機構は詳細に研究されており，その本質は菌体表層タンパクや菌体外多糖グルカンによる歯面への強固な付着，それに続く口腔細菌の菌体凝集を伴うデンタルプラーク形成，そして乳酸などの酸産生による歯の硬組織脱灰である．グルカンは，スクロースから口腔レンサ球菌の産生するグルコシルトランスフェラーゼ群の働きにより合成され，プラークの構成成分ともなる．S. sobrinusは4種のグルコシルトランスフェラーゼ（GTF-I，GTF-S1，GTF-S2，GTF-S3）を産生する．このうちGTF-Iは非水溶性グルカンを合成し，GTF-S1，GTF-S2，GTF-S3は水溶性のグルカン合成を担う．これまでの臨床研究から，デンタルプラークが歯周炎を惹起する可能性が示されている．プラークの蓄積は，歯周組織の血管透過性の亢進と多形核白血球の歯周組織への遊走を引き起こす[2]．しかしながら，これまで非水溶性グルカンと歯周病に関する報告はない．

真菌の細胞壁成分であるβ-グルカンはcomplement receptor 3（CR3），scavenger receptor，Toll様受容体（TLR），Dectin-1を介して自然免疫を誘導することが示唆されている[3]．β-グルカンはこれらの受容体にシグナルを送り，細胞内におけるNF-κBを活性化することで，マクロファージの炎症反応を誘導する．一方で，α-グルカンの生理活性についてはほとんど知られていない．近年，S. mutans由来の可溶性α-グルカンをマウスへ投与すると，腹腔マクロファージが活性化されることが報告されている[4]．しかし，非水溶性α-グルカンのマクロファージ活性化への影響については未だ不明なままである．そこで非水溶性α-グルカン，水溶性α-グルカンおよびβ-グルカンが，ヒトやマウスにおいて炎症反応を媒介するマクロファージを活性化するか否かについて検討を進めた[5]．

はじめに，非水溶性α-グルカン添加によるマウス腹腔マクロファージからのサイトカイン産生への影響について解析したところ，IL-6およびTNF-αの産生が上昇した（図1A，B）．これは，ムラミルジペプチドや，リポタイコ酸・ペプチドグリカンを含むS. sobrinus細胞壁抽出物，デキストラン，スクロースにより刺激された場合と比較しても有意な上昇であった．しかし，IL-1β産生量には変化が認められなかった（図1C）．同様の傾向は，マウス単球細胞株であるJ774.1細胞を用いた場合においても認められた（図1D）．

次に，マクロファージにおいて自然免疫を増強する受容体であるCR3，TLR，およびnucleotide-binding oligomerization domain（NOD）について，どの分子が非水溶性α-グルカンの刺激によるマクロファージの活性化に関与するのかを，siRNA法により各遺伝子をノックダウンしたマクロファージのTNF-α産生量を指標に検討した．その結果，すべての群においてTNF-α産生量の抑制が認められなかったことより（図1E），非水溶性α-グルカンの刺激による細胞応答シグナルは，これらの受容体を介さないことが示唆された．

非水溶性α-グルカン刺激によるヒト末梢単球のサイトカイン産生誘導を検討したところ，

第2章　口腔微生物感染とその防御

刺激群では単球培養上清中にTNF-αの産生が認められた（図1F）．また，0.1～10 μg/mlの濃度による刺激でIL-8産生の上昇が認められた（図1G）．ムラミルジペプチド，水溶性α-グルカン，デキストランにより刺激した場合と比較して，非水溶性α-グルカン刺激では腹腔マクロファージのサイトカイン産生量は有意に上昇した．

IL-8はヒト多形核白血球や記憶T細胞の遊走を促進することから，水溶性・非水溶性α-

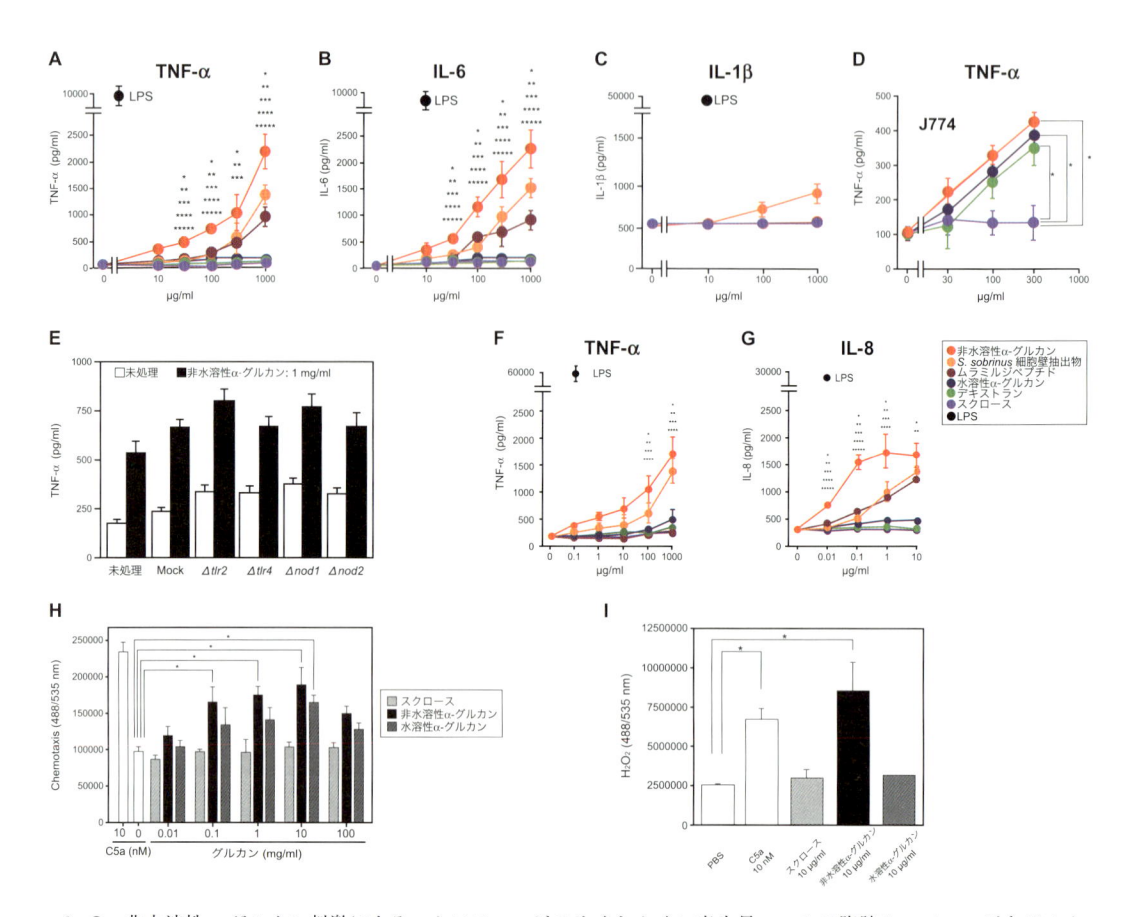

A-C　非水溶性α-グルカン刺激によるマクロファージのサイトカイン産生量．マウス腹腔クロファージをグルカン等で24時間刺激後，各サイトカイン産生量をELISA法により測定した．陽性対照としてLPS刺激群を設けた．*; $p < 0.01$, vs スクロース刺激群：**; $p < 0.01$, vs デキストラン刺激群：***; $p < 0.01$, vs 水溶性α-グルカン刺激群：****; $p < 0.01$, vs ムラミルジペプチド刺激群：*****; $p < 0.01$, vs S. sobrinus細胞壁抽出物刺激群．
D　J774.1細胞を同様に刺激後，TNF-α産生量を測定した．*; $p < 0.01$.
E　J774.1細胞のTLR2，TLR4，NOD1，NOD2発現をsiRNA法によりノックダウン後，非水溶性α-グルカンを添加し，24時間後のTNF-α産生量を測定した．
F-G　ヒト単球をグルカン等で24時間刺激後，TNF-αとIL-8産生量を測定した．アスタリスクが示すp値は，A-Cの場合と同様である．
H　ヒト多形核白血球の遊走試験．各グルカンおよびスクロース刺激による好中球の遊走量を測定した．*; $p < 0.01$.
I　非水溶性α-グルカン刺激による，ヒト多形核白血球からの過酸化水素産生．各グルカンおよびスクロースにより1時間刺激後，多形核白血球からの過酸化水素産生量を測定した．*; $p < 0.01$．すべての有意差の有無は，Mann-Whitney U 検定を用いて判定した．

図1　非水溶性α-グルカンによる免疫応答の誘導

グルカン刺激後のヒト単球培養上清による多形核白血球遊走能への影響を調べた．非水溶性α-グルカン刺激群では多形核白血球の遊走を促進したが，陰性対照のスクロース刺激群では変化が生じなかった（図1H）．10 µg/mlの水溶性グルカンを添加した単球の培養上清も多形核白血球の遊走を促進したが，この培養上清中にはIL-8は認められなかったことから，IL-8以外の因子，Groα, Groβ, ENA-78, GCP-2, NAO-2などが関与する可能性が考えられた．

多形核白血球により産生される過酸化水素は血管内皮細胞障害と血管炎症の重要なメディエーターの1つである[6]．非水溶性α-グルカンの刺激により多形核白血球が過酸化水素を産生するかを測定した結果，非水溶性α-グルカンは過酸化水素の産生を促すことが明らかとなった．一方で，水溶性α-グルカン刺激により，その産生は促進されなかった（図1I）．これらの結果より，非水溶性α-グルカンは多形核白血球の遊走と炎症反応を促進することが示唆された．

以上の結果から，S. sobrinusが合成する非水溶性α-グルカンはヒトやマウスにおいて，マクロファージや多形核白血球を活性化し，炎症性免疫反応を誘導することにより，う蝕だけでなく口腔内における炎症性疾患の発症過程にも関与する可能性が示唆された．

III Streptococcus sanguinis SrtAの機能解析

S. sanguinisは，16S rRNAの塩基配列に基づくレンサ球菌の系統分類において，ミティスグループに属し，R. Lancefieldの分類により血清型はH型もしくは分類不能とされる．主な生物学的性状として，α溶血活性，アルギニン分解能，IgA1分解能，グルカン合成能を有することなどが挙げられる．S. sanguinisは，菌の萌出直後や歯面清掃後に最も早く歯面に定着する口腔レンサ球菌の1つであることから，デンタ

ルプラーク形成に重要な役割を果たすと考えられる．また，口腔領域外においては，細菌性心内膜炎の患者血液より高頻度で分離される．通常，抜歯窩や歯周炎罹患組織から血中へ侵入した口腔細菌は，数時間以内に好中球やマクロファージにより貪食される．しかし，S. sanguinisは血小板と親和性の高いグルカンを産生することにより貪食から逃れ，さらに心弁膜へ血栓付着を起こして細菌性心内膜炎を惹起することが示唆されている[7]．

グラム陽性菌の菌体表層タンパクのC末端領域には，共通の配列が存在することが1990年代に報告されている．この共通配列はLPXTG（X：任意のアミノ酸）モチーフと呼ばれ，配列中のスレオニンとグリシン間が加水分解される．続いて，スレオニンのカルボキシル基が細胞壁の遊離アミノ酸残基へ共有結合することにより，菌体表層タンパクは強固に細胞壁へ結合する．この一連の反応を担う酵素がsortaseであり，一部の例外を除きすべてのグラム陽性菌に保有されている[8]．グラム陽性菌は，遺伝子配列の異なる複数のsortaseを有する場合もあるが，普遍的にSrtAを発現する．Streptococcus gordonii, S. mutans, Streptococcus pneumoniaeでは，SrtAの欠失により病原性が低下すると報告されていることから[8,9]，S. sanguinis SrtAの同定とその病原性への関与について解析を試みた[10]．

まず，S. sanguinisゲノムデータベース（http://www.sanguinis.mic.vcu.edu/）を利用した相同検索から，S. sanguinisのsrtA遺伝子を同定した．そのアミノ酸配列はS. mutans SrtAと55％の相同性および73％の類似性を示した．特に活性中心であるTLXTCモチーフが保存されていたことから，S. sanguinisのSrtAは酵素活性を有すると推察された．そこで，S. sanguinis SrtAの病原性への関わりを調べるため，その欠失変異株を作製し，菌体表層タンパクと分泌タンパクの分布を野生株と比較した（図2A）．

第2章 口腔微生物感染とその防御

菌体表層ならびに培養上清タンパク試料を調製し，SDS-PAGEで展開したところ，変異株の培養上清中に野生株では確認されない6つのバンドが観察された．また，表層タンパク画分において，S. sanguinis SrtAの単独欠失により複数のバンドの消失が認められた．これらの結果より，SrtAの欠失により数種類の菌体表層タンパクが細胞壁に結合されず，培養上清へ遊離されることが示唆された．

口腔レンサ球菌の歯面への初期付着には，菌体表層の疎水性タンパクが重要な役割を果たすことから[11]，野生株とsrtA変異株の疎水性を測定した．srtA変異株では野生株と比較して疎水性が有意に低下したことから，SrtAに架橋される表層タンパク群が歯面やレジン修復材への付着に関与することが考えられた．

さらに，srtA変異株の表層タンパク画分において，PAc相同タンパクの推定サイズと一致するバンドが消失したことから（図2A），唾液をコートしたハイドロキシアパタイトビーズおよびポリスチレンプレート表面へのsrtA変異株の付着能について解析した．その結果，両担体へのsrtA変異株の付着能は野生株と比較して有意に低下した（図2B，C）．これまでに，ラット

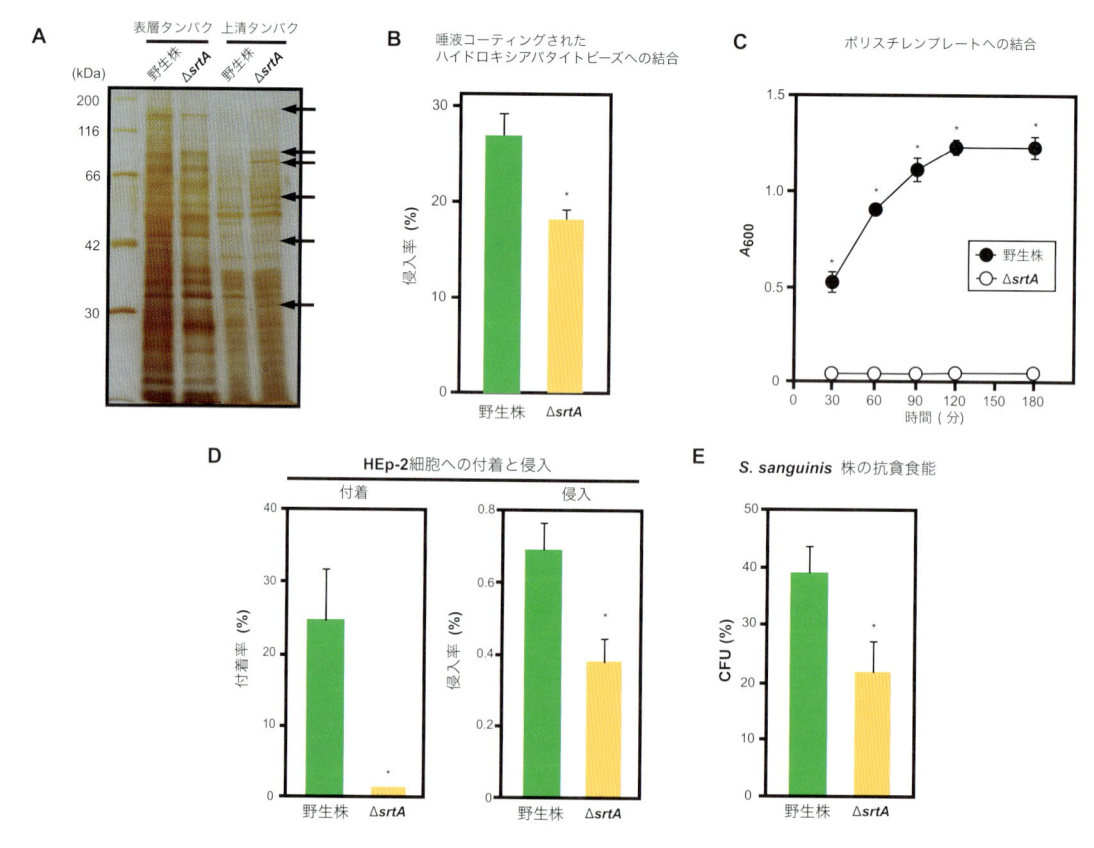

A　S. sanguinis野生株とsrtA欠失株から，8M尿素を用いて抽出した菌体表層画分と培養上清画分をSDS-PAGEにて展開後，銀染色した．黒矢印は欠失株でのみ認められるバンドを示す．
B　S. sanguinis株の唾液被覆ハイドロキシアパタイトビーズへの結合試験．
C　S. sanguinis株のポリスチレンプレートへの結合試験．
D　S. sanguinis株のヒト咽頭上皮細胞HEp-2株への付着・侵入試験．
E　ヒト全血中におけるS. sanguinis株の抗貪食能試験．*; $p < 0.01$（Mann-Whitney U 検定）．
図2　SrtA欠失によるS. sanguinisの付着能・抗貪食能への影響

感染モデルにおいてsrtA欠失S. mutans株の口腔粘膜および歯の表面への定着能が低下すると報告されている．また，菌体表層タンパクであるPAcを欠失したS. mutansでは，菌体表層の疎水性が低下し，唾液タンパクへの吸着量が減少する[12]．このPAcはLPXTGモチーフを有し，SrtAの作用により細胞壁ペプチドグリカン層へ結合することが示されている．S. sanguinisはPAcと相同性の高いタンパクを発現し，このタンパクに対する抗血清は，唾液コートしたハイドロキシアパタイトビーズへのS. sanguinisの付着を阻害することが報告されている[13]．srtAの変異によりPAc相同タンパクの表層発現が失われ，菌体疎水性と唾液をコートしたハイドロキシアパタイトへの付着量が低下したと推察される．

続いて，S. sanguinis SrtAがヒト上皮細胞への付着・侵入に関与するかを解析した．srtA変異株の付着率は野生株と比較して5.6％に低下したことから（図2D），SrtAにより細胞壁へ結合されるタンパク群が上皮細胞への付着を担うことが示唆された．一方，侵入は，srtA欠失により約60％となったことから，SrtAの架橋反応を受けないタンパク群が関与する可能性が考えられた．また，これまで多くのレンサ球菌がフィブロネクチン（Fn）結合タンパクを介して宿主細胞へ付着・侵入することが報告されてきたが[14-16]，S. sanguinisはFn結合タンパクを有していないことが明らかとなり，Fn非依存的に上皮細胞へ付着・侵入することが示唆された[10]．

さらに，ヒト全血を用い抗貪食能試験を行った結果，野生株と比較してsrtA変異株のヒト血液中での生存率は有意に低下した（図2E）．このことより，S. sanguinisのSrtAは，抗オプソニンに寄与する菌体表層タンパクを細胞壁へ架橋させると考えられた．貪食作用を回避することは，S. sanguinisの血中における増殖を助け，細菌性心内膜炎の誘発に関与する可能性が考えられる．

以上の結果より，S. sanguinis SrtAは，歯面への定着，宿主細胞への付着，さらには抗貪食作用に関与するタンパク群を菌体表層へ架橋することが示された．SrtAを阻害することにより，S. sanguinis感染症を効率的に制御できる可能性が示唆された．

Ⅳ　A群レンサ球菌の重症化機構の解析

GASは，R. Lancefieldの考案した血清型分類により，A群に分類されるβ溶血（完全溶血）性のレンサ球菌である．咽頭から扁桃を生息部位とするほか，皮膚にも定着し，健常人でも10％程度の保菌率を示す．レンサ球菌のなかでも病原性の高いことが知られているが，菌体表層のMタンパクにより分類されるM型ごとに発症する病態や重症度が異なるという特徴を併せもつ．

1980年代中頃から，血液や組織中にGASが侵入する侵襲性GAS感染症や軟部組織壊死やショックを伴う劇症型GAS感染症が各国で報告されている[17]．最新の疫学調査によると，侵襲性GAS感染症により全世界で毎年66万人もの新規感染者が報告され，少なくとも16万人以上が死亡している．これは，感染症として第7位の死亡者数である[18]．GASはペニシリンに高感受性ながら，劇症型における感染拡大が極めて速いため抗生物質による除菌が困難となっている．また，多様な外毒素を産生するため，除菌に成功したとしても病態の改善が期待し難いという側面も有する．本項では，重症度の高いGAS感染症である侵襲性GAS感染症の発症機構を解析して得られた成果を概説する．

A群レンサ球菌の上皮細胞侵入機構の解析と感染防御抗原の検索

他の感染症と同様，GASにおいても宿主への病原体付着が感染の第一段階となる．したが

第2章 口腔微生物感染とその防御

図3 侵襲性A群レンサ球菌感染症の成立機構

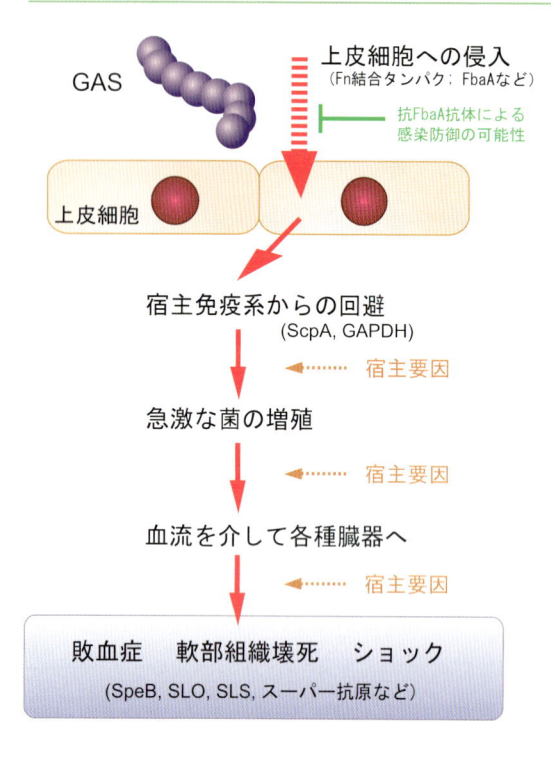

GAS感染症の重症化は，以下の段階に分けて進行すると考えられる．（1）Fn結合タンパクを介した上皮細胞侵入段階．（2）自然免疫の回避と組織内での増殖段階．（3）外毒素産生による宿主への侵襲段階．

って，感染の予防に最も効果的なのがGASの付着と侵入の阻止といえる（図3）．かつては細胞非侵入性細菌とされていたGASであるが，皮膚や粘膜バリアで覆われた組織内や血液中に侵入する知見が得られたため，GASには上皮細胞バリアを突破する機構が備わっている可能性が推察されてきた．GASの上皮細胞侵入因子の検索が進められた結果，GASが宿主由来のFnを架橋分子とし，菌体表層タンパクであるF1タンパクにより上皮細胞へ付着することが報告された[19]．さらに，F1タンパクがGASの上皮細胞への侵入因子としても主要な役割を果たすことが明らかとなった[19]．その後，M血清型別に異なるFn結合タンパクの存在が報告された[9,16]．我々も侵襲性GAS感染症患者からの分離頻度が有意に高い血清型M1株より，付着・侵入因子であるFn結合タンパクFbaAを新たに同定した[16]．FbaAには，プロリンに富んだ30数アミノ酸残基を一単位とする3～5回の繰り返し領域が存在する．また，FbaAを欠失させた変異株では，上皮細胞侵入性やマウス致死性も低下することから，Fn結合タンパクは侵襲性GAS感染症や劇症型GAS感染症の感染成立過程に関与している可能性が高いと考えられた[16]．

そこで，FbaAの宿主細胞付着・侵入機構の解明と感染防御抗原としての解析を行った．はじめに，FbaA分子の部分組換えタンパクを作製し，それぞれのFn結合能をリガンドブロット法で調べた結果，FbaAの繰り返し領域A4を含むA2～A5において，Fn結合能が示された（図4A，B）．次に，生体分子間相互作用解析装置でFnとFbaA部分タンパクの親和性を解析したところ，繰り返し領域A4を含む部分タンパクに高いFn親和性が認められた（図4C）．また，共焦点蛍光レーザー顕微鏡観察により，この繰り返し領域は菌体表層で外部に露出していることを明らかにした[20]．これらの結果から，FbaAの機能ドメインは繰り返し領域であることが示唆された．

各部分タンパクの感染防御抗原としての可能性を検索するために，マウス免疫実験を行った．N末端領域であるA1を含む部分タンパクに高い抗原性が認められた．GAS感染実験でも，A1領域を含む部分タンパクや全長FbaA免疫群において，高い感染防御効果が認められた（図4D）．また，ヒト全血を混合したGAS貪食実験で，この特異抗体には，オプソニン活性が備わっていることも明らかにした[20]．

以上の結果から，FbaAは繰り返し領域を介してFnと結合し，GASの上皮細胞への付着と侵入に重要な役割を果たすことが示唆された．また，FbaAにはGAS感染防御に寄与するワクチン抗原としての可能性も認められた．

病原性レンサ球菌の病原因子の機能解析

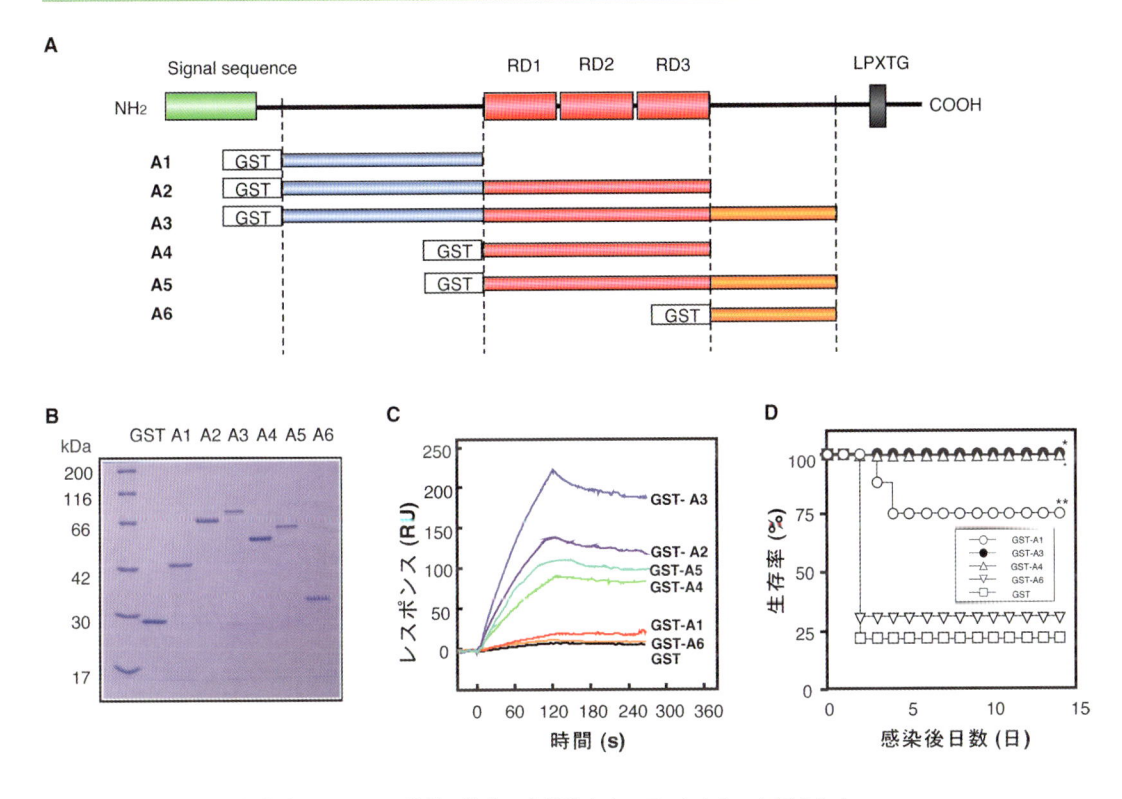

A FbaAの部分組換えタンパクの設計．推定二次構造から，FbaAを3つに区分した．
B FbaA部分組換えタンパクの作製と精製．グルタチオン-S-トランスフェラーゼ（GST）融合型タンパクとして，各領域に区分したFbaAを大腸菌にて発現させた．精製標品をSDS-PAGEで電気泳動した．
C FbaAの部分組換えタンパクとFnの生体分子間相互作用解析．センサーチップに固層化したFnに対して，各領域のFbaAを反応させた．
D FbaAの部分組換えタンパクの感染防御抗原としての可能性．6週齢のBALB/cマウスにFbaAの部分組換えタンパクを免疫した．その後，致死量のGASを感染させて，生存率を算定した．

図4 FbaAの機能解析

A群レンサ球菌の好中球遊走阻害機構

FbaAなどのFn結合タンパクを介して組織内に侵入したGASが重症化に転ずるためには，血液ならびに組織中で宿主の免疫系から逃れる必要がある．侵襲性GAS感染症患者の感染部位においては，好中球などの多形核白血球の浸潤が低下していることが報告されている[21]．好中球は，感染初期に感染微生物を排除し，組織内における病原体の増殖を抑える役割を果たしている．したがって，速やかに好中球が浸潤しなければ，GASの貪食が遅れ，組織中での菌の増殖を招く可能性が生じる．急激に増殖したGASは，その後の宿主免疫系を回避し，各種臓器へ伝播し，侵襲性GAS感染症が成立すると考えられる（図3）．

そこで，好中球浸潤の低下を説明するために，その遊走因子である補体C5aを分解する分子ならびに機構に着目した．P. Clearyらは，GASの菌体表層にC5aを分解するセリンプロテアーゼScpAを見出した[22]．しかしながら，ScpAが組織内において，C5aの働きを分解する機構は不明であった．リガンドブロット法とN末端アミノ酸配列決定法でC5aに結合するGAS表層分子をスクリーニングした結果，GAPDHが候補分子として選出された[23]．組換えGAPDHを作製し，C5aとの相互作用を解析したところ，

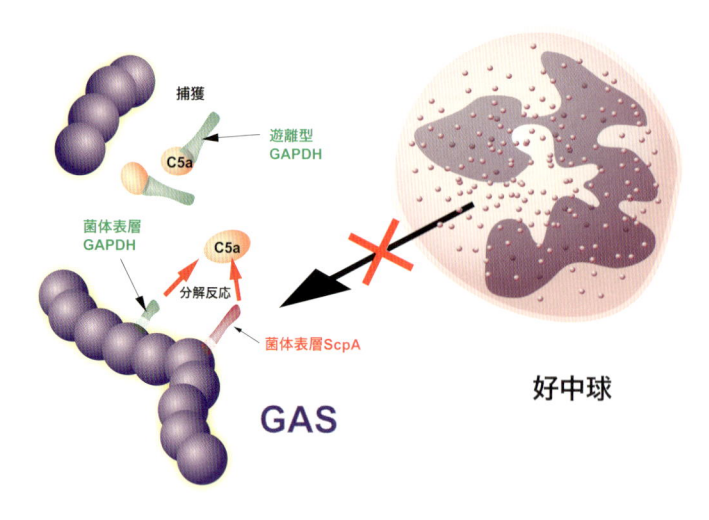

GASは菌体表層においてGAPDHが好中球の遊走因子である補体C5aを捕獲し，菌体表層プロテアーゼScpAによる消化を助け，好中球の遊走を低下させる．また，菌体より遊離したGAPDHはC5aと会合し，好中球の遊走を低下させる．

図5　A群レンサ球菌の自然免疫回避モデル

$4.1×10^{-7}$ Mの結合解離定数が算出され，GAPDHが高いC5a結合能を有することがわかった．また，GAPDHの局在を調べた結果，菌体表層での発現と培養上清中への遊離が認められた．菌体表層のGAPDHと培養上清中のGAPDHについて，それぞれが免疫系に及ぼす影響を検討するため，ScpAおよびGAPDHに対する特異抗体を作製し，GAS菌体表層での阻害実験を行ったところ，C5aの分解にはScpAとGAPDHが協調して作用する必要性が示唆された（図5）．また，遊離GAPDHは，液層中でC5a分子と会合し，多量体を形成することが明らかとなった．液相中のC5aにGAPDHを添加すると，好中球の遊走能が低下したことから，遊離GAPDHはC5aと会合することで，その遊走活性を低下させる可能性が考えられた（図5）[23]．

これらの結果から，GASのGAPDHはC5aを捕獲し，自然免疫系を抑制する作用を有することが示された．

V　おわりに

口腔領域の感染症としては，歯科の二大疾患とよばれるう蝕と歯周病が最も活発な研究テーマである．しかしながら，両者の発症機構を総合的に考察した研究は少なく，*S. sobrinus*の非水溶性グルカンが炎症反応を惹起するという知見は，歯周病の研究に新たな展開をもたらす可能性が考えられる．

遺伝子レベルでの研究が遅れていた*S. sanguinis*の網羅的な研究では，ゲノムデータベースを利用していくつかの進捗がみられた．SrtAにより架橋される複数の病原因子を個々に解析することで，細菌性心内膜炎の発症メカニズムの解明が期待される．口腔衛生の状態が向上すれば，高齢者の残存歯数が増え，より免疫能の低下した高年齢での抜歯ならびに歯周外科処置が増加すると予測される．細菌性心内膜炎が，口腔内の観血処置の合併症として引き起こされる可能性が否定できないことから，*S. sanguinis*研究の重要性が増してくるであろう．

侵襲性GAS感染症は，複数の病原因子を用

いて宿主のさまざまな組織で段階的に進行する疾患であることが明らかになってきた．今回，自然免疫の回避に寄与することが示されたGAPDHは，解糖系の酵素としてGASの生存に必須の分子である．さらに宿主のプラスミンに結合し，線溶系を阻害する機能も報告されている．これらのことは，GASには一分子多機能性を呈し，感染の各段階で病原性を効率的に発揮する分子群が存在することを推察させる．それは，他のレンサ球菌にも共通的に認められるかもしれない．今後は，それぞれのレンサ球菌研究で得られた知見を相互に応用し，それぞれの感染症に対する早急な制御法を確立することが望まれる．

謝辞

本研究を行うにあたり，多大なるご協力をいただいた医薬基盤研究所 岡本成史先生，大阪大学大学院歯学研究科 山口雅也先生に感謝いたします．

本研究は，21世紀COEプログラム「フロンティアバイオデンティストリーの創生」，科学研究費補助金特定領域（#18073011），基盤研究B（#18390489，#19390463），若手研究B（#17791300，#19791343），厚生労働省長寿医療委託研究費（17公-5），内藤記念科学奨励金のサポートにより行われた．

文献

1) Hamada, S. and Slade, H. D. (1980): Biology, immunology, and cariogenicity of *Streptococcus mutans*. *Microbiol. Rev.*, 44, 331-384.
2) Schuster, G. S. (1983): Oral microbiology and infectious deseases. 2nd student ed. Baltimore: Williams & Wilkins.
3) Brown, G. D. (2006): Dectin-1: a signalling non-TLR pattern-recognition receptor. *Nat. Rev. Immunol.*, 6, 33-43.
4) Choi, I., Jo, G., Kim, S., Jung, C., Kim, Y. and Shin, K. (2005): Stimulation of various functions in murine peritoneal macrophages by glucans produced by glucosyltransferases from *Streptococcus mutans*. *Biosci. Biotechnol. Biochem.*, 69, 1693-1699.
5) Okamoto, S., Terao, Y., Kaminishi, H., Hamada, S. and Kawabata, S. (2007): Inflammatory immune responses by water-insoluble α-glucans. *J. Dent. Res.*, 86, 242-248.
6) Lounsbury, K. M., Hu, Q. and Ziegelstein, R. C. (2000): Calcium signaling and oxidant stress in the vasculature. *Free. Radic. Biol. Med.*, 28, 1362-1369.
7) Herzberg, M. C., Brintzenhofe, K. L. and Clawson, C. C. (1983): Aggregation of human platelets and adhesion of *Streptococcus sanguis*. *Infect. Immun.*, 39, 1457-1469.
8) Marraffini, L. A., Dedent, A. C. and Schneewind, O. (2006): Sortases and the art of anchoring proteins to the envelopes of Gram-positive bacteria. *Microbiol. Mol. Biol. Rev.*, 70, 192-221.
9) Paterson, G. K. and Mitchell, T. J. (2004): The biology of Gram-positive sortase enzymes. *Trends. Microbiol.*, 12, 89-95.
10) Yamaguchi, M., Terao, Y., Ogawa, T., Takahashi, T., Hamada, S. and Kawabata, S. (2006): Role of *Streptococcus sanguinis* sortase A in bacterial colonization. *Microbes Infect.*, 8, 2791-2796.
11) Rosan, B. and Lamont, R. J. (2000): Dental plaque formation. *Microbes Infect.*, 2, 1599-1607.
12) Lee, F. S. and Boran, L. T. (2003): Roles of sortase in surface expression of the major protein adhesin P1, saliva-induced aggregation and adherence, and cariogenicity of *Streptococcus mutans*. *Infect. Immun.*, 71, 676-681.
13) Gong, K. and Herzberg, C. M. (1997): *Streptococcus sanguis* expresses a 150-kilodalton two-domain adhesin: characterization of several independent adhesin epitopes. *Infect. Immun.*, 65, 3815-3821.
14) Patti, J. M., Allen, B. L., McGavin, M. J. and Höök, M. (1994): MSCRAMM-mediated adherence of microorganisms to host tissues. *Annu. Rev. Microbiol.*, 48, 585-617.
15) Terao, Y., Kawabata, S., Kunitomo, E., Murakami, J., Nakagawa, I. and Hamada, S. (2001): Fba, a novel fibronectin-binding protein from *Streptococcus pyogenes*, promotes bacterial entry into epithelial cells, and the *fba* gene is positively transcribed under the Mga regulator. *Mol. Microbiol.*, 42, 75-86.

16) Terao, Y., Kawabata, S., Nakata, M., Nakagawa, I. and Hamada, S. (2002): Molecular characterization of a novel fibronectin-binding protein of *Streptococcus pyogenes* strains isolated from toxic shock-like syndrome patients. *J. Biol. Chem.*, 277, 47428–47535.
17) Stevens, D. L., Tanner, M. H., Winship, J., Swarts, R., Ries, K. M., Schlievert, P. M. and Kaplan, E. (1989): Severe group A streptococcal infections associated with a toxic shock-like syndrome and scarlet fever toxin A. *N. Engl. J. Med.*, 321, 1–7.
18) Carapetis, J. R., Steer, A. C., Mulholland, E. K. and Weber, M. (2005): The global burden of group A streptococcal diseases. *Lancet Infect. Dis.*, 5, 685–694.
19) Hanski, E. and Caparon, M. (1992): Protein F, a fibronectin-binding protein, is an adhesin of the group A streptococcus *Streptococcus pyogenes*. *Proc. Natl. Acad. Sci. U. S. A.*, 89, 6172–6176.
20) Terao, Y., Okamoto, S., Kataoka, K., Hamada, S. and Kawabata, S. (2005): Protective immunity against *Streptococcus pyogenes* challenge in mice after immunization with fibronectin-binding protein. *J. Infect. Dis.,* 192, 2081–2091.
21) Hidalgo-Grass, C., Dan-Goor, M., Maly, A., Eran, Y., Kwinn, L. A., Nizet, V., Ravins, M., Jaffe, J., Peyser, A., Moses, A. E. and Hanski, E. (2004): Effect of a bacterial pheromone peptide on host chemokine degradation in group A streptococcal necrotising soft-tissue infections. *Lancet,* 363, 696–703.
22) Chen, C. C. and Cleary, P. P. (1990): Complete nucleotide sequence of the streptococcal C5a peptidase gene of *Streptococcus pyogenes*. *J. Biol. Chem.*, 265, 3161–3167.
23) Terao, Y., Yamaguchi, M., Hamada, S. and Kawabata, S. (2006): Multifunctional glyceraldehyde-3-phosphate dehydrogenase of *Streptococcus pyogenes* is essential for evasion from neutrophils. *J. Biol. Chem.*, 281, 14215–14223.

Streptococcus mutans の循環器疾患に対する病原因子の解析

仲野和彦，野村良太，大嶋　隆

大阪大学大学院歯学研究科
口腔分子感染制御学講座　小児歯科学教室

　う蝕原性細菌として知られている*Streptococcus mutans*は菌血症や感染性心内膜炎患者の血液より分離されることがある．本研究では，まずS. mutans血液分離株の性状を分析したところ，これらが口腔に広く存在する菌株とは異なる菌体表層抗原を呈していた．また，心内膜炎症例で摘出された心臓弁の分子生物学的解析を行うと，S. mutans新規血清型k型のDNAが高頻度で検出されることが分かった．さらに，血液中での病原性を評価するための動物モデルを確立し，菌体表層のProtein antigen（PA）やその関連抗原が菌血症の持続と関連していることを示した．その後，心臓血管外科手術によって摘出された心臓弁や動脈瘤組織の分析を行うと，S. mutansのDNAが高頻度で検出され，その組織中のS. mutansの血清型を特定すると，口腔における血清型の分布とは著しく異なっていた．以上のことは，S. mutansは菌血症や感染性心内膜炎だけではなく他の循環器疾患にも関与していること，さらにその表層構造物が病原性と関連していることを示唆している．

【キーワード】

Streptococcus mutans，菌血症 bacteremia，感染性心内膜炎 infective endocarditis，心臓弁 heart valve，大動脈瘤 aortic aneurysm

I　はじめに

　*Streptococcus mutans*はう蝕原性細菌として知られており，その病原性に関連する研究が広く行われてきた．一方で，S. mutansは菌血症や感染性心内膜炎患者の血液より分離され，いわゆる病巣感染（focal infection）における病原性に関しても研究がなされてきている．しかし，症例報告などの臨床的な情報も少なく，血液分離株の性状の分析などの基礎的な研究も少ない．

　近年，歯周病が全身疾患と強く関連すること

が明らかにされている．とりわけ，動脈硬化や冠動脈疾患などの循環器疾患との関連性が注目をあび，同病変部組織における歯周病原性細菌の検出や，様々な*in vitro*における病原因子の解析，さらには，動物モデルを用いた研究が行われてきている．しかし，これらの研究において，同じ口腔細菌であるう蝕原性細菌S. mutansに関する検討はなされていない．

　我々は，これまでに血液中におけるS. mutansの病原性を広く検討してきた．さらに近年には，これまでの研究アプローチに加え，医科領域の診療施設と連係して，循環器疾患病変部組織に

おけるS. mutansの病原性を検討する機会を得た．本稿では，最近得られたS. mutansの血液中での病原性に関して，動物モデルでの評価や臨床的な研究結果を中心にまとめた．

II Streptococcus mutansの表層抗原

S. mutansはう蝕の主要な病原細菌として知られており，その菌体表層に存在する様々なタンパク抗原について，その病原性との関連から詳細な分析がなされてきた[1]．S. mutansのう蝕発生の主要な病原性は，粘着性で不溶性のグルカンを合成するグルコシルトランスフェラーゼ（GTF）にある．GTFは菌体に付着した非水溶性グルカンを合成するGTFBと培養上清中に遊離する水溶性グルカンを合成するGTFD，非水溶性グルカンと水溶性グルカンの両方を合成するGTFCから構成される．これらのGTFが同時に活動したときに，非水溶性で粘着性のグルカンが合成され，S. mutansが歯面に付着する足がかりを与える．一方，分子量190kDaの表層タンパク抗原Protein antigen（PA）も，歯面への初期付着に深く関わっている．さらに，4種類のグルカン結合タンパク（GbpA/GbpB/GbpC/GbpD）も主要な表層タンパクとして知られている．GbpAは GTFと相同性が高くスクロース依存性付着に関与し，GbpCはPAと相同性が高いことから，歯面への初期付着に関与すると考えられている．

S. mutansは，ラムノースとグルコースからなる血清型特異多糖抗原の組成によって，c/e/f/kの4つの血清型に分類される．血清型c/e/fの株ではラムノースポリマーからなる主骨格に結合するグルコース側鎖の結合様式の違いによって識別されるが，血清型kにおいては，グルコース側鎖の量が著しく低下しておりラムノース主骨格のみの構造をとると考えられている[2]．一般的に，口腔内のS. mutans株における頻度は，血清型cが約70〜80％，続いてeが約20％

であり，fおよびkはともに5％以下と報告されている[2-4]．

III 菌血症・感染性心内膜炎症例の分析

S. mutans血液分離株と血清型

口腔細菌は，抜菌などの観血的な処置だけではなく，スケーリングなどの処置，さらにはプロービングによってさえも血液中に侵入していくと考えられている[5]．また，ブラッシングやフロッシングなどの口腔清掃行為だけではなく，咀嚼など日常生活においても細菌が血液中に侵入していくとの報告もある．しかし，血液中に侵入した細菌は，一般的には血液中で貪食され病原性を示すことはない．しかし一方で，血液中に長く存在し，病原性を発揮する細菌が存在する．表1にこれまでに報告された血液から分離されたS. mutans株を示す[6-11]．これらの血液分離株と口腔分離株との性状の比較は，S. mutansの血液中での病原因子特定につながる

表1 これまでに報告されているS. mutans血液分離株

株名	血清型	国名	由来*	文献
TW295	k	日本	菌血症	6
TW871	k	日本	IE	6
TW964	f	日本	IE	6
TW1378	e	日本	IE	6
V1〜V18	c	日本	IE	7
MH1〜MH50	e	日本	菌血症	8
SA12	c	フィンランド	IE	9
SA13	c	フィンランド	菌血症	9
SA14	c	フィンランド	IE	9
SA15	e	フィンランド	菌血症	9
SA16	e	フィンランド	IE	9
SA17	c	フィンランド	菌血症	9
SA18	c	フィンランド	IE	9
V403	c	アメリカ	血液	10
NTU-5526	c	台湾	IE	11

*IE感染性心内膜炎（Infective endocarditis）

と考えられる．

これまでに，東京女子医大から供与を受けた血液分離株4株（TW株）の表層構造に関して，詳細な分析を行ってきた[6, 12]．最も特徴的なことは，これらの4株すべての血清型がc型に属さないということである．一般に，日本においても欧米においても血清型cのS. mutansは，口腔分離株の約70～80％を占めている．この4株が血清型cに属さないということは，血清型特異多糖抗原が何らかの病原性に関与していることが想定された．しかし一方で，フィンランドの血液分離株（SA株）を分析すると，7株中5株がc型であり，残り2株がe型と，一般的な口腔における検出頻度と類似していた．また，アメリカや台湾の分離株も共にc型に属し，血清型特異多糖抗原が，血液中における病原性において重要な役割を果たしているとはいえない結果を示している．

S. mutansを分離した菌血症患者の症例

これまでに，S. mutansを原因とする菌血症や感染性心内膜炎に関する症例報告は少ない．図1は，Sjögren症候群を合併する71歳男性において，繰り返し生じた菌血症の症例経過と血液中からS. mutans MH1～50株を分離した時期を示している[8]．この患者は，持続する発熱を主訴として内科を受診し，血液の細菌検査によりS. mutansが検出された．抗生物質投与により寛解はするものの，繰り返し発症し，3度も入院をした．内科的に原因となる感染源が認められなかったことから，3度目の入院に際して，歯科口腔外科を紹介された．口腔内診査では24歯を認め，そのうち15歯が処置歯であり，その大部分に二次う蝕を認めた．また，抜歯を必要とする歯が3本あったため，2回に分けて抜歯が行われた．

この症例で特徴的なことは，口腔からS. mutansを分離することができなかったことである．入院3回目の62日目から80日目まであわ

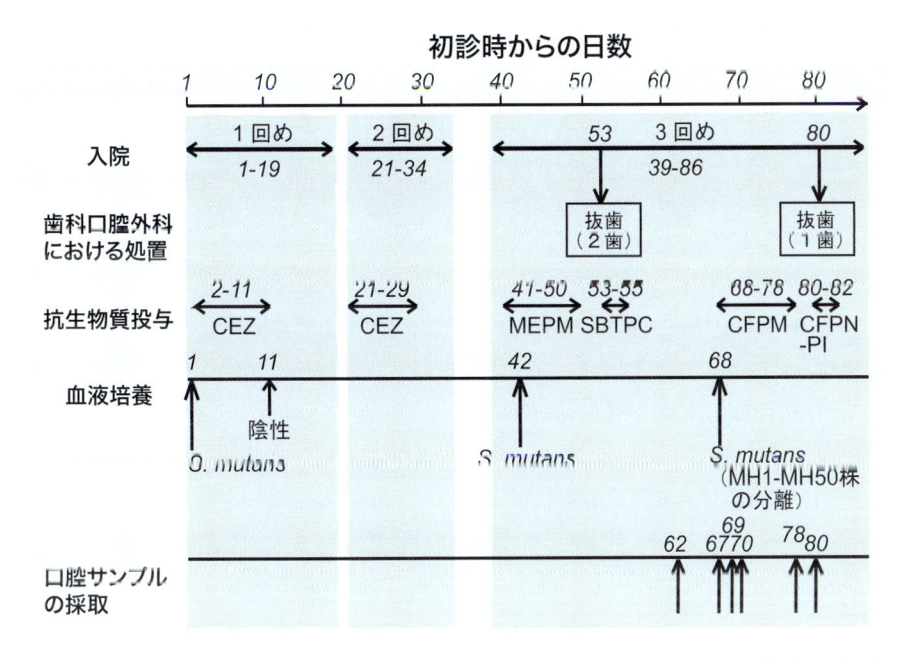

抗生物質：CEZ cefazolin, MEPM meropenam, SBTPC sultamicillin, CFPM defepime, CFPN-PI cefcapene

図1　S. mutansを分離した菌血症患者の症例経過

せて6回プラークを採取し，S. mutans の分離を試みたが，分離することができなかった．このため，分子生物学的手法を用いて，プラーク内に存在する細菌叢の検索を行ったが，3回目の入院の時点では，この患者の口腔内にはS. mutans がほとんど存在していないと考えられた．この症例で持続的にS. mutans による菌血症を生じた理由の説明は難しいが，う蝕病巣の深部に存在するごく少量のS. mutans が原因となっている可能性が考えられた．なお，この患者の血液から分離されたS. mutans 株は，口腔内より分離された標準株よりも多形核白血球による食作用を受けにくいことが明らかにされている．

S. mutans を分離した感染性心内膜炎患者の症例

次に，感染性心内膜炎と診断された61歳男性において，手術の際に摘出した心臓弁からS. mutans を分離した症例を示す[7]．この患者は，この2年前に心臓弁置換術を受けており，内科受診時には高熱が継続しており，血液培養では黄色ブドウ球菌が検出されたため，抗生物質による治療を受けた．脳出血を合併していたため，まずその治療が優先された．心臓血管外科に紹介された際には，経食道エコーによる診査でvegetation 様の病変が認められ，心臓弁置換術が施行されることとなった．この患者は，心臓手術施行前に歯科口腔外科を受診した．その際のレントゲン診査では，20歯が残存し，その14歯は残根状態であり，残存6歯が歯髄に達するう蝕を示していた．口腔清掃の指導を受ける際にデンタルプラークを採取した．S. mutans 株はプラークサンプルおよび弁置換術の際に摘出された人工弁よりそれぞれ分離された．

図2に分離されたS. mutans 株のコロニー形態を示す．プラークからはP1株と同様のコロニー形態を示す50株（P1〜P50株），心臓弁からはV1株と同様のコロニー形態の18株を分離

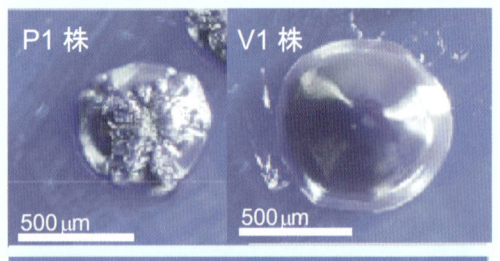

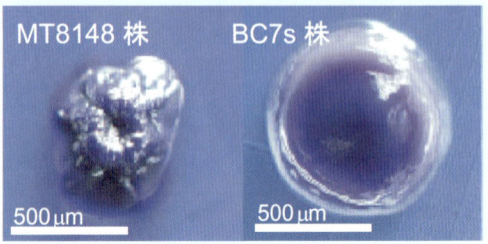

デンタルプラークから分離されたP1株および摘出弁から分離されたV1株と標準株（MT8148株）とそのGTF欠失変異株（BC7s株）

図2　感染性心内膜炎患者より分離されたS. mutans コロニー形態の比較

した（V1〜V18株）．P1株は口腔から分離される典型的なS. mutans のコロニー形態であり，標準株であるMT8148株と類似していた．一方，血液から分離されたV1株はスムーズな形態を呈し，MT8148株において遺伝子操作でGTFを欠失させたBC7s株と類似した形態を示した．実際にV1株のGTFを調べてみると，3種すべてのGTFの発現が認められなかった．一般的に，このようなS. mutans 株が口腔内から検出されることは極めてまれであり，血液中に侵入したあとに形態が変化した可能性と，極めて低い頻度であるがこのような株が口腔内に存在している可能性が示唆された．

感染性心内膜炎症例における摘出弁の分析

表2に本研究で分析した感染性心内膜炎9症例の概要を示す．7症例が亜急性で2症例が急性の心内膜炎症例である．心臓弁置換術の際に摘出された心臓弁から細菌DNAを抽出し，S. mutans 特異プライマーを用いてPCR法を行うと，亜急性の7症例すべてで陽性反応が認めら

表2 分析した心内膜炎症例とS. mutansの検出

症例	年齢	性別	診断*	摘出心臓弁	PCR法によるS. mutansの検出 摘出心臓弁	デンタルプラーク**
1	91	女性	亜急性 IE	僧帽弁（自然弁）	+	NC
2	69	男性	亜急性 IE	大動脈弁（人工弁）	+	+
3	41	男性	亜急性 IE	三尖弁（自然弁）	+	NC
4	60	男性	亜急性 IE	三尖弁（自然弁）	+	+
5	58	男性	亜急性 IE	大動脈弁（自然弁）	+	NC
6	40	男性	亜急性 IE	僧帽弁（自然弁）	+	NC
7	72	男性	亜急性 IE	大動脈弁（自然弁）	+	+
8	46	女性	急性 IE	僧帽弁（自然弁）	−	NC
9	67	女性	急性 IE	大動脈弁（自然弁）	−	NC

*IE 感染性心内膜炎（Infective endocarditis）
**NC サンプルなし

れた．また，そのうち心臓手術前にデンタルプラークを採取できた3症例においてすべてがS. mutans陽性であった．このS. mutans陽性サンプルに対して，血清型k特異プライマーを用いてPCR法で検討すると，大部分のサンプルが陽性反応を示した[13]．このことは，S. mutansによる感染性心内膜炎において，血清型kの株が病原性の発揮に関与している可能性を示唆している．感染性心内膜炎の発症頻度は，欧米では人口100万人あたり年間数症例といわれ，日本における調査でも1施設あたりの年間の報告症例は数症例に過ぎない[14]．このように，症例数を増やして検討していくことは難しいが，今後より多くの症例においてこの分析を継続していきたいと考えている．

IV S. mutansの血液中における病原性の解析

主要な表層タンパク欠失株を用いた分析

S. mutansの血液中での病原性を考えるときに，食作用によって排除されにくい性状を有しているかということが最も重要である．これは，いくら強い病原性を有していても，すぐに排除されてはその病原性の発揮ができないからである．そこで，主要な表層タンパクであるGTF，PAおよびGbpを欠失させた株を作製し[15-17]，ヒト多形核白血球による食作用率を比較した．血液1 mLに5×10^7 CFUの供試菌を加え，37℃で10分間反応させた後ギムザ染色を行い，顕微鏡下で食作用を呈する白血球の割合を求めた．図3に示すように，PAおよびGbpCを欠失させた株が，最も食作用を受けにくい性状を有していることが明らかになった[16,17]．GTFBやGTFC欠失株は野生株と比較し差異は認めなか

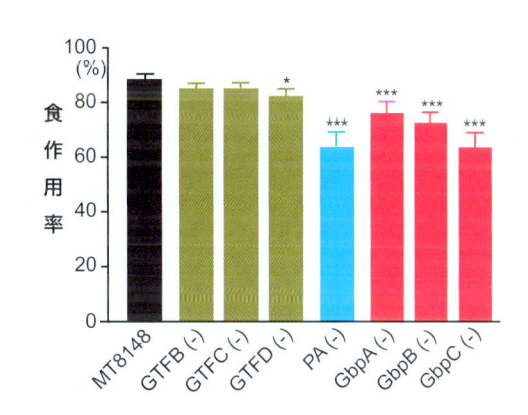

MT8148株との間に有意差あり（FisherのPLSD分析 *$P < 0.05$, ***$P < 0.001$）

図3 S. mutans表層タンパク欠失株のヒト多形核白血球による食作用率の比較

った．そこで，PAおよびGbpC欠失株の病原性をラットによる菌血症モデルを用いて検討した．

6週齢のSprague-Dawley系のspecific pathogen-free（SPF）ラットに，1×10^8 CFU（Colony forming unit；集落形成単位）の菌数のS. mutans菌体を頸静脈より感染させた[16]．血液中の菌数や炎症マーカーを経時的に評価するとともに，体重の変化を計測し，120時間後の屠殺時には脾臓の重量を測定した．24匹のラットを1群8匹ずつに分け，野生株であるMT8148株を感染させる群と，そのPA欠失変異株を感染させる群，およびPBSを投与する群とした．図4Aに血液中の供試菌の菌量の経時的な変化を示す．MT8148株感染群もPA欠失変異株感染群も感染6時間後に最大菌量を示し，その後は減少していった．また，MT8148株が48時間後までしか検出できなかったのに対し，PA欠失株では96時間後まで検出された．図4Bに炎症マーカーである血清シアル酸濃度の経時的変化を示す．菌を感染させた群では，24時間後には有意な値の上昇が認められた．PA欠失株感染群では，その後も上昇し48時間で最大値を示し，その後は減少するものの高い値を示し続けた．一方，野生株の感染群では，48時間で値は減少し，72時間以降はPBS投与群と同程度の値となった．

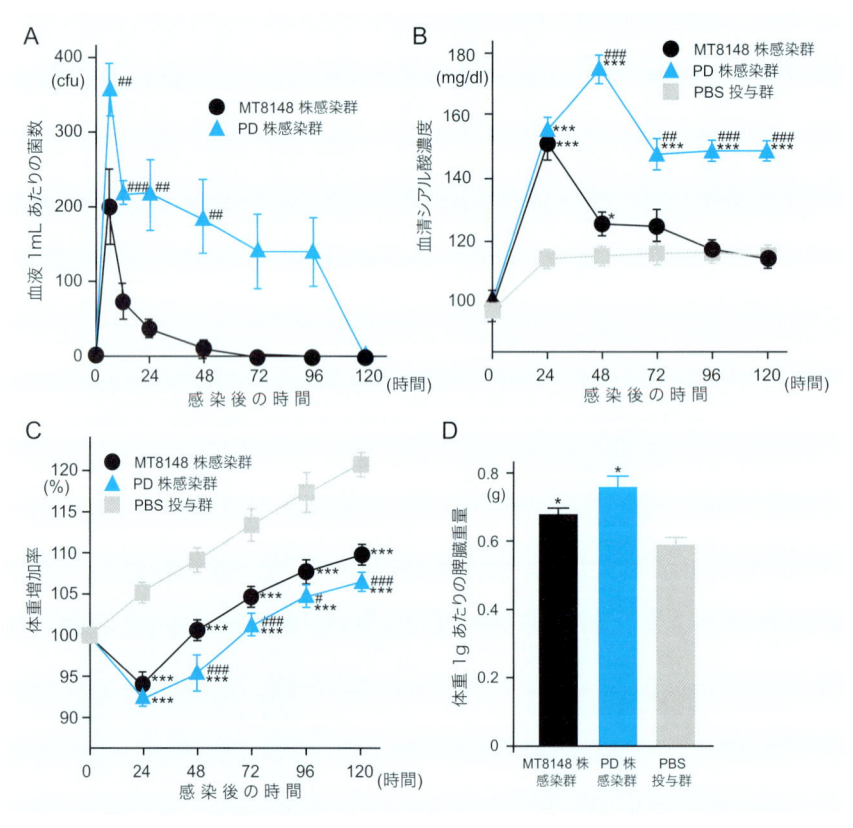

A 血液中の推定菌量の経時的変化
B 血清中の炎症マーカーの経時的変化
C 体重増加率の経時的変化
D 屠殺時の体重1gあたりの脾臓重量
PBS投与群との間に有意差あり（*$P<0.05$, **$P<0.01$, ***$P<0.001$）
MT8148株感染群との間に有意差あり（#$P<0.05$, ##$P<0.01$, ###$P<0.001$）
（FisherのPLSD分析）

図4　ラット菌血症モデルにおけるS. mutans感染後の評価

これらのことは，PA欠失株感染群では，菌が血液中に長期間存在することで持続的な炎症を誘発したことを示している．図4Cには全身状態の評価の1つとしての体重の経時的な変化を示す．PBS投与群では24時間ごとの測定で約4％ずつの体重の増加が認められた．一方で，菌を感染させた群では，24時間後には約6〜8％減少し，その後は増加に転じるものの，その増加率はPBS投与群よりも低い値を示した．菌を感染させた2群を比較すると，PA欠失株感染群の方が野生株感染群よりも体重増加率は低かった．図4Dに屠殺時の脾臓重量を示す．菌を感染させた群ではPBS投与群よりも有意に高い重量を示した．菌を感染させた2群の間では，PA欠失株感染群の方が野生株感染群よりも値は大きいものの，有意差は生じていなかった．以上のことから，PA欠失株感染群では，持続的な菌血症によって，より重篤な全身性の炎症状態を誘発していることが示唆された．PAと相同性の高いGbpCを欠失させた株を感染させた動物においても同様の結果が示された[18]．

レンサの長さと貪食作用・血小板凝集能

Biofilm regulatory protein A（BrpA）は，バイオフィルムの形成の制御に関わるタンパクで，その欠失によって長いレンサを形成することや，この欠失株を試験管で培養すると，レンサが絡まることで底に沈殿を生じることが明らかになっている[19]．このBrpAタンパクの欠失株を作製し，ヒト多形核白血球による食作用を検討してみると，PAやGbpCと同様に食作用を受けにくいことが明らかになった[20]．一方，このBrpA欠失株を超音波処理しレンサを断片化すると，食作用率は上昇し，長いレンサの形成が食作用率の低下の一因であることが示唆された．

S. mutansは，心臓血管系の病変を形成する上で重要な病原因子の1つである血小板凝集能を有していることが知られている[11]．BrpA欠失株で血小板凝集能を調べると，野生株と比べて有意に高い凝集能を示した．一方で，超音波処理したBrpA欠失株では，その傾向を示さなかった．このことはBrpAタンパクをはじめレンサの長さの増大に関連するタンパクが，その高い血小板凝集能のために，心臓血管系での病原性を増加させる可能性があることを示唆しており，今後注目していきたいと考えている．

コラーゲン結合タンパクと心内膜への付着

心内膜炎を発症する上で，心内膜・弁膜への付着能は重要な病原因子と考えられる．S. mutansにおいてもコラーゲン結合タンパクを保有することが報告されている．その中でCnmタンパクは，それをコードする遺伝子がクローニングされその配列が明らかになっている[21]．多数のS. mutans臨床分離株を用いて，cnm遺伝子の存在を検討すると，約2割の臨床分離株においてその遺伝子を保有していた[9]．興味深いことは，その検出率を血清型別にみると，c型では7％，e型3.2％であったのに対し，f型で81.3％，k型で41.9％であり，血清型間での偏りがあることであり，口腔であまり検出されないf型やk型という血清型の株において，保有率が高いことは非常に興味深いと思われる．最近，Multilocus sequence typing法を用いてS. mutans臨床分離株102株の系統樹の作製を行った（図5）[9]．この系統樹上では，血液分離株は分散して存在している傾向にあるが，cnm遺伝子保有株は，あるクラスターに局在する傾向にあり，血液中での病原性との関連を明らかにする必要があると考えている．

V　心臓弁・動脈瘤組織における分析

心臓弁・動脈瘤組織におけるS. mutansの検出

近年，循環器疾患病変部組織において，数種の歯周病原性細菌の検出が報告され，その関連

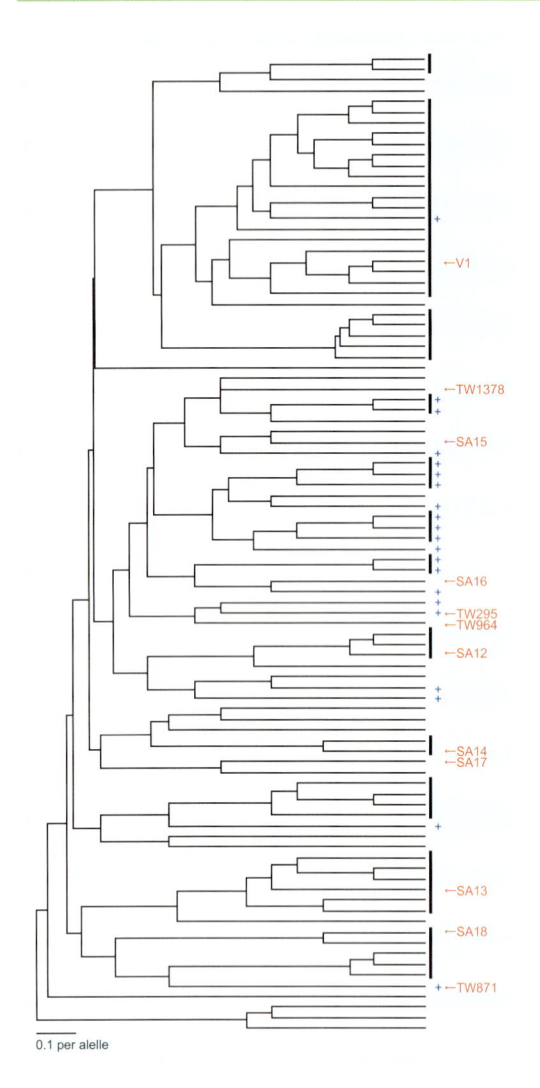

太線はclonal complex group．矢印は各血液分離株の位置．＋はcnm保有株の位置を示す．
図5　MLST法を用いて作製した系統樹上のS. mutans血液分離株およびcnm遺伝子保有株の分布

が注目されている．本研究では，歯周病原性細菌に加え口腔レンサ球菌に関しても，循環器病巣部における存在を分析した[22]．分析には，2004年12月から2006年8月にかけて施行された開胸術の際に摘出された心臓弁組織52検体および動脈瘤組織50検体を用いた（図6A）．これらの組織は，大動脈弁閉鎖不全症・大動脈弁狭窄症・僧帽弁閉鎖不全症・僧帽弁狭窄症・三尖弁閉鎖不全症・三尖弁狭窄症の診断のもと心臓弁摘出手術を受けた49歳から87歳までの男性36人，女性16人と，胸部大動脈瘤・腹部大動脈瘤の診断のもと動脈瘤摘出術を受けた56歳から82歳までの男性37人，女性13人とから採取した．また，これらの患者のうち41人からは，術前に歯科口腔外科にてデンタルプラークを採取した．各組織から細菌DNAを抽出し，口腔レンサ球菌6菌種（S. mutans, S. sobrinus, S. salivarius, S. sanguinis, S. oralis, S. gordonii）および歯周病原性細菌6菌種（Porphyromonas gingivalis, Prevotella intermedia, Treponema denticola, Tannerella forsythia, Aggregatibacter（以前はActinobacillus）actinomycetemcomitans, Campyrobacter rectus）に対する特異プライマーを用いたPCR法にて，組織中におけるこれらの菌種の存在を検討した．図6Bに示すように，S. mutansが心臓血管検体の約65％で検出され，検討したすべての細菌種の中で最も高頻度であった．続いて歯周病原性細菌であるA. actinomycetemcomitansが約45％程度の検出率であった．また，S. sanguinisやT. denticolaは，約25％の組織から検出された．その他の菌種は極めて低い検出率を示した．

心臓血管組織におけるS. mutansの血清型

循環器疾患病変部においてS. mutansが高頻度で検出されたことから，血清型c/e/f/kそれぞれに対する特異プライマーを用いて，S. mutans陽性検体においてその血清型を検討することとした[23]．その結果，心臓血管検体におけるS. mutansの血清型はc型以外のe/f/k型が合計で約65％を占め，従来の口腔における分布頻度と全く異なっていた．さらに，心臓血管手術を受けた患者のデンタルプラーク中に含まれるS. mutansの血清型を検討すると，血清型c型以外が約65％を占め，健常人の口腔における血清型分布と著しく異なっていた．また，心臓血管病巣およびその患者プラークにおいては，血清型分類不能な検体が約15％存在していた．

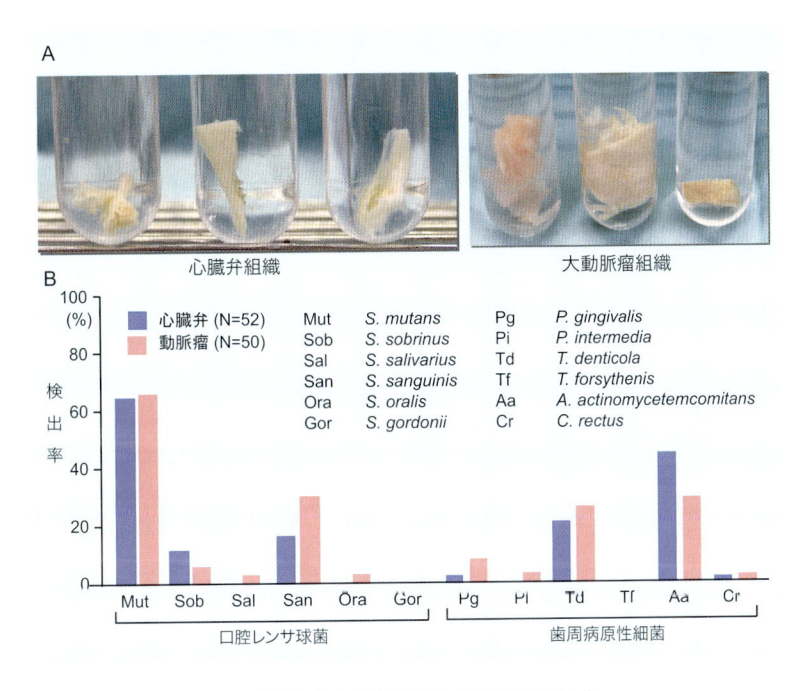

A 分析した心臓弁組織および動脈瘤組織
B 各種口腔細菌の検出頻度
図6 心臓血管病変部組織における口腔細菌の検出

以上のことは，血清型c以外のS. mutans株は，健常人の口腔での分布は低いものの，心臓血管疾患患者口腔および病変部組織での検出頻度が高く，心臓血管系の疾患の発症に関わっている可能性を示唆している．

VI おわりに

本稿では，S. mutansの血液中での病原性に関して，最近得られた臨床的な知見を中心にまとめた．S. mutans UA159株はオクラホマ大学を中心としたグループのゲノムプロジェクトが終了し，約200万塩基にもおよぶ全遺伝子配列が決定している．また，う蝕に関して長年行われてきた研究成果により，S. mutansの病原因子に関する情報は極めて豊富である．ただ，S. mutansが歯面でデンタルプラークを形成することと，心臓弁における疣贅の形成や血管壁で粥状斑の形成は，現象としては類似点のあるものの，病原性を発揮する場所が，歯面という硬組織と心臓弁や血管壁といった軟組織という明らかな差異がある．また，S. mutansがGTFからグルカンを合成するときに代謝するのはスクロースであるが，通常血液中に存在するのはグルコースである．このように，様々な観点からの検討は必要であろうが，口腔細菌と循環器疾患との関連を考える際に，嫌気性菌である歯周病原性細菌よりも，血液中の酸素分圧に耐えることができると思われるS. mutansの方が，病原性を発揮するうえで有利であろうと思われる．今後は，S. mutansの循環器疾患との関わりを，動物モデルやヒト組織を用いて詳細に検討していきたいと考えている．

謝辞

本研究を行うにあたりご協力いただきました大阪大学大学院歯学研究科先端機器情報学教室天野敦雄教授，稲葉裕明博士，および大阪労災

病院心臓血管外科 谷口和博部長，歯科口腔外科 吉岡秀郎部長および両科のスタッフの先生方，市立伊丹病院歯科口腔外科 藤本耕二部長，濱田正和博士ならびに東京大学医科学研究所感染症国際研究センター細菌学分野 中川一路准教授に深謝します．

本研究は21世紀COEプログラム「フロンティアバイオデンティストリーの創生」および文部科学省科学研究費補助金基盤研究A（#19209063），基盤研究B（#16390605），若手研究A（#18689050），若手研究B（#19791572），萌芽研究（#17659647，#19659538）により行われた．

文　献

1) Kuramitsu, H.K. (1993): Virulence factors of mutans streptococci: role of molecular genetics. *Crit. Rev. Oral Biol. Med.*, 4, 159-176.
2) Nakano, K., Nomura, R., Nakagawa, I., Hamada, S. and Ooshima, T. (2004): Demonstration of *Streptococcus mutans* with a cell wall polysaccharide specific to a new serotype, *k*, in the human oral cavity. *J. Clin. Microbiol.*, 42, 198-202.
3) Nakano, K., Nomura, R., Shimizu, N., Nakagawa, I., Hamada, S. and Ooshima T. (2004): Development of a PCR method for rapid identification of new *Streptococcus mutans* serotype *k* strains. *J. Clin. Microbiol.*, 42, 4925-4930.
4) Shibata, Y., Ozaki, K., Seki, M., Kawato, T., Tanaka, H., Nakano, Y. and Yamashita, Y. (2003): Analysis of loci required for determination of serotype antigenicity in *Streptococcus mutans* and its clinical utilization. *J. Clin. Microbiol.*, 41, 4107-4112.
5) Seymour, R.A., Lowry, R., Whitworth, J.M. and Martin, M.V. (2000): Infective endocarditis, dentistry and antibiotic prophylaxis; time for a rethink? *Br. Dent. J.*, 189, 610-616.
6) Fujiwara, T., Nakano, K., Kawaguchi, M., Ooshima, T., Sobue, S., Kawabata, S., Nakagawa I. and Hamada, S. (2001): Biochemical and genetic characterization of serologically untypable *Streptococcus mutans* strains isolated from patients with bacteremia. *Eur. J. Oral Sci.*, 109, 330-334.
7) Nomura, R., Nakano, K., Nemoto, H., Fujita, K., Inagaki, S., Takahashi, T., Taniguchi, K., Takeda, M., Yoshioka, H., Amano, A. and Ooshima, T. (2006): Isolation and characterization of *Streptococcus mutans* in heart valve and dental plaque specimens from a patient with infective endocarditis. *J. Med. Microbiol.*, 55, 1135-1140.
8) Nomura, R., Hamada, M., Nakano, K., Nemoto, H., Fujimoto, K. and Ooshima T. (2007): Repeated bacteremia caused by *Streptococcus mutans* in a patient with Sjögren's syndrome. *J. Med. Microbiol.*, 56, 988-992.
9) Nakano, K., Lapirattanakul, J., Nomura, R., Nemoto, H., Alaluusua, S., Grönroos, L., Vaara, M., Hamada, S., Ooshima, T. and Nakagawa, I. (2007): *Streptococcus mutans* clonal variation revealed by multilocus sequence typing. *J. Clin. Microbiol.*, 45, 2616-2625.
10) Munro, C.L. and Macrina, F.L. (1993): Sucrose-derived exopolysaccharides of *Streptococcus mutans* V403 contribute to infectivity in endocarditis. *Mol. Microbiol.*, 8, 133-142.
11) Chia, J.S., Lin, Y.L., Lien, H.T. and Chen, J.Y. (2004): Platelet aggregation induced by serotype polysaccharides from *Streptococcus mutans*. *Infect. Immun.*, 72, 2605-2617.
12) Nakano, K., Matsumura, M., Kawaguchi, M., Fujiwara, T., Sobue, S., Nakagawa, I., Hamada. S. and Ooshima, T. (2002): Attenuation of glucan-binding protein C reduces the cariogenicity of *Streptococcus mutans*: Analysis of strains isolated from human blood. *J. Dent. Res.*, 81, 376-379.
13) Nakano, K., Nomura, R., Nemoto, H., Mukai, T., Yoshioka, H., Shudo, Y., Hata, H., Toda, K., Taniguchi, K., Amano, A. and Ooshima, T. (2007): Detection of novel serotype *k Streptococcus mutans* in infective endocarditis patients. *J. Med. Microbiol.*, 56, 1413-1415.
14) Niwa, M., Nakazawa, M., Tateno, S., Yoshinaga, M. and Terai, M. (2005): Infective endocarditis in congenital heart disease: Japanese national collaboration study. *Heart*, 91, 795-800.
15) Ooshima, T., Matsumura, M., Hoshino, T., Kawabata, S., Sobue, S. and Fujiwara, T. (2001): Contributions of three glucosyltransferases to sucrose-dependent adherence of *Streptococcus mutans*. *J. Dent. Res.*, 80, 1672-1677.
16) Nakano, K., Tsuji, M., Nishimura, K., Nomura, R. and Ooshima, T. (2006): Contribution of cell surface protein antigen PAc of *Streptococcus mutans* to bacteremia. *Microbes Infect.*, 8, 114-121.
17) Fujita, K., Matsumoto-Nakano, M., Inagaki, S. and Ooshima, T. (2007): Biological functions of glucan-binding protein B in *Streptococcus mutans*. *Oral Microbiol. Immunol.*, 22, 289-292.

18) Nomura, R., Nakano, K. and Ooshima, T. (2004): Contribution of glucan-binding protein C of *Streptococcus mutans* to bacteremia occurrence. *Arch. Oral Biol.*, 49, 783-788.

19) Wen, Z.T. and Burne, R.A. (2002): Functional genomics approach to identifying genes required for biofilm development by *Streptococcus mutans*. *Appl. Environ. Microbiol.*, 68, 1196-1203.

20) Nakano, K., Fujita, K., Nomura, R., Nishimura, K. and Ooshima, T. (2005): Contribution of biofilm regulatory protein A of *Streptococcus mutans*, to systemic virulence. *Microbes Infect.*, 7, 1246-1255.

21) Sato Y., Okamoto, K., Kagami, A., Yamamoto, Y., Igarashi, T. and Kizaki, H. (2004): *Streptococcus mutans* strains harboring collagen-binding adhesin. *J. Dent. Res.*, 83, 534-539.

22) Nakano, K., Inaba, H., Nomura, R., Nemoto, H., Takeda, M., Yoshioka, H., Matsue, H., Takahashi, T., Taniguchi, K., Amano, A. and Ooshima, T. (2006): Detection of cariogenic *Streptococcus mutans* in extirpated heart valve and atheromatous plaque specimens. *J. Clin. Microbiol.*, 44, 3313-3317.

23) Nakano, K., Nemoto, H., Nomura, R., Homma, H., Yoshioka, H., Shudo, Y., Hata, H, Toda, K., Taniguchi, K., Amano, A. and Ooshima, T. (2007): Serotype distribution of *Streptococcus mutans*, a pathogen of dental caries, in cardiovascular specimens from Japanese patients. *J. Med. Microbiol.*, 56, 551-556.

口腔粘膜の感染

由良義明，有本絵美子，桂　智子，岩井聡一

大阪大学大学院歯学研究科
顎口腔病因病態制御学講座　口腔外科学第二教室

炎症性歯周疾患の原因は細菌であるが，最近，サイトメガロウイルスやEpstein-Barr（EB）ウイルスといったヘルペスウイルス科のウイルスが歯周病に関与することが報告されている．また，頻度の高い単純ヘルペスウイルス1型（herpes simplex virus type 1; HSV-1）によるヘルペス性歯肉口内炎では，細菌感染に起因する炎症によって病変の増悪をみることもある．そのため，歯肉を含む口腔粘膜の病変では，細菌とウイルスの重感染を念頭におく視点も必要である．炎症にともなって発生する活性酸素がHSV-1感染による小水疱形成や治癒経過にどのような影響を及ぼすかは興味深いところである．一方，病原性微生物であるHSV-1を変異させたのち人為的に感染させる試みも進められている．口腔扁平苔癬は原因を特定できない代表的な口腔粘膜疾患である．その病因として，歯科金属，薬剤，自己免疫疾患などに加えてC型肝炎ウイルスの関与が挙げられている．このような自己免疫疾患あるいはアレルギー性の口腔粘膜疾患の形成や増悪にかかわる因子として，ウイルスに着目した研究の進展が望まれる．

【キーワード】

感染 infection，口腔粘膜 oral mucosa，ウイルス virus

I　はじめに

口腔は細菌，ウイルス，真菌の侵入門戸であり，歯肉をはじめとする口腔粘膜の病変形成に病原性微生物が果たす役割は大きい．実際，原因不明の口腔粘膜疾患の中には肉芽腫性口唇炎のように歯肉炎や扁桃腺炎の治療が有効で，病巣感染の関与が指摘されているものもある．また，多形滲出性紅斑は単純ヘルペスウイルス1型（herpes simplex virus type 1; HSV-1）感染症後に発症することが多く，口腔扁平苔癬ではC型肝炎ウイルスの関与が知られている．最近ではサイトメガロウイルス，Epstein-Barr（EB）ウイルスといったヘルペスウイルス科のウイルスが歯周病に関与するとの報告もみられる[1]．このように，口腔粘膜疾患の発症メカニズムに，口腔を通じて感染するウイルスがどのように関与するか興味をもたれるようになっている．今回，口腔領域で頻度が高いヘルペス性歯肉口内炎に対する口腔環境因子としての活性酸素の影響，口腔癌に変異HSV-1を人為的に感染させる腫瘍融解性ウイルス療法，原因の特定が困難で頻度の高い口腔粘膜疾患として口腔扁平苔癬の病因解明に対する取組みについて紹

介したい.

Ⅱ HSV-1の口腔粘膜上皮細胞に対する感染と活性酸素

　口腔領域で高頻度にみられるHSV-1感染症のヘルペス性歯肉口内炎では，上皮細胞の変性に加えて炎症性細胞浸潤がみられる（図1）．HSV-1感染にともなう炎症性細胞浸潤は皮膚でも明らかにされている[2]．また，口腔粘膜では細菌感染症や物理的要因に起因する炎症によってHSV-1感染病変の増悪をみることも多い．これら炎症で浸潤する細胞の中で多形核白血球やマクロファージは，superoxide anion（$O_2^{\cdot-}$），hydroxyl radical（$HO^{\cdot}$）や過酸化水素（H_2O_2）などの活性酸素を産生して抗菌作用を発揮するとともに組織傷害を引き起こすとされている[3]．一方，歯科臨床においては，審美的治療に高濃度のH_2O_2が用いられることも多い．したがって，口腔粘膜におけるHSV-1感染細胞は，これら炎症にともなって発生する活性酸素や外部から口腔内へもち込まれる活性酸素に曝される状況下にある．そこで，口腔におけるウイルス感染が酸化ストレスによってどのような修飾を受けるのかを明らかにするため，活性酸素としてH_2O_2を用いて，HSV-1感染，とりわけウイルス放出過程に及ぼす影響について検討を行った．

H_2O_2によるウイルス放出の促進

　もしH_2O_2がウイルス放出に影響するならば，H_2O_2処理によってHSV-1感染細胞から培養液中に放出される感染性ウイルス量に変化をきたすはずである．HSV-1の野生型であるKOS株を口腔扁平上皮癌FI細胞に感染し，その18時間後からH_2O_2処理を行い，ウイルス放出を検討したところ，H_2O_2を0.5mM以上の濃度で2時間処理すると培養液中のウイルス量は増加した．一方，培養系全体としてのウイルス量は明らかな変化を示さなかった．そのため，H_2O_2は細胞外へのウイルスの放出を促進する働きがあると考えられた．

H_2O_2による［Ca^{2+}］iの上昇

　活性酸素のセカンドメッセンジャーとして細胞内カルシウムシグナル伝達系が活性化されること，HSV-1感染がこのシグナル系を活性化することが知られている[4]．HSV-1 KOSを感染させた細胞をH_2O_2で処理したところ，二峰性の［Ca^{2+}］i上昇がみられた．そして，Ca^{2+}キレーターであるBAPTA，quin-2，EGTAで前処理しておくと，この上昇が抑制されることから，H_2O_2が細胞内Ca^{2+}プールからのCa^{2+}の放出と細胞外からのCa^{2+}の流入を促進することが明らかとなった．さらに，これらCa^{2+}キレーターによる前処理でH_2O_2による細胞外ウ

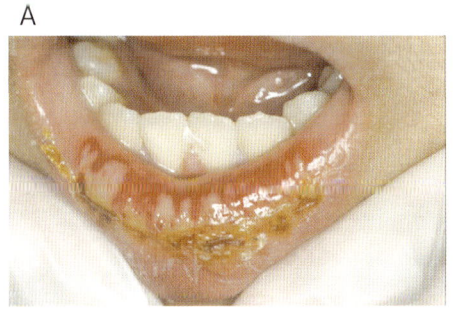

A　下唇は全体に発赤し，びらん，潰瘍を認める．
B　ヘルペス性歯肉口内炎の歯肉組織の病理組織像（H-E染色）．上皮層の水腫様変性と炎症性細胞浸潤を認める．

図1　ヘルペス性歯肉口内炎の臨床像と組織像

イルス量の増加が抑制されるため，ウイルス放出にはH₂O₂処理後の［Ca²⁺］i上昇が必要と考えられた[5,6]．

H₂O₂による細胞膜の破綻

HSV-1 KOSを感染させ20時間後の細胞を電子顕微鏡で観察すると，核は円形を呈し，核内には多数のヌクレオカプシド，細胞質には様々なdensityをもったウイルスが認められた．隣接する細胞との細胞間隙は密であった．これに対して，HSV-1感染18時間後から2時間1mM H₂O₂で処理した細胞では，細胞間隙の拡大，細胞膜の突出，断裂ならびに細胞内容物の漏出，ウイルス粒子の漏出が認められた（図2）．

このような形態変化はアポトーシス，オンコーシスに至る変化とは異なっており[7]，細胞膜損傷によるユニークな細胞死を示すものと考えられた（図3）．ただ，アポトーシスやオンコ

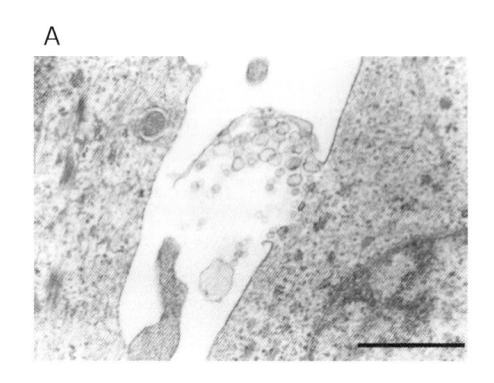

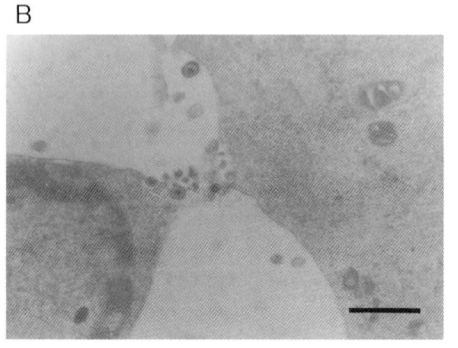

A　口腔扁平上皮癌細胞に野生型HSV-1 KOSを感染させ，18時間後より1mM H₂O₂で2時間処理し電子顕微鏡にて観察した．細胞表面において，細胞膜の突出，断裂ならびに細胞内容物の漏出を認める．
B　同様の処理をした感染細胞の表面で，ウイルス粒子が漏出する像を認める．バーは，1μmを示す．
図2　HSV-1感染上皮細胞の電子顕微鏡像

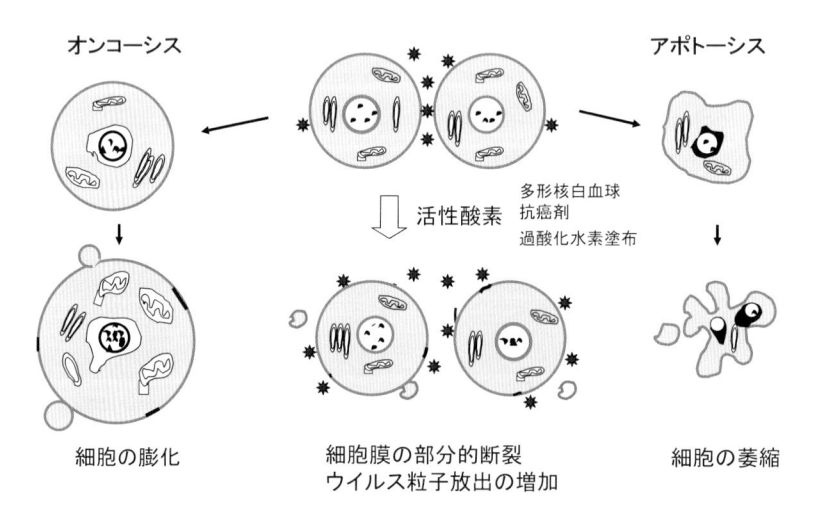

細胞死の形態として，細胞の萎縮をともなうアポトーシスと細胞の膨化をきたすオンコーシスがある．HSV-1KOSを感染した細胞が多形核白血球，抗癌剤，過酸化水素塗布などによって活性酸素に曝された場合，［Ca²⁺］iの上昇に続いて細胞形態の変化，細胞膜の断裂を伴う細胞死を生じる．核構造は保存されるが，細胞膜の変化がウイルス放出の増大に重要な役割を果たすと考えられる．
図3　活性酸素によってHSV-1感染細胞で起こる細胞傷害

ーシスもやがてネクローシスとしての細胞死形態をとるとされており，H_2O_2による細胞死も最終的にはネクローシスへ移行するものと思われる．

以上の研究から，HSV-1感染上皮細胞においてH_2O_2が［Ca^{2+}］iの上昇を介して細胞間の接着を阻害し，細胞膜の局所的な破壊，細胞外へのウイルス放出を促進すると考えられた．臨床的な観点から考察すると，感染局所で産生されたり歯科診療の過程で用いられる活性酸素は，病変部でのウイルス放出を促進し，水疱性病変の増大や，その破裂による潰瘍面でのウイルス量を増加させ，HSV-1感染の拡大に貢献するといえる[6]．

Ⅲ 複製可能型変異HSV-1を用いた口腔癌治療

口腔癌の進展例や再発例では，広範囲な切除によって顎口腔の審美性や機能性に重度の後遺症をもたらすことが大きな問題となっている．そのため，新規治療法の開発が待たれている．

ウイルスを用いた癌治療では，複製可能型ウイルスによる治療が注目されている[8]．これは変異型アデノウイルス，変異型HSV-1などを感染させ，その細胞変性効果で腫瘍を融解するものである．通常は直接腫瘍内に投与するため，体表面からアプローチできる口腔癌はこの治療法に適した腫瘍といえる．複製可能型変異HSV-1として神経毒性遺伝子$\gamma_1 34.5$など欠失したウイルスベクターが開発されているが[9,10]，腫瘍を十分退縮させるには至らず，化学療法や放射線療法との併用が必要とされている[11]．

ヘキサメチレンビスアセトアミド（hexamethylene bisacetamide；HMBA）は白血病細胞の腫瘍原性を喪失させる分化誘導剤で，口腔発癌モデルでは腫瘍形成を阻害することが報告されている[12,13]．さらに，HSV-1の複製を促進することも明らかにされている[14]．そこで，HMBAがHSV-1感染を増強する作用を通じて抗腫瘍効果を発揮する可能性について検討を行った．

HMBAによる変異型HSV-1産生量の増加

腫瘍融解性ウイルス療法に用いたHSV-1のR849株は$\gamma_1 34.5$遺伝子を欠失し，この部位にLacZ遺伝子が挿入された変異型HSV-1である．口腔扁平上皮癌FI細胞に感染しHMBA処理を行うことでウイルス量は増加した．感染多重度（MOI）0.001では，5 mMのHMBAが存在することで10^4以上の増加がみられた（図4）．さらに，FI細胞にR849を感染し，HMBA存在下に培養すると，HSV-1の前初期遺伝子であるICP0，ICP4のmRNAレベルが上昇しており，HMBAは感染サイクルの早期から遺伝子発現に影響を及ぼすことが明らかとなった．

HMBAによる変異HSV-1の抗腫瘍効果の増大

ヌードマウスにFI培養細胞を接種して形成された腫瘍に対するR849およびHMBAの抗腫瘍効果について検討を行った．非処理対照群，HMBA腫瘍内投与群，HMBA腹腔内投与群，R849腫瘍内投与群，R849腫瘍内投与とHMBA腫瘍内投与群，R849腫瘍内投与とHMBA腹腔内投与群における腫瘍体積を経時的に測定した．その結果，対照群とHMBAだけを投与した群

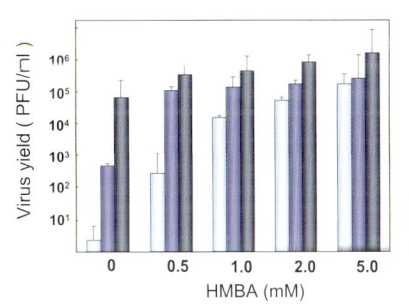

口腔扁平上皮癌細胞に変異型HSV-1 R849を感染多重度（MOI）0.001〜0.1で感染させ，HMBAの濃度を0.5〜5 mMの範囲で設定して96時間培養し，ウイルス産生量を測定した．HMBAによるウイルス産生量の増加は，低いMOIで感染させるほど顕著に認められた．

図4 HMBAによる変異型HSV-1産生量の増加

では腫瘍は急速に増大したが，R849を投与したものでは増大が強く抑制された．とりわけ，HMBAを腹腔内投与で併用した群では腫瘍の再増殖もみられなかった（図5）．

また，R849を投与した群では，生存率が対照と比較して有意に延長した．R849を投与したのち120日まで観察すると，R849に腹腔内HMBA投与を併用した群ではすべてのヌードマウスが生存しており，生存率が最も延長した．

HMBAの安全性

R849を投与したマウスの各種組織と臓器におけるウイルスDNAの存在をPCRで検出した．HMBA併用の有無にかかわらず，腫瘍局所と三叉神経節でR849のDNAが検出されたが，脳，肺，肝臓，腎臓では検出されず，これらの臓器にウイルス感染が波及することのないことが確認された．また，R849にHMBA腹腔内投与を併用した動物の三叉神経節につき120日後にPCRを行ったが，ウイルスDNAは検出されず，HMBAが潜伏感染を成立させることもなかった．

以上より，HMBAは培養癌細胞ならびに移植腫瘍においてもR849の腫瘍融解作用を高めて強い抗腫瘍効果を発揮するが，正常臓器へ感染を拡大する働きはないと考えられた．したがって，HMBAは口腔癌に対して複製可能型変異HSV-1を用いた腫瘍融解性ウイルス療法を行う上で有用な併用薬として期待できる[15]．

IV　口腔扁平苔癬の臨床的ならびに病理組織学的検討

口腔扁平苔癬は頬粘膜に好発する発赤を伴った網状あるいは線状の白色病変を特徴とする慢性の炎症性粘膜疾患である[16]．本疾患の病因として，ストレス，遺伝的背景，歯科材料，薬剤，自己免疫疾患に加えて感染が挙げられている．歯科金属については最もよく研究されており，皮膚パッチテスト陽性の場合，金属除去によって症状の改善がみられる症例もあることから，金属との関連性が指摘されている．なかでも，アマルガムに関する報告が多い[17]．しかし，各種金属修復物と病変の近接関係に着目した報告はほとんどみられない．そこで，口腔扁平苔癬における金属修復物と病変の位置関係ならびに金属修復物と近接する病変の病理組織学的特徴

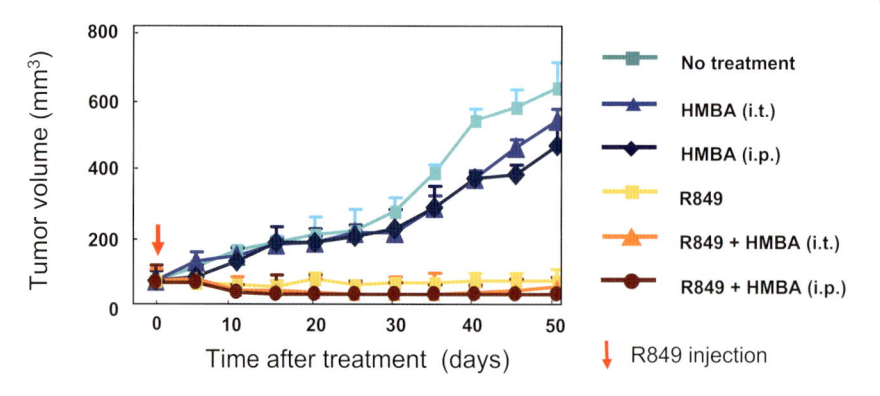

口腔扁平上皮癌細胞を接種した担癌ヌードマウスを用いて，6実験群を作成した．すなわち，非処理対照群（No treatment），HMBA腫瘍内投与（HMBA（i.t.）），HMBA腹腔内投与（HMBA（i.p.）），R849腫瘍内投与群（R849），R849腫瘍内投与及びHMBA腫瘍内投与群（R849 + HMBA（i.t.）），R849腫瘍内投与及びHMBA腹腔内投与群（R849 + HMBA（i.p.））とした．対照群とHMBAのみを投与した群では腫瘍は急速に増大した．R849を投与したすべての群で強い抑制効果がみられたが，HMBAを腫瘍内および腹腔内投与したものでは腫瘍の退縮はより顕著で，HMBA腹腔内併用群では腫瘍の再増殖もみられなかった．

図5　HMBA併用による抗腫瘍効果の増強

につき検討を行った.

口腔扁平苔癬病変の臨床病型と好発部位

対象は病理組織学的に扁平苔癬と診断された21例および臨床的に扁平苔癬と診断した18例の計39例である. 病型分類は丘状, 網状, 斑状を含む白色型と萎縮, 潰瘍, 水疱型を含む赤色型に大別した. 男女比はほぼ1：3であった. 年齢は24歳から75歳に及び, 女性では50〜60歳代で66％を占めていた.

臨床病型は両側性に頬粘膜で発症するものは2倍の頻度で白色型であった. 発症部位では頬粘膜が最も多く53％を占め, ついで歯肉で高頻度に認められた.

HCVと口腔扁平苔癬との関連では, わが国を始めスペイン, イタリアでは9〜44％と高いHCV陽性率を示しているのに対して, 英国やネパールでは関連性はみられていない[18]. 今回の症例では既往歴に2名が肝炎ウイルスの既往を認めた. 合併症としては高血圧症が10例, 糖尿病が4例, 消化器潰瘍2例, 肝疾患はB型肝炎とC型肝炎が各1例であった. 薬物アレルギーは6例でみられた. 金属アレルギーの既往歴を有するものはなく, 4例のうち1例が陽性を示した.

金属修復物と口腔扁平苔癬病変の関連性

本研究の口腔扁平苔癬患者39例はすべて何らかの金属修復物を有していた. これらを重複例も含めてアマルガム, インレー, クラウンを装着したグループに分け, そのグループにおける金属近接病変を有する症例の割合を求めた結果, アマルガム充填者の87.5％, インレー装着者の37.5％, クラウン装着者の80.6％で近接病変を認めた (表1). さらに, 金属修復物の病変形成への関与を知るため, 金属で修復を受けた患者の口腔内に存在する総病変に対するこの金属に近接した病変数の割合を求めた. アマルガム充填患者が有する病変を対象とした場合, アマルガムに近接した病変は82.6％であった. インレー装着患者で22.5％, クラウン装着患者で56.5％であった (表1). したがって, アマルガムはクラウンよりも粘膜と近接することで扁平苔癬病変を誘導し易いものと考えられた. インレーでは直接粘膜と接触する機会は少なく, 金属と広範囲で近接することが発症のために重要と思われる.

金属修復物関連病変におけるspongiosisの出現

過去に報告された金属修復物除去で症状の改善をみた症例では, 口腔扁平苔癬の病理組織学的特徴である角化異常, 上皮下の帯状リンパ球浸潤, 鋸歯状上皮脚, 基底細胞の融解に加えてspongiosisを認めている[19]. この変化は海綿状態と呼ばれるもので, アレルギー性接触皮膚炎の特徴で, パッチテスト時にみられる. 金属に対する粘膜局所的アレルギー反応が病因である場合には, 同様の病理組織学的変化を示すものと考えられる. 病理組織検査の結果, 金属修復物と近接した病変の基底細胞で明らかなspon-

表1　金属修復物と病変との関連性

アマルガム	アマルガムと近接する病変保有患者数(14) / アマルガム充填者数(16) = 87.5％ アマルガムと近接する病変数(19) / アマルガム充填者の総病変数(23) = 82.6％
インレー	インレーと近接する病変保有患者数(12) / インレー装着者数(32) = 37.5％ インレーと近接する病変数(18) / インレー装着者の総病変数(80) = 22.5％
クラウン	クラウンと近接する病変保有患者数(25) / クラウン装着患者数(31) = 80.6％ クラウンと近接する病変数(52) / クラウン装着患者の総病変数(92) = 56.5％

giosisを認めた[20]. spongiosisを形成するメカニズムは上皮下に浸潤したリンパ球による上皮細胞の破壊と考えられるが，spongiosisは口腔扁平苔癬病変と金属修復物との因果関係を知る上で注目すべき病理組織所見といえる．

V　おわりに

むし歯は硬組織の感染であるが，多くの感染症は口腔粘膜を含む軟組織で発症する．特定の病原性微生物と口腔粘膜疾患との関連性を研究することは，原因が不明であることが多い口腔粘膜疾患の病因解明に繋がる有効なアプローチと考えられる．C型肝炎ウイルスとの関連性が指摘されている口腔扁平苔癬に他のウイルスは関与していないのか，各種ヘルペスと歯周病の研究で示されたように増悪因子としての役割を追求する必要があると思われる．その際，口腔環境因子として活性酸素をはじめとする酸化ストレスによる感染症の修飾を念頭に置くべきである．病原性微生物をベクターとして疾患の治療に役立てるためには，このような研究を通じた口腔粘膜と病原性微生物に関する知識の蓄積がより重要になると思われる．

謝辞

本研究は，21世紀COEプログラム「フロンティアバイオデンティストリーの創生」，科学研究費基盤研究B（#16390586, #16390589），基盤研究C（#15592107）の補助により行われた．

文　献

1) Kubar, A., Saygun, I., Ozdemir, A., Yapar, M. and Slots, J.(2005): Real-time polymerase chain reaction quantification of human cytomegalovirus and Epstein-Barr virus in periodontal pockets and the adjacent gingiva of periodontitis lesions. *J. Periodontal.Res.,* 40, 97-104.
2) Watanabe, D., Adachi, A., Tomita, Y., Yamamoto, M., Kobayashi, M. and Nishiyama, Y.(1999)：The role of polymorphonuclear leukocyte infiltration in herpes simplex virus infection of murine skin. *Arch.Dermatol.Res.,* 291, 28-36.
3) Werns, S.W.and Lucchesi, B.R. (1988): Leukocytes, oxygen radicals, and myocardial injury due to ischemia and reperfusion. *Free Radic. Biol. Med.,* 4, 31-37.
4) Cheshenko, N., Del Rosario, B., Woda, C., Marcellino, D., Satlin, L.M. and Herold, B.C. (2003): Herpes simplex virus triggers activation of calcium-signaling pathways. *J. Cell Biol.,* 163, 283-293.
5) Yura, Y., Matsumoto, R., Sumi, T. and Kusaka, J. (2003): Effect of Ca^{2+}-dependent cell death on the release of gerpes simplex virus. *Arch. Virol.,* 148, 221-235.
6) Arimoto, E., Iwai, S., Sumi, T., Ogawa, Y. and Yura, Y. (2006): Involvement of intracellular free Ca^{2+} in enhanced release of herpes simplex virus by hydrogen peroxide. *Virology J.,* 3, 62.
7) Majno, G. and Joris, I. (1995): Apoptosis, oncosis, and necrosis. An overview of cell death. *Am. J. Pathol.,* 146, 3-15.
8) Kirn, D., Marutuza, R.L. and Zwiebel, J. (2001): Replication-selective virotherapy for cancer: Biological principles, risk management and future directions. *Nature Med.,* 7, 781-787.
9) Chou, J., Kern, E.R., Whitley, R.J. and Roizman, B. (1990): Mapping of herpes simplex virus-1 neurovirulence to gammal 34.5, a gene nonessential for growth in culture. *Science,* 250, 1262-1266.
10) He, B., Gross, M. and Roizman, B. (1997): The gamma(1) 34.5 protein of herpes simplex virus 1 complexes with protein phosphatase 1alpha to dephosphorylate the alpha subunit of the eukaryotic translation initiation factor 2 and preclude the shutoff of protein synthesis by double-stranded RNA-activated protein kinase. *Proc. Natl. Acad. Sci. U. S. A.,* 94, 843-848.
11) Chahlavi, A., Todo, T., Martuza, R.L. and Rabkin, S.D. (1999): Replication-competent herpes simplex virus vector G207 and cisplatin combination therapy for head and neck squamous cell carcinoma. *Neoplasia,* 1, 162-169.
12) Chun, H.G., Leyland-Jones, B., Hoth, D.,

Shoemaker, D., Wolpert-DeFilippes, M., Grieshaber,C., Cradock, J., Davignon, P., Moon, R., Rifkind, R. and Wittes, R.E. (1986): Hexamethylene bisacetamide: a polar-planar compound entering clinical trials as a differentiating agent. *Cancer Treat. Rep.*, 70, 991-996.

13) Yura, Y., Tsujimoto, H., Kusaka, J., Yoshida, H. and Sato, M.(1996): Hexamethylene bisacetamide as a chemopreventive agent in hamster cheek pouch. *Eur. J. Cancer B Oral Oncol.*, 32, 246-250.

14) Yura, Y., Kondo, Y., Iga, H., Harada, K., Tujimoto, H., Yanagawa, T., Yoshida, H. and Sato, M.(1991): Enhanced replication of herpes simplex virus by hexamethylene bisacetamide. *J. Natl. Cancer Inst.*, 83, 186-189.

15) Naito, S., Obayashi, S., Sumi, T., Iwai, S., Nakazawa, M., Ikuta, K. and Yura, Y.(2006): Enhancement of antitumor activity of herpes simplex virus $\gamma_1 34.5$-deficient mutant for oral squamous cell carcinoma cells by hexamethylene bisacetamide. *Cancer Gene Ther.*, 13, 780-791.

16) Silverman, S. Jr, Gorsky, M. and Lozada-Nur, F. (1985): A prospective follow-up study of 570 patients with oral lichen planus: persistence, remission, and malignant association. *Oral Surg. Oral Med. Oral Pathol.*, 60, 30-34.

17) Issa, Y., Brunton, P.A., Glenny, A.M. and Duxbury, A.J. (2004): Healing of oral lichenoid lesions after replacing amalgam restorations: a systematic review. *Oral Surg. Oral Med. Oral Pathol. Oral Radiol. Endod.*, 98, 553-565.

18) Mico-Llorens, J.M., Delgado-Molina, E., Baliellas-Comellas, C., Berini-Aytés, L. and Gay-Escoda, C.(2004): Association between B and/or C chronic viral hepatitis and oral lichen planus. *Med. Oral*, 9, 183-190.

19) 森一将, 福永秀一, 竹島浩, 瀧田恒康, 山崎康之, 中西徹, 並木一郎, 菊池建太郎, 林絵美子, 嶋田淳, 山本美朗 (1999): 金属除去により改善を認めた口腔扁平苔癬の臨床的病理組織学検討. 日口外誌, 45, 445-452, 平成11.

20) 桂智子, 墨哲郎, 岩井聡一, 有本絵美子, 由良義明 (2007): 口腔の扁平苔癬および扁平苔癬様病変形成における金属アレルギーの関与. 日口粘膜誌, 13, 1-7, 平成19.

歯周病研究のフロンティア：歯周病細菌から組織再生まで

天野敦雄，加藤隆大，稲葉裕明，河合伸治，岡橋暢夫

大阪大学大学院歯学研究科
口腔分子免疫制御学講座　先端機器情報学教室

　我々はこれまで歯周病細菌 Porphyromonas gingivalis の感染戦略について多くの研究を行ってきた．P. gingivalis の歯周組織への定着・侵入に重要な役割を果たしている線毛には6つの遺伝子型があり，この線毛遺伝子型と本菌の歯周病原性に関して様々な視点から研究を進め，数多くの知見を得ることができた．また，P. gingivalis の細胞侵入機構の解析においても，lipid raft, dynamin, PI3K, Rac などの宿主細胞因子を介したエンドサイトーシス機構を利用して P. gingivalis が宿主細胞内に侵入するという興味深い知見を得た．さらに，P. gingivalis 感染細胞の遺伝子発現変化をマイクロアレイ法で調べ，本菌の感染によって数多くの遺伝子の発現が変化することも報告した．加えて，21世紀COEで展開されている再生歯科医学研究に参画するため，新規転写因子 Odd-skipped related (Osr) に着目して，このトランスジェニック・マウスを作製したところ，この転写因子が骨格形成に大きな影響を与えていることを見出した．細胞レベルでも，Osr が間葉系細胞の分化，増殖に重要な役割を果たしていることが明らかになり，今後，この転写因子の作用機序の解明を通して骨格形成，細胞分化の制御などに新局面を開くことができるのではないかと期待される．

【キーワード】
ポルフィロモナスジンジバーリス Porphyromonas gingivalis, 線毛 fimbriae, 細胞侵入 invasion, Odd-skipped related, 転写因子 transcription factor

I　はじめに

　歯周病はいくつかの口腔細菌種による複合感染症であるが，最も病原性の強い原因菌は偏性嫌気細菌 Porphyromonas gingivalis である．本菌の為害性は歯周病だけにとどまらず，心・血管疾患，糖尿病，早産などの全身疾患にもおよび，歯周病患者の健康をも脅かす一因となっている[1]．

　他の多くの病原細菌が特有の感染機序を有しているように，P. gingivalis も独自の感染戦略によってヒトの口腔に感染し，歯周ポケット深部に定着する．本菌の保有する様々な病原因子が本菌の感染，定着，歯周組織の破壊に関与しているが[2]，我々は，それらの病原因子のうち，定着，組織内への侵入に重要な役割を果たす線毛に注目して研究を進めてきた．我々の一連の研究の結果，線毛は最も重要な細菌定着因子であり，特にII型線毛を保有する菌が重度の歯周病と密接に関係していることが明らかとなっ

た[3]．本章では，このP. gingivalisの病原因子と本菌による歯組織破壊に関する我々の最近の研究成果を概説するとともに，21世紀COEプロジェクトの一環である硬組織再生に関する転写因子Odd-skipped relatedの研究成果についても触れ，この転写因子が間葉系細胞・骨芽細胞の分化や増殖，ひいては骨格形成に果たす役割を概説する．

II　P. gingivalis線毛と歯周病原性

　P. gingivalisにとって，口腔内に侵入し定着することが歯周組織の破壊への第一歩である．歯や口の軟組織はすべからく唾液で覆われている．P. gingivalisは菌体表層に発現させた線毛を介して特定の唾液タンパク成分に吸着し，口腔内への感染を果たす[3]．口腔内P. gingivalisはデンタルプラークや舌表層に棲息するのみならず，歯周軟組織内や頬粘膜組織内からも検出されており，歯周組織を構成する細胞内に侵入することにより，P. gingivalisは宿主免疫からの攻撃を回避している可能性が示されている[4]．しかし，P. gingivalisの細胞侵入機構，利用される細胞オルガネラ，細菌侵入への細胞応答に関する明確な知見はほとんど得られていない．そこで我々は宿主細胞のメンブレントラフィック機構とP. gingivalisの細胞侵入との関連について検討を加えた．

P. gingivalisの細胞侵入機構と細胞内動態

　研究に用いる細菌の性状は培養のたびに幾分異なっているため，培養菌体の保存が望ましいが，培養菌体の保存は容易ではない．一方，液体培地中に分泌されるmembrane vesicles（MVs）とよばれる成分は，P. gingivalisの菌体外膜がちぎれた物で，菌体外膜そのものであるとともに，菌体に比べ保存に対し安定である．そこで，定量的かつ再現性の高い実験手法として，P. gingivalisのMVsを蛍光ビーズ（MVs-beads）にコートしたものをexperimental-P. gingivalisとし，P. gingivalis細胞侵入機構の解析を行った[5]．

　宿主細胞表層のα5β1インテグリンにP. gingivalis線毛が結合し，本菌の細胞侵入が開始される．図1に示すように，MVs-beadsの細胞付着は抗α5β1インテグリンで阻害されるとともに，細胞内に侵入したMVs-beadsの周囲にはα5β1インテグリンの集積が顕著に認められる．微生物の宿主細胞への侵入にはいくつかの様式が知られており，通常のエンドサイトーシスはクラスリンの細胞膜への集積に始まり，アクチンの重合により細胞質側に陥入した小胞が形成され，小胞内の様々な物質が細胞内へ取り込まれる[6]．P. gingivalisの細胞侵入にもエンドサイトーシスの関与が示唆されてきたが[7]，MVs-beadsはクラスリン依存性エンドサイトーシス不全細胞株に対しても野生細胞株と同等の侵入効率を示した．一方，クラスリン非依存性エンドサイトーシスが不全であるdynamin 2

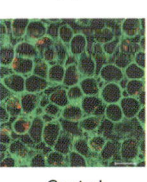

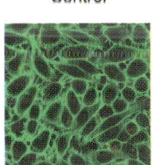

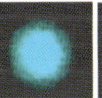

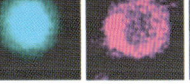

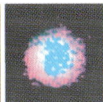

(A)　抗α5β1-integrin抗体添加によりMVs-beads（赤；experimental-P. gingivalis）の上皮細胞（緑）への付着・侵入が有意に阻害された．Bar, 5 μm
(B)　上皮細胞に侵入したMVs-beadsの共焦点レーザー顕微鏡像．MVs-beads（青）へのα5β1-integrin（マゼンタ）の集積が観察される．Bar, 5 μm

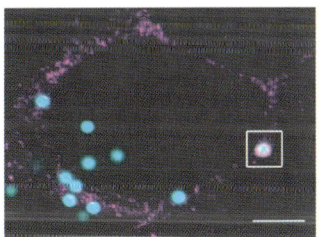

　　図1　P. gingivalisの細胞侵入への細胞
　　　　α5β1-integrinの関与

変異株へのMVs-beadsの侵入は全く認められなかった．また，dynamin 2変異細胞表層に偏在するdynamin 2分子とMVs-beadsとの顕著な凝集が観察され，MVs-beadsの細胞侵入はdynamin 2依存性エンドサイトーシスによるものであることが示された[5]．dynamin 2は，エンドサイトーシスにより形成された小胞の根元に巻き付き，小胞を細胞膜から切り離す作用をもつことが知られている．さらに，アクチンの再構成を伴う細胞機能へのdynaminの関与も報告されている[8]．P. gingivalisの細胞侵入にはアクチンの重合が必須であり，dynamin 2の本菌侵入時の役割はその促進である可能性がある．

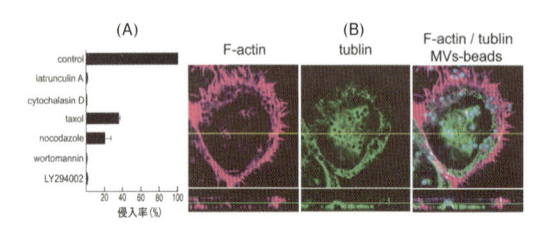

P. gingivalisの細胞侵入，細胞内移動

次にMVs-beadsの細胞内侵入と細胞内動態への細胞骨格繊維（アクチン，微小管）の影響について検討を加えた．アクチン重合阻害剤であるcytochalasin DやlatrunculinAの添加によりMVs-beadsの侵入はほぼ完全に阻害された[5]（図2）．アクチン重合を制御するwortmanninやLY294002も顕著なMVs-beads侵入阻害能を示した．さらに微小管構造を安定化させるtaxol，微小管重合を阻害するnocodazolともにMVs-beadsの侵入を阻害した．共焦点レーザー顕微鏡下の細胞染色像では，細胞内MVs-beadsの周囲にアクチンおよび微小管（tubulin）の集束が確認された．これらはP. gingivalisの細胞侵入および細胞内移動にはアクチン，微小管の重合あるいは脱離が必須であることを示している．

さらに我々の研究結果からはP. gingivalisは細胞骨格繊維の重合再編成を利用し，リピッドラフトおよびPI3K，Rac依存エンドサイトーシスを介して細胞内侵入を果たしていることが示され（論文投稿中），歯周病の発症・進行に関わる感染経路において重要なステップであるP. gingivalisの細胞内感染機序の一端が明らかとなった（図3）．

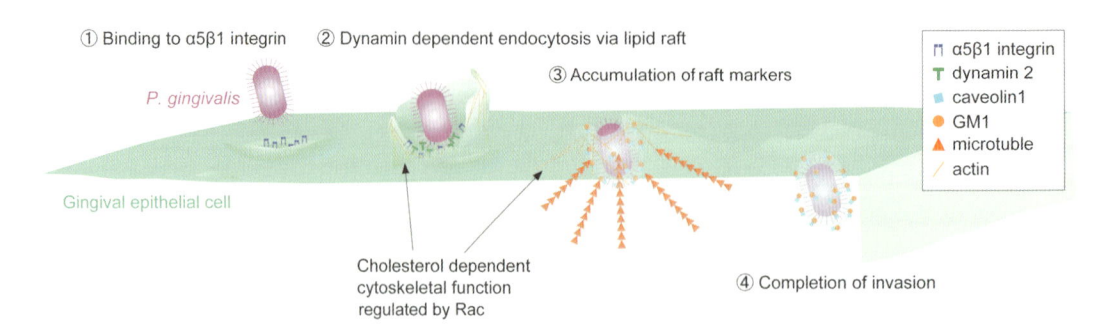

(A) 細胞骨格繊維に影響を与える薬剤のMVs-beads侵入への阻害効率．cytochalasin D（1 µg/ml），latrunclulin A（2 µM），nocodazol（25µM），taxol（50µM），wortmannin（100nM），LY294002（50µM）．
(B) 細胞内MVs-beadsを取り囲む微小管（tublin）とアクチン．P. gingivalisの細胞侵入および細胞内移動にはアクチン，微小管の重合あるいは脱離が必須である．
図2　P. gingivalisの細胞内移動と細胞骨格繊維

P. gingivalisはα5β1-integrinとの結合により細胞侵入を開始し，lipid rafts，PI3K，Racなどを介し細胞骨格繊維の重合再編成を促し，dynamin 2依存性エンドサイトーシスを利用して細胞内侵入を果たす．
図3　P. gingivalisの細胞侵入機構モデル

P. gingivalisの細胞侵入効率を決定づける線毛遺伝子多型

P. gingivalis線毛のサブユニットタンパクfimbrillinをコードするfimA遺伝子を欠失させた変異株は宿主細胞への付着・侵入ができなくなる．この線毛遺伝子には核酸配列構造の違いにより6つの遺伝子型（Ⅰ～ⅤおよびⅠb型）が存在し，遺伝子型により線毛形態は異なり，線毛タンパクの抗原性も異なる[7]．構造が異なれば，線毛が発揮する病原性も遺伝子型により異なる可能性が高い．我々が行った疫学的調査では，歯周病患者からはⅡ型線毛遺伝子を有するP. gingivalisが高頻度で検出され，非歯周病成人からはⅠ型線毛クローンが高頻度で検出された[11,12]．さらに，進行した歯周炎患者から検出されたP. gingivalisは90％以上がⅡ型線毛クローンであるという興味深い結果を得た[9,10]．しかし，線毛遺伝子多型と本菌の病原性との関係は未だ不明であった．

6つの線毛遺伝子型の代表菌株を用いた実験では，Ⅱ型線毛遺伝子をもつP. gingivalis株は他の線毛型株に比べ，遙かに効率よく細胞内に侵入し，細胞の移動や増殖を制御する細胞内シグナル分子paxillinとfocal adhesion kinease（FAK）を選択的に分解した[11]（図4）．この分解はジンジパインと呼ばれるP. gingivalisのプロテアーゼによってなされていた．また，細胞内P. gingivalisは細胞のアポトーシスを抑制し自らの寄生細胞を存続させようとする傾向があるが[12]，Ⅱ型P. gingivalisは逆に細胞のアポトーシスを誘導した[13]．これらの結果は，Ⅱ型線毛クローンが強力な細胞傷害性を有することを示している．しかし，この実験で用いた菌株間には線毛以外にも異なる因子が多数存在し，線毛遺伝子多型だけが細胞傷害性の強弱の原因とは断言できなかった．そこでⅠ型およびⅡ型線毛株の線毛遺伝子を遺伝子工学的に相互に置換した変異株を作製し，細胞傷害性の変化を観察した．その結果，Ⅱ型線毛遺伝子に置換された変異株は顕著な細胞侵入能とともに，paxillinとFAKを直ちに分解し，細胞増殖，細胞遊走能などに顕著な阻害活性を示し，Ⅱ型線毛と細胞傷害性との強い関連が改めて実験的に証明された[14]．

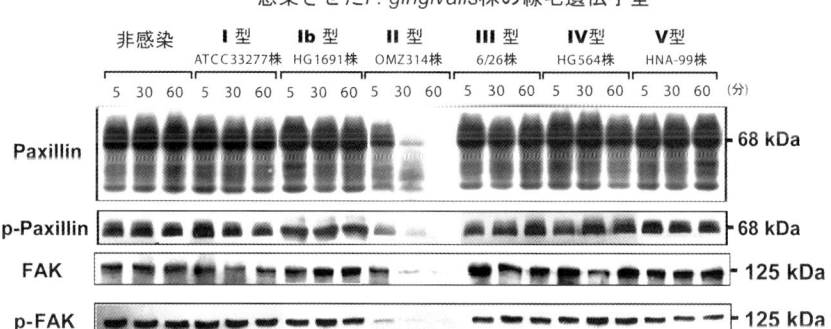

6つの線毛遺伝子型の代表菌株に感染した上皮細胞内のpaxillinとfocal adhesion kinease（FAK）のWestern blot．Ⅱ型線毛遺伝子をもつP. gingivalis株は他の線毛型株に比べ，遙かに効率よく細胞内に侵入し，細胞のmigrationやproliferationを制御する細胞内シグナル分子paxillinとFAKを選択的に分解した．

図4　P. gingivalis線毛遺伝子多型と細胞傷害性

III. P. gingivalis感染による細胞の グローバルな遺伝子発現変化

歯周組織を構成する上皮細胞、線維芽細胞、骨芽細胞、あるいはマクロファージや血管内皮細胞など、個々の細胞にP. gingivalisを感染させると、これら細胞がサイトカイン産生、プロスタグランジン産生など、多彩な炎症応答を示すことは様々なグループが報告している[2,3,12]。これらの炎症応答が歯周病の発症および進行に大きな影響を与えていることは論を待たないが、これまでの研究は個々のサイトカインや炎症メディエーターを対象としていたため、歯周局所の炎症応答の全容は必ずしも明らかにされていない。

近年の遺伝子工学的技術のさらなる発展により、DNAマイクロアレイ法など遺伝子発現変化を網羅的に調べる方法が一般的に利用できるようになった。そこで我々は、P. gingivalis感染に対する宿主細胞の炎症応答、特に骨破壊や歯槽骨吸収に関連する炎症応答を網羅的に検出することを目的として、DNAマイクロアレイ法を用いP. gingivalisを感染させたマウスのストローマ細胞ST2の遺伝子発現プロファイルを解析した。さらに、いくつかの炎症応答関連遺伝子の発現変化をリアルタイムPCR法で確認し、マウス初代培養骨芽細胞の遺伝子発現変化と比較するとともに、これらの遺伝子発現変化を誘導する細胞内シグナル経路についても検討を加えた。

DNAマイクロアレイ

P. gingivalisを感染させた細胞の遺伝子発現変化を網羅的に解析する第一歩として、前骨芽細胞様の性質を兼ね備えた骨髄ストローマ細胞株であるST2細胞を用いた。マイクロアレイ解析には、チップあるいは解析手法の違いによる結果の差異を検討する意味も込めてCodeLink（Amersham）およびGene Chip（Affimetrix）の2種類のDNAマイクロアレイチップを用いた。また、遺伝子発現への血清成分の影響を除外するため、感染は無血清培地中で行った。CodeLinkのマイクロアレイを用いた場合、P. gingivalisを感染させた細胞では、非感染細胞と比較しての発現量が2倍以上に増加した遺伝子は約360個であった。これらのうち、約半分は機能が判明している遺伝子であり、そのうち約30個は炎症応答や免疫応答に関連する遺伝子であった[15]。GeneChipを用いたマイクロアレイ解析の結果もほぼ同様であり、いずれのアレイ解析においてもCCL2、CCL5、CCL7、CXCL1、CXCL9、CXCL10などのケモカイン、IL-6などのサイトカイン、あるいはTGF-βなどの増殖因子の発現が上昇した。また、MMP-9やMMP-13などのマトリックスメタロプロテアーゼの発現もP. gingivalis感染によって上昇した。一方、サイクリンD1やサイクリンD2など細胞周期に関連する遺伝子に発現低下が認められた。

P. gingivalisは、内毒素であるリポ多糖（LPS）の他、細胞への付着・定着因子である線毛、ジンジパインと呼ばれるプロテアーゼなどの病原因子を保有している[1-3,7]。マイクロアレイ法で検出された遺伝子発現変化に、これらの病原因子がどのように影響を与えているかを知るために、線毛欠損変異株KDP150およびジンジパイン欠損変異株KDP136[16]を細胞に感染させ、遺伝子発現プロファイルの変化を解析した。ジンジパイン欠損株を感染させた場合に発現が上昇した遺伝子は約170個であり、親株を感染させたときの約360個よりも少なく、加えて、CXCL10など、ジンジパイン欠損株でも遺伝子発現の上昇は起こるものの、その変化量が親株を感染させた場合よりも減少している遺伝子が多数観察された。一方、P. gingivalisの細胞付着・侵入に重要な役割を果たしている線毛に関しては、線毛欠損株を感染させた場合の遺伝子発現変化は親株とあまり変わらず、P. gingivalisの侵入が困難である骨髄ストローマ

歯周病研究のフロンティア：歯周病細菌から組織再生まで

表1 *P. gingivalis* ATCC33277（親株），KDP136（ジンジパイン欠損株），KDP150（線毛欠損株）の感染によるST2細胞の遺伝子発現変化

遺伝子	Accession No.	遺伝子の発現変化（倍）*		
		ATCC33277	KDP136	KDP150
細胞外基質タンパク質				
Vitronectin	NM 011707	5.3	0.6	4.5
細胞周期関連タンパク質				
Cyclin D1	NM 007631	0.2	0.9	0.1
Cyclin D2	NM 009829	0.4	1.0	0.2
ケモカイン・サイトカイン				
CCL2	NM 011333	3.0	12.6	1.6
CCL5	NM 013653	4.4	10.9	5.9
CCL7	NM 013654	2.1	7.8	1.3
CXCL1	NM 008176	17.1	23.9	13.7
CXCL5	NM 009141	7.9	52.3	5.1
CXCL9	NM 008599	58.8	11.0	75.5
CXCL10	NM 021274	34.5	4.6	67.2
IL-6	NM 031168	30.3	4.1	27.0
増殖因子				
PlGF	NM 008827	4.0	0.9	3.8
PDGFβ	NM 011057	3.5	1.6	3.2
TGFβ	NM 011577	2.7	1.1	2.8
タンパク質分解酵素				
MMP-9	NM 013599	6.1	7.2	5.8
MMP-13	NM 008607	13.4	3.8	16.7

*非感染細胞と比較したmRNA発現量

細胞株ST2細胞には線毛の影響はそれほど大きくないことが示唆された[15]（表1）．

骨芽細胞の遺伝子発現変化に関与する自然免疫レセプターとシグナル伝達経路

マイクロアレイの結果を確認するため，いくつかの炎症応答関連遺伝子を選び，リアルタイムPCRによる遺伝子発現変化の定量を行った．マウス初代骨芽細胞とST2細胞の両方で感染細胞の遺伝子発現変化を比較したところ，初代骨芽細胞とST2細胞の遺伝子発現変化は互いに類似していることが分かった．一般的に，グラム陰性菌LPSに対する炎症応答では，細胞表層に存在する自然免疫レセプターTLR4がLPSと結合し，MyD88などのアダプター分子を介してNF-κB転写因子を活性化することにより，炎症応答が誘導されることが知られている[17]．そこで，*P. gingivalis*感染に対する骨芽細胞の炎症関連遺伝子発現変化がTLR4を介するものかどうかを知るために，TLR4の機能を欠損しているC3H/HeJマウス由来の骨芽細胞を正常なTLR4を有するC3H/HeNマウス骨芽細胞と比較した．その結果，*P. gingivalis*感染によるTLR4欠損骨芽細胞の遺伝子変化は正常骨芽細胞とほとんど差がないことが分かった（未発表データ）．すなわち，*P. gingivalis*感染

による細胞の遺伝子発現変化ではTLR4非依存的な細胞の活性化が重要であることが示唆された.

　TLRシグナルの関与をさらに探究するため，次にMyD88欠損マウス由来の骨芽細胞を用いて同様に感染実験を行った．MyD88はTLRsのシグナル伝達経路において最も重要な役割を果たしているタンパク質であり，この欠損によってTLRsを介するシグナルの大部分が消失することが報告されている[17]．MyD88欠損骨芽細胞にP. gingivalisを感染させたところ，マトリックスメタロプロテアーゼMMP-9などいくつかの遺伝子に関しては発現量が対照の骨芽細胞と比較して明らかに低下しており，これらの遺伝子発現制御にはTLR4以外のTLRs，おそらくTLR2などが関与していることが伺われた[18]．

　ところが，MyD88欠損細胞を用いた上の結果は，いくつかの遺伝子の発現変化にはTLRsが関与していることを示す一方，MyD88アダプタータンパク質が欠損しても対照細胞と同様な発現変化を示す遺伝子も多数存在していることを示していた．このことから，P. gingivalisの感染はTLRsの他に，TLR非依存的な経路を介しても多彩な炎症応答を引き起こしうることが明らかになった．この炎症応答の一部は，ジンジパイン欠損株を用いた感染実験の結果から，おそらくジンジパインによるprotease-activated receptor（PAR）の活性化が引き金となっていると考えられる．ジンジパインが細胞のPARsを活性化してIL-6などのサイトカインの産生を促進することは既にいくつかのグループが報告しているが，最近，PAR2欠損マウスではP. gingivalisを感染させても歯槽骨吸収が認められないことが報告され[19]，ジンジパインによるPARsの活性化が歯周病の発症や進行に重要な役割を果たしていることが実験的に裏付けられた．他にもNOD1, NOD2などTLRs以外の自然免疫レセプターが細胞内に侵入したP. gingivalisを認識している可能性もあり，これらの自然免疫レセプターが歯周病における炎症応答にどのように関与しているのかという点も興味がもたれる．

P. gingivalis 感染による細胞周期の停止

　上述のマイクロアレイ解析の結果，P. gingivalis感染に伴って発現量が低下する遺伝子には細胞周期に関連する重要な遺伝子が含まれていた．そこで，P. gingivalis感染が細胞増殖に与える影響を調べたところ，本菌の感染がST2細胞の増殖を阻害することが明らかになった．さらにFACSを用いて細胞周期の変化を調べたところ，感染によって細胞周期がG0/G1期で停止している細胞が増加していることが示された．ジンジパイン欠損株を感染させた場合は，このような細胞周期の停止は認められなかったことから，この細胞周期の停止および細胞増殖の阻害にはジンジパインが重要な役割を果たしていることが示唆された（図5）[20]．このプロテアーゼはPARsを活性化する他，細胞接着タンパク質あるいはFAKやSrcなど細胞接着シグナルに重要な役割を果たすタンパク質を分解することも知られており，これら細胞接着関連シグナルタンパク質の分解が細胞周期の停止を誘導している可能性もあると考えられる．いずれにしても，P. gingivalis感染に伴う細胞周期の停止は，細胞の感染への応答性を低下させ，本菌感染の慢性的な持続に関与していると推測される．

　このようにマイクロアレイ法を用いた網羅的な遺伝子発現変化の解析により，従来知られていなかったものも含めてP. gingivalis感染による宿主細胞の遺伝子発現変化の全容を明らかにすることができた．特に，P. gingivalisの感染が，サイトカインだけでなく様々なケモカインの発現を促進するという事実から，ケモカインが歯周病の進行に果たす役割についても，今後，検討する必要があるのではないかと思われる．ただし，本研究では，血清を含まない培地中でP. gingivalisを感染させたため，ジンジパイン

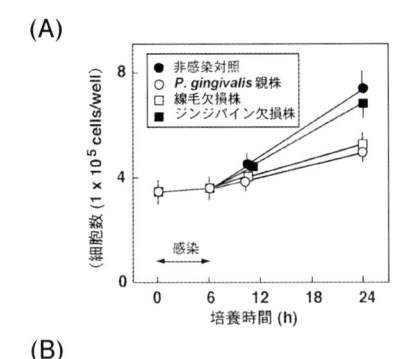

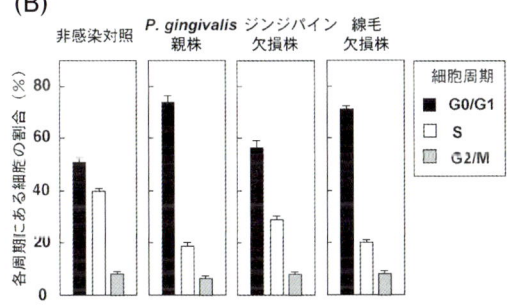

(A) P. gingivalisを感染させたストローマ細胞ST2における細胞増殖を調べたところ，非感染対象細胞と比較して親株および線毛欠損株を感染させた細胞では増殖が抑制されていた．
(B) P. gingivalis感染後24時間後における細胞周期を調べると，親株および線毛欠損株を感染させた細胞ではG0/G1期にある細胞の割合が増加していた．

図5　P. gingivalis感染細胞における増殖抑制と細胞周期の停止

の作用が強く現れたという側面があり，事実，10％血清を含む培地で同様の感染実験を行った場合は，遺伝子発現変化の様相はかなり異なったものとなった（未発表データ）．今後，歯周局所における炎症応答の全容を理解するために，上皮細胞，歯根膜細胞などに本菌を感染させたときの遺伝子発現変化に関しても系統的に比較検討していく必要がある．このような研究の蓄積によって，歯周病の病態をより深く理解することができるようになることが期待される．

IV　骨形成に関与する転写因子

我々はマイクロアレイ解析により，骨や歯の形成に関わる因子の検索を行ってきた．特に遺伝子発現を制御する転写因子に着目したGene Chip解析の結果，Zinc-Fingerドメインをもつ転写因子Odd-skipped related（Osr）が胎生期の歯胚および肢芽で強く発現していることを見出した．Odd-skippedは1980年にNusslein-VolhardおよびWieschausのショウジョウバエの遺伝学的スクリーニングによって同定されたペアー・ルール遺伝子の1つであり，ショウジョウバエのOdd-skipped突然変異胚では，奇数セグメントの欠損が観察される．

マウスの相同遺伝子Odd-skipped related 2（Osr2）は，マウスの発生過程において，まず胎生9.25日に中腎小胞で検出され，胎生10.0日では上顎突起に隣接した下顎骨間葉で観察される．頭蓋顔面の発生過程では，特に口蓋と上顎骨および下顎骨に発現が見られる．さらに歯および腎臓，肢芽の上皮間葉相互作用が起きる場所で発現する．これらの知見より，Osr2は骨または歯の形成に関与することが推測される．

Odd-skipped related遺伝子のsplicing variantsと発現制御機構

我々は，まずマウスのOsr2遺伝子のクローニングを行い，その過程でOsr2遺伝子は，alternative splicingにより，2つの遺伝子産物が生成されることが判明したので，これらsplicing variantsをOsr2AおよびOsr2Bと命名し，それらの性状について検討した．その結果，Osr2AおよびOsr2Bは，腎臓，肺，骨格筋，精巣，胎仔で同一の発現パターンを示し，Osr2Bの方が，若干高い発現を示した．また，両遺伝子とも核に局在していた．Osr2はOsr2自身の発現も制御していることも判明したので，Osr2プロモーターに対する転写活性化能を測定したところ，Osr2Aは転写反応を正に，Osr2Bは負に制御していた．興味深いことに，これらsplicing variantsの転写活性化能は，全く逆の転写制御能をもっていた．さらにターゲット遺伝子によって，その正負の転写制御が異なって

いる知見も得た[21].

次に我々は，Osr2発現制御を解明する目的で，Osr2プロモーターを解析した．Osr2は未分化間葉系細胞で発現が高く，骨芽細胞でもその発現が観察された．そこでマウス未分化間葉系細胞株を用いてOsr2プロモーターのdeletion解析を行ったところ，Osr2プロモーター遠位領域には発現抑制領域，近位領域には発現促進領域が存在することが明らかとなった．プロモーター領域の塩基配列からモチーフ検索を行うと種々の転写因子の結合部位の存在が示唆され，その中でC/EBP結合部位に着目して検討したところ，C/EBPδがOsr2の転写を促進させることが判明した．また，クロマチン沈降反応などの解析結果から，Osr2プロモーター近位領域に存在するヒストンH3およびH4はアセチル化されており，Osr2の発現はエピジェネティックな制御を受けている可能性が示唆された[22].

Osrトランスジェニック・マウス

我々はトランスジェニック・マウスにて解析を行った．まず，SELEX法によりOsr2結合配列を決定し，Osr2結合配列をタンデムに連結したレポーターを作製した．このレポーターを用いてN末端を欠失させたOsr2がdominant-negativeな効果をもつことを確認し，N末端欠失型（dominant-negative型）Osr2のトランスジェニック・マウスを作出した．このトランスジェニック・マウスでは，dominant-negative型Osr2が内在性のOsr2の発現を抑制することによるloss-of-functionの効果が期待される．dominant-negative型Osr2のトランスジーンは，内在性のOsr2と同様の組織特異性を示し，その発現は約20倍高かった．dominant-negative型Osr2のトランスジェニック・マウスは，成長遅延が見られ，体躯は小さく，体重も減少していた．ソフトX線解析（図6）および骨格標本解析（図7）から，頭蓋骨および長管骨の石灰化の遅延が観察された．さらにトランスジェニック・マウスの頭蓋骨から単離した骨芽細胞は，細胞増殖能および骨芽細胞分化能が著しく阻害されていた．逆にOsr2を骨芽細胞で過剰発現させると，骨芽細胞の分化マーカーの1つであるアルカリフォスファターゼが有意に増加した．以上のことから，Osr2は骨芽細胞の機能を促進する因子の1つであることが示唆された[23].

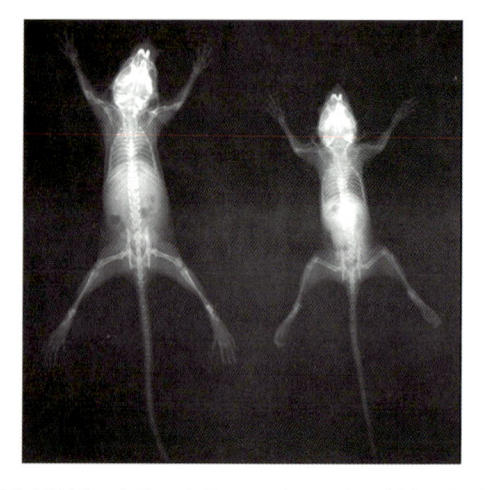

野生型（左），トランスジェニック・マウス（右）．Osr2トランスジェニック・マウスにおいて，体が小型化し，X線透過性が増加（低石灰化）していた．

図6　マウスソフトX線解析

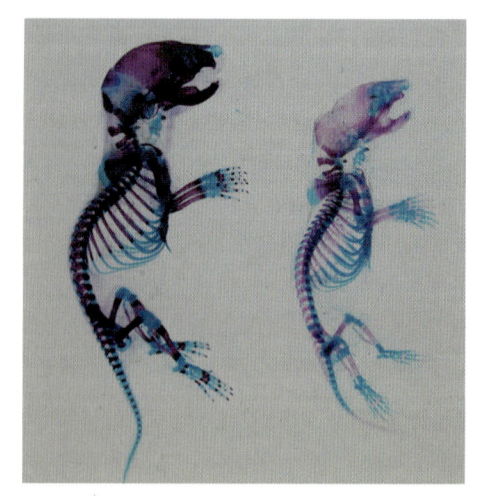

野生型（左），トランスジェニック・マウス（右）．Osr2トランスジェニック・マウスでは頭蓋骨および長管骨の石灰化の遅延が観察された．

図7　マウス骨格標本

このように，マイクロアレイ解析から選択した新規転写因子が骨形成に関与することを明かとすることに成功した．今後はこの因子の更なる機能解析を行い，歯の形成への関与についても詳細に検討していく．

V おわりに

本稿では，主にP. gingivalisの歯周組織における感染戦略，および硬組織の再生・分化に関する新規転写因子に関する我々の最新の研究成果を概説した．P. gingivalisのように多彩な病原因子を保有する細菌の感染戦略の全容を解明するためには，細菌側の病原因子の分子生物学的な研究だけでなく，宿主側の免疫応答，炎症応答，さらに再生医学的なアプローチまで含めた研究が，今後ますます重要になっていくと思われる．また，このようなdisease-oriented researchを，歯周病の予防・治療に貢献するtranslational researchへと発展させることも必要である．

近年，歯周病が心血管疾患，糖尿病などの全身疾患に大きな影響を与えていることを示唆する報告が相次ぎ，P. gingivalis研究の新たな側面が注目されてきた．従来，P. gingivalisは単に歯周局所で慢性炎症を引き起こすだけの病原細菌と考えられていたわけであるが，全身疾患との関連が明らかになるにつれて，その病原性が見直され，新たな知見が次々に報告されてきている．我々も，このような観点から，歯周局所だけでなく，全身疾患に関しても，この歯周病細菌独自の感染戦略の全容を明らかにする試みを続けている．特に，歯周病で強い病原性を示すII型線毛を保有するP. gingivalisが全身疾患においても同様に強い病原性を発揮するのかどうか？　我々の分子疫学的解析からは何らかの相関があるという結果が得られているが，結論に至るにはさらにより高度な検討が必要である．

謝辞

本研究に対して多大なるご協力をいただいた本教室員，津田香代子（現・岩手医大薬学部助教），古田信道，大野貴史，山内理司，津田哲寿，竹内洋輝の各先生に深謝します．

本研究は，21世紀COEプログラム「フロンティアバイオデンティストリーの創生」，科学研究費補助金特定領域研究（#16044229，#18050018），基盤研究B（#13557181，#15390645，#17390559），基盤研究C（#12671994，#12672026，#18592032），若手研究B（#18791380，#18791347），萌芽研究（#14657533），厚生労働省高度先進医療開発費，科学技術振興機構研究助成，アサヒビール学術振興財団助成金のサポートにより行われた．

文献

1) Slots, J. and Kamma, J.J. (2001): General health risk of periodontal disease. *Int. Dent. J.*, 51, 417-427.
2) Holt, S.C., Kesavalu, L., Walker, S. and Genco, C.A. (1999): Virulence factors of *Porphyromonas gingivalis*. *Periodontol.* 2000, 20, 168-238.
3) Amano, A. (2003): Molecular interaction of *Porphyromonas gingivalis* with host cells: implication for the microbial pathogenesis of periodontal disease. *J. Periodontol.*, 74, 90-96.
4) Dorn, B.R., Dunn, W.A.Jr. and Progulske-Fox, A. (2002): Bacterial interactions with the autophagic pathway. *Cell. Microbiol.*, 4, 1-10.
5) Tsuda, K., Amano, A., Umebayashi, K., Inaba, H., Nakagawa, I., Nakanishi, Y. and Yoshimori, T. (2005): Molecular dissection of internalization of *Porphyromonas gingivalis* by cells using fluorescent beads coated with bacterial membrane vesicle. *Cell Struct. Funct.*, 30, 81-91.
6) Cossart, P. and Sansonetti, P.J. (2004): Bacterial invasion: the paradigms of enteroinvasive pathogens. *Science*, 304, 242-248.

7) Amano, A., Nakagawa, I., Okahashi, N. and Hamada, N. (2004): Variations of *Porphyromonas gingivalis* fimbriae in relation to microbial pathogenesis. *J. Periodont. Res.*, 39, 136-142.

8) Wolfe, B.L. and Trejo, J. (2004): Clathrin-dependent mechanisms of G protein-coupled receptor endocytosis. *Traffic*, 5, 463-469.

9) Amano, A., Kuboniwa, M., Nakagawa, I., Akiyama, S., Morisaki, I. and Hamada, S. (2000): Prevalence of specific genotypes of *Porphyromonas gingivalis fimA* and periodontal health status. *J. Dent. Res.*, 79, 1664-1668.

10) Amano, A., Nakagawa, I., Kataoka, K., Morisaki, I. and Hamada, S. (1999): Distribution of *Porphyromonas gingivalis* strains with *fimA* genotypes in periodontitis patients. *J. Clin. Microbiol.*, 37, 1426-1430.

11) Nakagawa, I., Inaba, H., Yamamura, T., Kato, T., Kawai, S., Ooshima, T. and Amano, A. (2006): Invasion of epithelial cells and proteolysis of cellular focal adhesion components by distinct fimbria types of *Porphyromonas gingivalis*. *Infect. Immun.*, 74, 3773-3782.

12) Handfield, M., Mans, J.J., Zheng, G., Lopez, M.C., Mao, S., Progulske-Fox, A., Narasimhan, G., Baker, H.V. and Lamont, R.J. (2005): Distinct transcriptional profiles characterize oral epithelium-microbiota interactions. *Cell. Microbiol.*, 7, 811-823.

13) Inaba, H., Kawai, S., Kato, T., Nakagawa, I. and Amano, A. (2006): Association between epithelial cell death and invasion by microspheres conjugated to *Porphyromonas gingivalis* vesicles with different types of fimbriae. *Infect. Immun.*, 74, 734-739.

14) Kato, T., Kawai, S., Nakano, K., Inaba, H., Kuboniwa, M., Nakagawa I., Tsuda, K., Omori, H., Ooshima, T., Yoshimori, T. and Amano, A. (2007): Virulence of *Porphyromonas gingivalis* is altered by substitution of fimbria gene with different genotype. *Cell. Microbiol.*, 9, 753-765.

15) Ohno, T., Okahashi, N., Kawai, S., Kato, T., Inaba, H., Shibata, Y., Morisaki, I., Abiko, Y. and Amano, A. (2006): Proinflammatory gene expression in mouse ST2 cell line in response to infection by *Porphyromonas gingivalis*. *Microb. Infect.*, 8, 1025-1034.

16) Shi, Y., Ratnayake, D.B., Okamoto, K., Abe, N., Yamamoto, K. and Nakayama, K. (1999): Genetic analyses of proteolysis, hemoglobin binding, and hemagglutination of *Porphyromonas gingivalis*. *J. Biol. Chem.*, 274, 17955-17960.

17) Takeda, K., Kaisho, T. and Akira, S. (2003): Toll-like receptors. *Annu. Rev. Immunol.*, 21, 335-376.

18) Ohno, T., Okahashi, N., Morisaki, I. and Amano, A. (2008): Signaling pathways in osteoblast proinflammatory responses to infection by *Porphyromonas gingivalis*. *Oral Microbiol. Immunol.*, 23, 96-104.

19) Holzhausen, M., Spolidorio, L.C., Ellen, R.P., Jobin, M.-C., Steinhoff, M., Andrade-Gordon, P. and Vergnolle, N. (2006): Protease-activated receptor -2 activation: A major role in the pathogenesis of *Porphyromonas gingivalis* infection. *Am. J. Pathol.*, 168, 1189-1199.

20) Kato, T., Tsuda, T., Inaba, H., Kawai, S., Okahashi, N., Shibata, Y., Abiko, Y. and Amano, A. (2008): *Porphyromonas gingivalis* gingipains cause G1 arrest in osteoblastic/stromal cells. *Oral Microbiol. Immunol.*, 23, 158-164.

21) Kawai, S., Kato, T., Inaba, H., Okahashi, .N, and Amano, A. (2005): Odd-skipped related 2 splicing variants show opposite transcriptional activity. Biochem. Biophys. *Res. Commun.*, 328, 306-311.

22) Kawai, S., Kato, T., Sato, M. and Amano, A. (2006): Odd-Skipped Related 2 gene transcription is regulated by CCAAT enhancer-binding protein delta in mesenchymal C3H10T1/2 cells. *Genes Cells*, 11, 163-175.

23) Kawai, S., Yamauchi, M., Wakisaka, S., Ooshima, T. and Amano, A. (2007): Zinc-finger transcription factor Odd-skipped related 2 is one of regulators in osteoblast proliferation and bone formation. *J. Bone. Miner. Res.*, 22,1362-1372.

歯周病と喫煙との関連性についてのEBM

雫石　聰，田中宗雄，小島美樹，西田伸子，永田英樹，片岡宏介，久保庭雅恵

大阪大学大学院歯学研究科
口腔分子免疫制御学講座　予防歯科学教室

　近年，喫煙が歯周病に及ぼす悪影響に関する研究は非常に活発に行われ，2004年の米国公衆衛生総監報告書では，喫煙と歯周病との間には原因的因果関係が認められると明言されている．我々の一連の研究でも，喫煙の歯周病リスクは2以上のオッズ比を示し，また，生涯喫煙量と歯周病リスクの間にも量-反応関係が認められ，喫煙の歯周病に対する集団寄与危険割合も約39%と高値を示した．唾液コチニン量を基に判定された受動喫煙についても，歯周病リスクに対するオッズ比は2.9と有意の値を示した．喫煙の歯周組織破壊のメカニズムの一端を明らかにするために，種々の唾液バイオマーカーの動態を調べたところ，多くの炎症マーカーのレベルは，受動喫煙では上昇したのに対して，能動喫煙では低下を示し，このようなバイオマーカーの変動が歯周組織の破壊につながる可能性を示唆した．喫煙者の歯周病の予防には禁煙することが最も効果的と考えられるが，我々の行った歯科診療室での禁煙指導も非常に有効であるという結果が得られた．今後は喫煙が歯周病の予防・治療に及ぼす影響についての知見を基に，歯科における禁煙指導が普及・定着することが望まれる．

【キーワード】
歯周病 periodontal disease，喫煙 smoking，疫学 epidemiology，
唾液バイオマーカー salivary biomarkers，禁煙指導 tabacco cessation interventions

I　はじめに

　疫学研究に基づき疾病と曝露要因との因果関係を評価することにより，疾病の原因究明が可能と考えられている[1]．しかし，それには，コホート研究や症例対照研究に代表されるような研究デザインなどへの慎重な配慮とともに，in vitroやin vivoの基礎的研究による裏付けを加えることが必要である．慢性疾患と原因との因果関係については，1964年の米国公衆衛生総監報告書にある5項目を基に，Hill[2]が整理・拡大し，表1に示すような9項目が評価のガイドラインとして広く受け入れられている．歯周病と喫煙についても，この因果関係の評価基準に基づき関連性が考察され[3,4]，また，2004年の「喫煙と健康影響」に関する米国公衆衛生総監報告書においても，多くの研究論文の結果を基に喫煙と歯周病との間に原因的な因果関係があると明言され，科学的根拠の質もAランクに位置づけられている[5]．

　ここでは，「喫煙は歯周病の最大のリスクファクターである」といわれていることについて，

Evidenced-based medicine（EBM）に基づき，我々の最近の研究結果も含めて概説することとする．

II　歯周病のリスクファクター

広義のリスクファクター（risk factor）とは，健康障害や疾病の有病・罹患の確率に関連する個人の環境，行動，または，生物学的因子であり，これには，狭義のリスクファクター，リスク規定因子，リスクインディケーターやリスクプレディクターなどが含まれる．表2に歯周病のリスクファクターを示す．狭義のリスクファクターは，上記の9項目の因果関係の判断基準をすべて満たしているもので，介入により，そのリスクが低下もしくはなくなると，有病・罹患の確率が減少するようなものをいう．現在，歯周病の狭義のリスクファクターとして認められているものは，喫煙，糖尿病や歯周病細菌と歯垢・歯石といわれている．歯周病のリスク規定因子（risk determinant，有病・罹患の確率を上昇させるが，介入によってその確率を低下させることのできない因子）としては，遺伝的要因，年齢，性などが挙げられる．また，リスクインディケーター（risk indicator，有病との関連性が横断研究では認められるが，縦断研究では確認できないもの）やリスクプレディクター（risk predictor，疾病の有無・罹患の確率の上昇と関連する因子であるが，必ずしも原因因子である必要はなく，また，横断および縦断研究で証明されるもの）などは表2のようなものが示されている．このように，歯周病のリスクファクターには喫煙を代表とする生活習慣要因が大きく関連しており，歯周病は口腔の代表的な生活習慣病ということができる．

歯周病の横断的な調査では，歯肉炎症の程度，歯槽骨の吸収，歯周ポケットの深さ，アタッチメントロスなどが指標として用いられるが，縦

表1　疾病と曝露要因との因果関係に関する評価基準

1.	強固さ	strength
2.	特異性	specificity
3.	時間的関係	temporality
4.	一致性	consistency
5.	整合性	coherence
6.	生物学的傾き	biological gradient
7.	説明可能性	plausibility
8.	実験	experiment
9.	類似性	analogy

表2　歯周病のリスクファクター

リスクファクター（狭義）	リスク規定因子／背景特性	リスクインディケーター	リスクプレディクター
喫煙 糖尿病 歯周病細菌と歯垢・歯石	遺伝的要因 年齢 性 社会経済状態	HIV/AIDS 骨粗鬆症 歯科受診回数 ストレス 飲酒	歯周病病歴 プロービング時の出血

（Newman G M, Takei H H, Carranza A F, Clinical Periodontology 9th ed. P.470, 2002を改変）

断的な調査ではアタッチメントロスや歯槽骨の吸収の変化を指標とする場合が多い．リスクファクターは，因子分析や重回帰分析などの統計学的手法により解析され，その危険度を示す指標としてオッズ比や相対危険度，寄与危険度や集団寄与危険割合などが用いられる．

III 歯周病と喫煙との関連性についてのエビデンス

米国公衆衛生総監報告書には，歯周病に対する喫煙のリスクの程度について，多くの症例対照研究，横断研究やコホート研究により示されている．喫煙と歯周病との関連性に関する過去の多くの研究では，歯周病の診断基準も多様であり，研究結果は集団の年齢，性，人種などの構成により影響を受ける．したがって，これらの研究で示される喫煙の歯周病に対するリスクの強さを単純に比較はできないが，示されたオッズ比のほとんどは2～3以上であり，また，10以上を示すものもある．また，Bergströmの総説[6]では，70の横断研究と14の症例対照研究の100％で，また，21のコホート研究の95％で歯周病と喫煙の間に有意の関連性がみられたといい，これらのことからも，関連の強固性や一致性は充分に認められる．

米国公衆衛生総監報告書にも取りあげられた我々の研究でも，某企業メーカーの従業員を対象に歯周診査とライフスタイルに関する質問票による調査を行った結果，CPIを歯周病有病の指標としたところ喫煙習慣や歯間清掃器具を使用しないことが歯周病のリスクとなることを明らかにした[7]．また，歯周ポケット有病歯率を指標とした別の調査（図1）でも，年齢，肥満度，飲酒とともに喫煙が歯周病のリスクとなることが示され，歯周病が生活習慣病であることを明らかにした[8]．さらに，種々のライフスタイル要因の歯周病に対するリスクを回帰木法で解析した（図2）[9]．この方法は，リスクが強いもの順に，また，リスクが強い群と弱い群とに自動的にグループ分けされて示すことができる．Pack-Yearは生涯喫煙量をBMIは肥満度を示しているが，有意の要因としては喫煙が最もリスクとして強く，次いで肥満度であり，種々のライフスタイル要因のなかでは，喫煙が最も強いリスクファクターであることを明らかにした．また，喫煙のはじめの枝分かれのPack-Yearが7.8という非常に少ない生涯喫煙量でも歯周病

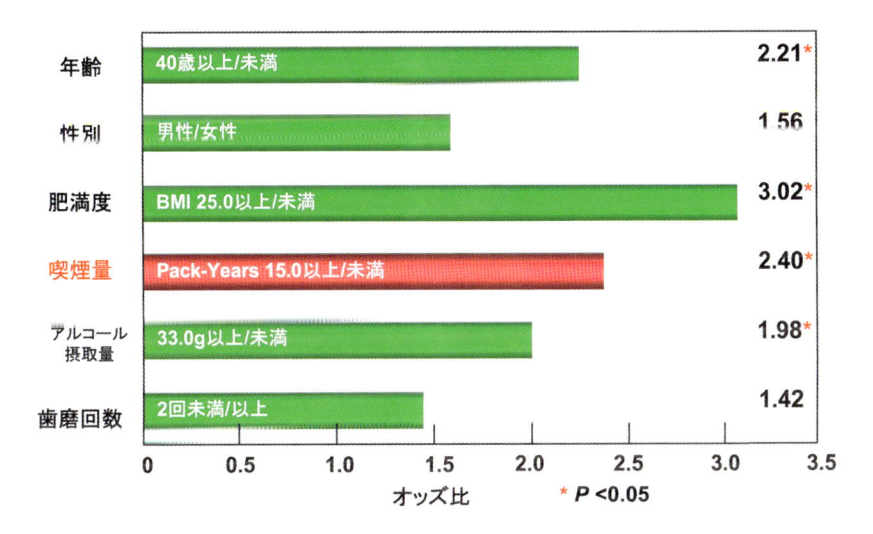

図1　生活習慣要因が歯周病に及ぼす影響
（文献8より）

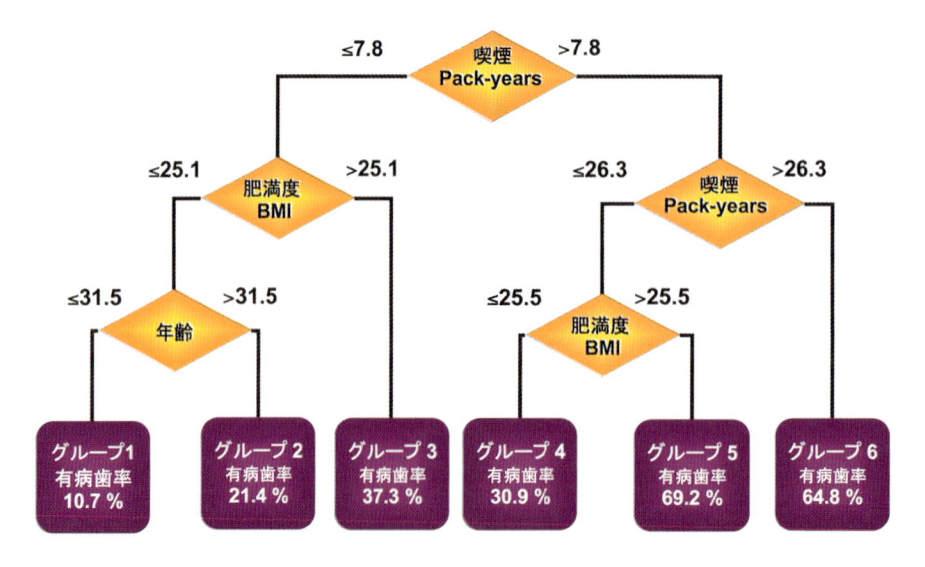

図2　回帰木解析による歯周病に対するライフスタイル要因のリスク
（文献9より）

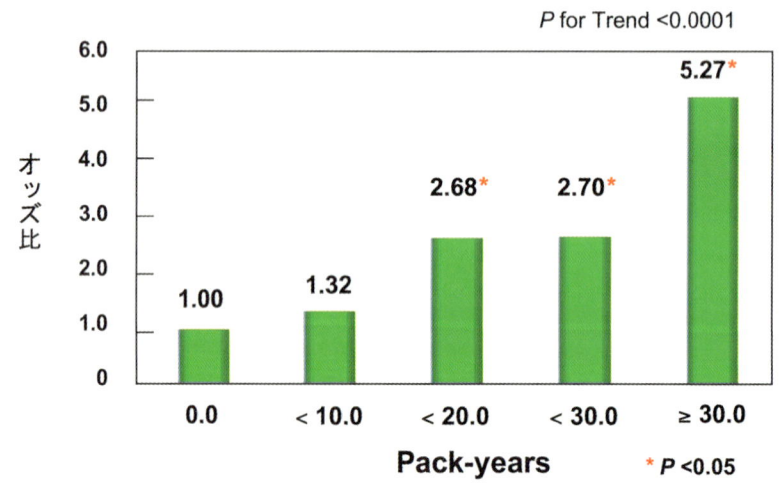

図3　喫煙量と歯周病との関連性
（文献9より）

に影響がみられた．この論文は，J. Evid. Base. Dent. Pract.において分析・評価された[10]．

　喫煙と他の要因との比較では，Grossiら[11]は，アタッチメントレベルを指標として調べたところ，歯周病細菌である*Porphyromonas gingivalis*や*Tannerella forsythia*のオッズ比はそれぞれ1.59と2.45であり，糖尿病のオッズ比は2.32であったのに対して，ヘビースモーカーのオッズ比は4.75であり，ヘビースモーカーは歯周病細菌や糖尿病よりもリスクが強いことを示した．量-反応関係については，我々の研究では，図3に示すように，生涯喫煙量と歯周病との間に有意の量-反応関係を認め，特にPack-Yearが30以上ではオッズ比が5.27と高い値を示した[9]．喫煙による量-反応関係はNHANES Ⅲのデータでも解析されており[12]，1日9本以下のライトスモーカーでも有意のリスクが認められ，飲酒のリスクのように少量ではかえってリスクが低

くなるJ字状ではなく，喫煙量を減らしても歯周病のリスクは低下するがゼロにはならないのが特徴である．

関連の特異性については，元喫煙者では現在喫煙者よりも歯周病のリスクが低下，または，非喫煙者と同じレベルになることからも関連を認めることができる．また，歯周病に有病・罹患している者のなかで，何％の者が喫煙が原因で歯周病になっているのかを示す指標として集団寄与危険割合が用いられる．NHANES IIIのデータを用いて，歯周病有病者（アタッチメントロス4mm以上および歯周ポケット深さ4mm以上を1ヶ所以上もつ者）の42％（640万人）が現在吸っている喫煙で，11％（166万人）が以前に吸っていた喫煙が原因で歯周病になったと推定される[12]．このことは，喫煙習慣がなければ，アメリカ国民の中等度以上の歯周炎の約50％が予防できたことを示している．我々もまた，コホート研究により，4年間に歯周ポケット深さ2mm以上の進行が3歯以上みられた者を歯周病進行者とした時に，現在喫煙者の集団寄与リスクが約39％であることを示した（図4）[13]．

関連の時間的関係については，縦断研究やコホート研究によって，歯周病と喫煙との関連性が示されている．我々の4年間のコホート研究でも現在喫煙者のオッズ比は2.3であり，BMIや飲酒習慣など他の要因を調整しても独立した関連性を有することを示した[13]．また，歯周病有病者を10年間継続して観察した研究では，非喫煙者や元喫煙者では，歯周病部位数や歯槽骨の吸収はほとんど変化しなかったのに対して，喫煙者では疾患部位数が増加し，歯槽骨のレベルが低下したことが示されている[14]．

受動喫煙による歯周病のリスクに関する研究

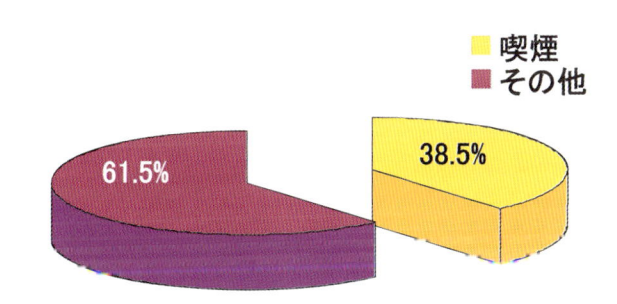

図4 歯周病進行に対する喫煙の集団寄与リスク（文献13より）

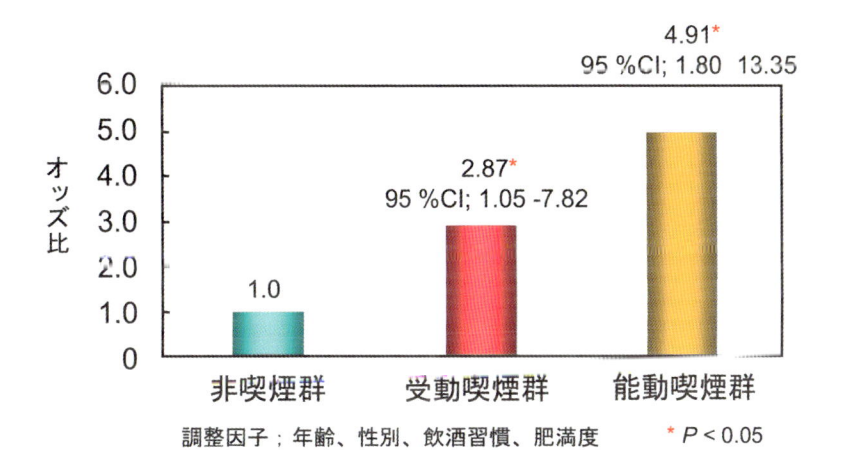

図5 唾液コチニン量による喫煙状態と歯周病有病リスク
（文献16より）

はあまり多くない．NHANES Ⅲ のデータを基に解析した結果では，受動喫煙の歯周病のリスクは1.6（95% CI，1.2-2.2）であった[15]．しかし，この研究では受動喫煙が質問票に基づき判定されていた．我々は，唾液コチニン量に基づき受動喫煙を規定したところ，受動喫煙のオッズ比は2.87（95% CI，1.05-7.82）であり，他の種々のライフスタイル要因で調整しても，受動喫煙が歯周病の有意のリスクとなることを示した（図5）[16]．

Ⅳ 喫煙による歯周組織の破壊機序

喫煙が歯周病の進行に及ぼすメカニズムについては，表1に示すように，①細菌の感染・侵襲，②宿主の免疫・炎症反応，③結合組織と骨の代謝，④遺伝子多型による影響などの面から，in vitro や in vivo の研究により，関連の整合性が示され，また，説明が可能なデータが明らかにされている．そして，喫煙が歯周病に悪影響を与えるメカニズムは，感染症，循環器疾患や呼吸器疾患に及ぼす喫煙のメカニズムと類似している点も多く示されている[17]．

歯周病細菌の感染・侵襲については，喫煙量と T. forsythia との間に量依存的な関連がみられることや，現在喫煙者では元または非喫煙者よりも Aggregatibacter actinomycetemcomitans が多く検出されることが報告されている．また，喫煙者からは，非喫煙者に比べて BANA 分解性歯周病細菌が検出される率が11倍も高いという．特に，喫煙者では，歯周病細菌は＜4 mm や≦5 mm の浅い歯周ポケットで，また下顎よりも上顎で顕著であることが認められている．さらに，歯周治療を行うと，非喫煙者では歯周病細菌が減少するが，喫煙者では，歯周病細菌が依然として多く検出される．喫煙者の歯周ポケットには歯周病細菌が多く定着し，特に浅い歯周ポケットに多くみられることから，喫煙者では初期の歯周病変がさらに進行すると考えられる．また，歯周病細菌のもつLPSとニコチンを線維芽細胞に作用させると，細胞障害性が増強されたり，サイトカインの産生が上昇する．このことは，喫煙者では歯周病細菌の病原性をより強く受けることを示している．

宿主の免疫・炎症反応に対しては，喫煙中の主にニコチンが作用する．喫煙者の好中球では，貪食能や走化性が低下し，マクロファージによる抗原提示能も抑制する．また，喫煙により T

表3 喫煙が歯周病を増悪するメカニズム

細菌の感染・侵襲	・種々の歯周病細菌検出率の上昇 ・浅い歯周ポケットでの歯周病細菌の増加 ・治療後，歯周病細菌の減少の抑制
宿主の免疫・炎症反応	免疫機能 　・好中球の貪食能や走化性の低下 　・マクロファージの抗原提示機能の低下 　・IgGサブクラスレベルの低下 微小循環機能 　・歯肉血流量の慢性的低下 　・歯周組織の低酸素状態 　・歯周ポケットの酸素減少
結合組織と骨の代謝	・線維芽細胞の付着障害 ・線維芽細胞のコラーゲン産生能の低下 ・線維芽細胞の増殖抑制
遺伝子多型	・IL-1 や FcγRⅡa-H/H131遺伝子型との相乗的悪影響 ・チトクローム P4501A1 やグルタチオンS転位酵素の遺伝子多型との関連

リンパ球に対する免疫抑制効果が強められたり，血清中のIgG量の減少，歯周病細菌に特異的なIgG$_2$や唾液IgAレベルの低下がみられる．我々もまた，受動喫煙や能動喫煙が唾液中の歯周病関連バイオマーカーに及ぼす影響について調べたところ，図6に示すように，受動喫煙群のインターロイキン-1β（IL-1β），アスパラギン酸アミノトランスフェラーゼ（AST），ラクトフェリン（Lf）およびアルブミン（ALB）のレベルは，非喫煙群に比べ，有意に高い値を示した．しかし，能動喫煙群のプロスタグランディン E$_2$（PGE$_2$），マトリックスメタロプロテアーゼ-9（MMP-9），AST，LfおよびALBは受動喫煙群のそれらよりも有意に低下していた[21]．これら免疫系に及ぼす喫煙の影響は，受動喫煙では，炎症反応の亢進がみられるのに対して，能動喫煙では歯周組織での防御能力の低下を招いていると考えられ，細菌性肺炎への喫煙の影響と類似した点がみられる．図7に示した，歯周病細菌への喫煙の影響では，P. gingivalisの比率は，非喫煙者に比べて，受動喫煙者と能動喫煙者では有意に増加していた[18]．

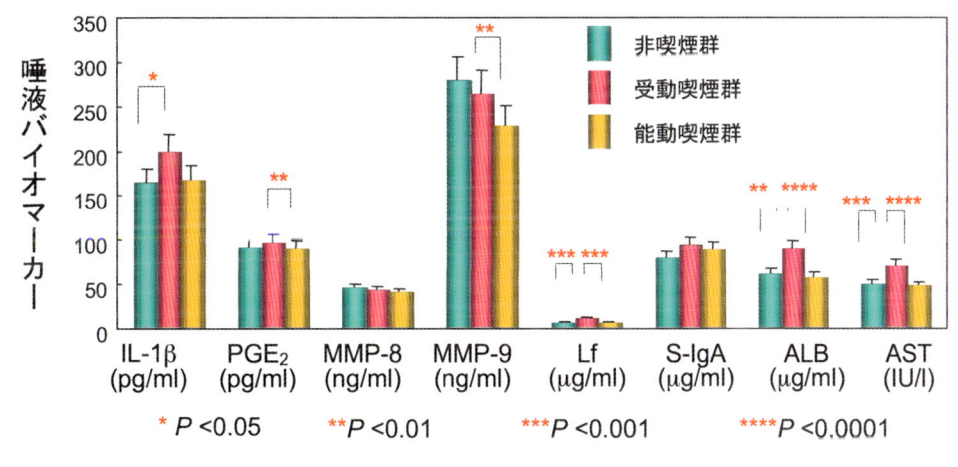

図6　唾液バイオマーカーに及ぼす喫煙の影響
（文献18より）

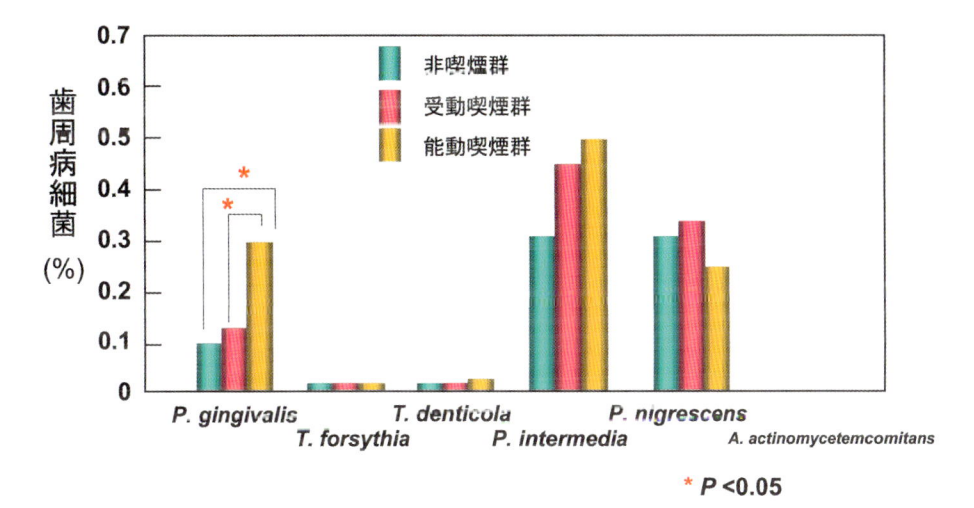

図7　歯周病細菌に及ぼす喫煙の影響
（文献18より）

喫煙によって，一般に末梢の血管の収縮や血流の低下が生ずることはよく知られている．歯周組織でも同様の変化が起こっていると考えられる．喫煙者は非喫煙に比べて，歯肉の酸素飽和度が慢性的に低下し，低酸素状態となっている．しかし，歯肉炎症が強くなると，喫煙者では炎症反応に適応できず，逆に非喫煙者よりも高くなる[19]．また，喫煙者では，歯周ポケットの深さに関係なく，非喫煙者よりも，歯周ポケット内の酸素分圧も低下することが示され，このことが歯周病細菌の歯周ポケットでの定着・増殖を促進するかもしれない[20]．これら喫煙による歯周組織の低酸素状態の影響は，喫煙が低体重児出産を生ずる機序と通じるところがある．

結合組織と骨代謝に対しては，歯周組織を構成する線維芽細胞は，喫煙中のニコチンなどの影響を受け，増殖能や付着能，コラーゲンの産生能などの機能が低下したり，細胞骨格が障害されたりするといわれている．非喫煙者と喫煙者から歯周炎罹患歯を抜去し，それらに付着する線維芽細胞数を比べると，喫煙者の方が非常に少ないことを示している．したがって，喫煙によるニコチンが根面に沈着することにより，歯周組織の再生・修復に障害を及ぼしていると考えられる．

また，遺伝子多型については，最近，サイトカインの1種であるIL-1の遺伝子型陽性者[21]や抗体レセプターであるFcγRⅡa-H/H131の遺伝子型者[22]では非喫煙者に比べて喫煙者の方が歯周炎が進行しており，特に，IL-1陽性者では生涯喫煙量との間に量-反応関係が認められている．また，喫煙由来物質の代謝に関連するチトクロームP4501A1やグルタチオンS転位酵素の遺伝子多型が歯周病のリスクと関連することが報告された[23]．このことは，歯周病発症・進行に関連する遺伝子型をもつ喫煙者は特に歯周病のリスクが高くなるので，このような情報は，後で述べる禁煙誘導に有益である．

V 禁煙指導

喫煙者に種々の歯周治療を行うと，ある程度の改善はみられるが，短期的にも長期的にも，非喫煙者と比べて，改善度や予後が悪いことが示されている．禁煙すると，週単位でかなり短期間のうちに歯肉血流量や歯肉溝滲出液量が非喫煙者のレベルまで上昇し回復することが示されている．しかし，歯周病に対する喫煙のリスクを低下させるにはもう少し年月が必要である．NHANESⅢのデータ解析では，喫煙期間が長くなるにしたがい，臨床アタッチメントレベルに対するリスクが低下し，0～2年の禁煙者のオッズ比が3.22であったのが，11年以上禁煙すると，そのオッズ比は1.15まで下がり，非喫煙者とほぼ同じレベルになると報告されている[12]．以上のように，ある程度の期間禁煙することにより，歯周病のリスクも低下し，歯周治療の効果も非喫煙者と変わらなくなる．したがって，歯周治療やインプラント治療を行う場合には，禁煙をする価値のあることを詳しく説明し，禁煙を奨める必要がある．

喫煙者が禁煙に至るステージには無関心期（禁煙することに関心がない），関心期（禁煙することに関心があるが，1ヶ月以内に実行する気がない），準備期（1ヶ月以内に禁煙しようと思っている），実行期（禁煙開始2週間以内），維持期（禁煙後1週間以内，1ヶ月，3ヶ月）に分けられ，多くの人は短期的には禁煙に成功しても，何かをきっかけに喫煙を再開し，このプロセスを何回か繰り返したのち，長期的に成功するといわれている．我々の診療室で調べたところ，準備期の人は喫煙者の約20％ほどで，多くは無関心期か関心期の人々である．禁煙支援は準備期の人を実行期や維持期に至るよう支援するもので，禁煙プロセスの中心であるが，主として行動科学療法やニコチン代替療法などのカウンセリングを行うため，時間と費用が掛かる．したがって，対象になる患者も少なく，

しかも，忙しい診療の合間に禁煙支援の時間がなかなかとれないのが実情である．また，歯科臨床において禁煙指導の効果に関する研究では，診療形態，対象者，禁煙指導実施者や禁煙成功率の算定方法が異なるため，禁煙成功率には数％から約50％まで大きなひらきがあるが，歯科における禁煙指導の有効性は実証されている[24]．最近行われたわが国の開業歯科医院での禁煙指導においても，介入しない場合は4.8％であったのが口腔影響のくり返しの説明や禁煙方法の説明によりその成功率は12.1％に上昇したという[25]．

最近，無関心期や関心期の喫煙者を準備期に誘導する点に重点をおいた禁煙指導の方法の1つである禁煙誘導が注目されている[26]．これは，禁煙支援とは異なり，短時間であまり費用もかからず，そして，簡便で，多数の喫煙者が対象となる方法である．禁煙の実行をサポートするのではなく，無関心期や関心期の喫煙者に対して，ビデオやパンフレットを見せたりして，禁煙意欲を高めて禁煙行動を誘発させる方法である．呼気中のCO濃度や唾液中のコチニンを測定し，喫煙の体への影響を示したり，タバコの影響を受けやすい遺伝子型や歯周病が進行しやすい遺伝子型の喫煙者にその情報を知らせることなども禁煙誘導といえる．また，歯科ではタバコの口腔への悪影響について，診療中に患者に見せたり話したりする内容は沢山あるし，日常の診療の流れの中で，それらのことについて繰り返し話す機会がある．我々の禁煙外来で行った禁煙誘導の結果も，禁煙誘導前では，無関心期15人，関心期5人，準備期が5人で，誘導後のそれらは，それぞれ，6人，2人，1人であった．関心期，準備期には，それぞれ1人ずつが移動し，ステージ移動がみられたのは18人だった．無関心期と関心期の20人のうち11人が，準備期の5人は全員が禁煙を実行していた．このように歯科で行われる禁煙誘導は，大変効果的であることが明らかになった[27]．

VI　おわりに

ここでも述べてきたように，喫煙と歯周病との関連性については，充分な科学的根拠があると明言できる．今後は，受動喫煙の影響，歯周病への禁煙による介入の影響や喫煙による歯周組織も破壊メカニズムなどのエビデンスを蓄積することにより，その関連性はさらに強固なものとなると考えられる．

昨年より医師による禁煙指導が医療保険に導入された．歯科においても，喫煙と口腔疾患との関連性についての科学的根拠は確立されており，今後は歯科診療室での禁煙指導の普及・定着を推進するとともに，保健適用を目指すことにより，国民の口の健康の維持・増進に大きく貢献できるものと考える．

謝辞

ここで紹介した我々の研究に対して多大なご支援とご助言をいただいた大阪大学大学院医学系研究科社会環境医学講座　森本兼曩教授ならびに中山邦夫講師に深謝します．また，研究遂行にあたり様々ご協力をいただきました予防歯科学教室の諸先生方に感謝します．

本研究の一部は，厚生労働省科学研究費補助金健康科学総合研究事業および大阪大学大学院歯学研究科21世紀COEプログラム「フロンティアバイオデンティストリーの創生」研究助成金の補助のもとに行われた．

文　献

1) 新版「喫煙と健康」，喫煙と健康問題に関する検討会報告書，保健同人社，東京，(2002)：153-154，平成14.
2) Hill, A. B. (1965): The environment and disease: Association or causation? *Proc. R. Soc. Med.*, 58, 295-300.
3) Gelskey, S. C. (1999): Cigarette smoking and periodontitis: Methodology to assess the strength of evidence in support of a causal association. *Community Dent. Oral Epidemiol.*, 27, 16-24.
4) Johnson, G. K. and Hill, M. (2004): Cigarette smoking and the periodontal patient. *J. Periodontol.*, 75, 196-209.
5) The Health Consequences of Smoking, Dental Diseases, (2004): A Report of the Surgeon General, United States Department of Health and Human Services Centers for Disease Control and Prevention, CDC's Office on Smoking and Health Publications, Atlanta, 732-766.
6) Bergström, J. (2006): Periodontitis and smoking: An evidence-based appraisal. *J. Evid. Base. Dent. Pract.*, 6, 33-41.
7) Shizukuishi, S., Hayashi, N., Tamagawa, H., Hanioka, T., Maruyama, S., Takeshita, T., and Morimoto, K. (1998): Lifestyle and periodontal health status of Japanese factory workers. *Ann. Periodontol.*, 3, 303-311.
8) Nishida, N., Tanaka, M., Hayashi, N., Nagata, H., Takeshita, T., Nakayama, K., Morimoto, K. and Shizukuishi, S. (2004): Association of ALDH2 genotypes and alcohol consumption with periodontitis. *J. Dent. Res.*, 83, 161-165.
9) Nishida, N., Tanaka, M., Hayashi, N., Nagata, H., Takeshita, T., Nakayama, K., Morimoto, K. and Shizukuishi, S. (2005): Determination of smoking and obesity as periodontitis risks using classification and regression tree method. *J. Periodontol.*, 76, 914-919.
10) Tomar, S. (2006): Smoking and obesity may be independent risk factors for periodontitis. *J. Evid. Base. Dent. Pract.*, 6, 191-192.
11) Grossi, S. G., Genco, R. J., Machtei, E. E., Ho, A. W., Koch, G., Dunford, R., Zambon, J. J. and Hausmann, E. (1995): Assessment of risk for periodontal disease. Ⅱ. Risk indicators for alveolar bone loss. *J. Periodontol.*, 66, 23-29.
12) Tomar, S. L. and Asma, S. (2000): Smoking - attributable periodontitis in the United States : Findings from NHANESⅢ. *J. Periodontol.*, 71, 743-751.
13) Kibayashi, M., Tanaka, M., Nishida, N., Kuboniwa, M., Kataoka, K., Nagata, H., Nakayama, K., Morimoto, K., and Shizukuishi, S. (2007): Longitudinal study of the association between smoking as a periodontitis risk and salivary biomarkers related to periodontitis. *J. Periodontol.*, 78, 859-867.
14) Bergström, J., Eliasson, S. and Dock, J. (2000): A 10-year prospective study of tobacco smoking and periodontal health. *J. Periodontol.*, 71, 1338-1347.
15) Arbes, Jr S. J., Agustsdottir, H. and Slade, G. D. (2001): Environmental tobacco smoke and periodontal disease in the United States. *Am. J. Public Health*, 91, 253-257.
16) Yamamoto, Y., Nishida, N., Tanaka, M., Hayashi, N., Matsuse, R., Nakayama, K., Morimoto, K. and Shizukuishi, S. (2005): Association of salivary cotinine level with periodontitis risk. *J. Clin. Periodontol.*, 32, 1041-1046.
17) 雫石聰，永田英樹 (2004)：歯周病と全身の健康を考える．財団法人ライオン歯科衛生研究所編，医歯薬出版，東京，90-100．平成16.
18) Nishida, N., Yamamoto, Y., Tanaka, M., Maeda, K., Kataoka, K., Nakayama, K., Morimoto, K. and Shizukuishi, S. (2006): Association between passive smoking and salivary markers related to periodontitis. *J. Clin. Periodontol.*, 33, 717-723.
19) Hanioka, T., Tanaka, M., Ojima, M., Takaya, K., Matsumori, Y. and Shizukuishi, S. (2000): Oxygen sufficiency in the gingiva of smokers and non-smokers with periodontal disease. *J. Periodontol.*, 71, 1846-1851.
20) Hanioka, T., Tanaka, M., Takaya, K., Matsumori, Y. and Shizukuishi, S. (2000): Pocket oxygen tension in smokers and non-smokers with periodontal disease. *J. Periodontol.*, 71, 550-554.
21) Meisel, P., Schwahn, C., Gesch, D., Bernhardt, O., John, U. and Kocher, T. (2004): Dose-effect relation of smoking and the interleukin-1 gene polymorphism in periodontal disease. *J. Periodontol.*, 75, 236-242.
22) Yamamoto, K., Kobayashi, T., Grossi, S., Ho, A. W., Genco, R. J., Yoshie, H. and De Nardin, E. (2004): Association of Fcgamma receptor IIa genotype with chronic periodontitis in Caucasians. *J. Periodontol.*, 75, 517-522.
23) Kim, J. S., Park, J.Y., Chung, W. Y., Choi, M. A., Cho, K. S. and Park, K. K. (2004): Polymorphisms in genes coding for enzymes metabolizing smoking-derived substances and the risk of periodontitis. *J. Clin. Periodontol.*, 31, 959-964.
24) 埴岡隆，稲葉大輔，平田幸夫，雫石聰，川口陽子 (2007)：禁煙推進委員会報告「たばこのない世界を目指して」3．歯科における禁煙診療．口腔衛生学会雑誌，57，214-220．平成19.
25) Hanioka, T., Ojima, M., Hamajima, N. and Naito,

26) M. (2007): Patient feedback as a motivating force to quit smoking. *Community Dent. Oral Epidemiol.*, 35, 310-317.
26) 浜島信之（2002）：医療施設受診喫煙者に対する禁煙誘導方法の確立に関する研究．平成14年度厚生労働省がん研究助成金報告書，厚生労働省，東京，274-278，平成14.
27) 小島美樹，埴岡隆，浜島信之，雫石聰（2005）：歯科患者の喫煙への継続的介入に伴う禁煙ステージの移動．日本公衆衛生雑誌，52，796-801，平成17.

抗てんかん薬誘発性歯肉肥大の臨床症状と発症メカニズムの解明

秋山茂久,村上旬平,木村敬次リチャード,森崎市治郎

大阪大学大学院歯学研究科
療護・療育歯科保健学講座　障害者歯科治療部

　障害者歯科臨床においては,知的障害者の占める割合が高く,多数が合併症としててんかんを発症している.特に抗てんかん薬フェニトイン服用者では,高率に重篤な歯肉肥大の発症がみられる.またカルバマゼピンやバルプロ酸服用者でも歯肉肥大があるとされ,薬剤の重複服用によりさまざまな臨床症状を呈する.

　抗てんかん薬誘発性歯肉肥大の患者の細菌学的検索では,A. actinomycetemcomitans, T. denticola, P. intermedia, P. nigrescensおよびfimA遺伝子Ⅱ型 P. gingivalisの分布と歯肉肥大重症度との間に関連性が認められた.歯肉肥大の症状の改善に伴い,これら歯周病原性細菌の減少あるいは消失が認められ,特定の菌種と歯肉肥大との間には密接な関連のあることが示唆された.抗てんかん薬誘発性歯肉肥大においても,成人性歯周炎と同様な細菌種が重要なリスク因子として,症状の重症化に関与していることが示唆された.

　フェニトイン代謝酵素に関する検討では,CYP2C19m2遺伝子多型保有者は歯肉肥大重症度には有意な違いを示さなかったが,C/D比(血中濃度と服用量の比)が有意に高いことが分かった.これはCYP2C遺伝子多型の検査が歯肉肥大発症の指標の1つとなる可能性を示唆しておりさらなる研究が必要である.

　障害者では多くの薬剤を服用することが多く,その相互作用や副作用は臨床的に大きな問題であり,薬物代謝遺伝子多型の解明は歯科保健の向上に重要な意義をもつ.

【キーワード】
薬物誘発性歯肉肥大 drug-induced gingival overgrowth, 抗てんかん薬 unticonvulsant drug,
歯周病原性菌 periodontopathic bacteria, チトクロームP450 cytochrome P450,
一塩基多型 single nucleotide polymorphism

Ⅰ　はじめに

　障害者歯科臨床においては,知的障害者の占める割合が高く,多数が合併症としててんかんを発症している.薬物誘発性歯肉肥大としては,1939年に初めて報告された抗てんかん薬フェニトイン誘発性歯肉肥大が最もよく知られており[1,2],フェニトインでは高率で重篤な歯肉肥大が発現し,歯の萌出遅延や歯列不正による審美障害,咀嚼や発音障害を誘発する[3].抗てんかん薬では,フェニトインの他にカルバマゼピンやバルプロ酸による歯肉肥大症例の報告もある[4,5].1970年代後半には免疫抑制剤のシクロスポリンAや抗高血圧剤のカルシウム拮抗薬で

も歯肉肥大を誘発することが報告されはじめた[6,7]．カルシウム拮抗薬ではニフェジピンをはじめとするジヒドロピリジン系薬剤である．ニトレンジピン，アムロジピン，その他の系に属するジルチアゼムやベラパミルでも歯肉肥大が報告されている[8]．このように近年，臓器移植も活発に行われるようになり，また自己免疫疾患，高血圧や狭心症などとあわせ，小児から高齢者に至るまで幅広い年齢層の患者にとって，薬物誘発性歯肉肥大は重要な歯科疾患の1つとなっている．

我々の研究室では，薬物誘発性歯肉肥大の基礎的および臨床的研究を行ってきた．その研究の成果を中心に薬物誘発性歯肉肥大，特に抗てんかん薬誘発性歯肉肥大について述べる．

II 抗てんかん薬誘発性歯肉肥大の臨床的背景

抗てんかん薬誘発性歯肉肥大の臨床症状

歯肉肥大の臨床的分類としては，Harris & Ewalt（1942）の方法が知られている[9,10]（図1）．一般に歯肉肥大は歯間乳頭に初発し，周囲の歯肉に広がる線維性増殖である．口腔清掃状態が不良で炎症を伴う場合，歯肉は発赤と歯冠を被覆する程度にまで増殖が進行し，機能障害を生じる．また歯間離開や歯の転位が生じることにより審美障害を発生させる．歯肉増殖が付着歯肉にまで及ぶと，臼歯部の歯槽幅径は著しく増大する．薬物誘発性歯肉肥大だけでは一般に真

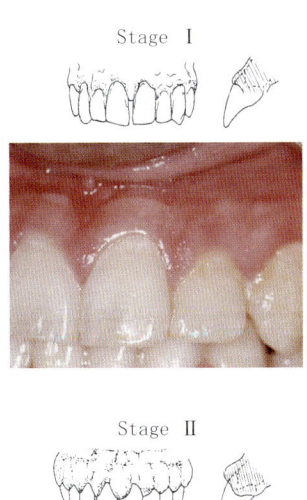

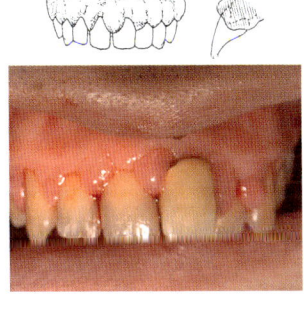

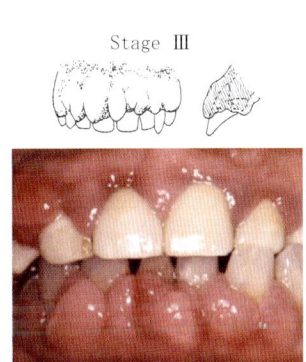

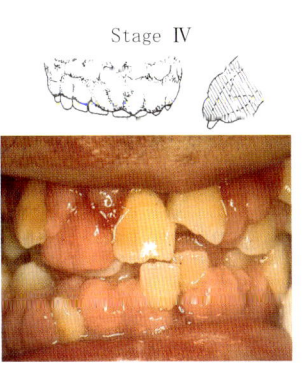

Stage I　軽度の肥大はあるが，Stipplingとgranular appearanceが著明に認められる．
Stage II　歯間乳頭部に増殖があり，歯肉縁にはrolled effectを認める．
Stage III　Stage IIの症状からさらに歯肉が歯冠方向に増殖しているもの．（歯冠2/3未満）
Stage IV　肥大による機能障害をともなう．（歯冠2/3以上）

図1　歯肉肥大の分類（Harris & Ewalt）
（文献10より改）

性ポケットの形成やアタッチメントロスは生じないが，歯肉の炎症が重度になると歯槽骨の吸収がみられることもある[11].

年齢別の抗てんかん薬服用の状態

大阪大学歯学部附属病院障害者歯科治療部受診者のうち，抗てんかん薬を服用している患者397人の服用薬剤の内訳を表1に示す．バルプロ酸ナトリウム（VAL）服用者が最も多く60.2％を占め，ついでフェニトイン（PHT）34.0％，カルバマゼピン（CBZ）31.7％，ベンゾジアゼピン系30.7％となっていた．PHT服用者では年齢の増加に伴い，服用者率が高くなっていた．

年齢・性別の歯肉肥大の発症者率

表2に年齢・性別の歯肉肥大発症者率を示す．歯肉肥大の発症は抗てんかん薬服用者397人のうち151人（38.0％）にみられた．年齢の増加に伴い，歯肉肥大発症者率が高くなる傾向がみられた．

服用抗てんかん薬と歯肉肥大の関係

図2にPHT，VAL，CBZの服用と歯肉肥大発症の関係を示す．各種抗てんかん薬服用者のうちPHTとVALの非服用者では，歯肉肥大の発症者率は10％未満であり，また歯肉肥大の程度も軽度であった．他の重複薬剤としてあげたベンゾジアゼピン系，バルビツール酸系，スルフォンアミド系，サクシミド系の単独服用者では歯肉肥大の発症をみなかった．PHT非服用でVAL服用者では歯肉肥大発症者率は20％程度となり，また肥大の程度もやや重症化していた．一方，PHT服用者では60％以上に歯肉肥大の発症がみられ，またVAL，CBZとの重複服用により発症者率の上昇と重症化の傾向がみられた．このデータからPHTが歯肉肥大と最も相関が強く，VALやCBZが歯肉肥大の重症化に関連していると推察される．PHTとCBZの重複服用者では，PHT単独服用者よりも歯肉肥大が軽度である傾向がみられた．CBZは，PHT濃度の上昇または低下が報告されているが，本調査では，低下の傾向が大きいと考えられた．

処置および予防法

薬物誘発性歯肉肥大に対する最も確実な対処法は，原因となっている薬剤の種類や量を変更することである．しかし原疾患がよくコントロールされており，副作用が歯肉肥大だけである場合では大幅な薬剤変更は困難である．一般的には，歯石除去とルートプレーニングなど歯周疾患の基本的治療から行い，重症な部位においては歯周外科的処置である歯肉切除術が適応される．しかし知的障害者などの場合には，歯周パックを行うことが困難で，術後の出血や感染のコントロールが難しい．そのため同時に行う部位は数歯程度に留めるべきである．また切除が適切に行えても，口腔清掃不良の改善がない場合には早期に再発することが多い[12]．近年，

表1　年齢別の服用抗てんかん薬

服用薬剤	年齢（歳）	0-9	10-19	20-29	30-39	計
	対象者数（人）	90	151	131	25	397
バルプロ酸（PHT）		58.9	60.3	61.8	56.0	60.2
フェニトイン（PHT）		21.1	30.5	41.2	64.0	34.0
カルバマゼピン（CBZ）		25.6	29.1	40.5	24.0	31.7
ベンゾジアゼピン系		34.4	36.4	21.4	32.0	30.7
バルビツール系		20.0	26.5	32.8	48.0	28.5
スルフォンアミド系		15.6	9.9	15.3	24.0	13.9
サクシミド系		2.2	1.3	0.0	0.0	1.0

(%)

表2　年代別，性別の抗てんかん薬服用者数と歯肉肥大発症者率

年齢（歳）	抗てんかん薬服用者数（人）			歯肉肥大発症者率（％）		
	女	男	計	女	男	計
0-9	43	47	90	25.6	31.9	28.9
10-19	62	89	151	25.8	39.3	33.8
20-29	51	80	131	43.1	46.3	45.0
30-39	11	14	25	63.6	57.1	60.0
計	167	230	397	33.5	41.3	38.0

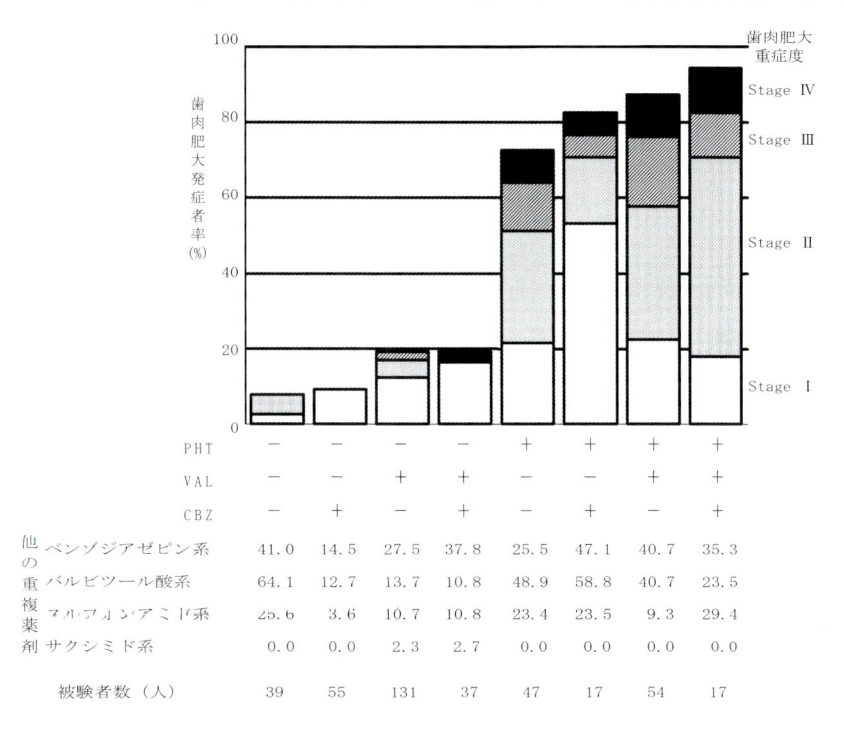

PHT	−	−	−	−	+	+	+	+
VAL	−	−	+	+	−	−	+	+
CBZ	−	+	−	+	+	−	−	+
ベンゾジアゼピン系	41.0	14.5	27.5	37.8	25.5	47.1	40.7	35.3
バルビツール酸系	64.1	12.7	13.7	10.8	48.9	58.8	40.7	23.5
スルフォンアミド系	25.6	3.6	10.7	10.8	23.4	23.5	9.3	29.4
サクシミド系	0.0	0.0	2.3	2.7	0.0	0.0	0.0	0.0
被験者数（人）	39	55	131	37	47	17	54	17

PHT，CBZとVALの服用の有無を＋，−で示し，歯肉肥大発症者率を比較した．
他の重複薬剤の服用率（％）は下段に示した．
歯肉肥大の程度は，各被験者6部位のうち最大値を代表値とした．

図2　抗てんかん薬の重複服用と歯肉肥大発症者率の関係

歯肉切除に歯科用レーザーが適応され好成績を上げている報告[13]があり，より侵襲と再発の少ない方法の研究開発が必要である．

予防法としては物理的，化学的な手法によってプラークコントロールを徹底することが最も重要である．適切なプラークコントロールによって歯肉肥大の発症を最小限に抑えられることが，これまでの多くの報告から知られている[14,15]．機械的清掃の困難な障害者などでは化学的なプラークコントロールが有効である．最も有効な薬剤としてはクロルヘキシジンがあげられるが，歯周病原性細菌に有効な濃度での使用は日本では認められていない．

III　抗てんかん薬誘発性歯肉肥大と歯周病原性細菌との関連

適切なプラークコントロールがなされていない場合には，歯肉肥大の重症化がみられることから，歯冠や歯根表面に沈着したプラーク成分，特に歯肉縁下に存在する歯周病原性細菌の関与が推測される[16,17]．しかし，薬物誘発性歯肉肥大とプラーク細菌叢に存在する特定の細菌種の関係は未だ明らかにはされていない．そこでpolymerase chain reaction (PCR) 法を用いて，抗てんかん薬服用者における歯肉縁下歯周病原性細菌のうち *Porphyromonas gingivalis* (Pg)，*Actinobacillus actinomycetemcomitans* (Aa)，*Tannerella forsythensis* (Tf)，*Treponema denticola* (Td)，*Prevotella intermedia* (Pi)，*Prevotella nigrescens* (Pn) の分布と *P. gingivalis* の線毛遺伝子型（*fimA*型）を検索した．

歯肉肥大の重症度とプロービング深さの関係

服用抗てんかん薬と歯周の状態の関係を表3に示す．調査は75名の抗てんかん薬服用者にお

いて行い，対象歯を上顎右側第一大臼歯，上顎左側中切歯，上顎左側第一小臼歯，下顎左側第一大臼歯，下顎右側中切歯，下顎右側第一小臼歯の6歯種，計450歯を対象とした．PHTとVAL服用者において歯肉肥大の発症率が高いため，PHTとVAL服用の組み合わせで分類した．PHTとVAL以外の抗てんかん薬服用者の48歯中2歯（4.2％）に歯肉肥大が認められたが，VAL服用でPHT非服用群では38.3％に，PHT服用でVAL非服用群では72.5％に，両薬剤併用群では96.7％に歯肉肥大が認められた．歯肉肥大の重症度をより客観的に表すためプロービング深さを測定した．各薬剤服用群のプロービング深さは，PHTとVAL以外の抗てんかん薬服用者では，75.0％の歯で，3mm以下のプロービング深さであり，歯周炎の程度は軽度である．VAL服用・PHT非服用群では65.4％がプロービング深さが3mmを超えていた．PHT服用群ではさらにプロービング深さが深くなる傾向があり，PHT，VAL両薬剤併用群では30％が5mmを超えるプロービング深さであった．歯肉肥大の重症化に伴い，プロービング深さも深くなっており，歯肉肥大重症度との相関がみられる．

表3 抗てんかん薬の服用状態とプロービング深さおよび歯肉肥大重症度

服用薬剤	フェニトイン	−	−	＋	＋
	バルプロ酸	−	＋	−	＋
被験者数（人）		8	27	20	20
平均年齢（歳）		26.5	24.5	26.7	28.2
被験歯数（歯）		48	162	120	120
PD（％）					
PD≦3mm		75.0	34.6	16.7	15.8
3mm＜PD≦5mm		25.0	57.4	58.3	54.2
PD＞5mm		0.0	8.0	25.0	30.0
歯肉肥大重症度（％）					
肥大なし		95.8	61.7	27.5	3.3
Stage Ⅰ		0.0	22.8	29.2	32.5
Stage Ⅱ		4.2	14.8	30.0	45.0
Stage Ⅲ		0.0	0.6	13.3	19.2
Stage Ⅳ		0.0	0.0	0.0	0.0

歯肉肥大の重症度と歯周病原性細菌種との関係

歯肉肥大重症度とプロービング深さには相関がみられた．そこで抗てんかん薬服用者におけるプロービング深さ（歯肉肥大重症度）と歯周病原性細菌の検出率との関係を図3に示す．Aa，Td，PiおよびPnの検出率は，プロービング深さと正の相関を示すことがわかった．一方，PgとTfは，浅い歯周ポケットにおいても高い検出率を示し，プロービング深さとの間に相関性はなかった．

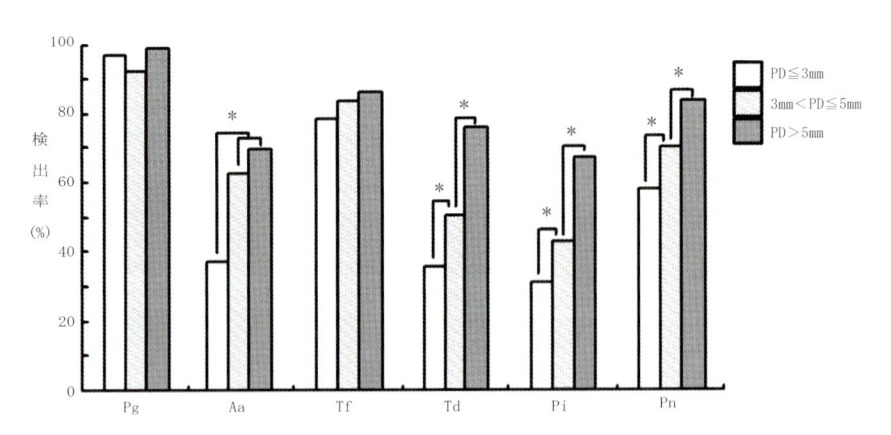

抗てんかん薬服用者における歯周病原性細菌の検出率をプロービング深さ（PD）によりPD≦3mm，3mm＜PD≦5mm，PD＞5mmの3群で比較した．　＊：p＜0.01

図3　抗てんかん薬服用者における歯周病原性細菌の検出率とプロービング深さの関係

Pg fimA型の検出率とプロービング深さの関係

健康な歯周組織を有する成人においてもPgは検出されている．多数の感染症と関連する菌種には同一菌種においても，進化の過程で生ずる遺伝子多型によると思われる表現型の差異が，その病原性に影響を与えていることが知られている．Pgでも特定の遺伝子多型を有する菌株が重篤な歯周病を起こすことが明らかにされている．Pgにおいては菌体表層の線毛を有しており，この線毛のフィンブリリンをコードする遺伝子（fimA）は，核酸配列の異なる6つの遺伝子型（fimA型）に分類され，特にPgのII型fimAは病原性と密接に関係していると推測されている[18]．

抗てんかん薬による歯肉肥大におけるPg fimA型の検出率を表4に示す．プロービング深さの増加（歯肉肥大重症度）とII型fimA株の検出率には，有意な正の相関が認められた．

また，PD≦3mmとそれ以上群（PD>3mm）のfimA型との関係をオッズ比で表すと，I型fimA株：1.16（95%信頼区間：0.73-1.86），Ib型fimA株：1.28（0.34-4.82），II型fimA株：3.42（1.97-5.94），III型fimA株：0.58（0.18-1.88），IV型fimA株：0.68（0.44-1.04），V型fimA株：2.16（0.47-10.01）であり，歯肉肥大の重症化においてII型fimA株の関与が有意に認められた．

歯周治療と歯肉縁下歯周病原性菌の消退

歯周ポケットが深くなるに従い検出率が高くなる細菌種は，Pg，Tf，Tdであり，さらにこれら3菌種は強い共生関係にあるとされている．重篤な歯周病ではPgの関連が特に強いとされている[19]．歯周炎患者に対する歯周治療後の歯周ポケットの改善と，これら細菌種の歯肉縁下細菌叢からの消失あるいは大幅な減少との間に，明らかな関係があることは，既にいくつかの報告がなされている[20-22]．抗てんかん薬誘発性歯肉肥大患者に対し歯周基本治療を行い，臨床症状の改善に伴う歯周病原性細菌の分布の変化を検討した．その結果を図4に示す．歯周初期治療を行った15人（90歯）を対象に，処置前後における歯周病原性細菌の分布を臨床症状に改善のなかった部位（32歯）と臨床症状に改善のあった部位（58歯）に分けて比較した．臨床症状の改善とは，肥大の軽減およびプロービング時の出血がなくなった状態とした．歯周治療前後で臨床症状の改善のなかった部位では，Tf，Tdの2菌種では臨床症状の改善に伴い検出率の有意な低下を示した．Pgは臨床症状の改善に関係なく高い検出率を示していた．

細菌の定量分析を目的に，同一サンプルにおいてreal-time PCR法による検索を行った結果では，臨床症状の改善に伴って全歯肉縁下細菌に対するPgとTdの相対構成比率は低下していた[23]．これらの結果からも抗てんかん薬誘発性歯肉肥大とPg，Tf，Tdの3菌種の関連がみられた．このように歯周組織病変の改善に伴い歯周病原性細菌が消失ないし減少したことは，抗てんかん薬の副作用である歯肉肥大も成人性歯周炎と同様な細菌因子が，重要なリスク因子として炎症や肥大の増悪に関連していることを強く示唆している．

表4 抗てんかん薬服用者におけるPg fimA型の分布

Pg fimA型	分布率（%）		
	PD≦3mm n=127	3mm<PD≦5mm n=221	PD>5mm n=78
I	26.0	20.4	33.3
Ib	2.4	1.4	0.0
II	14.2	29.0	41.0
III	3.9	5.0	2.6
IV	39.4	26.2	16.7
V	1.6	4.5	0.0
IとIV	0.0	5.0	0.0
IbとIV	0.0	2.7	0.0
IIとIV	0.0	0.5	6.4
不明	12.5	5.4	0.0

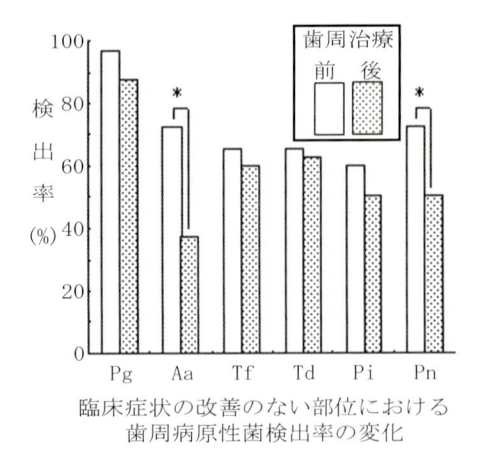

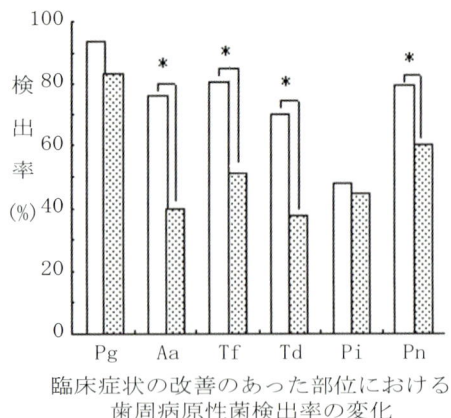

歯周初期治療を行った15人（90歯）を対象に，処置前後における歯周病原性細菌の分布を臨床症状に改善のなかった部位（32歯）と臨床症状に改善のあった部位（58歯）に分けて比較した．
臨床症状の改善とは，肥大の軽減およびプロービング時の出血がなくなった状態とした．　＊：p＜0.05

図4　歯周治療前後における歯周病原性細菌検出率の変化

IV　フェニトイン代謝酵素と歯肉肥大の関連

　フェニトインの血中薬物濃度は副作用である歯肉肥大の程度に相関するとされる．我々も，この関係はラットを用いた動物実験で証明している[24]．臨床においてフェニトインの適正な血中薬物濃度の維持は困難で，投与量によって代謝が飽和状態となり急激な血中濃度の上昇を生じることが知られている[25]．

　チトクロームP450（CYP）は肝臓で薬物代謝酵素としての役割を果たしている．この酵素はいくつか種類があり，脂溶性薬物の水溶性を高めることで排泄を促す作用がある．遺伝子の一塩基多型（Single Nucleotide Polymorphism；SNP）によりその酵素活性に影響が及ぶ．薬剤の効果および副作用には個人差が存在するが，この原因の1つとしてCYP遺伝子の多型性がある．この多型による代謝活性欠損者（Poor Metabolizer）は，常用量の薬剤量でも副作用が現れることになる．

　フェニトインの主要な代謝酵素はCYP2C9であり，その他にCYP2C19が代謝に関与していることが分かっている．それぞれの遺伝子多型はその酵素活性が低くなることから薬物の血中濃度が高く保たれることが考えられている．CYPの遺伝子型を調べることは，歯肉肥大発症のリスクが高い人の予測ができる．この予測をもとにフェニトイン服用前に歯周治療を行うことにより歯肉肥大の発症を最小限に抑えられる可能性があり，臨床上有用であると考えられる．

　CYPの遺伝子多型によりフェニトイン代謝能の個体差が生じると考えられることから，CYPの遺伝子多型と歯肉肥大の重症度との関連を解析した．

CYP2C遺伝子多型の解析

　フェニトイン服用者27名を対象とし，頬粘膜細胞をスワブで採取し，細胞DNAを抽出した．採取したDNAサンプルをGoldstein（2001）らの方法によりPCR-RFLP法を用い多型解析を行った[26]．

1）CYP2C9遺伝子多型の解析結果

　CYP2C9遺伝子には24種の多型（*CYP2C9**1～*CYP2C9**24）が報告されているが，日本人において臨床的意義が明らかになっている変異はCYP2C9*3のみとされている[27]．

今回の検索では，フェニトイン服用者27人の全員がCYP2C9*1遺伝子を保有しており，CYP2C9によるフェニトイン代謝に異常を示すものはいないと考えられた．

2）CYP2C19遺伝子多型の解析結果

日本人のCYP2C19遺伝子多型は*CYP2C19m1 (*2A)*と*CYP2C19m2(*3)*の2つの一塩基多形で表現型が示される．2つの変異の対立遺伝子の組み合わせにより酵素活性型（phenotype）が決定される．つまり，野生型（wild type; wt）のホモタイプ*1/*1が正常な活性を示す個体（extensive metabolizer; EM），*2A/*2A, *2A/*3, *3/*3が酵素欠損者（poor metabolizer; PM）となり，*1/*2A, *1/*3はPMとEMの中間活性を示す個体（intermediate metabolizer; IM）とされる[28]．

今回の調査では，フェニトイン服用者27人のうち，遺伝子多型保有者は14人（51.9％）であった．CYP2C19遺伝子多型分布では，正常活性を示す*wt/wt*が13人，*wt/m1*が9人，*wt/m2*が3人，*m1/m1*と*m1/m2*がそれぞれ1人，*m2/m2*はいなかった．

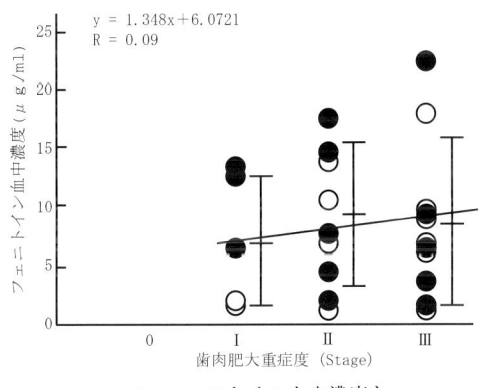

A　フェニトイン血中濃度と歯肉肥大重症度の分布
　○：遺伝子多型（−）13名
　●：遺伝子多型（＋）14名

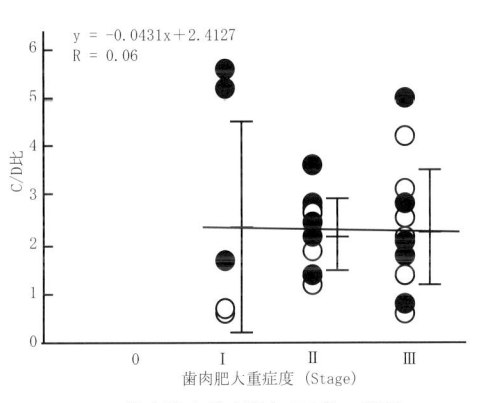

B　歯肉肥大重症度とC/D比の関係
　○：遺伝子多型（−）13名
　●：遺伝子多型（＋）14名

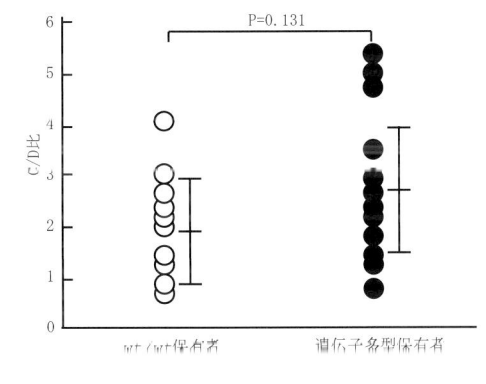

C　CYP2C19遺伝子多型保有者と遺伝子多型の無い者とのC/D比の関係
　○：*wt/wt*保有者（13名）
　●：遺伝子多型保有者（14名）

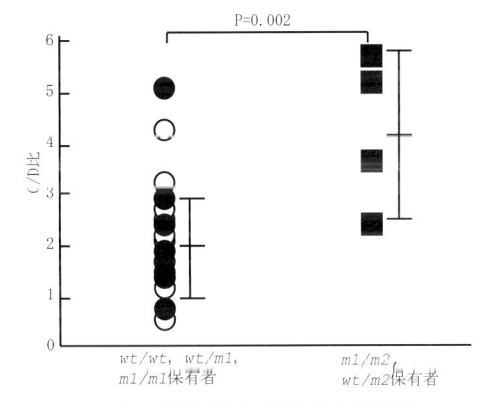

D　CYP2C19*m2遺伝子保有者とそれ以外のC/D比の関係（t検定）
　○：*wt/wt*保有（13名）
　●：*wt/m1, m1/m1*保有者（10名）
　■：*m1/m2, wt/m2*保有者（4名）
　→m2遺伝子保有者

図5　フェニトイン血中濃度およびCYP2C19遺伝子多型と歯肉肥大の関連

フェニトイン血中濃度と歯肉肥大の関連

図5Aにフェニトイン血中濃度と歯肉肥大重症度の関係を示す．フェニトインの血中濃度と歯肉肥大重症度との間には歯肉肥大に重症度が高いほど血中濃度が高い傾向がみられたが，統計学的に有意な相関ではなかった．図5Bに歯肉肥大重症度とC/D比（フェニトイン血中濃度と服用量の比）の関係を示す．歯肉肥大重症度とC/D比においても有意な相関はみられなかった．

CYP遺伝子多型と歯肉肥大の関係

図5CにCYP2C19遺伝子多型の保有とフェニトインのC/D比の関係を示す．遺伝子多型保有者においてC/D比がやや高い傾向がみられたが，統計学的な有意差はみられなかった．図5DにCYP2C19遺伝子多型のうち$wt/m2$と$m1/m2$の保有とフェニトインのC/D比の関係を示す．CYP2C19m2遺伝子保有者では他のものに比べて有意に高いフェニトインのC/D比を示した．

少人数での検索ではあったが，CYP2C遺伝子多型保有者は歯肉肥大重症度に有意な違いを示さなかったが，C/D比が有意に高いことが分かった．これはCYP2C遺伝子多型の調査によりC/D比を予測できることを示している．これにより歯肉肥大発症の指標の1つとなる可能性を示唆しており，さらに多くのサンプル解析により，明確なデータを示せる可能性がある．障害者では多剤多量の薬物を服用することが多く，薬物の相互作用または副作用は大きな問題であり，薬物代謝遺伝子多型は他の歯科疾患とも関係すると考えられ，歯科保健の向上に重要な意義をもつ．

V　おわりに

障害者の歯科保健において特異的である薬物誘発性歯肉肥大に関連する研究は多くなされてきた．しかしその発症のメカニズムは解明されていない．薬物誘発性歯肉肥大において，歯周病に関連する細菌学的因子の解析は，今後さらなる進展が望まれる．また障害者では多剤多量の薬物を服用することが多く，薬物の相互作用または副作用は大きな問題であり，薬物代謝遺伝子多型は他の歯科疾患とも関係すると考えられ，歯科保健の向上に重要な意義をもつ．本研究の結果は薬物誘発性歯肉肥大の病因論に新たな方向性を示したものではないかと考えられる．さらに治療法においても歯科用レーザーの応用など効果的な治療法の開発が望まれる．

謝辞

本研究に対して多大なるご協力とご助言をいただいた大阪大学大学院歯学研究科先端機器情報学教室の天野敦雄教授ならびに大阪大学歯学部附属病院障害者歯科治療部の皆様に厚く感謝します．

本研究は，21世紀COEプログラム「フロンティアバイオデンティストリーの創生」，科学研究費補助金基盤研究C（#19592350，#15591995，#13672143，#13672144，#12671994），奨励研究A（#10771177）のサポートにより行われた．

文献

1) Kimball, O. P. (1939): The treatment of epilepsy with sodium diphenylhydantoinate. *J. Am. Med. Assoc.*, 112, 1244-1245.
2) Thomason, J. M., Seymour, R. A. and Rawlins, M. D. (1992): Incidence and severity of phenytoin-induced gingival overgrowth in epileptic patients in general medical practice. *Comm. Dent. Oral Epidemiol.*, 20, 288-291.

3) Taylor, B. A. (2000): Management of drug-induced gingival enlargement with orthodontic complications. Ann. R. Australas Coll. Dent. Surg., 15, 150-154.

4) Seymour, R. A., Smith, D. G. and Turnbull, D. N. (1997): The effects of phenytoin and sodium valproate on the periodontal health of adult epileptic patients. J. Clin. Periodontol., 12, 413-419.

5) Anderson, H.H., Rapley, J.W. and Williams, D. R. (1997): Gingival overgrowth with valproic acid: a case report. ASDC J. dent. Child.,64, 294-297.

6) Rateitschak-Pluss, E., Hefti, A., Loertscher, R. and Thiel, G. (1983): Initial observation that cyclosporin-A induces gingival enlargement in man. J. Clin. Periodontol., 10, 237-246.

7) Seymour, R.A. (1991): Calcium channel blockers and gingival overgrowth. Br. Dent. J., 170, 376-379.

8) 宮脇泰子，南一惠，森裕子，森崎市治郎（1997）：カルシウム拮抗薬アムロジピン服用者の歯周組織の臨床的および細菌学的観察．障歯誌，17，246-251．平成9．

9) Harris, T. H. and Ewalt, J. R. (1942): Complications following the use of sodium diphenylhydantoinate (Dilantin) therapy. J. Oklahoma State Med. Assoc., 35, 365-370.

10) 足立ちあき，森崎市治郎，三原丞二，他(1990)：抗けいれん薬の服用あるいは歯肉肥大症とう蝕に関する臨床的観察．障歯誌，11，43-49．平成2．

11) 南一惠，大黒博司，森崎市治郎，岡田幸明，池岡憲之，薗富士雄（1996）：薬物誘発性歯肉肥大に歯周炎を合併した患者の歯周治療．障歯誌，17，246-251．平成8．

12) Oh, T.J., Eber, R. and Wang, H.L. (2002): Periodontal diseases in the child and adolescent. J. Clin. Periodontol., 9, 400-410.

13) 秋山茂久，村上旬平，小西敬子，森田剛敏，福井夏子，榊間裕紀子，田中智子，天野敦雄，森崎市治郎（2001）：知的障害者における薬物誘発性歯肉肥大に対するEr:YAGレーザーの応用．日本歯科評論．61．109-111．平成13．

14) Brunet, L., Miranda, J., Roset, P., Berini, L., Farre, M. and Mendieta, C. (2001): Prevalence and risk of gingival enlargement in patients treated with anticonvulsant drugs. Eur. J. Clin. Invest., 31, 781-788.

15) Seymour R. A., Ellis J. G. and Thomason J. M.(2000): Risk factors for drug-induced gingival overgrowth. J. Clin. Periodontol., 27,217-223.

16) Mariotti, A. (1999): Dental plaque-induced gingival diseases. Ann. Periodontol., 4, 7-19.

17) Nakou, M., Kamma, J. J., Andronikaki, A. and Mitsis, F. (1998): Subgingival microflora associated with nifedipine-induced gingival overgrowth. J. Periodontol., 69, 664-669.

18) Hamada, S., Amano, A., Kimura, S., Nakagawa, I., Kawabata, S., and Morisaki, I. (1998): The importance of fimbriae in the virulence and ecology of some oral bacteria. Oral Microbiol. Immunol., 13, 129-138.

19) Socransky, S. S., Haffajee, A. D., Cugini, M. A., Smith, C. and Kent, R. L. Jr. (1998): Microbial complexes in subgingival plaque. J. Clin. Periodontol., 25, 134-144.

20) Mombelli, A., Schmid, B., Rutar, A. and Lang, N. P. (2000): Persistence patterns of Porphyromonas gingivalis, Prevotella intermedia/nigrescens, and Actinobacillus actinomyetemcomitans after mechanical therapy of periodontal disease. J. Periodontol., 71 , 14-21.

21) Cugini, M. A., Haffajee, A. D., Smith, C., Kent, R. L. Jr. and Socransky, S. S. (2000): The effect of scaling and root planing on the clinical and microbiological parameters of periodontal diseases: 12-month results. J. Clin. Periodontol., 27, 30-36.

22) Takamatsu, N., Yano, K., He, T., Umeda, M. and Ishikawa, I. (1999): Effect of initial periodontal therapy on the frequency of detecting Bacteroides forsythus, Porphyromonas gingivalis, and Actinobacillus actinomyetemcomitans. J. Periodontol., 70, 574-580.

23) Akiyama, S., Amano, A,, Kato, T., Takada, Y., Kimura, K.R. and Morisaki, I.(2006): Relationship of periodontal bacteria and Porphyromonas gingivalis fimA variations with phenytoin-induced gingival overgrowth. Oral Dis, 12, 51 6.

24) 森崎市治郎（2002）：薬物誘発性歯肉肥大の発症要因解析．阪大歯誌．46．55-61．平成14．

25) Yamada, H., Nishimura, F., Furuno, K., Naruishi, K., Kobayashi, Y., Takashiba, S. and Murayama, Y.(2001): Serum phenytoin concentration and IgG antibody titer to periodontal bacteria in patients with phenytoin-induced gingival overgrowth. J. Int. Acad, Periodontol., 3, 42-47.

26) Goldstein(2001):Clinical relevance of genetic polymorphisms in the human CYP2C subfamily. Br. J. Clin. Pharmacol., 52, 349-55.

27) 高橋晴美（2006）：ワルファリン投与量の個人差にかかわる遺伝子検査．検査と技術，34，984-986．平成18．

28) 秋月摂子，神田秀俊，大西明弘（2004）：LAMP法のCYP遺伝子多型診断への臨床応用．臨床検査，48．205-211．平成16．

歯疾患の予防・診断・治療法開発へのバイオロジカルアプローチ

恵比須繁之，今里　聡，竹重文雄，林　美加子，野杁由一郎，
岩見行晃，伊藤祥作，高橋雄介，薮根敏晃

大阪大学大学院歯学研究科
口腔分子・感染制御学講座　歯科保存学教室

バイオロジカルアプローチを取り入れた歯疾患の予防・診断・治療法の開発研究プロジェクトを推進し，以下のような成果を得た．歯肉縁下バイオフィルム形成における*Porphyromonas gingivalis*や*Eikenella corrodens*の役割，および難治性根尖性歯周炎へのバイオフィルムの関与といった，病因論に新たな局面を開く知見を獲得する一方，バイオフィルム形成に必須の遺伝子を欠失した*P. gingivalis*の作製をはじめとして，従来にないオーラルバイオフィルム抑制法の可能性を示した．また，抗菌性モノマーMDPBの応用により，抗菌効果を備えた種々のレジン系材料を開発し，とくにMDPBを配合した世界初の抗菌性接着システムの実用化に成功したほか，Atraumatic Restorative Treatment（ART）のための抗菌剤配合グラスアイオノマーセメントの有効性を立証した．一方，垂直歯根破折歯に対する「接着再建・再植法」の適応基準を確定するとともに，接着性支台築造を施した失活歯の破壊抵抗性に影響を及ぼす因子を特定し，耐久性にすぐれた失活歯修復に必要な材料学的特性を明らかにした．さらに，色彩評価法や独自の電気的辺縁漏洩評価法を開発し，客観的かつ精密なう蝕や修復物の予後の診断法を提唱するに至った．

【キーワード】

歯疾患 tooth and supporting tissues disease, オーラルバイオフィルム oral biofilm,
抗菌性修復材 antibacterial restoratives, 失活歯修復法 restorative treatment of non-vital teeth,
う蝕診断 caries diagnosis

I　はじめに

歯およびその周囲組織に発生する疾患（歯疾患）は，日常の歯科臨床における最も高頻度な治療の対象である．歯疾患に対する現状の予防法や診断・治療法は，ある程度の信頼性をもって臨床応用されているが，それらの予知性をさらに高めるためには，様々な新しいテクノロジーを導入していく必要がある．とくに，歯疾患の多くが細菌感染症であることに鑑みて，よりバイオロジカルなアプローチを取り入れた高次な予防・診断・治療法を確立していくことが重要である．

本稿では，我々が推進している研究プロジェクトのうち，「オーラルバイオフィルムの多面的解析と抑制法の開発」，「抗菌性を備えたバイ

オアクティブマテリアルの開発」「耐久性にすぐれた失活歯修復法の確立」「う蝕の客観的診断法および辺縁漏洩の高精度検出法の開発」の4つのテーマに関して，2003年〜2007年に発表した研究成果を紹介し，次世代の歯疾患の予防・診断・治療法について展望する．

II オーラルバイオフィルムの多面的解析と抑制法の開発

歯肉縁下バイオフィルム中の歯周病関連細菌

　未同定細菌種を含めると500種類以上の混合細菌叢からなるオーラルバイオフィルムのうち，歯肉縁下バイオフィルムはとくに成人性歯周炎の発症と進行に密接に関与している．歯肉縁下バイオフィルムに棲息する*Porphyromonas gingivalis*は，歯周炎の病態形成に最も深く関わっているグラム陰性偏性嫌気性菌である．我々は，本菌の病原因子の1つである線毛が歯周ポケット底部の歯根面から高頻度に検出されることや，線毛を介して付着した*P. gingivalis*の菌体細胞は菌体外マトリックス様構造物に被覆されていること，すなわち同部でのバイオフィルム形成の主役を演じていることを明らかにし，*P. gingivalis*を歯周ポケット底部から排除したり，同菌の歯周ポケット底部への侵入を制御することが歯周病の制御戦略の1つとして重要であることを示唆した[1]．

　歯肉縁下バイオフィルムのほか，う蝕病巣部にも生息する*Eikenella corrodens*は，胸膜炎，髄膜炎，敗血症，脳膿瘍などの全身疾患に関与することが知られている．一般的に，バイオフィルム中の細菌は環境中の自己誘導体（AI）の濃度を感知することにより細胞密度を認識し，密度の変化に応じて病原因子の産生に関与する遺伝子の発現を制御している．このAIを介した細胞間コミュニケーションはクオラムセンシングと呼ばれ，*E. corrodens* 1073のクオラムセンシングに関与する*luxS*遺伝子をノックアウトした菌株が静置系で形成するバイオフィルムは，野生株のそれより約1.3倍形成量が増加した[2]．我々は，*E. corrodens* 1073では*luxS*遺伝子だけでなく，菌体表層のレクチンもまたバイオフィルム形成に関与していることを明らかにし[3]，本菌の歯肉縁下バイオフィルム形成における役割を*in vitro*と*in vivo*の両面からさらに追究している．

根尖性歯周組織疾患とバイオフィルム

　根尖性歯周組織疾患の原因は，根管および根管を経由した歯根部象牙質への細菌感染である．感染根管歯の歯根部象牙細管にはグラム陽性菌のほか，歯周病とも関連するグラム陰性菌が存在し，未処置の開放性根管では象牙細管のセメント質近傍にまで侵入している[4]．このように，歯根部象牙細管や副根管，イスムス，フィンといった部位に残存した細菌が，根尖孔につながるスペースや生体内とつながる過剰根管充填材等の表面でバイオフィルムを形成すると，根尖孔外でのバイオフィルム形成の温床となる．実際に，慢性あるいは難治性の根尖性歯周炎症例より得られた抜去歯や過剰根管充填材（ガッタパーチャポイント：GP）の11試料中，9試料では根尖孔外に混合菌バイオフィルムがみられた（図1）．それらの根尖孔外のバイオフィルムには，*P. gingivalis, Tannerella forsythensis*あるいは*Fusobacterium nucleatum*などの歯周病関連細菌が多数存在することを16S rRNA遺伝子解析法により明らかにした[5]．

　一方，GPに対するプラーク細菌のバイオフィルム形成能を*in vitro*で検索し，45%以上の高濃度の血清存在下で，*Enterococcus faecalis, Streptococcus sanguis, Streptococcus intermedius*ならびに*Staphylococcus aureus*といった通性嫌気性のグラム陽性菌がバイオフィルム形成能を有することを見出した[6]．

　これらの研究結果から，根管あるいは象牙細

第2章　口腔微生物感染とその防御

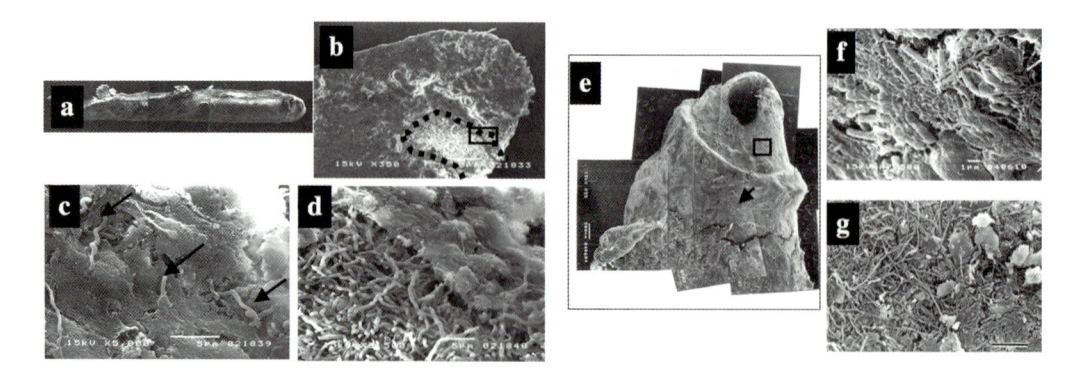

a　根尖孔外まで過剰根管充填されたガッタパーチャポイント（GP）．
b　根尖孔外に突出したGPの低倍率像．菌体外マトリックス様構造物で被覆されたバイオフィルムが観察された（点線部分）．
c　bの点線外の部分では，マトリックス様構造物の間隙から遊離しようとする細菌菌体（矢印）が観察された．
d　bの□部の拡大像．マトリックス様構造物が剥離した部分（左下）では，ラセン状や線状の細菌が凝集していた．
e　抜去歯の根尖部の低倍率像．
f　外部吸収が生じている部分（eの□部）の拡大像．長桿菌を主体としたバイオフィルムが観察される．
g　根尖病巣内に露出していた部分（eの矢印部分）の拡大像．線状菌が凝集塊を形成し，一部にはマトリックス様構造物が観察される．

図1　根尖孔外バイオフィルムの電子顕微鏡像

管内の残存細菌のうち通性嫌気性のグラム陽性菌がGPに初期付着し，それらの細菌を足場にグラム陰性菌が定着し，形成されたバイオフィルムが根尖方向に成長するに従って，酸素分圧の低下とともに偏性嫌気性菌が優勢となる．そして，偏性嫌気性のグラム陰性菌を主体としたバイオフィルムが根尖孔外に進展し，成長するのであろうという仮説が考えられる（図2）．我々が示したこれらの研究結果と考察は，根尖性歯周炎の病因論や治療法に新たな展開を引き起こす論理であり，とくに易感染性宿主では菌血症など全身への影響も危惧されるため，根尖孔外バイオフィルムに対する臨床的対応は重要な課題であると考えられる．

抗バイオフィルム薬の開発

バイオフィルムは，宿主の免疫担当細胞や多くの抗菌剤に抵抗性を示すことが報告されている．我々も，modified Robbins Deviceに独自に改良を加えたフローセル装置を用いて作製した

1）グラム陽性菌の付着　2）グラム陰性菌の定着と根幹内でのバイオフィルム形成　3）根尖孔外へのバイオフィルムの成長

1）歯冠側部から侵入した，あるいは象牙細管内に残存したグラム陽性菌（それぞれ緑色，黄土色で示す）が根管充填材に付着する．
2）グラム陽性菌を足場としてグラム陰性菌（黒色および紫色で示す）が共凝集し，根管内の根管充填材表面にバイオフィルムが形成される．
3）バイオフィルムが成長し，根尖孔外まで過剰充填された根管充填材表面にバイオフィルムが形成される．

図2　根尖孔外バイオフィルムの形成メカニズム（仮説）

P. gingivalisバイオフィルムにおいて，浮遊系のP. gingivalisに有効なミノサイクリンとメトロニダゾールがバイオフィルム細菌にはほとんど抗菌効果を示さないことを報告した[7]．この

ように，多くの抗菌剤はバイオフィルム細菌にはあまり有効でないが，15員環マクロライド系抗生物質であるアジスロマイシン（AZM）は，バイオフィルム集団に対して他の抗菌剤とは異なった効果を発揮する．我々は，各種のP. gingivalis菌株を14日間灌流して作製したバイオフィルムにAZMを作用させたところ，ほとんどの菌株において最小発育阻止濃度以下で，バイオフィルムの増殖が有意に低下することを見出した．さらに，緑膿菌のAIの類似化合物をP. gingivalis菌液に混合し，14日間灌流してバイオフィルムを作製したところ，供試した約20種類の化合物中，3種類の化合物でP. gingivalisバイオフィルムの形成阻害がみられた．近未来的には，従来の抗生物質とは作用機序を異にしたオーラルバイオフィルムの阻害剤や抑制剤を臨床現場で使用できるようになるものと期待している．

一方，バイオフィルムの菌体外マトリックスの形成が阻害できれば，抗生物質はバイオフィルム深部まで浸透し抗菌効果が発揮されるものと推察される．そこで，P. gingivalisバイオフィルムの菌体外マトリックスの合成に関わる遺伝子，すなわちglycosyltransferaseの産生を制御する遺伝子をクローニングし，gtfAと名付けた[8]．gtfAは，248アミノ酸残基からなり，N末端にglycosyltransferaseのドメインを有していた．そして，P. gingivalis 381株を用いて作製したgtfA遺伝子欠損株（P. gingivalis RE1株）では，自己凝集能，上皮細胞や菌体外マトリックスへの付着能に著明な低下がみられることを明らかにした[8]．さらに，RE1株は，野性株に比べ，バイオフィルム形成能，ジンジパイン（Kgp）活性，ならびに疎水性が有意に低いことを明らかにした．このgtfAに類似した遺伝子を利用して，オーラルバイオフィルムをマトリックス形成能がない菌株からなる細菌叢に置換できれば，既存の抗生物質の適応範囲が拡大するものと思われる．

III 抗菌性を備えたバイオアクティブマテリアルの開発

抗菌性モノマーMDPBを配合した抗菌性接着システムの実用化

次世代の修復材料は，従来必要とされてきた高い機械的性質や審美性，すぐれた歯質接着性等の基本的性質以外に，疾病の予防や制御，治癒促進などの生物学的な付加機能を備えた"バイオアクティブマテリアル"へと進化すべきだと考えられる．我々は，バイオアクティブ機能の1つである抗菌性に着目し，以前より，抗菌効果を発現するレジン系修復材料の開発研究を重ねてきた．とくに，本プロジェクトにおける特筆すべき成果として，我々が開発した接着システムが，世界初の抗菌性を備えた歯科用接着材として実用化されたことがあげられる[9]．

抗菌性レジン開発における我々のアプローチは，抗菌剤とメタクリロイル基を合成した抗菌性モノマーを応用する点で極めて独自性が高い．抗菌性モノマーは，重合性を有する殺菌剤であり，重合前の段階では殺菌剤として作用するが，重合後には抗菌分子がポリマーネットワークに固定化されるという特徴を備えている．数種の試作モノマーのうち，第四アンモニウムであるドデシルピリジニウムをモノマー化した12-methacryloyloxydodecylpyridinium bromide（MDPB，図3）が有効であることが判明し，各種歯科用組成物へのMDPBの配合について検討を加えてきたが[10]，とりわけ，接着システムへの応用に関しては重点的に検討を重ねてきた．

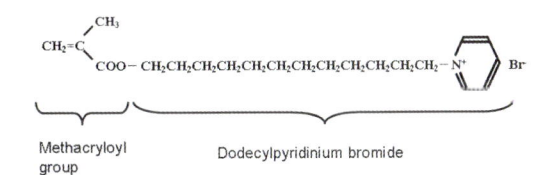

図3 抗菌性モノマーMDPB（12-methacryloyloxydodecylpyridinium bromide）

MDPBは，モノマー状態で各種口腔細菌に対して強い殺菌性を発揮する[11]ことから，本モノマーを接着システムに配合することにより，強力な窩洞殺菌効果を付与することができる．また，レジンモノマーであるMDPBは，重合によって接着界面に固定化されるため，通常の抗菌剤を混入する方法とは異なり，MDPB配合接着システムでは界面の劣化がなく，耐久性にすぐれた修復が可能である．MDPBをプライマーまたはボンディングレジンに配合し，抗菌性，重合性，in vitroおよびin vivoでの接着性等について検討した結果[12,13]，接着システムに関しては，まずはプライマーへの応用が実用的であることを見出した．また，ビーグル犬の歯に形成した窩洞にStreptococcus mutansを注入して作製した人工感染窩洞モデルを用いて，MDPB配合プライマーのin vivoにおける殺菌作用を検討し，明瞭な窩洞殺菌効果が示されることを立証した[14]．これら一連の研究成果を基に，MDPBを5％配合したプライマーが完成し，これを組み込んだ抗菌性セルフエッチングシステムが実用化されるに至った（図4，国内商品名：クリアフィルメガボンドFA，欧米商品名：Clearfil Protect Bond）[9]．本修復材は，高い接着性や簡便な操作性に開発の主眼が置かれてきた接着性材料に，抗菌性という全く異なる次元の特性を付与したバイオアクティブマテリアルのパイオニアとして，世界中で注目されている．

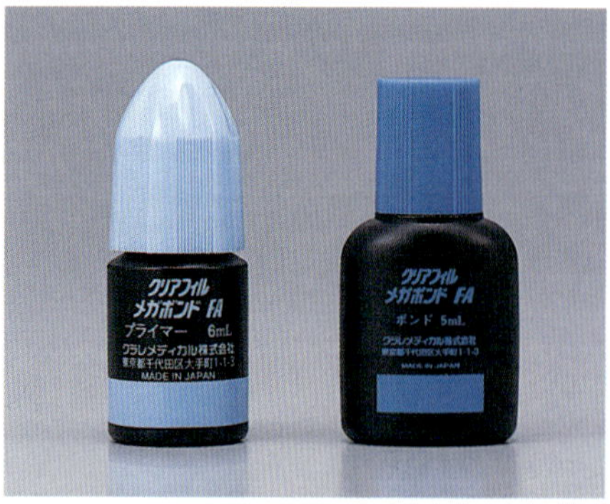

また，MDPB配合プライマーを採用する抗菌性接着システムは，う蝕除去時の露髄に対する直接覆髄処置においても良好な予後に貢献できるものと期待され，現在，有用性評価のためのランダム化割付け臨床試験を行っている．

MDPBによる抗菌剤固定化レジン

MDPBの重合によってレジンポリマー中に固定化された抗菌成分は，"contact inhibitor"として接触型の抗菌性を発現することが分かっている．我々は，このMDPB重合後の抗菌作用を，接着システムのボンディングレジンやprepolymerized resin filler（PPRF）に応用するべく検討を続けてきた．

ボンディングレジンへのMDPBの配合では，接着界面に固定化された抗菌剤による修復後の辺縁漏洩細菌の抑制が期待でき，MDPB配合プライマーとの併用によりさらに高度な接着システムの実現が可能である．Bis-GMA系ボンディングレジンにMDPBを2.5％配合し，硬化体表面でS. mutansを培養すると，その増殖が抑制される結果が得られ，ボンディングレジンへの配合の有効性が確認された[12]．また，マイクロフィラーと多官能メタクリレートにMDPBを添加して重合させ，約16％のMDPBが固定化されたPPRFを試作して実験に供したところ，接触したS. mutansの増殖を明確に抑制した[15]．さらに，この試作PPRFをコンポジットレジンに応用した場合も，硬化体表面における菌増殖抑制作用と持続的なプラーク形成阻害作用が得られることを明らかにした．ただし，固定化されたMDPBが"contact inhibitor"として細菌増殖を抑制する作用メカニズムについてはまだ十分に解明されておらず，いくつかの異なる手法を用いて検討を続けているところである．また，その他の種々のレジン系組成物のうち，シーリング用レジンへの応用は汎用性が高く，う

図4 世界初の抗菌性を備えた接着システム「クリアフィルメガボンドFA（欧米名：Clearfil Protect Bond）」．抗菌性モノマーMDPBを配合したセルフエッチングプライマーを採用

蝕予防用シーラーや根管シーラーなど臨床での様々な応用が考えられる．

根面う蝕マネージメントへのMDPBの応用

MDPBによる強い抗菌効果は，う蝕除去後の窩洞の殺菌だけでなく，う蝕病巣そのものの殺菌にも有効であることから，MDPB配合接着システムは，単なる窩洞殺菌効果を備えた接着材にとどまらず，う蝕のマネージメントのための材料としても応用可能である．とくに，器具や修復操作が到達しにくく，しかも治療条件や環境が制限されがちな高齢者の根面う蝕のマネージメントにおいて，有益な治療オプションの1つとなるものと考えられる．

我々は，MDPB配合接着システムを活動性の根面う蝕に適用した場合，プライマーの浸透による病巣の殺菌と，レジンによる表面の封鎖に基づいて病変の進行抑制がもたらされることを，酸性ゲルおよびS. mutansを用いた人工う蝕実験により確認した[16]．現在，本法のin vivoでの有効性を検討する段階に入っており，高齢者に多発する根面う蝕の新たな低侵襲性治療法として期待が寄せられている．

抗菌性グラスアイオノマーセメントの開発

グラスアイオノマーセメントは，レジン系材料に比べると強度が劣ることから，修復材としては日常の臨床においてそれほど多用されていないが，WHOが支援する発展途上国でのAtraumatic Restorative Treatment (ART) において第一選択として使用されている．ARTは，診療設備に制限がある環境でのう蝕治療であり，う蝕除去は手用切削器具のみに依存することになるため，感染歯質の不確実な除去が予後を不良にする要因として懸念されている．我々は，ARTの良好な予後に貢献する修復材の実現を目指して，グラスアイオノマーセメントへの抗菌性付与に取り組んできた．まずin vitroでの検討により，粉末にchlorhexidine di-acetateを1％配合した試作グラスアイオノマーセメントが，物性，歯質接着性，操作性等において最も適切であることを確認した[17]．さらに，6～11歳の小児の臼歯部う蝕を用いた短期臨床試験で，本材料がin vivoにおいて抗菌性を発現できることを明らかにした[18]．今後，長期の臨床的予後評価を実施して，実用化を目指す予定である．

IV 耐久性にすぐれた失活歯修復法の確立

う蝕や外傷が原因で不可逆性炎症や感染が歯髄に及んだ場合，歯内療法を施した後，支台築造と歯冠修復による患歯の機能回復が図られる．ところが，支台築造修復の失敗の約20％が歯根破折によるとの疫学報告がなされているように，日常臨床では失活歯の垂直歯根破折にしばしば遭遇する．そして，ほとんどの場合，垂直歯根破折歯は抜歯あるいは複根歯における歯根の部分抜去といった転帰をたどり，歯の喪失の一因であり続けている．

我々は，失活歯を長期に口腔で安定して機能させることを目的として，垂直歯根破折をきたした失活歯を保存するための「接着再建・再植法」の長期臨床評価と，支台築造歯および築造材料の破壊抵抗性の評価，ならびに根管接着を確立するための条件検索等を行い，耐久性にすぐれた失活歯修復法に関する一連の研究を行ってきた．

垂直歯根破折歯の「接着再建・再植法」の長期予後

外傷歯学における歯の再植の成功と，飛躍的に進歩した象牙質接着技術を背景に，垂直歯根破折歯を一度抜去し，口腔外で接着性レジンセメントにて再建した後再植する，「接着再建・再植法」が行われるようになってきた．本法は，従来抜歯の適応となっていた歯に対する画期的

な保存的治療法であるが，長期成績や予後に影響を及ぼす因子に関しては明らかにされていなかった．

我々は，垂直歯根破折歯の「接着再建・再植法」について，厳密な予後観察によりその臨床的有効性を評価した[19]．1994年から2001年に，大阪大学歯学部附属病院・保存科において，33～76歳の患者26名（男性5名，女性21名）の26歯に認められた垂直歯根破折に対して「接着再建・再植法」を施行した．患歯の内訳は，前歯8歯，小臼歯14歯，大臼歯4歯である．Kaplan-Meire法による累積成功率は，1年経過時が89％，2年経過時が79％，3年経過時が69％，5年経過時が59％であり，再破折あるいは歯周ポケットの急性炎症のため8歯が失敗と判定され抜歯に至った．

続いて，「接着再建・再植法」の予後に影響を及ぼす因子をLog-rank法にて解析した結果，歯種と歯根破折の進展深度が予後に影響を及ぼす重要な因子であることが明らかとなった．すなわち，失敗はすべて臼歯に発生しており，歯頸側1/3から歯根中央に破折が及ぶ症例の3年経過時の成功率が91.7％であったのに対して，根尖側1/3に進展した症例の成功率は42.9％と有意に低いことが分かった．

以上より，垂直歯根破折に対する「接着再建・再植法」は，破折が根尖に及んでいない前歯に適応した場合，長期の良好な予後が期待できることが明らかとなった．

接着性支台築造を行った失活歯の破壊抵抗性

失活歯の歯根破折を回避するための効果的な支台築造方法については，長年にわたって模索されてきたが，絶対的に有効な治療方法が確立されているとはいえない．我々は，破壊力学解析により支台築造歯の歯根破折発生メカニズムを分析し，耐久性にすぐれた支台築造方法について検討した[20]．

ヒト抜去小臼歯の歯冠を除去し，金属鋳造ポ

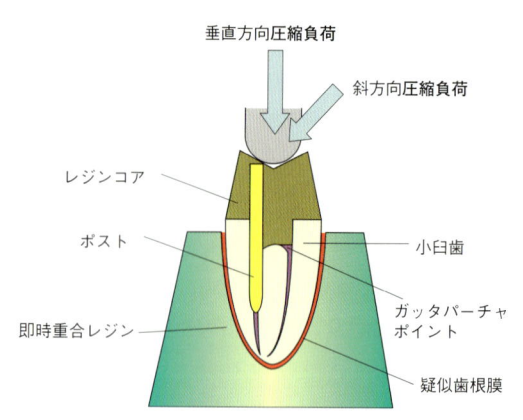

図5 支台築造修復歯に対する破壊抵抗試験の模式図

ストコア，既製金属ポストとコンポジットレジンコア，あるいはグラスファイバーポストとレジンコアのいずれかを用いて支台築造を行い，全部被覆冠の有無と荷重方向をパラメーターとして静的圧縮破壊試験（図5）を行った結果，全部被覆冠の有無に関わらず，垂直圧縮負荷に対しては，金属鋳造ポストコアが有意に効果的に失活歯を補強できることが分かった．しかし，全部被覆冠を装着して斜め45°の圧縮負荷を加えた場合には，既製金属ポストとコンポジットレジンコアの破壊抵抗が最も低く，グラスファイバーポストとレジンコアおよび金属鋳造ポストコアによる支台築造の破壊抵抗が同等であることがわかった．また，支台築造歯の破壊は，金属ポストでは歯根中央を超えて進展していたのに対して，グラスファイバーポストによる支台築造歯の大部分が歯冠側1/3の破壊にとどまっていた．

これらの結果より，グラスファイバーポストとレジンコアによる支台築造が失活歯の補強効果にすぐれ，残存歯質の保護に有効な修復方法であるという結論を見出した．

根管洗浄が根管象牙質の接着に及ぼす影響

接着性材料の根管象牙質への堅固な接着は，支台築造の耐久性を左右する重要な因子である．我々は，根管洗浄剤が象牙質の形態に変化を起

こすことに着目し，日常臨床で用いる根管洗浄剤が接着システムの根管象牙質への接着性に及ぼす影響を検討した[21]．

ポスト孔形成後の根管象牙質を，①5％ NaOCl 10ml，②17％ EDTA 60秒，③17％ EDTA 60秒と5％ NaOCl 10ml，④無処理，のいずれかで処理した後，セルフエッチングシステムあるいはウエットボンディングシステムのいずれかとレジンセメントを用いて微小引張り接着試験を実施した．その結果，セルフエッチングシステムを用いた場合には，EDTA処理により接着強さが著しく低下することが分かった．これは，EDTAによって象牙質表層が過脱灰状態となり，堅固なハイブリッド層が形成されなかったことによるものと考えられた．一方，ウエットボンディングシステムを用いた場合には，EDTA処理群で高い接着強さが得られたが，これは，EDTAによる脱灰で開口した象牙細管にレジンタグが形成されることによって，高い機械的嵌合力が発揮されたためと考えられた．これらの結果から，支台築造に欠かせない根管象牙質への接着には，接着システムの特性に応じた象牙質表面処理を行う必要があることが明らかとなった．

支台築造材料の疲労破壊抵抗性

支台築造材料そのものの耐久性も，支台築造歯の耐久性に影響を及ぼす要因である．そこで，我々は，支台築造に用いるコンポジットレジンおよび歯科用セラミックスの疲労破壊抵抗性を環境因子に着目して検討した[22, 23]．

一般に，コンポジットレジンは，水中に浸漬するとマトリックスの吸水膨張のために機械的強度が低下することが報告されており，水は破壊抵抗を減弱する因子であると認識されている．コンポジットレジンを水中浸漬後にK値制御疲労亀裂進展試験に供した結果，浸漬前と比較して，亀裂が急速に進展し破壊抵抗が減少することが分かった．一方，水中環境にて亀裂進展試験を実施したところ，大気中と比較して疲労破壊抵抗が高くなることが分かった．これは，水の存在下では亀裂の先端が鈍化（blunting）することで亀裂進展が緩徐となり，破壊抵抗の上昇につながったものと考えられた．

また，大気中および水中環境下で，応力比を変化させた条件で疲労亀裂進展試験を実施して歯科用セラミックスの疲労強度を調べた結果，コンポジットレジンと異なり，歯科用セラミックスは水分の存在下で静的疲労と動的疲労が同時に進行するため，口腔環境では応力負荷部以外でも疲労亀裂の進展が生じる可能性があることが分かった．このことは，環境条件によって支台築造材料の疲労破壊抵抗が異なることを示している．

以上のような一連の包括的研究から，我々は，垂直歯根破折歯に対する「接着再建・再植法」の適応基準を確定するとともに，接着性支台築造を施した失活歯の破壊抵抗性に影響を及ぼす因子を明らかにした．これらは，失活歯を口腔内で長期に機能させるために欠かせない知見であり，臨床的意義が非常に大きい成果である．

V　う蝕の客観的診断法および辺縁漏洩の高精度検出法の開発

う蝕病巣の活動性と進行に対する客観的診断法の開発

ブラッシングやフッ素塗布などによってう蝕の進行抑制と脱灰部の再石灰化が期待できることや，歯質接着技術の著しい向上により，近年，う蝕のリスク評価に基づいて経過観察やう蝕進行抑制処置ならびに最小限の修復処置を行うMinimal Intervention（MI）の概念が推奨されるようになった．MIにおいては，う蝕病巣の活動性の評価結果をふまえて処置方針を決定することや，切削処置が必要な場合は必要最低限の歯質削除にとどめることが基本になる．した

137

がって，予後に立脚したう蝕病巣の活動性の診断や，客観的なう蝕切削基準を確立するための前提として，う蝕進行程度の診断を客観的かつ再現性の高いものにする必要がある．

我々は，う蝕病巣の術前診断に臨床応用されているレーザー診断装置DIAGNOdentによる測定結果が，被験部の表層200〜300μmの部分の状態を反映していることをつきとめ[24]．本装置によってう蝕進行程度を診断することを考案した．そして，本装置による測定値とう蝕象牙質中の細菌の有無の関係を，16S rDNAの保存領域の塩基配列によるユニバーサルプライマーを用いたPCR法により検討し，測定値が約15以下の象牙質では細菌検出率が0％になることを見出した[25]．また，本装置による診断結果が，う蝕検知液（１％アシッドレッドのプロピレングリコール溶液）による歯質の判定結果と強い相関関係にあることも報告した[26]．しかし，本装置は，プローブの先端径の縮小が材質上不可能であり，除去すべきう蝕の位置確認が不明確になるという欠点をもっている．そこで，我々は，う蝕歯質の色による診断の客観化をめざして，CIE1976L*a*b*表色系のL*，a*，b*値による色彩評価法を考案した（図６）[27]．そして，まず，本色彩評価法を用いて，ヒト抜去歯う蝕病変におけるう蝕検知液染色後のL*，a*，b*値と，PCR法により検出される被験象牙質中の細菌の有無の関係を調べた結果，L*値と細菌検出率が密接に関係し，L*値が約60以上では細菌が検出されないことを見出した[27]．さらに，う蝕除去の基準として現在用いられているう蝕検知液染色後の淡いピンク色の肉眼判定について，本色彩評価法を用いて数値化した結果，その判定が客観性に乏しいことも明らかにした[28]．

一方，う蝕病巣の活動性について，一般的に臨床で行われている病巣の色による評価を本色彩評価法により客観化することも試みている．これまでに，活動性う蝕と考えられる黄色の病変や，停止性う蝕と考えられる黒色や褐色の病変等，様々な色調のう蝕の評価に最適な色補正用色見本の色構成を確定しており，現在は，その色見本を用いてう蝕象牙質のL*，a*，b*値とう蝕病巣の活動性や細菌検出率の関係を検索している．これらにより，う蝕病巣の活動性と色や細菌感染の関係が明確になれば，客観的なう蝕病巣の活動性の診断基準やう蝕除去時の切削基準の策定につながることが期待される．

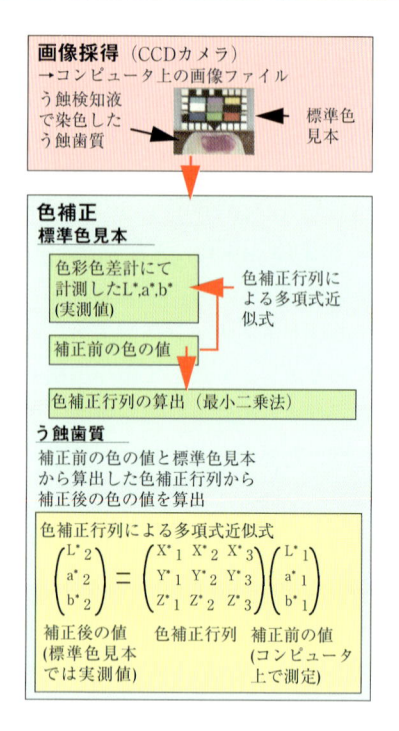

既知のL*，a*，b*値をもつ標準色見本と被験歯質をCCDカメラで撮影し，コンピュータ上で標準色見本の色変化を基にした色補正を行って，被験歯質のL*，a*，b*値を得る．

図６　う蝕歯質の客観的色彩評価法

辺縁漏洩の高精度検出法の開発

修復治療における辺縁漏洩の発生は，術後疼痛や歯髄炎，二次う蝕の誘因となるため，MIの概念に基づいて既存の修復物に対する必要最小限の再修復を行う場合，辺縁漏洩の進行程度と発生部位を正確に診断する必要がある．そこで，我々は，浸透探傷法を応用した新規の電気的辺縁漏洩評価法を開発した（図７）．電気的に辺

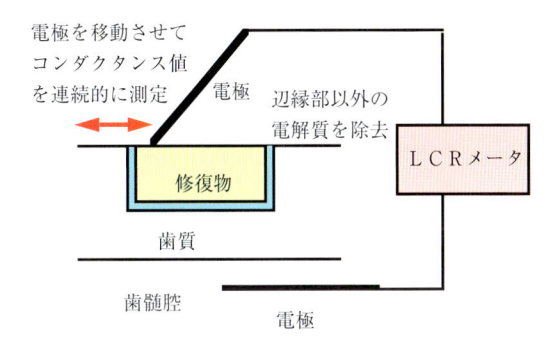

修復物辺縁部に電解質（生理食塩水）を塗布後，漏洩部以外の電解質を除去する．修復物辺縁部を横切って電極を移動させ，コンダクタンス値の変化を連続的にとらえることで，辺縁漏洩部に浸透した電解質を検出する．

図7　浸透探傷法を応用した電気的辺縁漏評価法

縁漏洩を検出する試みはこれまでにも行われてきたが，余剰電解質の影響のために感度が低くなることや，辺縁漏洩の発生部位が特定できないなどの欠点があった．しかし，我々が考案した電気的評価法では，判定結果が余剰な電解質の影響を受けにくいため感度が高く，辺縁漏洩の発生部位の特定も可能であるうえ，判定結果が修復物の大きさに影響を受けにくいといった利点がある．

我々は，今回開発した電気的評価法の精度について検討するため，まず，修復物を表層からすり減らしながら，辺縁部から浸透させた色素を高倍率実体顕微鏡で観察する in vitro での三次元辺縁漏洩評価法を確立し[29]，両者の判定結果の関係を分析した．そして，我々が考案した電気的評価法においては，二次元的な辺縁漏洩深さよりも，むしろ三次元的な辺縁漏洩面積や窩洞面積に対する辺縁漏洩発生率との間に強い相関が認められ，評価精度が非常に高いことを明らかにした[30]．今後は，機器やデータ処理方法に改良を加えることにより本電気的評価法の臨床応用を図るとともに，本法による評価結果と修復物の予後の関係を検索し，既存修復物に対する総合的な診断法や診断基準を確立することを目指している．

VI　おわりに

組織再生あるいは組織再建のストラテジーを問わず，今後の歯科医療では，バイオロジカルアプローチは必須の原理・原則となることが予測される．とくに，歯疾患の予防・診断・治療においては，バイオロジーをベースとした新しいテクノロジーを導入することで，治療体系そのものに飛躍的な革新がもたらされる可能性がある．本稿で紹介したオーラルバイオフィルムの解析研究やバイオアクティブマテリアル開発で得られた成果は，全く新しいスタイルの感染症治療法の確立へと結びつくものであり，また，長期的かつ最大限に機能回復を図りうる失活歯治療法や，正確な病態把握を追究したう蝕や辺縁漏洩の診断法は，歯とその周囲組織が生体の一部として確実な働きを担ううえで，極めて有益なものとなりうる．今後も，バイオロジカルなアプローチを念頭においた集約的研究を行うことにより，歯疾患に対する次世代の予防・診断・治療法の実現を目指したいと考えている．

謝辞

本研究は，21世紀COEプログラム「フロンティア・バイオデンティストリーの創生」研究支援費，科学研究費補助金基盤研究A（#14207080，#17209061，#19209060）基盤研究B（#13470402，#16390545，#16390546，#18390505，#19390482，#19390493）基盤研究C（#14571812，#15592018，#15592019，#17591990，#19592198，#19592199），大和証券ヘルス財団調査研究助成金の補助のもとに行われた．

文　献

1) Noiri, Y., Li, L., Yoshimura, F. and Ebisu, S. (2004): Localization of *Porphyromonas gingivalis* - carrying fimbriae *in situ* in human periodontal pockets. *J. Dent. Res.*, 83, 941-945.
2) Azakami, H., Teramura, I., Matsunaga, T., Akimichi, H., Noiri, Y., Ebisu, S. and Kato, A. (2006): Characterization of autoinducer 2 signal in *Eikenella corrodens* and its role in biofilm formation. *J. Biosci. Bioeng.*, 102, 110-117.
3) Azakami, H., Nakashima, H., Akimichi, H., Noiri, Y., Ebisu, S. and Kato, A. (2006): Involvement of N-acetyl-D-galactosamine-specific lectin in biofilm formation by the periodontopathogenic bacterium, *Eikenella corrodens. Biosci. Biotechnol. Biochem.*, 70, 441-446.
4) Matsuo, T., Shirakami, T., Ozaki, K., Nakanishi, T., Yumoto, H. and Ebisu, S. (2003): An immunohistological study of the localization of bacteria invading root pulpal walls of teeth with periapical lesions. *J. Endodont.*, 29, 194-200.
5) Noguchi, N., Noiri, Y., Narimatsu, M. and Ebisu, S. (2005): Identification and locatization of extraradicular biofilm-forming bacteria associated with refractory endodontic pathogens. *Appl. Environ. Microbiol.*, 71, 8738-8743.
6) Takemura, N., Noiri, Y., Ehara, A., Kawahara, T., Noguchi, N. and Ebisu, S. (2004): Single species biofilm-forming ability of root canal isolates on gutta-percha points. *Eur. J. Oral Sci.*, 112, 523-529.
7) Noiri, Y., Okami, Y., Narimatsu, M., Takahashi, Y., Kawahara, T. and Ebisu, S. (2003): Effects of chlorhexidine, minocycline, and metronidazole on *Porphyromonas gingivalis* strain 381 in biofilms. *J. Periodontol.*, 74, 1647-1651.
8) Narimatsu, M., Noiri, Y., Itoh, S., Noguchi, N., Kawahara, T. and Ebisu S. (2004): Essential role for the *gtfA* gene encoding a putative glycosyltransferse in the adherence of *Porphyromonas gingivalis. Infect. Immun.*, 72, 2698-2702.
9) Imazato, S., Kuramoto, A., Takahashi, Y., Ebisu, S. and Peters, M.C. (2006): *In vitro* antibacterial effects of the dentin primer of Clearfil Protect Bond. *Dent. Mater.*, 22, 527-532.
10) Imazato, S. (2003): Antibacterial properties of resin composites and dentin bonding systems. *Dent. Mater.*, 19, 449-457.
11) Yoshikawa, K., Clark, D.T., Brailsford, S.R., Beighton, D., Watson, T.F., Imazato, S. and Momoi, Y. (2007): The effect of antibacterial monomer MDPB on the growth of organisms associated with root caries. *Dent. Mater. J.*, 26, 388-392.
12) Imazato, S., Kinomoto, Y., Tarumi, H., Ebisu, S. and Tay, F.R. (2003): Antibacterial activity and bonding characteristics of an adhesive resin containing antibacterial monomer MDPB. *Dent. Mater.*, 19, 313-319.
13) Imazato, S., Tay, F.R., Kaneshiro, A.V., Takahashi, Y. and Ebisu, S. (2007): An *in vivo* evaluation of bonding ability of comprehensive antibacterial adhesive system incorporating MDPB. *Dent. Mater.*, 23, 170-176.
14) Imazato, S., Kaneko, T., Takahashi, Y., Noiri, Y. and Ebisu, S. (2004): *In vivo* antibacterial effects of dentin primer incorporating MDPB. *Oper. Dent.*, 29, 369-375.
15) Imazato, S., Ebi, N., Takahashi, Y., Kaneko, T., Ebisu, S. and Russell, R.R.B. (2003): Antibacterial activity of bactericide-immobilized filler for resin-based restoratives. *Biomaterials*, 24, 3605-3609.
16) Kuramoto, A., Imazato, S., Walls, A.W.G. and Ebisu, S. (2005): Inhibition of progression of root caries progression by an antibacterial adhesive. *J. Dent. Res.*, 84, 89-93.
17) Takahashi, Y., Imazato, S., Kaneshiro, A.V., Ebisu, S., Frencken, J.E. and Tay, F.R. (2006): Antibacterial effects and physical properties of glass-ionomer cements containing chlorhexidine for the ART approach. *Dent. Mater.*, 22, 647-652.
18) Frencken, J.E., Imazato, S., Toi, C., Mulder, J., Mickenautsch, S., Takahashi, Y. and Ebisu, S. (2007): Antibacterial effect of chlorhexidine-containing glassionomer cement *in vivo*: a pilot study. *Caries Res.*, 41, 102-107.
19) Hayashi, M., Kinomoto Y., Takeshige, F. and Ebisu, S. (2004): Prognosis of intentional replantation of vertically fractured roots reconstructed with dentin-bonded resin. *J. Endodont.*, 30, 145-148.
20) Hayashi, M., Takahashi, Y., Hirai, M., Iwami, Y., Imazato, S. and Ebisu, S. (2005): Effect of endodontic irrigation on bonding of resin cement to radicular dentin. *Eur. J. Oral Sci.*, 113, 70-76.
21) Hayashi, M., Takahashi, Y., Imazato, S. and Ebisu, S. (2006): Fracture resistance of pulpless teeth restored with post-cores and crowns. *Dent. Mater.*, 22, 477-485.
22) Kawakami, Y., Takeshige, F., Hayashi, M. and Ebisu, S. (2007): Fatigue of tooth-colored restoratives in aqueous environment. *Dent. Mater. J.*, 26, 1-6.
23) Takeshige, F., Kawakami, Y., Hayashi, M. and Ebisu, S. (2007): Fatigue behavior of resin composites in aqueous environments. *Dent. Mater.*,

23, 893-899.
24) Iwami, Y., Shimizu, A., Yamamoto, H., Hayashi, M., Takeshige, F. and Ebisu, S. (2003): *In vitro* study of caries detection through sound dentin using a laser fluorescence device, DIAGNOdent. *Eur. J. Oral Sci.*, 111, 7-11.
25) Iwami, Y., Shimizu, A., Narimatsu, M., Hayashi, M., Takeshige, F. and Ebisu, S. (2004): Relationship between bacterial infection and evaluation using a laser fluorescence device, DIAGNOdent. *Eur. J. Oral Sci.*, 112, 419-423.
26) Iwami, Y., Shimizu, A., Hayashi, M., Takeshige, F. and Ebisu, S. (2006): Relationship between colors of carious dentin and laser fluorescence evaluations in caries diagnosis. *Dent. Mater. J.*, 25, 584-590.
27) Iwami, Y., Shimizu, A., Narimatsu, M., Kinomoto, Y. and Ebisu, S. (2005): The relationship between the color of carious dentin stained with a caries detector dye and bacterial infection. *Oper. Dent.*, 30, 83-89.
28) Iwami, Y., Hayashi, N., Yamamoto, H., Hayashi, M., Takeshige, F. and Ebisu, S. (2007): Evaluating the objectivity of caries removal with a caries detector dye using color evaluation and PCR. *J. Dent.*, 35, 749-754.
29) Iwami, Y., Shimizu, A., Hayashi, M., Takeshige, F. and Ebisu, S. (2005): Three-dimensional evaluation of gap formation of cervical restorations. *J. Dent.*, 33, 325-333.
30) Iwami, Y., Hayashi, M., Takeshige, F. and Ebisu, S. (2007): The accuracy of electrical method for microleakage evaluation by a three-dimensional analysis. *J. Dent.*, 35, 268-274.

第3章

「はなす，かむ」機能と「口」の美の回復を目指して

口腔顎面領域の神経解剖学の最前線

三叉神経中脳路核ニューロンにおけるインパルストラフィッキング

顎口腔機能の再建をめざして

顎関節のダイナミクス：個体 in silico モデルを用いた生体動力学解析

新たな修復用材料による造形とその表面修飾

「咀嚼」を多面的に科学する

摂食機能発現に関わる「脳」と「器官」解明への戦略的アプローチ

「のどごし」の定量化に挑む

口腔顎顔面の最新画像診断と口腔癌に対する放射線治療

学際領域で，医療を測る

口腔顔面領域の神経解剖学の最前線

Ⅰ 吉田　篤, 森谷正之, 山本雅章, 滝　育郎, 飯田千絵,
富田章子, 山本真也, Tahsin Haque, 関伸一郎
Ⅱ 竹村元秀, 杉生真一

大阪大学大学院歯学研究科
高次脳口腔機能学講座　口腔解剖学第二教室

Ⅰ　顎反射を制御する運動前ニューロンの機能と形態

　顎運動は, 開口筋運動ニューロンと閉口筋運動ニューロンの興奮によって発現しているが, この2種の運動ニューロンの活動を直接コントロールしている運動前ニューロンが脳幹内に存在する. 我々は, 電気生理学的, 形態学的, 薬理学的手法を駆使し, 運動前ニューロンの特性を明らかにしてきた. その結果, 開口筋運動ニューロンと閉口筋運動ニューロンに投射する運動前ニューロンが三叉神経吻側核に両側性に多数存在し, これらが両側の開口筋運動ニューロンと閉口筋運動ニューロンを抑制することで, 両側性に協調した咀嚼運動の遂行や口腔顎顔面領域へのダメージに対する防御に重要な役割を果たしていることを明らかにした.

Ⅱ　口腔顔面の痛みのトピックス

　二足直立歩行するヒトが生活するうえで口腔・顔面領域は外傷の機会が多く, 摂食を通して外界から多くの刺激を受けるので, 疼痛を経験する率は高い. 身体の外表面である皮膚領域は, 機械刺激, 熱・冷刺激や侵害刺激に敏感で, 特にヒトでは機械刺激に対する手や口腔の2点弁別感受性は他の領域に比べ高い. しかし内臓では「喉元すぎれば熱さを忘れる」のことわざどおり, 侵害刺激や熱刺激に対する感受性が低い. 口腔は皮膚領域と内臓粘膜領域との移行部で, 主に口腔粘膜上皮で被われている. そこでは様々な刺激を受け, 瞬時に嚥下するかどうかの判断を脳がしている. 利き腕の手の侵害受容閾値は反対側の手に比べ高いという報告があり, 機械刺激受容に鋭敏な部分の侵害受容閾値は高い. 痛みは外界からの侵害刺激だけでなく, 高次脳の関与によって変化する. そのメカニズムを明らかとし, 多くの患者を悩ませている難治性疼痛の理解の助けとなる研究を紹介する.

【キーワード】

三叉神経感覚核 trigeminal sensory nucleus, 疼痛 pain, 侵害受容機構 nociceptive processing, 咀嚼 mastication, 運動前ニューロン premotoneuron

I 顎反射を制御する運動前ニューロンの機能と形態

　顎運動は，生命維持の根幹をなす摂食や咀嚼，嚥下をはじめ，呼吸や構音などの運動の主体をなす．この顎運動が健全に営まれることは，高齢社会のQOLの維持向上の観点からも極めて重要である．我々は，大阪大学大学院歯学研究科の21世紀COEプログラム「フロンティアバイオデンティストリーの創生」の主要課題の1つである「話す，噛む」ことの研究プロジェクトとして，顎運動を制御している中枢神経機構の解明に取り組んでいる．

顎運動の特徴と運動前ニューロン

　脊髄の支配を受ける四肢の運動システムが，右肢と左肢を交互に出す特徴的な活動パターンをもっているのに対し，咀嚼や嚥下，発音などの頭頸部の運動は，基本的には両側性に協調した筋活動パターンを示す．このことは，筋活動を支配する運動ニューロンの制御機構が四肢と頭頸部とで異なることを意味している．また，顎運動は，下顎骨に付着する顎舌骨筋，顎二腹筋前腹などの開口（JO）筋と咬筋，側頭筋，内側翼突筋などの閉口（JC）筋の収縮によって引き起こされる．JO筋とJC筋は拮抗関係にあり，それらを支配するJO運動ニューロンとJC運動ニューロンは，それぞれ橋の吻背外側部に位置する三叉神経運動核（Vmo）の腹内側部（Vmo.vm）と背外側部（Vmo.dl）を占めており，この2部位の前者をJO運動核，後者をJC運動核とも呼んでいる．

　一方，脳または脊髄内に存在している運動ニューロンに直接投射して情報を送っている中枢性のニューロンを，一般的に運動前ニューロン（premotoneuron）と呼んでおり，これには興奮性と抑制性の両方がある．Vmoに投射する運動前ニューロンの分布は，ネコやウサギ，ラットなどの動物でよく調べられており，Vmoに近接した脳幹網様体や三叉神経感覚核に存在すると報告されている[1]．三叉神経感覚核の中では，特に三叉神経吻側核（Vo）の背内側部（VorとVodm）に非常に多くの運動前ニューロンが密集していることが知られており，我々はこのVoのニューロンに注目して研究を進めた．

三叉神経吻側核ニューロンの特徴

　三叉神経吻側核（Vo）の背内側部（VorとVodm）は，口腔内を末梢受容野とする三叉神経一次求心性神経が終止する部位である．また，二次ニューロンであるVoニューロンは，視床の後腹側内側核にはあまり投射せず，髄板内核群の正中外側核に投射するものが多いこと[2,3]が知られており，Vo背内側部は感覚の弁別よりも顎運動の協調により深く関わっていると考えられる．三叉神経二次感覚ニューロンが存在する三叉神経感覚核の中で，このVorとVodmに非常に多くの運動前ニューロンが密集していることは，極めて重要である．我々のこれまでの研究[4,5]で示唆しているように，JC運動前ニューロンはJO運動前ニューロンよりも，VorとVodm内のより背外側に限局している．また，電子顕微鏡観察や神経薬理学的研究から，VorとVodmに存在するJC運動前ニューロンまたはJO運動前ニューロンは，いずれも抑制性であり，GABA作動性かglycine作動性であると考えられている[6]．また，図1に示されているように，VorとVodmに，同側のVmoに投射する運動前ニューロンに加え，対側のVmoに投射する運動前ニューロンも存在することは，両側のVmoに同時に投射するニューロンが存在することを示唆している．

　以上の事実より，単一Voニューロンによる運動ニューロンの両側性抑制を証明することは，咀嚼の特徴である両側性協調運動を可能にしている神経メカニズムを理解するために極めて重要と考えられる．そこで我々は，単一Vor運動前ニューロンのVmoへの投射様態を神経解剖

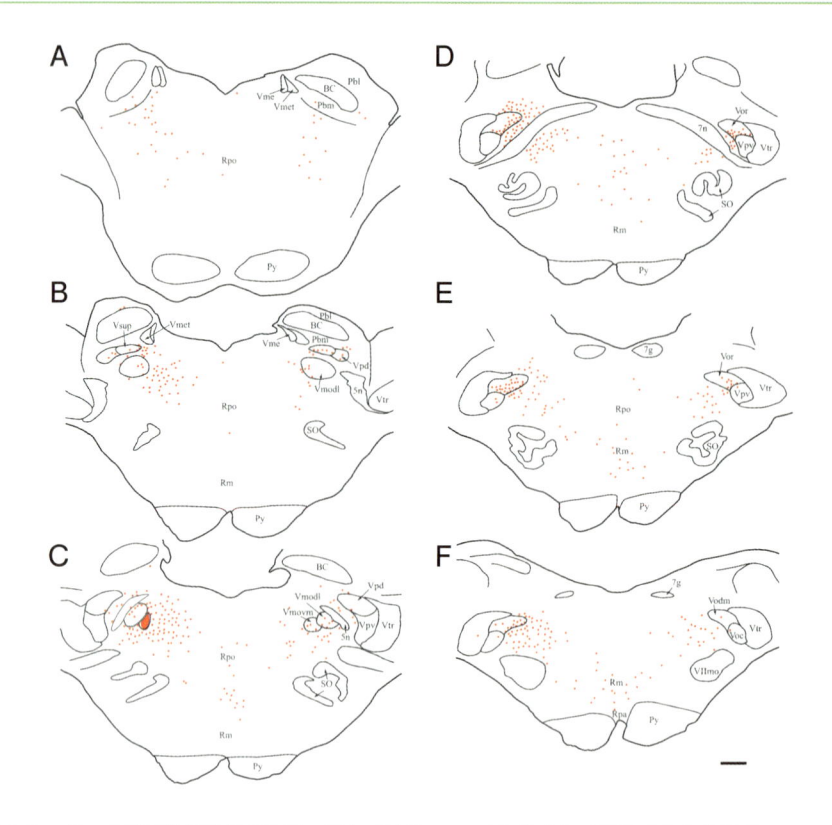

逆行性トレーサーを開口筋運動核(JO核,図中ではVmo. vm)に注入して標識された運動前ニューロン(赤点)の分布を,カメラルシーダで描いた模式図.冠状断面AからFは,吻尾方向の順に配列されている.注入部位はCに,大きな赤色の領域で示されている.スケール＝1mm.

図1　開口筋運動核に投射する運動前ニューロンの分布
(文献14より)

学的手法と神経薬理学的手法により明らかにすることを試みた[7]).

三叉神経吻側核ニューロンの三叉神経運動核への両側性投射

1）単一細胞内記録・標識法を用いた実験

同側のJO核に終止する軸索をもつVorニューロンで対側のJO核にも終止する軸索側枝ももつもの（このニューロンをVor-joニューロンと呼ぶ．図2）と，同側のJC核に終止する軸索をもつVorニューロンで対側のJC核にも終止する軸索側枝をもつもの（このニューロンをVor-jcニューロンと呼ぶ）が存在した．しかし，対側のVmoに投射するが同側のVmoには投射しないVorニューロンは認められないこ

とが明らかとなった．

2）末梢神経刺激に対する応答様式の解析を用いた神経薬理学的実験

反対側の運動核に投射する運動前ニューロンの存在と，その神経伝達物質を同定するため，様々な周波数の末梢神経刺激でJO運動ニューロンとJC運動ニューロンに誘発される興奮性シナプス後電位（EPSPs）と抑制性シナプス後電位（IPSPs）を記録し，これらが拮抗薬によって受ける影響を調べた．ここでは便宜上，運動ニューロンと同側と反対側の下歯槽神経の刺激により，運動ニューロンに誘発されるシナプス後電位を，それぞれ同側電位と対側電位と呼ぶこととする．

JO運動ニューロンの同側シナプス後電位は，

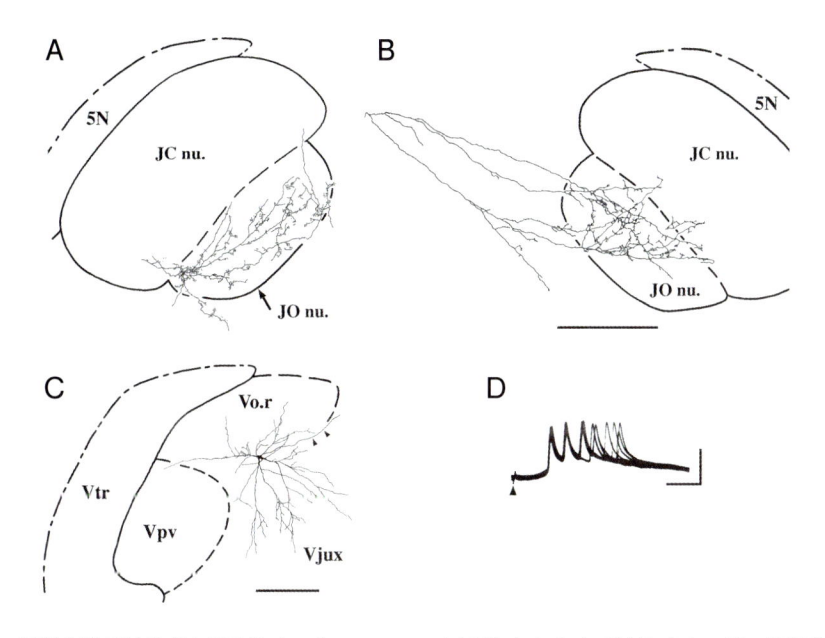

A, B 三叉神経吻側核吻背内側亜核（Vor）ニューロンと同側（A）および対側（B）の開口筋運動核（JO核，図中ではJO nu.）内に分枝する神経終末．
C Vorニューロンの細胞体，樹状突起と幹軸索（矢頭）．
D 眼窩下神経の電気刺激でVorニューロンに誘発された細胞内電位．矢頭は電気刺激のアーティファクト．
水平スケール＝0.5mm in B，C（Aにも適用），4 msec in D；垂直スケール＝20 mV in D．
図2 両側の開口筋運動核に投射する三叉神経吻側核吻背内側亜核ニューロン
（文献7より）

短潜時EPSPs（潜時の平均は約1.5msec．図3Bの矢印）とそれに続く長潜時EPSPsが記録された（図3B）．対側シナプス後電位は，振幅の小さな短潜時IPSPs（図3Dの矢頭）とそれに続く振幅の大きな長潜時のEPSPs（図3D）が記録される．ニューロンの半分は対側の短潜時IPSPsを欠いている．このIPSPsの潜時は約2.2 msecである．対側のEPSPsの潜時は約4.0msecで，同側のEPSPsの潜時よりも約2.5msec長い．同側の長潜時EPSPsと対側のEPSPsは，10Hzの頻度刺激で振幅が小さくなる（図3C，E）が，この頻度刺激は同側の短潜時EPSPs（図3Cの矢印）と対側の短潜時IPSPs（図3Eの矢頭）の振幅にはあまり影響を及ぼさない．

NMDA受容体拮抗薬APVとnon-NMDA受容体拮抗薬CNQXの溶液をJO核内に注入すると，同側と対側のEPSPsはほぼ完全に抑制され，隠蔽されていたIPSPsが露呈する（図3G，I，L，N）．平均潜時は，同側のIPSPsが約1.8msecで，対側のIPSPsが約2.2msecである．APVとCNQXの投与で露呈した対側のIPSPsの潜時は，投薬前の対側のIPSPsの潜時とほぼ同じである（どちらも約2.2msec）．隠蔽されていた同側のIPSPsの潜時は，投与前の同側のEPSPsの潜時よりも著しく長い（P＜0.01；約1.8msecと約1.5msec）．これは，同側のIPSPsがEPSPsによって隠蔽されているためと考えられる．さらに，同側と対側のIPSPsの潜時の差は，同側と対側のEPSPsの潜時の差よりも約6倍小さかった（約0.4msecと約2.5msec）．また，APVとCNQX投与によって露呈したIPSPsは，strychnine（図3H，J）またはbicucullineの静脈内投与でほぼ消失する（図3M，O）．

JC運動ニューロンでは，同側シナプス後電位は，振幅の小さな短潜時EPSPsとそれに続

第3章 「はなす, かむ」機能と「口」の美の回復を目指して

く複数の成分よりなる長潜時IPSPsが記録される(図4B, G). 平均潜時はEPSPsが約1.6msec, IPSPsが約2.4msecである. 対側シナプス後電位は, 振幅が極めて小さな短潜時EPSPsとそれに続く複数成分よりなる長潜時IPSPsが記録される (図4D, I). IPSPsの潜時は約3.0msecで, 同側のIPSPsよりも約0.6msec有意に長い.

strychnineまたはbicucullineを静脈内投与すると, 神経刺激により誘発された同側および対側のいずれでもIPSPsは完全に消失してEPSPsが露呈する(図4C, E, H, J). 潜時は同側のEPSPsが約1.7msecで, 対側のEPSPsは約3msecである. 拮抗薬投与後の同側のEPSPsの平均潜時は, 投与前に記録されたIPSPsに先立つEPSPsの潜時とほぼ同じである(図4B, G). 同側と対側のEPSPsの潜時の差は, 同側と対側のIPSPsの潜時の差よりも大きい(約1.4msecと約0.6msec).

次に, 末梢神経を頻度刺激した時の影響を調べるため, 拮抗薬投与前後のシナプス後電位を調べた (図4L-W). 投与前の同側と対側のIPSPsの振幅は, 頻度刺激が20Hz, 100Hzになると, 同側と対側は同じように徐々に減少するが, 100Hzでも完全には消失しない (図4L-Q). 一方, 投与後の対側のEPSPsの振幅は, 同側のEPSPsとは対照的に20Hzの頻度刺激で完全に消失する (図4R-W).

以上の神経薬理学的検討で明らかになった重要な点は, JO運動ニューロンとJC運動ニューロンのいずれにおいても, 同側と対側の末梢神経刺激でIPSPsが記録され, これらはstrychnineとbicucullineの静脈内投与で抑制されること, また, JO運動ニューロンとJC運動ニューロンはともに, 同側と対側のEPSPsの潜時の差が同側と対側のIPSPsの潜時の差と比較して2倍以上長いことである. また, この対側のEPSPsの振幅は, 末梢神経刺激で誘発されるシナプス後電位の中で刺激追随性が最も悪いことである. 以上の結果を総合すると, 両側のJO運動ニュ

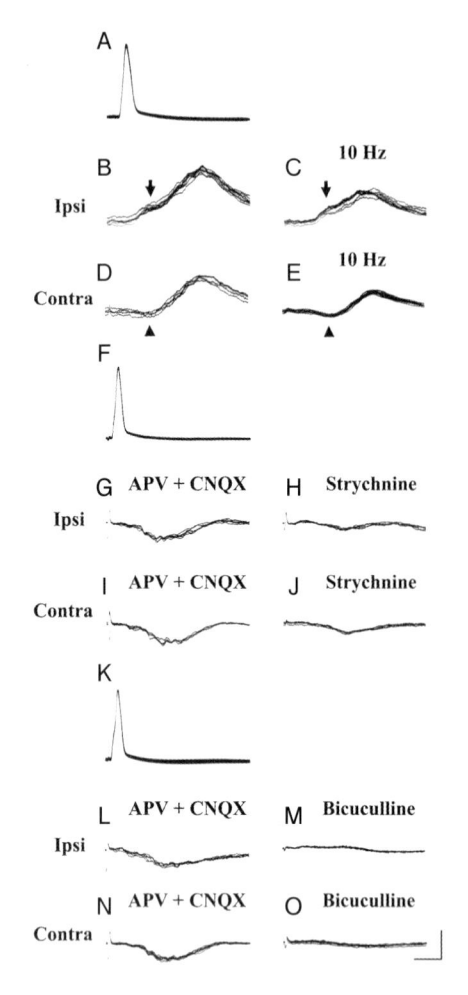

A, F, K　顎二腹筋前腹神経刺激で惹起された逆行性スパイク. A-E, F-J, K-O：3個の別々のニューロンからの記録.
B-E　同側から記録された短潜時EPSPs（矢印）とそれに続く長潜時EPSPs（B, C）と, 対側から記録された振幅の小さな短潜時IPSPs（矢頭）とそれに続くEPSPs（D, E）. 10Hzの刺激で, 同側の長潜時EPSPsの振幅（C）と対側のEPSPsの振幅（E）が小さくなるが, 同側の短潜時EPSPs（Cの矢印）と対側の短潜時IPSPs（Eの矢頭）の振幅への影響は小さい.
G-J　APVとCNQXの投与で露呈した同側と対側から記録されたIPSPsの振幅（G, I）は, strychnine投与で小さくなる（H, J）.
L-O　APVとCNQX投与で露呈した同側と対側から記録されたIPSPsの振幅（L, N）は, bicuculline投与で小さくなる（M, O）. Contra, Ipsi：対側と同側の下歯槽神経刺激で誘発されたシナプス後電位.
水平のスケール = 4 msec；垂直のスケール = 20 mV in A, F and K, 2 mV in B-E, G-J and L-O.

図3　同側と対側の下歯槽神経刺激で開口筋運動ニューロンから記録されたシナプス後電位の特性

口腔顔面領域の神経解剖学の最前線

ーロンまたはJC運動ニューロンに直接投射するVorニューロンが存在し、これらはGABAとグリシンの両方またはそのどちらかを神経伝達物質としてもつ抑制性ニューロンであると結論できる.

両側の運動核へ直接投射する吻側核ニューロンの重要性

これまでの研究から、口腔組織の刺激に反応するVorニューロンには、大脳皮質で誘発される架空咀嚼中にリズミカルな活動を行うものがあり、これらのVorニューロンのなかには対側の運動核に投射するものがあると考えられている[8-11]. しかし、今回我々が記録を行ったVor-joニューロン（歯または歯肉に与えた持続的で弱い圧力に速順応性に反応）もVor-jcニューロン（歯に与えた持続的で弱い圧力に速順応性に反応）も口腔組織への刺激に反応しており、また、架空咀嚼の開口相ではJO運動ニューロンにはIPSPsが誘発されない[12,13]という報告があり、大脳皮質の刺激で誘発されるリズム発生とは関係はなさそうに思われる. 本研究で示した様なVorニューロンは、両側の運動ニューロンを抑制することにより、咀嚼パターンの変調, 歯や粘膜に過大な力が加わった際の口腔内組織や顎関節などの防御に関与していると考えられる.

まとめ

JO運動ニューロンとJC運動ニューロンに直接投射する運動前ニューロンが、Voに両側性に存在し、その中には両側性に投射するVorニューロンも存在し、これら2種のVorニューロンはVor内で局在配列している. これらのVorニューロンはglycineまたはGABA作動性の抑制性ニューロンであった. Vorニューロンは、両側のJO運動ニューロンまたは両側のJC運動ニューロンを抑制し、両側性に協調した咀嚼運動の遂行や口腔顎顔面の組織へのダメージに対する防御に重要な役割を果たしていることが明らかとなった.

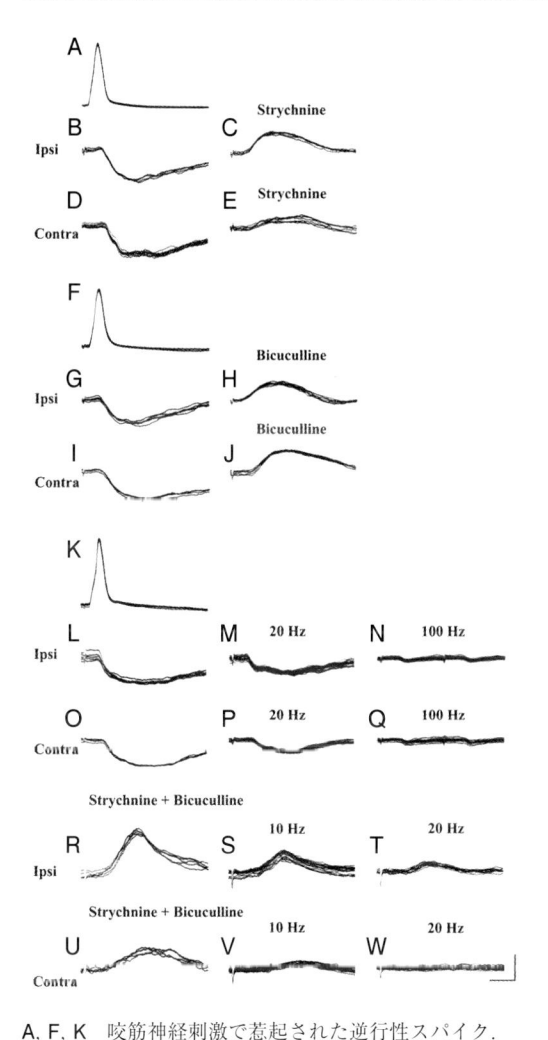

A, F, K　咬筋神経刺激で惹起された逆行性スパイク.
A-E, F-J, K-W　3個の別々のニューロンからの記録.
B-E　同側と対側から記録されたIPSPs（B, D）は、strychnine投与で消失しEPSPsが出現する（C, F）
G-J　同側と対側から記録されたIPSPs（G, I）は、bicuculline投与で消失しEPSPsが出現する（H, J）.
L-W　同側と対側から記録されたIPSPsの振幅（L, O）は、20Hzと100Hzの刺激で両側同じように徐々に小さくなり（M, N, P, Q）, strychnineとbicucullineの投与によって、同側と対側から記録されたIPSPs（L, O）は消失してEPSPsが露呈し（R, U）. そのEPSPsの振幅は、10Hzと20Hzの頻度刺激で、同側（S, T）よりも対側がより顕著に小さくなる（V, W）.
水平のスケール = 4 msec, 垂直のスケール = 20 mV in A, F, and K, 4 mV in B-E, G-J, L-W.

図4　同側と対側の下歯槽神経刺激で閉口筋運動ニューロンから記録されたシナプス後電位の特性

II 口腔顔面の痛みのトピックス

アリストテレスは痛みを，視覚，聴覚，味覚，嗅覚，触覚，温覚，冷覚のように一定の刺激により発現される特定の感覚とは異なり，空腹感，口渇感，窒息感，性感と同様の身体の内部環境をホメオスタティックに保つための情動であると看破している[15]．したがって痛みとは，感覚神経系が主役を演じる現象であるが，自律神経系，内分泌系，および免疫系と密接につながっていることを銘記すべきである．

痛みは，急性痛と慢性痛に大別される．急性痛は身体の生存を脅かす危険信号としての役割を果たし，侵害刺激からの逃避反応を起こさせ，不快な記憶としてとどめられる．刺激が去った後にも続く慢性痛は，炎症性疼痛と，神経そのものに病的変化が起こり，痛みを引き起こす神経因性疼痛とに分類される．理解を容易にするために区別しているが，実際には侵害受容ニューロンと非侵害受容ニューロンが同時にいろいろな割合で混在して興奮しているのが実情であり，数百～数千本の神経活動の結果が痛みとして認識されるのであろう．未だ慢性痛のメカニズムは解明されておらず，多くの患者を悩ませている．

C線維の活動は諸刃の剣

痛覚過敏の原因となる細胞レベルの現象としてWind-up現象がある．低頻度侵害刺激を繰り返すことにより，脊髄／延髄後角ニューロンの発火頻度が暫時増加する．脊髄のWind-up現象はNMDA受容体のアンタゴニストによって抑制されるが，モルヒネに代表されるオピオイド作働薬はWind-up現象を抑えない[16]．従来のオピオイド作働薬が作用するμ，κ，δ受容体と相同性をもつが，親和性をもたないORL1受容体に対する内因性作働薬のnociceptin/OFQを脊髄腔に投与すると，Wind-up現象を抑制する[17]．このORL1受容体の作働薬として働くブプレノルフィンは，欧州では経皮的投与が中程度から重度の慢性疼痛患者（癌性疼痛）に効果を上げることが知られている[18,19]．長期投与による禁断症状や耐性が生じにくく，HPA（視床下部-下垂体-副腎）軸を活性化せず免疫抑制作用も少ない．脊髄腔へ百日咳毒素を投与すると，中枢性の神経因性疼痛が起こり，その疼痛症状に対してモルヒネは無効であるが，ブプレノルフィン投与が鎮痛効果をもつことが報告されている[20]．末梢性の神経因性疼痛モデルとして，ラットの下歯槽神経を切断した後に，上口唇部へホルマリン注射をすると疼痛関連行動（顔面こすり運動）が増強する[21]．このモデルではブプレノルフィンの前投与が投与量依存性にホルマリンテストの第2相を抑制する．新産期ラットの成熟期に対するオピオイドの鎮痛効果の比率が，モルヒネ（3.7），ペンチジン（2.1），フェンタニル（1.8）に比べブプレノルフィン（12.2）は顕著に高い[22]．ブプレノルフィンは急性痛と慢性痛の両方に有効であるが，モルヒネは急性痛にしか効果がないことから，神経因性疼痛に効果のある鎮痛剤は，百日咳毒素非感受性鎮痛系を活性化するのは明らかである．つまり，幼弱期に優勢であった百日咳毒素非感受性鎮痛系が成熟期には退化しているが，神経損傷等の神経因性疼痛時にはいわゆる先祖返りして幼弱期に似た内因性の鎮痛系が賦活すると考える．幼弱期には非活性で成熟期に活性化するC線維の活動が，成熟期の内因性鎮痛系の要であると考えられる．もともと無髄小型C線維は，侵害刺激受容と機械刺激受容を担っていたが，進化の過程で機械刺激受容を，有髄の中型～大型のA線維に役割を譲ったことが知られている．しかし，セクシーな感覚を呼び起こすセンシュアルタッチの機械刺激受容に関する情報伝達は，C線維が担っている．つまりモルヒネに代表される鎮痛剤が効果を発揮するのもC線維が健在であるおかげであり，C線維の存在および生理的活動の維持が生命の維持に重要

な意味をもつと考える.

侵害受容様式は変化する

糖尿病,ハンセン氏病,クローン病,神経損傷,癌性疼痛,抗癌剤の副作用,ヘルペス等は,神経因性疼痛の実験モデルを用いて研究が進められている.興味深いことに,これらの疾患の患部末梢組織を生検すると,神経成長因子(Nerve Growth Factor; NGF)の減少が認められる[23]. NGFの受容体Tyrosine kinase receptor A (TrkA)の遺伝子が欠損した遺伝病の患者は,先天的に侵害刺激を痛みとして感じないので,歯が生えて来ても自分で歯を抜いてしまう.C線維は神経堤からNGFに依存して軸索を伸ばし標的器官に到達する.発達の途中,ほぼ半分のニューロンはNGFへの依存をやめ, Glial cell-derived neurotrophic factor (GDNF)に依存するc-ret受容体を発現するようになる[24,25]. TrkAをもつC線維は,サブスタンスP (SP)等をもつペプチド性C線維で,脊髄/延髄後角のI層とII層の外層(IIo)に終止する.それに対してc-retをもつC線維は, *Bandeiraea simplicifolia* 由来のisolectin B4 (IB4)に親和性をもつ非ペプチド性C線維であり,脊髄/延髄後角のII層の内層(IIi)とIII層の表層に終止する.ラットのSP線維の二次ニューロンであるNK1受容体(7回膜貫通型のGタンパク共役型受容体)をもつ三叉神経脊髄路核尾側亜核(SpVc, 延髄後角とも呼ぶ)のI層のニューロンを, SP-Saporinを利用して削除すると(図5)[26], SpVcのc-Fos活性強度を指標とする侵害受容反応が減少すること,およびGABA_A受容体のアンタゴニストであるビククリンの前投与 (2 mg/kg, ip)によりその反応が増加することを明らかにした(図6)[26]. 対照動物では,ビククリンの全身投与は侵害受容反応を減少させるので(図6), NK1受容体をもつSpVcのI層ニューロンは,侵害刺激を受けて中脳や吻腹内側延髄(RVM)のGABA_A受容体を介して下行性に興

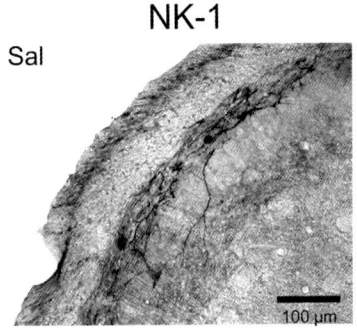

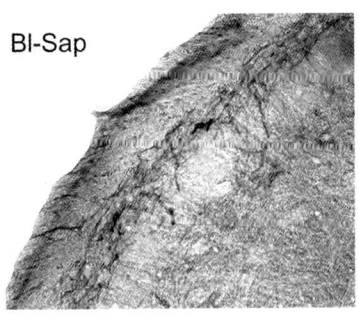

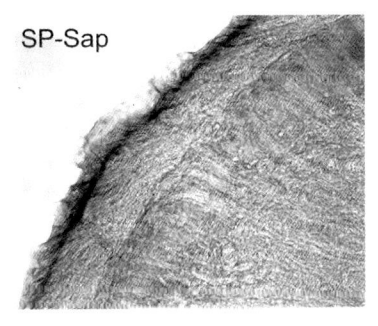

NK-1

Sal

Bl-Sap

SP-Sap

Sal, Bl-Sap投与例ではNK-1を標識されたニューロンはSpVcの1層に多く,3層に少し分布しているが, SP-Sap投与例では消失している.

図5 生理食塩水(Sal), サポリン(Bl-Sap), SP結合サポリン(SP-Sap)を小脳延髄槽(大槽)に注入(5μl, Sal以外は5μM)後2-4週間に免疫組織化学法にてNK-1を標識した延髄後角の顕微鏡写真

奮を増強していると考えられる.ビククリンの全身投与は,下行性の脱抑制作用をブロックするので鎮痛に働く.哺乳動物の主要な抑制伝達物質であるγアミノ酪酸(GABA)作動性ニューロンは, GABA_A受容体を介して,一次中継核では抑制,上位脳では促通(脱抑制)の作用をする.侵害受容時は上位脳での脱抑制作用の働きが勝った状態で平衡が保たれている.この

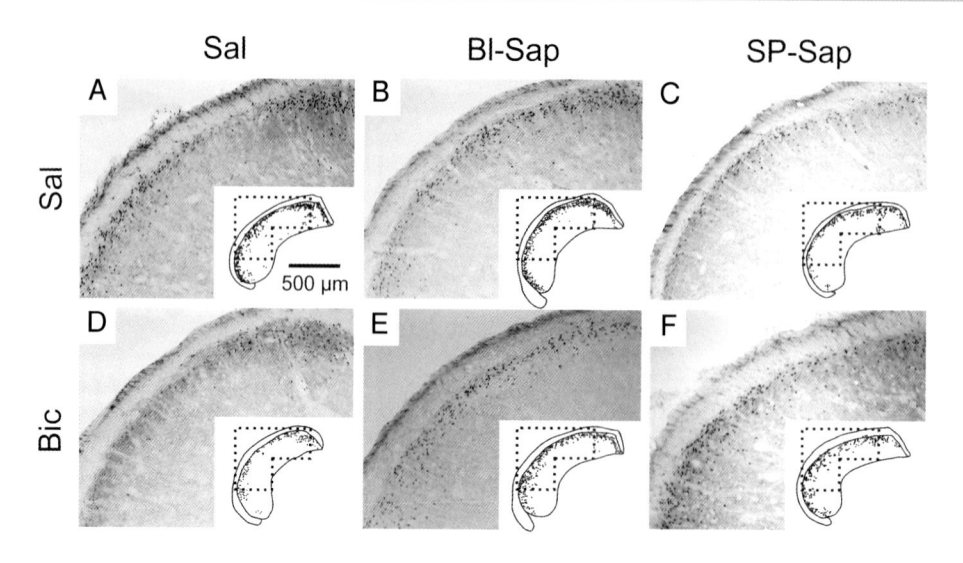

Sal(A)Bl-Sap(B)投与例に比べSP-Sap投与例ではc-Fos発現は減少した(C). ビククリン(Bic)を刺激10分前に全身投与するとSal(D)Bl-Sap(E)投与例では(A)(B)に比べc-Fos発現は減少するが, SP-Sap投与例では(C)に比べc-Fos発現は増加した.

図6 三叉神経節をC線維が活動する条件で10分間電気刺激し, 2時間後のSpVcでのc-Fos免疫陽性細胞の分布を示す顕微鏡写真

制御機構では, NK1受容体をもつSpVcのI層ニューロンが要となる役割を演じているので, もしそれがなければ一次中継核での抑制性の働きだけとなり, ビククリンの全身投与は痛みを増強すると考えられる. 上位脳でGABA作動性ニューロンはオピオイド作動性ニューロンから抑制性入力を受けているので, この下行性制御機構はSP線維といったC線維の活動が維持している.

上位脳の活動が痛覚過敏に関与する

大縫線核を中心とする吻腹内側延髄(RVM)とSpVcと三叉神経脊髄路核中位亜核との境界部(SpVi/SpVc)の間にレシプロカルな連絡があり(図7)[27]. ラットの咬筋に起炎剤であるコンプリートフロイドアジュバント(CFA)を注射すると, この下行性の投射活動が増加し, 痛覚過敏が起る[27]. イボテン酸をRVMに注射して活動ニューロンを破壊すると, CFA注射が誘導する咬筋の痛覚過敏が消失または減少する. 従来は中脳中心灰白質, 背側縫線核から下行性線維がRVMに投射し, そこにあるセロトニン作動性ニューロンが脊髄／延髄後角の浅層部に終末を送り, 抑制性の制御に関わっているとの報告が多い. セロトニンは低濃度で興奮, 高濃度で抑制性に働き, 受容体の種類により感受性が異なるので, 今後の侵害受容／制御機構における時空的分布の解明は重要である. さらに口腔領域の慢性痛で活動するSpVcの特定ニューロン(背内側部)だけが, 視床の非特殊核の1つ髄板内核(中心内側核, 卵円中心傍核, 束傍核を含む)へ投射し(図8)[28], 口腔顔面領域の深部痛に関与する[28].

神経損傷後の表現型の変化

侵害刺激を口腔顔面領域に加えると, 2時間後をピークにc-FosがVcI/IIに発現する. 下歯槽神経切断後, 3日から4週間の間に三叉神経節を電気刺激すると, 切断した神経の中枢投射領域に一致してVp, SpVoおよびSpViのニューロンにc-Fos発現が認められる. 逆にSpVcでのc-Fos発現は, 切断された神経領域のVcI/

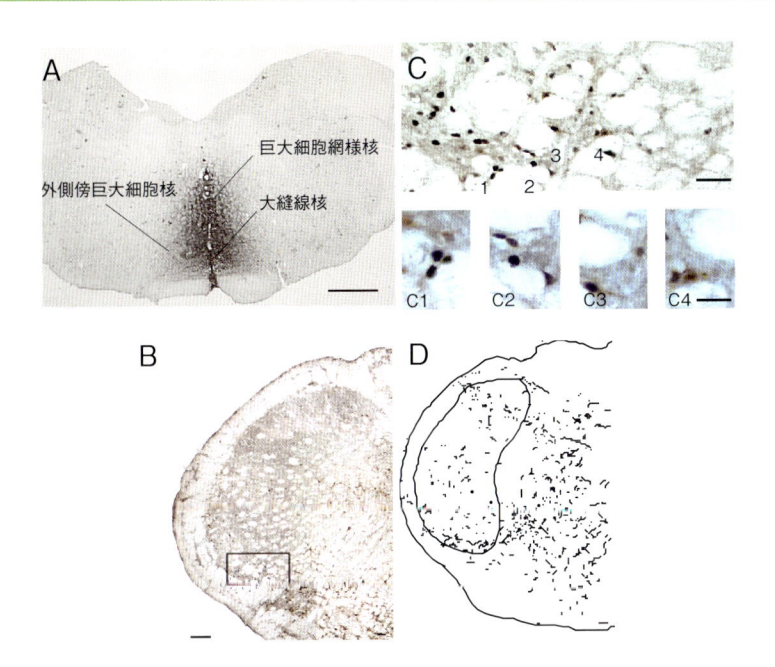

A　RVMに注入したfluorogoldの広がりを示した顕微鏡写真．スケールバーは1mm．
B　SpVi/SpVc領域で逆行性に標識されたニューロンの分布を示す顕微鏡写真．同時に咬筋に起炎物質を注射して1週間後のc-Fosを標識している．スケールバーは0.5mm．
C　"B"の四角で囲まれた領域の拡大写真．スケールバーは0.1mm．下図は標識細胞の拡大図．c-Fosは核が黒に，fluorogoldは細胞質が茶色にみえる．スケールバーは0.05mm．
D　"A"で示された同様の部位にPHA-Lという順行性トレーサーを注入してRVMからSpVi/SpVc領域への投射を標識した模式図．"B"の四角で囲まれた領域と同様領域に多くの終末がみとめられ，RVMとSpVi/SpVcのニューロンが双方向に投射し合っていることがわかる．スケールバーは1mm．

図7　SpVi/SpVcとRVMとの相互連絡を示す実験

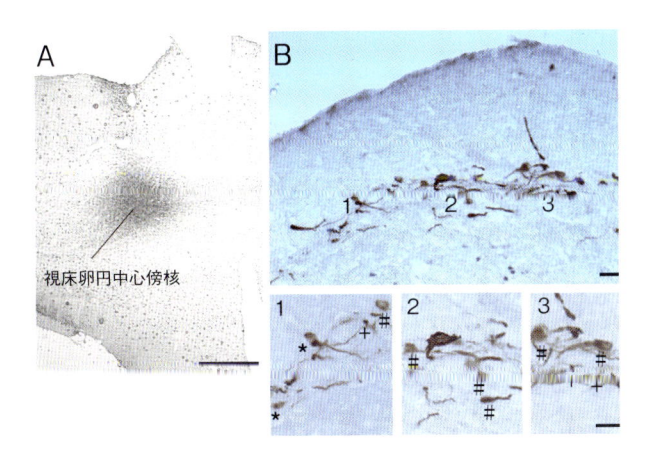

A　視床卵円中心傍核に注入したfluorogoldの広がりを示した顕微鏡写真．
B　SpVi/SpVc領域の背内側部に限局する逆行性に標識されたニューロンの分布を示す顕微鏡写真．同時に咬筋に起炎物質を注射して1週間後のc-Fosを標識している．スケールバーは0.1mm．
C　"C"で標識された細胞の拡大写真．スケールバーは0.05mm．下図は標識細胞の拡大図．c-Fosは核が黒に，fluorogoldは細胞質が茶色にみえる．スケールバーは0.05mm．

図8　SpVi/SpVcの口腔領域ニューロンの視床卵円中心傍核への投射

IIでは減少，大細胞部（VcIII/IV）では増加し，非切断領域のVcI/IIでは増加する．この現象は神経因性疼痛のモデル候補であり，現在その発現メカニズムを検討中である[29]．神経因性疼痛患者の鎮痛に有効なアルテミンは，驚くべきことに侵害受容ニューロンを活性化する働きがある[30,31]．神経因性疼痛の原因が，損傷を受けたC線維の活動減少，A線維の活動増加，非損傷神経のC線維の活動増加のいずれかによるのか，あるいはこれらの組み合わせによるものなのか，そのすべてによるのか，オピオイドの効果がいずれの活動に依存するのかについて研究を続行中である．

まとめ

神経因性疼痛モデル動物を用いた研究結果から，末梢神経および中枢神経の，ニューロンやグリアの細胞レベルでの活動の変化と現象は解明されてきたが，その現象と侵害受容動態や疼痛の感覚モダリティーとの関連は依然として不明である．NGF，BDNFやGDNF等のサイトカインが，個々の細胞の表現型（Na^+，K^+チャンネル，伝達物質やその受容体の多寡および構造変化）を制御し，痛覚過敏やアロディニア等の炎症性および神経因性疼痛を起こしていると考えられるが，詳細は不明である．今後，患部の部位，病状，年齢や性別といった個人の状況に応じた痛みの原因について，正確な診査診断法の開発，および鎮痛療法や新たな鎮痛薬の開発につながる研究成果に期待が寄せられている．

謝辞

I 本研究は，科学研究費補助金基盤研究C（#17591905，#18592000）および21世紀COEプログラム「フロンティアバイオデンティストリーの創生」の援助で行われた．なお，著者のうち山本雅章と富田章子は顎口腔機能再建学講座の，飯田千絵は口腔分子発育情報学講座の，山本真也は顎口腔病因病態制御学講座の所属でもあり，これらの講座との共同研究によって本研究は遂行できた．

II 研究の遂行にあたり米国メリーランド大学のDubner-R博士，Ren-K博士，カナダトロント大学のSessle-BJ博士，韓国慶北大学のBae-YC博士から共同研究，討論，教示および励ましを得たことを心から感謝します．本研究に対して教室内外の共同研究者（浅倉大輔，阿部徹也，上橋大輔，鵜鷹佐知子，大下修弘，大山口藍子，川端恵，金東旭，久木富美子，酒井勇介，佐藤文彦，下田隆史，正脇綾）の協力を心から感謝します．

本稿の内容の一部は，主に科学研究費補助金基盤研究C（#17591906，#19592108），21世紀COEプログラム「フロンティアバイオデンティストリーの創生」の助成金，および平成15，17年度大阪大学課外研究奨励費の援助を受けて行った．

文献

1) Mizuno, N., Yasui, Y., Nomura, S., Itoh, K., Konishi, A., Takada, M. and Kudo, M. (1983): A light and electron microscopic study of premotor neurons for the trigeminal motor nucleus. J. Comp. Neurol., 215, 290-298.

2) Burton, H. and Craig, A.D. (1979): Distribution of trigeminothalamic projection cells in cat and monkey. Brain Res., 161, 515-521.

3) Shigenaga, Y., Nakatani, Z., Nishimori, T., Suemune, S., Kuroda, R. and Matano, S. (1983): The cells of origin of cat trigeminothalamic projections: especially in the caudal medulla. Brain Res., 277, 201-222.

4) Yoshida, A., Yasuda, K., Dostrovsky, J.O., Bae,

Y.C., Takemura, M., Shigenaga, Y. and Sessle, B.J. (1994): Two major types of premotoneurons in the feline trigeminal nucleus oralis neurons as demonstrated by intracellular staining with HRP. *J. Comp. Neurol.*, 347, 495-514.

5) Yoshida, A., Fukami, H., Nagase, Y., Appenteng, K., Honma, S., Zhang, L.F., Bae, Y.C. and Shigenaga, Y. (2001): Quantitative analysis of synaptic contacts made between functionally identified oralis neurons and trigeminal motoneurons in cats. *J. Neurosci.*, 21, 6298-6307.

6) Shigenaga, Y., Hirose, Y., Yoshida, A., Fukami, H., Honma, S. and Bae, Y.C. (2000): Quantitative ultrastructure of physiologically identified premotoneuron terminals in the trigeminal motor nucleus in the cat. *J. Comp. Neurol.*, 426, 13-30.

7) Yoshida, A., Yamamoto, M., Moritani, M., Fukami, H, Bae, Y.C., Chang, Z., Sugiyo, S., Takemura, M., Park, K.P. and Shigenaga, Y. (2005): Bilateral projection of functionally characterized trigeminal oralis neurons to trigeminal motoneurons in cats. *Brain Res.*, 1036, 208-212.

8) Donga, R. and Lund, J.P. (1991): Discharge patterns of trigeminal commissural last-order interneurons during fictive mastication in the rabbit. *J. Neurophysiol.*, 66, 1564-1578.

9) Inoue, T., Chandler, S.H. and Goldberg, L.J. (1994): Neuropharmacological mechanisms underlying rhythmical discharge in trigeminal interneurons during fictive mastication. *J. Neurophysiol.*, 71, 2061-2073.

10) Donga, R., Lund, J.P. and Veilleux, D. (1990): An electrophysiological study of trigeminal commissural interneurons in the anaesthetized rabbit. *Brain Res.*, 515, 351-354.

11) Westberg, K.G., Clavelou, P., Sandstrom, G. and Lund, J.P. (1998): Evidence that trigeminal brainstem interneurons form subpopulations to produce different forms of mastication in the rabbit. *J. Neurosci.*, 18, 6466-6479.

12) Kubo, Y., Enomoto, S. and Nakamura, Y. (1981): Synaptic basis of orbital cortically induced rhythmical masticatory activity of trigeminal motoneurons in immobilized cats. *Brain Res.*, 230, 97-110.

13) Chandler, S.H. and Goldberg, L.J. (1982): Intracellular analysis of synaptic mechanisms controlling spontaneous and cortically induced rhythmical jaw movements in the guinea pig. *J. Neurophysiol.*, 48, 126-138.

14) Yamamoto, M., Moritani, M., Chang, Z., Taki, I., Tomita, A., Ono, T., Bae, Y.C., Shigenaga, Y. and Yoshida, A. (2007): The somatotopic organization of trigeminal premotoneurons in the cat brainstem. *Brain Res.*, 1149, 111-117.

15) Craig, A. D. (2003): A new view of pain as a homeostatic emotion. *Trends in Neurosci.*, 26, 303-307.

16) 山本達郎 (2006): 痛みの受容体; 慢性疼痛に挑む: 神経因性疼痛の最前線（その1）LiSA 13 (09), 822-825. 平成18.

17) Meunier, J.C., Mollereau, C., Toll, L., Suaudeau, C., Moisand, C., Alvinerie, P., Butour, J.L., Guillemot, J.C., Ferrara, P., Monsarrat, B., Mazarguil, H., Vassart, G., Parmentier, M. and Costentin J. (1995): Isolation and structure of the endogenous agonist of opioid receptor-like ORL1 receptor. *Nature*, 377, 532-535.

18) Vadivelu, N. and Hines, R. (2004): Buprenorphine pharmacology and clinical application. *Semi. Anesth.*, 23, 281-290.

19) McCormack, K., Prather, P. and Chapleo, C. (1998): Some new insights into the effects of opioids in phasic and tonic nociceptive tests. *Pain*, 78, 79-98.

20) Yamamoto, T., Shono, K. and Tanabe, S. (2006): Buprenorphine activates mu and opioid receptor like-1 receptors simultaneously, but the analgesic effect is mainly mediated by mu receptor activation in the rat formalin test. *J. Pharmacol. Exp. Ther.*, 318, 206-213.

21) Kuki, F., Sugiyo, S., Sakai, Y., Shimoda, T., Masawaki, A., Oyamaguchi, A., Moritani, M., Niwa, H. and Takemura, M. (2007): Effects of inferior alveolar nerve transection on formalin-induced pain-related behavior in the upper lip and c-Fos expression in the medullary dorsal horn. *Pain Res.*, 22, abst# 35.

22) McLaughlin, C.R., Tao, Q. and Abood, M.E. (1994): A comparison of the antinociceptive effects of opioid agonists in neonatal and adult rats in phasic and tonic nociceptive tests. *Pharmacol. Biochem. Behav.*, 49, 1017-1023.

23) Anand, P. (2004): Neurotrophic factors and their receptors in human sensory neuropathies. *Prog. Brain Res.*, 146, 477-92.

24) Bennett, D. L. H., Averill, S., Clary, D. O., Priestley, J.V. and McMahon, S.B. (1996): Postnatal changes in the expression of the trkA high-affinity NGF receptor in primary sensory neurons. *Eur. J. Neurosci.*, 8, 2204-2208.

25) Molliver, D.C., Wright, D.E., Leitner, M.L., Parsadanian, A.S., Doster, K., Wen, D., Yan, Q. and Snider, W.D. (1997): IB4 Binding DRG Neurons Switch from NGF to GDNF Dependence in Early Postnatal Life. *Neuron*, 19, 849-861.

26) Abe, T., Ohshita, N., Sugiyo, S., Moritani, M., Kobayashi, M. and Takemura, M. (2005). Elimination of NK-1 neurons in caudal nucleus reverses the effects of systemic bicuculline on c-fos expression in rat trigeminal sensory nucleus: I. High intensity electrical stimulation of the

trigeminal ganglion. *Neuroscience*, 133, 739-747.
27) Sugiyo, S., Takemura, M., Dubner, R. and Ren, K. (2005): Trigeminal transition zone-rostral ventromedial medulla connections and facilitation of orofacial hyperalgesia after masseter inflammation in rats. *J. Comp. Neurol.*, 493:510-523.
28) Sugiyo, S., Takemura, M., Dubner, R. and Ren, K. (2006): Trigeminal neuronal activation and projection to intralaminar thalamic nuclei after orofacial inflammation. *Brain Res.*, 1097, 116-122.
29) Shimoda, T., Abe, T., Ohshita, N., Sugiyo, S., Ishigaki S. and Takemura M. (2004): Aberrant c-fos induction in the trigeminal principal, oral and interpolar nuclei after electrical stimulation of the trigeminal ganglion in nerve transected rat. 34th Annual Meeting of the Society for Neuroscience (Abstract 294.10).
30) Wang, R., Guo, W., Ossipov, M.H., Vanderah, T.W., Porreca, F. and Lai, J. (2003): Glial cell line-derived neurotrophic factor normalizes neurochemical changes in injured dorsal root ganglion neurons and prevents the expression of experimental neuropathic pain. *Neuroscience*, 121, 815-824.
31) Malin, S.A., Molliver, D.C., Koerber, H.R., Cornuet, P., Frye, R., Albers, K.M. and Davis, B.M. (2006): Glial cell line-derived neurotrophic factor family members sensitize nociceptors in vitro and produce thermal hyperalgesia *in vivo*. *J. Neurosci.*, 26, 8588-8599.

三叉神経中脳路核ニューロンにおけるインパルストラフィッキング

姜　英男，豊田博紀，齋藤　充，佐藤　元

大阪大学大学院歯学研究科
高次脳口腔機能学講座　口腔生理学教室

　三叉神経中脳路核（MTN）に存在する一次感覚ニューロンの軸索末梢枝は，1つの筋紡錘に含まれる複数の錘内筋線維に対し数多くの螺旋型終末を形成している．1方，軸索中枢枝は，1つの運動ニューロンに対し2〜3個のシナプスを形成している．したがって，α-γ連関は，顎運動において重要であると考えられる．γ運動ニューロンのスパイク活動によって，多くの錘内筋線維が同時に活性化され，MTNニューロンの軸索末梢枝に多くのインパルスを発生させる．その結果，α運動ニューロンを活性化させることができる．このように，γ運動ニューロンの活性化は，閉口運動の調節に重要な役割を果たしている．また，MTNニューロンの細胞体は，一次感覚ニューロンとしては例外的に豊富なシナプス入力を受けることと，細胞体の膜電位が脱分極することによって，膜電位振動によるリズミカルなスパイク活動を呈することが知られている．しかし，MTNニューロンに生じる2種のスパイク，つまり，筋紡錘や歯根膜機械受容器に由来し軸索末梢枝を上行してくるスパイクと，細胞体へ入力するシナプスによって生じるスパイクのトラフィッキングの詳細については不明である．本稿では，我々の最近の研究によって明らかになったトラフィッキング機構と，MTNニューロンにおいて想定されている複数の機能モード間のスイッチングについて議論する．

【キーワード】
三叉神経中脳路核 mesencephalic trigeminal nucleus，α-γ連関 α-γ linkage，咀嚼運動 masticatory movement，筋紡錘 muscle spindle，複数の機能モード multiple functional modes

I　はじめに

　随意筋の運動制御において，最も基本的な機構の1つが伸張反射である．筋の伸張によって，筋内に存在する筋紡錘の錘内筋線維が引き伸ばされ，錘内筋線維を支配する一次感覚ニューロンの軸索末梢枝終末にインパルスが生じる．そのインパルスは軸索末梢枝から中枢枝を経て，中枢枝と興奮性シナプス結合を形成している同名筋のα運動ニューロンを興奮させ，筋が収縮するという反射である．筋伸張の代わりに，筋紡錘を支配する求心性線維束を電気刺激して生じる反射をH反射という．最も主要な閉口筋である咬筋は，H反射の誘発が困難な筋の代表例として知られ，安静状態にある咬筋ではH反射を引き起こすことはできない（図1Aa）．しかし，

第3章 「はなす，かむ」機能と「口」の美の回復を目指して

被験者に弱い噛み締めを行わせた上で電気刺激を与えると，H反射を誘発できる（図1Ab）[1]．これは，ヒラメ筋で観察されるように，安静状態において容易にH反射を誘発できる四肢筋とは対照的である（図1Ac）．このような所見から，閉口筋運動における筋紡錘を介した固有受容性運動制御は，四肢筋等に比べ貧弱なものであると考えられてきた．しかし，ヒトにおいて，咬筋内の1つの筋紡錘に含まれる錘内筋線維の数は，特に精密な制御が要求される手指や頚，眼球等の筋に含まれる筋紡錘よりも多いことが明らかになった（図1Ba）[2]．このことは，閉口筋運動においてH反射回路が大変重要であることを示唆している．H反射誘発の困難性は主に，三叉神経中脳路核（MTN）ニューロンの軸索中枢枝が，1つのα運動ニューロンに与えるシナプスの数が少ない[3-5]ことによる（図1Ba）．これらの特徴は，四肢筋におけるH反射回路とは対照的である（図1Bb）．

MTNニューロンの軸索末梢枝および中枢枝の終末の構造的特徴（図1Ba）を考慮すると，γ運動ニューロンのスパイク活動が，同時に多くの錘内筋線維を活性化し，軸索末梢枝の単一の線維に高頻度のインパルスを生じさせることが考えられる．すると，MTNニューロンからのシナプス入力によりα運動ニューロン上に生じた興奮性シナプス後電位（EPSP）は，時間的に加重されることで，シナプス数が少なくて

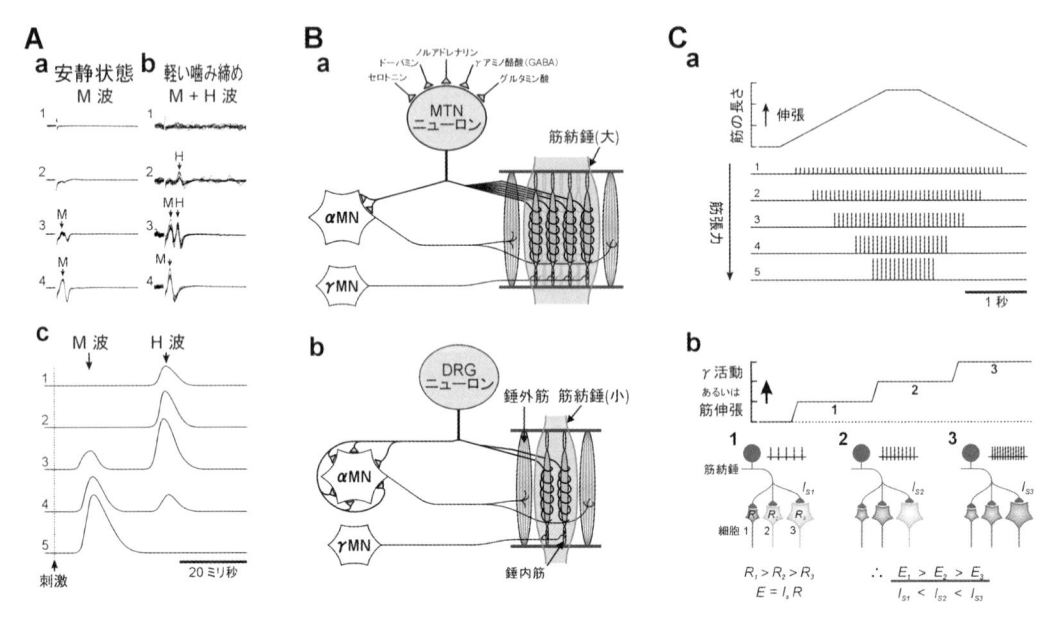

A 咬筋では，H波は噛み締め時にのみ認められ（b），安静状態ではみられない（a）．対照的に，四肢筋では安静状態で容易に反射を誘発できる（c）．トレース番号の増加にしたがって，刺激強度が上昇している．
B 咬筋（a）および四肢筋（b）におけるH反射の回路．咬筋では，1つの筋紡錘に含まれる錘内筋線維数が20～36本と多く，四肢筋では2～10本と少ない．しかし，四肢筋筋紡錘を支配する脊髄後根神経節（DRG）ニューロンの1本の軸索中枢枝が1つのα運動ニューロンに対して形成しているシナプス数は，5～10個と多く，咬筋筋紡錘を支配するMTNニューロンでは，2～3個と少なくなっている．これらは，咬筋のMTNニューロン-α運動ニューロンシナプスではEPSPの時間的加重が，四肢筋のDRGニューロン-α運動ニューロンシナプスではEPSPの空間的加重が生じやすいことを示唆している．
C 反射回路による，サイズの原理に基づいた運動単位の順位動員（a）．随意運動中に見られるα運動ニューロンの順位動員は，筋の伸張でも再現される．α運動ニューロンの入力抵抗に基づいた順位動員の仮想モデル（b）．γ運動ニューロン活動あるいは筋伸張による筋紡錘求心性線維のインパルス頻度上昇に伴って，順位動員が行われる．

図1 咬筋および四肢筋におけるH反射

もα運動ニューロンを活性化させることができる．したがって，γ運動ニューロンの活動は，閉口筋運動の制御に重要な役割を果たしていると考えられる．事実，モルモットの大脳皮質咀嚼野を電気刺激することによって誘発されるリズミカルな咀嚼様運動中に，上下歯列間へ樹脂ストリップを挿入すると，ストリップの硬さに応じて咬筋の筋電図活動は促進し，挿入されたストリップを初めて噛み込んだ閉口相の次のサイクルからは，筋電図活動の促進が咬合力の上昇に先行して生じた[6]．この現象は，筋紡錘を支配しているMTNニューロンの活動が亢進したことによるものであり[6,7]，ストリップを挿入したサイクルの次のサイクル以降においては，γ運動ニューロンのフィードフォワード的な活動促進によって生じたものであると考えられる．

それでは，このようなH反射回路のフィードフォワード的な活性化が，どういった機能的役割を果たし得るのであろうか．また，H反射回路のフィードフォワード的活性化を用いる運動制御系の利点とは何であろうか．随意的な等尺性筋収縮においても，受動的な線形的筋伸張の場合（図1Ca）と同様に，運動単位がサイズの原理に基づく順位動員（rank order recruitment）にしたがって活性化されることが知られている[8]．このことは，H反射回路の活性化が，運動単位の順位動員に有用であることを示している．様々な大きさのα運動ニューロンが，筋紡錘を支配する一次感覚ニューロンの軸索中枢枝から同じ強度のシナプス電流の入力を受けるとすると，筋伸張あるいはγ運動ニューロン活動によって筋紡錘を支配する一次求心性線維の発火頻度が線形的に上昇して，α運動ニューロンがその入力抵抗に応じて活性化される（図1Cb）．α運動ニューロンのサイズが小さいほど，高い入力抵抗をもつことから，こういった機構が，順位動員の基礎になっていると考えられる．しかし，実際に運動制御系が，運動単位の順位動員にH反射回路を用いているかどうかは未だ明らかになっていない[9]．

一方，MTNニューロンの細胞体の膜を脱分極させると，γ運動ニューロンによって生じる筋紡錘活動とは独立して，膜電位振動によるスパイク活動を生じることが知られている[10-12]．そのような膜の脱分極は，MTNニューロンの細胞体に発現している様々なタイプの受容体[13-15]に対するシナプス入力[16,17]によって生じるものと考えられる．したがって，MTNニューロンは，2種のスパイクを呈する．つまり，感覚受容器で生成されたスパイクが，軸索末梢枝を上行し，細胞体へと侵入することによって生じるものと，細胞体へのシナプス入力によって生じるものである（図3A）．それにも関わらず，MTNニューロンに生じる2種のスパイクのトラフィッキングについてはよく解っていない．また，MTNニューロンの細胞体で記録される2種のスパイクの間に差異があるか否かも不明である．もし，それらの間に違いがあるならば，その違いは，軸索中枢枝を通じ標的シナプスへと伝えられたスパイクの由来を反映するものであるのだろうか．我々の最近の研究[18]では，MTNニューロンにおけるこれらの疑問を明らかにするために，シングルおよびデュアルパッチクランプ記録法（図2，図3）と免疫組織化学法を用いて実験を行った．

II 幹軸索内に存在するスパイク生成部位は，スパイク後伝播および細胞体へのスパイク侵入に関与する

同一のMTNニューロンにおいて，細胞体および軸索小丘でのデュアルパッチクランプ記録を行うと，細胞体への電流注入によって幹軸索内のスパイク生成部位で生じたスパイクが，細胞体へと伝わるスパイク後伝播（spike-back-propagation）が観察された[18]．同様の現象は，大脳皮質錐体細胞でも報告されている[19]．また，MTNニューロンの幹軸索におけるスパイク生

第3章 「はなす，かむ」機能と「口」の美の回復を目指して

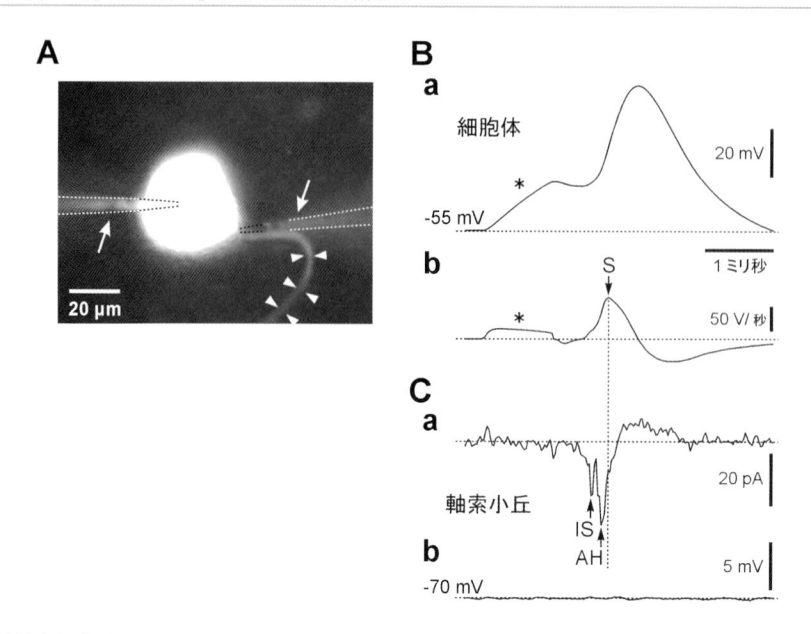

A 太い幹軸索と球形の細胞体をもつMTNニューロンに対し，細胞体（S；B）および軸索小丘（AH；C）から同時記録を行うために置かれた2本のパッチ電極（矢印）の位置を示している蛍光写真．
B 細胞体からのホールセル電流固定記録．静止膜電位（$V_r = -55$ mV）において細胞体に電流パルス（＊）を注入すると，細胞体でのスパイク（S-spike）がパルス終端よりも遅れて生じる．活動電位の時間微分のピーク値を矢印（S）で示している（b）．Bにある時間のスケールバーはCにも適用される．
C S-spikeと同時に記録された，AHにおけるセルアタッチ電位固定記録（-70 mV，b）．容量性電流に2つの連続した負のピークがみられる（a）．前者の小さいピークは幹軸索の軸索初節（IS）における発火を，後者の大きいピークは軸索小丘（AH）における発火を反映していると考えられる．後者のAHピークは，Sピークに先行していることから，S-spikeは軸索初節から軸索小丘を通り細胞体へと逆伝播した結果生じたものであることが示唆される．

図2　MTNニューロンにみられる活動電位の逆伝播
（文献18より）

成に，持続性Na⁺電流（I_{NaP}）が重要な役割を担うことも明らかとなった[20]．

MTNニューロンの細胞体に短かい電流パルスを注入すると，電流パルス終端よりも遅れて細胞体スパイクが生じるが，軸索小丘スパイクは常に細胞体スパイクに先行して生じていた（図3Ca，b）．I_{NaP}の遮断薬を細胞外灌流投与すると，細胞体スパイクの活性化は遅延したが，スパイクの形状は変化しなった．細胞体および軸索小丘でのパッチクランプ同時記録において，電位依存性Na⁺電流の遮断薬であるテトロドトキシン（TTX）50 nMを投与すると，細胞体スパイクおよび軸索小丘スパイクの活性化潜時は平行して変化することが明らかとなった．この所見は，軸索小丘から細胞体へのスパイク後伝播に要する時間は変化しなかったことを示しており，よって，幹軸索における遅延のみが延長したことを示唆している（図3Cc，D）．このことは，遮断薬の投与によって，幹軸索の電気刺激により生じるスパイクの潜時が延長し，やがて軸索スパイク生成の失敗につながることと一致している．3つの異なるI_{NaP}遮断薬（TTX，リルゾール，QX-314）はすべて，同様に活性化潜時を延長した．したがって，幹軸索に発現しているI_{NaP}は，スパイク生成のみならず細胞体へのスパイク侵入にも関与していることが示唆された（図3E）．

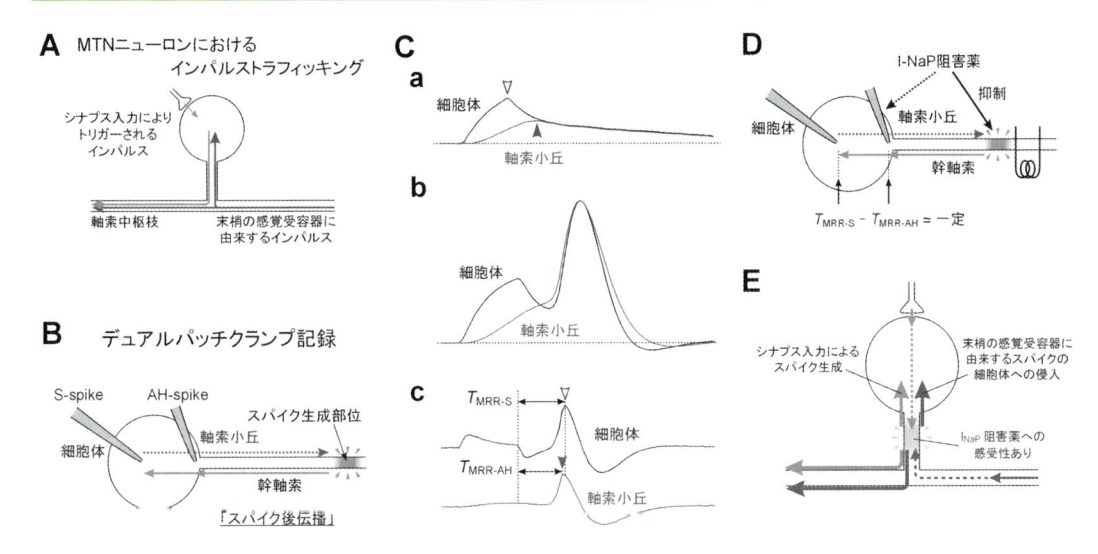

A シナプス入力によって生成されたスパイクと感覚受容器に由来するインパルス．
B スパイク後伝播（spike-backpropagation）は細胞体（S）および軸索小丘（AH）でのデュアルパッチクランプ記録を用いることによって観察できる．
C 細胞体への電流注入時に見られるスパイク生成の遅延は（b），細胞体とスパイク生成部位が電気緊張的に離れていることを示しており，細胞体と軸索小丘で記録される閾値下脱分極反応のピーク時間の大きなズレにも表れている（a）．AHスパイクの発生は一貫してSスパイクの発生に先行していた（b）．SスパイクおよびAHスパイクにおいて，電流パルスの終端から最大電位上昇率を示すまでの時間（T_{MRR-S}, T_{MRR-AH}）を計測した（c）．
D 持続性Na$^+$電流（I_{NaP}）遮断薬を投与すると，SスパイクおよびAHスパイクの双方の発生が遅延したが，T_{MMR-S}とT_{MMR-AH}の差は変化しなかった．これは，I_{NaP}遮断薬によって，幹軸索の興奮性のみが低下し，細胞体の興奮性は変わらなかったことを示している．
E スパイク生成および細胞体へのシナプス侵入における幹軸索I_{NaP}電流の関与．シナプス入力によって生じたスパイクおよび末梢の感覚受容器に由来するインパルスの内，幹軸索において先にスパイクをトリガーした方が，軸索中枢枝を通じて標的シナプスへと送られる．

図3 MTNニューロンにおけるインパルストラフィッキング
（文献30より改変引用）

III 末梢枝から中枢枝への直接伝導なのか，それとも，スパイク生成部位を介した伝導なのか

あるシミュレーション研究[21]では，幹軸索や細胞体の興奮性はいずれも，軸索末梢枝から中枢枝へのthrough-conductionには影響しないとされている（図4Aa, b）．それに関わらず，脊髄後根神経節ニューロンにおける報告[22]と同様，MTNニューロンにおいても，軸索末梢枝を上行してきたインパルスが幹軸索への侵入に失敗すると，軸索中枢枝への侵入にも失敗することが明らかとなった[18]（図4Ac）．幹軸索におけるスパイク生成機構に関する知見を考え合わせると[18]，軸索末梢枝を上行してきたインパルスは，幹軸索と軸索末梢枝および中枢枝が作るthree-way junctionに到達するより前に，幹軸索内にインパルスをトリガーし，それが細胞体および中枢枝へと侵入している可能性がある（図4Ba）．この場合，three-way junction付近の軸索膜のNa$^+$チャネルの密度は比較的低いと考えられる．そして，幹軸索内でインパルスをトリガーしない限り，軸索末梢枝から中枢枝へ伝導は起こらない．過去に報告のあるように[23,24]，開口相においてMTNニューロンの細胞体が発火を休止している時はいつも，軸索中枢枝でもインパルス活動は休止しており（図4Ac），つまり，筋紡錘から上行してきたインパルスが幹

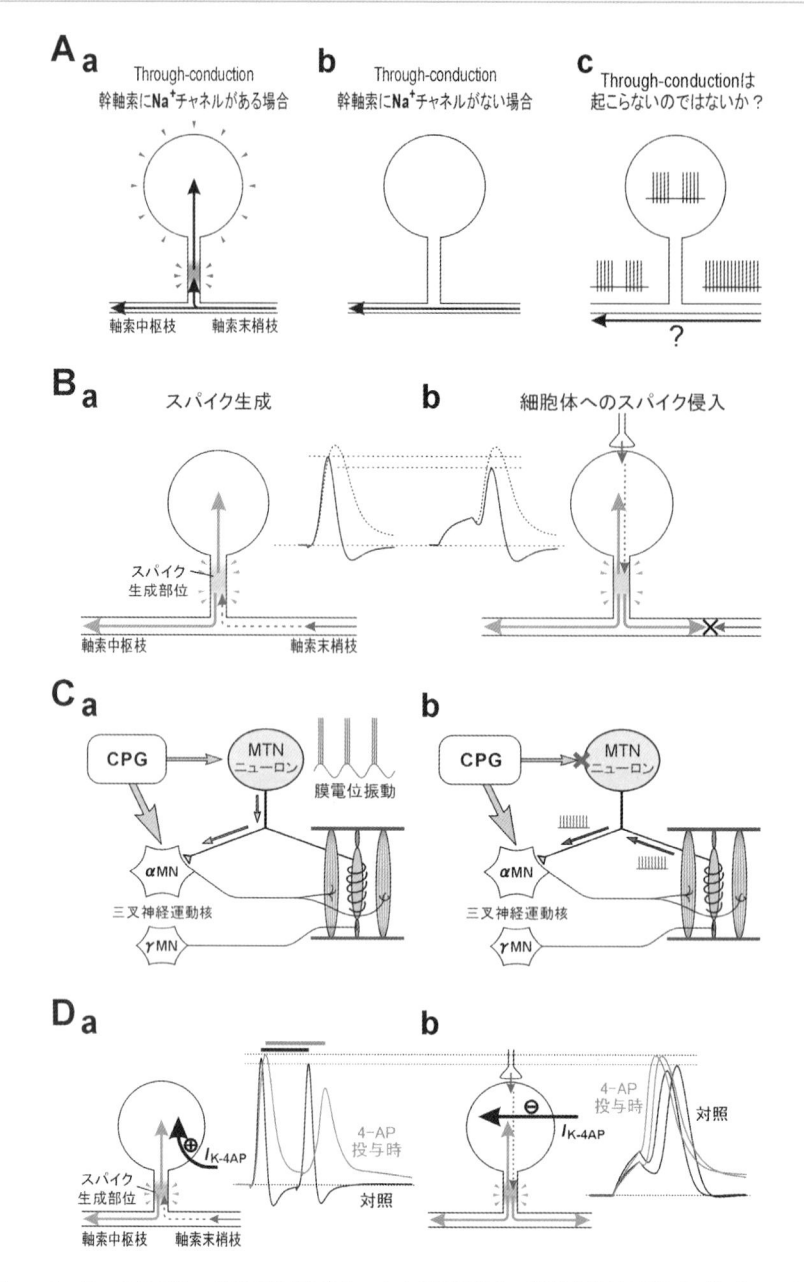

A Through-conductionのモデル．幹軸索にNa⁺チャネルが存在（**a**），非存在（**b**）に関わらず，through-conductionは生じるとしている[21]．一方，through-conductionは生じないとする説がある（**c**）．

B スパイク生成と細胞体へのスパイク侵入．細胞体のスパイクは軸索インパルスの侵入（**a**）か，細胞体膜の脱分極によって生じる（**b**）．実線および点線トレースは，それぞれ4-アミノピリジン（4-AP）投与前，投与後に得られた．

C 電位依存的にスイッチされるMTNニューロンの2つの機能モード．膜電位が脱分極した状態では，膜振動による発火活動を示し，介在ニューロンとして機能する（**a**）．膜電位が過分極した状態では，末梢の感覚受容器に由来する高頻度のインパルスを中継する一次感覚ニューロンとして機能する（**b**）．

D 4-AP感受性K⁺電流（I_{K4-AP}）の相反する2つの役割．I_{K4-AP}は侵入するスパイクの持続時間と不応期を短縮することで，より高頻度なスパイク列の侵入を促す（**a**）．I_{K4-AP}はスパイク生成の閾値を上昇させることで，スパイク生成に対し抑制的に作用する．

図4 MTNニューロンにおいて想定される複数の機能モード
（文献30より改変引用）

軸索や細胞体への侵入に失敗した時はいつも，中枢枝にもインパルスが侵入しない可能性が高い．一方，シナプス入力によって幹軸索にスパイクが生じると，それは中枢枝へ侵入するとともに，細胞体へも後伝播する（図4Bb）．このように，through-conductionが起こらないとすれば，細胞体へのシナプス入力，および，感覚受容器から上行してくるインパルスのうち，幹軸索でスパイクを先にトリガーした一方が，軸索中枢枝を通じて標的シナプスへと伝えられることになる（図4B）．

Ⅳ　MTNニューロンにおける，スパイク生成および細胞体へのスパイク侵入に対する，4-アミノピリジン感受性K⁺電流の異なる関与

我々の最近の研究では，同一のMTNニューロンにおいて，細胞体に侵入したスパイクの振幅は，シナプス入力により生成されたスパイクの振幅よりも有意に大きいことが明らかとなった（図4B，実線トレース）[18]．その振幅差は，4-アミノピリジン（4-AP）の投与によって消失することから（図4B，点線トレース），4-AP感受性K⁺チャネルが，細胞体スパイクの由来，つまりシナプス入力によって生成され後伝播してきたものであるか，あるいは，軸索インパルスの侵入によるものであるかに応じて，細胞体スパイクが異なる修飾を受けることに関与していることが強く示唆される[18]．

Na⁺電流の活性化は，4-AP感受性K⁺電流（I_{K4-AP}）の活性化よりも早いため[25, 26]，細胞体への電流注入による脱分極反応の減衰相の途中から細胞体スパイクが生じる場合に比べ，軸索インパルスが素早く細胞体へと侵入して細胞体スパイクが生じる場合の方が，I_{K4-AP}の関与は小さい．電流注入によって生じる細胞体スパイクの潜時は，我々がデュアルホールセル記録を用いて明らかにしたように[18]，細胞体とスパイク生成部位間に存在する大きな電気緊張的距離に依るものであると考えられる．その活性化の遅延のため，後伝播するスパイクがI_{K4-AP}によって修飾を受ける時間が与えられる．I_{K4-AP}による異なる修飾を受けることによって，シナプス入力により生成されたスパイクと，軸索末梢枝から細胞体に侵入したスパイクとの間に，振幅および持続時間の差が生じる．これらの所見から，4-AP感受性K⁺チャネルの分布が，細胞体および幹軸索で異なることが強く示唆された．これらの電気生理学的所見に一致して，4-AP感受性低電位活性化型Kv1ファミリーの内，Kv1.1とKv1.6に対する強い免疫反応がMTNニューロンの細胞体膜に認められたが，幹軸索にはみられなかった（図5A，B）．一方，Kv2.1は細胞体と幹軸索の双方に認められた（図5C）[18]．したがって，I_{K4-AP}によって修飾を受けた細胞体スパイクは，シナプス入力により生じたスパイクか，感覚受容器に由来するスパイクのいずれかが，標的シナプスへと伝えられたのかを反映している．

Ⅴ　MTNニューロンにおいて想定される2つの機能モード間の電位依存的スイッチング

咀嚼運動は，中枢パターン生成器（CPG）を介して遂行されていると考えられており，MTNニューロンはCPGからのシナプス入力を受けるので，一次感覚ニューロンとして機能するのみならず，末梢の感覚受容器の活動とは独立した介在ニューロンとしても機能しうる（図4C）．加えて，MTNニューロンの軸索中枢枝は，軸索上に発現するGABA受容体の活性化により生じる一次求心性線維脱分極（PAD）によって，細胞体とは独立して活動することができることも知られている[23, 24, 27]．したがって，MTNニューロンは複数の機能モードを呈し得る．

第3章 「はなす，かむ」機能と「口」の美の回復を目指して

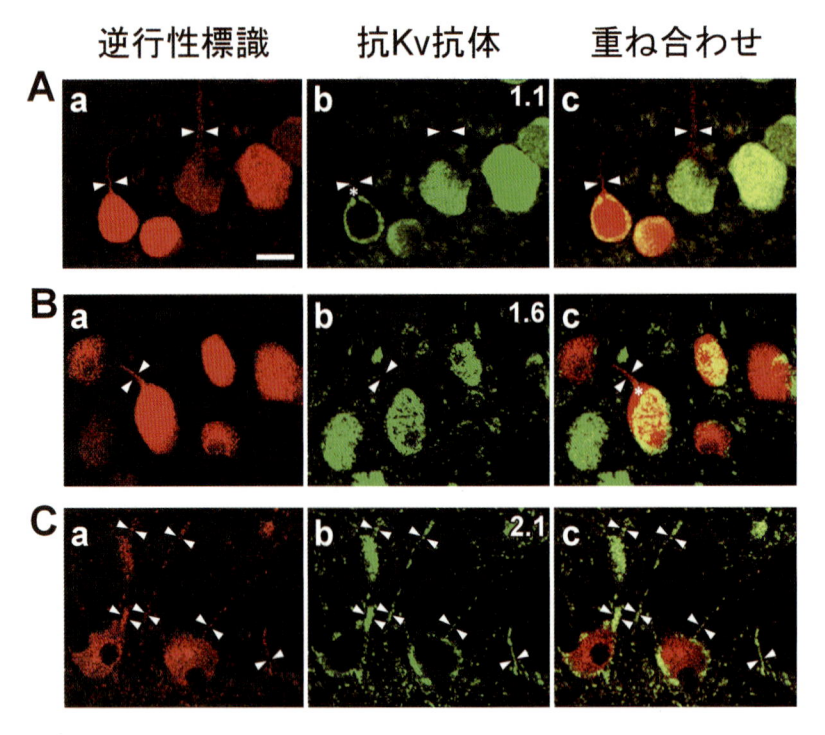

咬筋神経に注入した蛍光色素テトラエチルローダミンによって逆行性に標識されたMTNニューロン（Aa, Ba, Ca）およびKv1.1（Ab），Kv1.6（Bb），Kv2.1（Cb）に対する免疫反応をFITCで可視化したもの．それらを重ね合わせたもの（Ac, Bc, Cc）．矢頭はMTNニューロンの幹軸索を示す．Kv1.1およびKv1.6に対する免疫反応は細胞体に認められるが（A，B），幹軸索（A，B，矢頭）や軸索小丘（Ab，Bc，＊印）にはみられない．一方，Kv2.1に対する免疫反応は，細胞体と幹軸索の双方に認められる（C）．Aaにあるスケールバーは20 μmを示しており，その他のすべてのパネルにも適用される．

図5　MTNニューロンにおけるKvチャネルの局在を示す二重蛍光像
（文献18より）

MTNニューロンの細胞体膜が脱分極した状態では（図4Ca），I_{K4-AP}が不活性化されており，ニューロンは自発的に[10-12]あるいはシナプス入力によって[28,29]，膜振動とそれに伴うリズミカルな発火活動を示す．一方，細胞体膜が過分極した状態では（図4Cb），4-AP感受性K⁺電流は脱不活性化しており，4-AP感受性K⁺電流によって，感覚受容器に由来するスパイクの細胞体への侵入は促進されるが（図4Da），細胞体への早いシナプス入力によるスパイク生成は抑制される（図4Db）．しかし，three-way junction付近のNa⁺チャネルの密度が低く，そのために軸索末梢枝から幹軸索スパイク生成部位への跳躍伝導の安全係数が比較的低くなっているとすると，先行研究で提唱されているように[23]，細胞体においてさらに過分極が進行したとすると，軸索末梢枝を上行してくるインパルスによるスパイク生成部位の活性化も妨げられる可能性がある．この想定されているNa⁺チャネルの分布が，through-conductionを防ぐのに極めて重要であると考えられる．

このように，MTNニューロンは，膜電位レベルに依存して，一次感覚ニューロンあるいは介在ニューロンとして機能することができるが（図4C，D），膜の脱分極および過分極を引き起こすことができる遅いシナプス作用についての詳細は未だ不明である．MTNニューロンの細胞体には，セロトニン受容体（5-HT$_{1/2}$）や

ドーパミン受容体（D_2）が発現しており[15]，これらが遅い膜の脱分極や過分極を引き起こす有力な候補であると考えられる．

Ⅵ おわりに

高齢者や脳虚血疾患患者等にみられる摂食・嚥下障害や，ブラキシズムやクレンチング等の異常癖といった，顎運動機能不全に悩む人々は増加の傾向にあり，これらの診断および治療，予防は重大な社会的要請となっている．我々は，本分野における研究を強力に推進することにより，その一翼を担って行きたい．

謝辞

これらの研究は，21世紀COEプログラム「フロンティアバイオデンティストリーの創生」，科学研究費補助金特定領域研究A「総合脳」（2001〜2002年度，#13041049），「神経回路」（2003〜2004年度，#15029231）および「統合脳」（2006〜2007年度，#18019024），科学研究費補助金基盤研究B（2002〜2004年度，#14370597），文部科学省学術フロンティア（2002〜2004年度），日本私立学校振興共済事業団学術研究振興資金（2002-2004年度）（ここまで姜代表あるいは分担分），科学研究費補助金若手研究B（2006〜2007年度豊田分，#18709005）および同（2007年度齋藤分，#19791363）より資金の援助を受けた．

文献

1) Fujii, H. and Mitani, H. (1973): Reflex responses of the masseter and temporal muscles in man. *J. Dent. Res.*, 52, 1046-1050.

2) Eriksson, P.O., Butler-Browne, G.S. and Thornell, L.E. (1994): Immunohistochemical characterization of human masseter muscle spindles. *Muscle Nerve*, 17, 31-41.

3) Appenteng, K., O'Donovan, M.J., Somjen, G., Stephens, J.A. and Taylor, A. (1978): The projection of jaw elevator muscle spindle afferents to fifth nerve motoneurones in the cat. *J. Physiol.*, 279, 409-423.

4) Appenteng, K., Donga, R. and Williams, R.G. (1985): Morphological and electrophysiological determination of the projections of jaw elevator muscle spindle afferents in rats. *J. Physiol.*, 369, 93-113.

5) Kishimoto, H., Bae, Y.C., Yoshida, A., Moritani, M., Takemura, M., Nakagawa, S., Nagase, Y., Wada, T., Sessle, B.J. and Shigenaga, Y. (1998): Central distribution of synaptic contacts of primary and secondary jaw muscle spindle afferents in the trigeminal motor nucleus of the cat. *J. Comp. Neurol.*, 391, 50-63.

6) Komuro, A., Morimoto, T., Iwata, K., Inoue, T., Masuda, Y., Kato, T. and Hidaka, O. (2001): Putative feed-forward control of jaw-closing muscle activity during rhythmic jaw movements in the anesthetized rabbit. *J. Neurophysiol.*, 86, 2834-2844.

7) Hidaka, O., Morimoto, T., Kato, T., Masuda, Y., Inoue, T. and Takada, K. (1999): Behavior of jaw muscle spindle afferents during cortically induced rhythmic jaw movements in the anesthetized rabbit. *J. Neurophysiol.*, 82, 2633-2640.

8) Henneman, E. and Mandel, L.M. (1981): Functional organization of motoneuron pool and its input. In: Handbook of Physiology. Sec,1: The Nervous System. Vol. II. Motor Control. (Brooks, V.B., editor). American Physiological Society, Bethesda, MD, 423-507.

9) Henneman, E. (1981): Recruitment of Motoneurons: the Size Principle. In: Motor Unit Types, Recruitment and Plasticity in Health and Disease (Progress in Clinical Neurophysiology, vol. 9). (Desmedt, J.E., editor). S. Karger AG, Basel, Switzerland, 26-60.

10) Pedroarena, C.M., Pose, I.E., Yamuy, J., Chase, M.H. and Morales, F.R. (1999): Oscillatory membrane potential activity in the soma of a primary afferent neuron. *J. Neurophysiol.*, 82, 1465-1476.

11) Wu, N., Enomoto, A., Tanaka, S., Hsiao, C.F., Nykamp, D.Q., Izhikevich, E. and Chandler, S.H.

(2005): Persistent sodium currents in mesencephalic v neurons participate in burst generation and control of membrane excitability. *J. Neurophysiol.*, 93, 2710-2722.

12) Wu, N., Hsiao, C.F. and Chandler, S.H. (2001): Membrane resonance and subthreshold membrane oscillations in mesencephalic V neurons: participants in burst generation. *J. Neurosci.*, 21, 3729-3739.

13) Copray, J.C., Ter Horst, G.J., Liem, R.S. and van Willigen, J.D. (1990): Neurotransmitters and neuropeptides within the mesencephalic trigeminal nucleus of the rat: an immunohistochemical analysis. *Neuroscience*, 37, 399-411.

14) Ishii, H. and Kang, Y. (2002): Molecular basis underlying GABAA responses in rat mesencephalic trigeminal neurons. *Neuroreport*, 13, 2265-2269.

15) Lazarov, N.E. (2002): Comparative analysis of the chemical neuroanatomy of the mammalian trigeminal ganglion and mesencephalic trigeminal nucleus. *Prog. Neurobiol.*, 66, 19-59.

16) Hinrichsen, C.F. and Larramendi, L.M. (1979): The trigeminal mesencephalic nucleus. II. Electron microscopy. *Am. J. Anat.*, 127, 303-319.

17) Liem, R.S., Copray, J.C. and van Willigen, J.D. (1992): Distribution of synaptic boutons in the mesencephalic trigeminal nucleus of the rat--a quantitative electron-microscopical study. *Acta Anat. (Basel)*, 143, 74-78.

18) Saito, M., Murai, Y., Sato, H., Bae, Y.C., Akaike, T., Takada, M. and Kang, Y. (2006): Two opposing roles of 4-AP-sensitive K^+ current in initiation and invasion of spikes in rat mesencephalic trigeminal neurons. *J. Neurophysiol.*, 96, 1887-1901.

19) Stuart, G., Schiller, J. and Sakmann, B. (1997): Action potential initiation and propagation in rat neocortical pyramidal neurons. *J. Physiol.*, 505, 617-632.

20) Kang, Y., Saito, M., Sato, H., Toyoda, H., Maeda, Y., Hirai, T. and Bae, Y.C. (2007): Involvement of persistent Na^+ current in spike initiation in primary sensory neurons of the rat mesencephalic trigeminal nucleus. *J. Neurophysiol.*, 97, 2385-93.

21) Amir, R. and Devor, M. (2003): Electrical excitability of the soma of sensory neurons is required for spike invasion of the soma, but not for through-conduction. *Biophys. J.*, 84, 2181-2191.

22) Stoney, S.D., Jr. (1990): Limitations on impulse conduction at the branch point of afferent axons in frog dorsal root ganglion. *Exp. Brain Res.*, 80, 512-524.

23) Kolta, A., Lund, J.P., Westberg, K.G. and Clavelou, P. (1995): Do muscle spindle afferents act as interneurons during mastication? *Trends Neurosci.*, 18, 441.

24) Westberg, K.G., Kolta, A., Clavelou, P., Sandstrom, G. and Lund, J.P. (2000): Evidence for functional compartmentalization of trigeminal muscle spindle afferents during fictive mastication in the rabbit. *Eur. J. Neurosci.*, 12, 1145-1154.

25) Patlak, J. (1991): Molecular kinetics of voltage-dependent Na^+ channels. *Physiol. Rev.*, 71, 1047-1080.

26) Rudy, B. (1988): Diversity and ubiquity of K channels. *Neuroscience*, 25, 729-749.

27) Verdier, D., Lund, J.P. and Kolta, A. (2003): GABAergic control of action potential propagation along axonal branches of mammalian sensory neurons. *J. Neurosci.*, 23, 2002-2007.

28) Verdier, D., Lund, J.P. and Kolta, A. (2004): Synaptic inputs to trigeminal primary afferent neurons cause firing and modulate intrinsic oscillatory activity. *J. Neurophysiol.*, 92, 2444-2455.

29) Yamuy, J., Pose, I., Pedroarena, C., Morales, F.R. and Chase, M.H. (2000): Neurotrophin-induced rapid enhancement of membrane potential oscillations in mesencephalic trigeminal neurons. *Neuroscience*, 95, 1089-1100.

30) Satio, M. and Kang, Y. (2006): Impulse trafficking in neurons of the mesencephalic trigeminal nucleus. *Int. J. Oral Biol.*, 31, 113-118.

顎口腔機能の再建をめざして

矢谷博文, 中村隆志, 瑞森崇弘, 石垣尚一, 山田真一, 江草 宏

大阪大学大学院歯学研究科
顎口腔機能再建学講座 歯科補綴学第一教室

　材料系研究班では, ファイバー補強のレジン材料に関する力学的解析, ジルコニア系セラミックスの電気泳動による加工, そしてマイクロCTを用いたメタルフリークラウンの非破壊解析などに取り組んだ.
　顎機能系研究班では, 咬合干渉部位の検出や歯周組織への影響, 顎関節症患者における社会心理学的背景や認知行動療法の応用について検討した. また, 顎顔面の慢性疼痛については, 性差や免疫学的評価, 筋痛患者における筋疲労の客観的評価などを行った. また, 患者の自然な睡眠環境下でブラキシズムの検査が行えるシステムを開発した.
　インプラント系研究班では, インプラント植立シミュレーションシステムとCAD/CAMによる手術用サージカルガイドの製作, ヘッドマウントディスプレイを用いたインプラント手術支援システムの開発を行った.
　組織再生工学系研究班では, 顎口腔組織の再生医療をめざした研究を進めている. 本稿では骨髄由来間質幹細胞の分化機構に着目し, その分化過程には遺伝子サイレンシングの機構が存在することを示した. また, この分化過程にエピジェネティクス機構が関与している可能性について考察した.

【キーワード】
歯冠色材料 tooth colored material, 顎関節症 temporomandibular disorders,
ブラキシズム bruxism, インプラント implant, 幹細胞治療 stem cell therapy

I　はじめに

　最近では, 優れた物性をもつセラミックスやレジンを使用することにより, 審美性や生体親和性に優れ, 患者のニーズに応えるメタルフリーの歯冠修復が行えるようになった. 材料系研究班では, 大阪大学大学院歯学研究科の21世紀COEプロジェクト「フロンティアバイオデンティストリーの創生」のなかでも, 「話す, 噛むと美の回復」に直結したセラミックスやレジン材料に関する様々な研究を行っている. レジン系材料に関しては, グラスファイバーで補強したブリッジフレームやファイバーポストについて主に力学的な解析を行った[1,2]. セラミックスに関しては, 電気泳動法によるジルコニア系複合材料の成形に取り組んでいる[3]. また, マイクロCTを応用して非破壊でメタルフリークラウンの内部欠陥を検査する方法についても

検討した[4,5]．

顎機能系研究班では，顎関節症，顎顔面慢性疼痛，ブラキシズムを中心に研究を行っている．顎機能研究班系（基礎系）では，同COEプロジェクトのうち，「歯周病と硬組織」に関連したテーマとして，咀嚼運動分析を応用した咬合干渉が歯周組織に及ぼす影響[6]，「話す，噛むと美の回復」に関連したテーマとして，面圧センサーを用いたチェアサイドにおける咬頭干渉部位の検出方法[7]について検討を行った．また，「痛みと味覚」に関連したテーマとして，認知行動療法の顎関節症治療への応用[8]，疼痛感受性の性差[9]，顎関節症患者の社会心理学的背景[10]，唾液中のクロモグラニンAやコルチゾール量の免疫学的解析，筋痛患者を対象とした筋疲労の客観的評価方法[11]に関する検討を進めている．

睡眠中の歯ぎしり（ブラキシズム）が引き起こす障害には，歯の症状や咀嚼筋，顎関節への悪影響，顔貌の変化などがある[12,13]．ブラキシズムの確定診断には患者がスリープラボに宿泊して検査を受ける必要があるなど困難な面があった．顎機能系研究班（臨床系）では，同COEプロジェクトの「歯周病と硬組織」，「話す，噛むと美の回復」および「痛みと味覚」の分野に関連したものとして，患者が自宅で自然な睡眠環境下で，ブラキシズムの検査を行うシステムを開発し，診断や治療への応用を試みた．

歯科の分野にITテクノロジーを応用することも大きな研究テーマとなる．この分野では，以前から歯科用CAD/CAMシステムや顎運動の計測システムに関する検討を行ってきた[14]．インプラント系研究班では，機能や審美性に優れた処置が行える補綴主導型のインプラントシミュレーションシステムとCAD/CAMによるサージカルガイドの開発を行うとともに，このシステムの臨床応用を進めている[15]．また，ヘッドマウントディスプレイを用いたインプラント手術支援システムの開発にも取り組んでいる．これらの研究は，同COEプロジェクトのなかでも，「話す，噛むと美の回復」につながるものである．この他に口腔インプラント研究班では，即時荷重インプラントや内部連結機構を有する陽極酸化処理インプラントの臨床応用といったインプラント治療に関する臨床エビデンスの蓄積にも努めている．

近年，再生医学は飛躍的な進歩を遂げており，生体機能の一部を喪失した場合，無機的な材料によって回復する時代から，機能的な自己組織によりこれを再生する時代へ移っている．歯科補綴医療はこれまで歯科材料を用いた置換治療に依存して発展してきたが，これに再生医学を取り込んだ次世代の顎口腔機能の再建治療をめざした研究が行われつつある．組織再生工学系研究班では，同COEプロジェクトの一環として，顎堤，舌，咀嚼筋などの顎口腔組織の再生をめざし，幹細胞治療に着目した基盤研究を展開している．幹細胞治療とは，本来乏しいはずのヒト組織の再生能力を自己の細胞を用いて引き出すための戦略である．そのためには，成体に存在する幹細胞を体外で培養増幅し，同時に生理活性物質あるいは遺伝子操作による分化の効率化を行い，これを再生の足場とともに欠損部位に移植して組織再生を促す技術が必要である．しかしながら，用いる成体幹細胞の分化方向を確実かつ効率的に運命付けるためには，成体幹細胞の分化機構について解明しなくてはならない問題が多く残っている．Ⅴ節ではこれまでの我々の取組みに加え，成体幹細胞分化へのエピジェネティクス機構の関与を示す知見をもとに我々の考えている研究の方向性を概説する．

Ⅱ 材料系研究

ファイバー補強のレジン材料

レジン系の材料における強度不足を解決するものとして，グラスファイバーなどの繊維で補強を行ったコンポジット材料（Fiber Reinforced

Composite; FRC)が開発された．FRCはメタルフリーブリッジのフレーム材料や根管処置歯に支台築造を行う際のポスト（ファイバーポスト）として使用されている．

我々はFRCを使用して製作したメタルフリーブリッジの破壊試験を行った[1]．対象としたのは，下顎第一大臼歯欠損の3ユニットインレーブリッジであり，ファイバー補強なし，ポンティック中央部を直線的に補強（ストレート），ポンティック中央部を直線的に二重に補強（ダブル），およびポンティック下部を基底面形態に合わせて曲線的に補強（カーブド）の四条件の試料を製作した．ブリッジ試料のポンティック中央部を荷重点として破壊試験を行った結果，ファイバーで補強した3つのデザインのブリッジにおける破壊荷重はいずれも補強なしのものより大きくなり補強効果が確認された．中でも，カーブドの破壊荷重が大きくなる傾向がみられ，ファイバー補強のメタルフリーインレーブリッジの破折抵抗を向上させるためには，FRCで連結部からポンティック下部を曲線的に補強することが有効であることが示された．

ファイバーポストに関しては，有限要素法による検討を行った[2]．オールセラミッククラウンを適用する根管治療済みの上顎中切歯を対象として，ポストの材料や形態を変化させて解析した．ポスト／コアには，金合金の鋳造ポスト／コア，既製ステンレススティールポスト＋レジンコア，ファイバーポスト＋レジンコアの三種を用いた．その結果，ファイバーポストではメタルポストに比較して，ポスト先端唇側部の歯根象牙質に生じる応力が小さくなった．また，歯根破折につながる応力を減少させるには，ファイバーポストの使用に加え，ポストの形態を細くて長いものにすることが効果的であることが示された．

メタルフリークラウンの非破壊解析

メタルフリーのクラウンやブリッジでは，使用するセラミックスやレジン材料の強度不足だけでなく，気泡やクラックなどの内部欠陥も破折の原因になる可能性がある．我々は以前から，クラウンの適合性をマイクロフォーカスX線CT（以下マイクロCT）により評価する研究[4]を行ってきたが，今回の研究では，マイクロCTを用いてメタルフリークラウンを撮影し，気泡などの内部欠陥の形や大きさ，位置を検討した．上顎第一大臼歯の支台歯模型を使用して，三種類のオールセラミッククラウン（Mono-ceramic CAD/CAM，Ceramic core CAD/CAMおよびHeat-press）を製作した．完成したクラウンを三次元X線マイクロフォーカスCT装置で撮影し，得られた画像データを解析した．

その結果，セラミックブロックを切削加工したMono-ceramic CAD/CAMクラウンでは，ほとんど気泡が認められなかった．Ceramic core CAD/CAMクラウンでは，CAD/CAMで製作したコア部には気泡がみられなかったが，手作業で築盛した歯冠色ポーセレン部に気泡がみられた．Heat-pressクラウンでは，形状，大きさの異なる気泡が，咬頭付近に多く観察された（図1）．平均気孔率は，Heat-pressクラウン（0.049％）

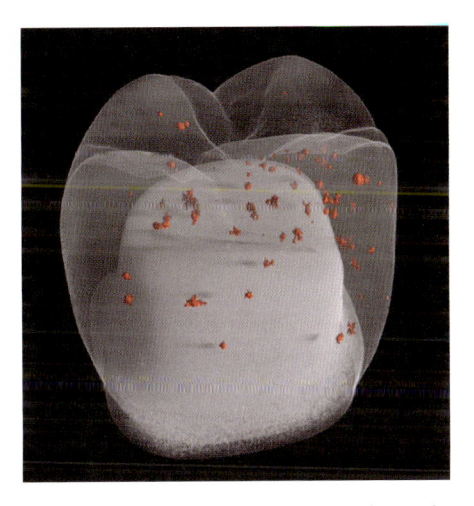

CAD/CAMのように機械で切削するものは欠陥が少ないが，築盛された歯冠色ポーセレンのように技工操作が必要なものは内部欠陥が多くなる．

図1　三次元的に示されたオールセラミッククラウンの内部欠陥（赤で表示）

が最も高く，以下 Ceramic core CAD/CAM クラウン（0.009％），Mono-ceramic CAD/CAD クラウン（0.0004％）の順に低くなった．このように，マイクロCTを用いた非破壊検査により，CAD/CAMでセラミックスを加工したクラウンは，手作業でセラミックスを加工したクラウンよりも内部の気泡が少ないことが明らかとなった．

本研究で観察された内部欠陥が，すぐに破折につながるものではない．しかしながら，臨床では，できるだけ信頼性の高い材料を使用するのが望まれることから，マイクロCTによるメタルフリークラウンの非破壊検査は臨床で有益な方法であるものと考えられた．

電気泳動堆積法によるセリア系ジルコニア複合材料の加工

セリア系ジルコニア／アルミナ　ナノ複合材料は強度や破壊靱性に優れ，オールセラミッククラウンやブリッジのフレームに適した材料である．また，電気泳動堆積（EPD）法は，緻密で均一な構造のフレームが製作でき，複雑な形状にも対応できる方法であることが知られている．そこで，セリア系ジルコニア複合材料をEPDにより堆積することができれば，オールセラミック修復に使用するフレーム製作を容易かつ短時間に行うことができることが予想される．我々は，このセリア系ジルコニア複合材料が溶媒中で帯電・分散し，EPDが可能かどうかを確認し，スラリー濃度や電圧といったEPDにおける条件の最適化を図ることを目的として実験を行った[3]．

出発原料として，セリア系ジルコニア（Ce-TZP）粉末とアルミナ（α-Al_2O_3）粉末（30vol％）を混合したZP／α-Al_2O_3造粒粉末を用い，エタノールを溶媒としてのスラリーを製作した．最初にゼータ電位を計測した．次に，同様のスラリーを用い，炭素棒を電極としてEPDを行い，粒子の堆積重量を計測した．その結果，スラリーのゼータ電位は＋9.6～32.2mVであり，等電点はpH8.5付近にあった．ゼータ電位は，pHが大きくなり等電点を越えると負の値に，pHが小さくなると正の値になり，いずれも絶対値は上昇した．EPDを行うと，ゼータ電位が大きくなるpH3からpH7においてセラミックス粒子の堆積がみられ，堆積量が最も大きくなったのは，pH7付近であった．使用する電圧やスラリー濃度が高いと堆積量が大きくなる傾向がみられた．

本実験で使用した粉末は，厳密にはセリア系ジルコニアとアルミナの混合粉末であり，両者の複合化は十分とはいえない．したがって，セリア系ジルコニア・ナノ複合材料が優れた物性を発揮するためには，あらかじめ焼結により複合化させた粉末の使用や，泳動堆積後に焼結を行うことが必要となる．今後は，さらに使用粉末や泳動堆積後の焼結処置について検討する予定である．

III　顎機能系研究

咀嚼運動分析を応用した咬合干渉が歯周組織に及ぼす影響[6]

本研究では，歯周疾患に罹患していない20代の被験者を選択し，歯の動揺の生理的範囲および非作業側接触の有無や咀嚼運動経路の相違が歯の動揺に及ぼす影響について検討を行った．この研究から，歯の動揺は，性別および歯種により異なること，側方限界運動時の非作業側接触と歯の動揺には関連がないこと，および咀嚼運動閉口経路と歯の動揺には関連があることが明らかとなった．これらの結果は，咀嚼運動時の咬合接触が歯周組織に外傷として加わる可能性を示したものであり，歯周組織評価における咀嚼運動時の下顎運動経路を解析する臨床的有用性を示唆するものである．

面圧センサーを用いたチェアサイドにおける咬頭干渉部位の検出[7]

咬合面圧力分布測定システムを用い，実験者が徒手的誘導することで咀嚼運動閉口末期経路をシミュレートし，上下歯列の接触点を求め，分類した咀嚼運動閉口経路と検出した接触部位について重回帰分析を行った．その結果，天然歯列群では作業側第三大臼歯，非作業側犬歯，第一小臼歯，第一および第二大臼歯における接触が，補綴装置装着群では作業側第二小臼歯，第一および第二大臼歯，非作業側第一小臼歯，第一および第二大臼歯の接触が，咀嚼運動閉口経路における前方経路の発現に有意に関連していた．また，判別分析にて本法の妥当性が示され，咀嚼運動時の咬頭干渉部位の検出方法として臨床応用可能であると考えられた．

認知行動療法の顎関節症治療への応用[8]

認知行動療法は，疼痛のコントロールと通常の日常生活の回復を目的とするもので，認知の歪みを不適応の原因とみなし，それに働きかける認知療法，および不適応行動の解消に目を向ける行動療法の双方をとりいれた治療法である．本研究は，TMD患者の初診時対応としての認知行動療法の効果を検討することを目的として行ったものである．認知行動療法の結果，初診から2か月間で85％のTMD患者の自覚症状の改善が得られ，TMDに対する初期対応としての認知行動療法の有用性が示唆された．

疼痛の性差[9]

顎関節症に対する様々な治療選択肢の中から，認知行動療法に着目し治療実績を重ねているが，治療介入時に性差が無視できないことを経験している．このため，温度反応閾値，温痛覚閾値，鎮痛下での温痛覚閾値と主観的疼痛報告，プラセボ影響下での温痛覚閾値と主観的疼痛報告など，疼痛の受容における性差についての一連の検討を行ってきた．その結果，三叉神経支配領域では，認知閾値，痛反応閾値とも男性に比べて女性が低い傾向を認め，女性が男性に比較して痛みに鋭敏であることが示された．また，鎮痛下やプラセボ影響下での主観的疼痛報告は男女間でまったく傾向が異なり，痛みのとらえ方にも性差が存在することが明らかとなってきた（図2）．

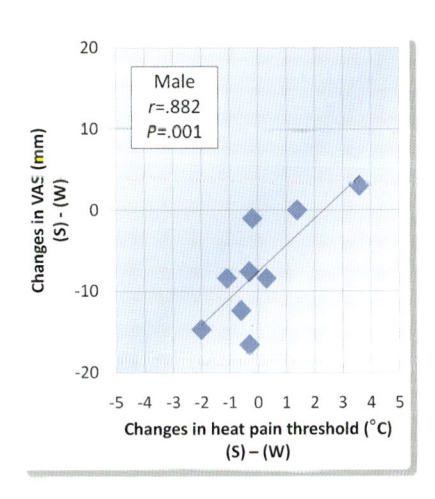

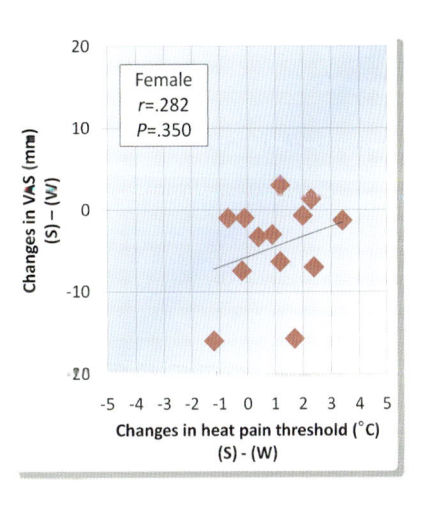

事前に非常に熱い刺激という説明を受けた場合(S)と熱くないという説明を受けた場合(W)の主観的疼痛報告と疼痛閾値の差の相関について，男性では，熱くないという説明を受けると閾値が上昇し，これに伴い主観的疼痛が大きくなったが，女性ではこのような相関を認めなかった．

図2　異なる説明を事前に受けた際の同一温刺激による主観的疼痛報告(VASによる)と疼痛閾値の変化量の相関

顎関節症患者の社会心理学的背景[10]

顎関節症患者の疼痛閾値は，精神的因子である抑うつ，不安および妄想的思考の影響を大きく受けることが示された．中でも抑うつの影響が最も強く，抑うつは疼痛閾値を低下させ，不安および妄想的思考は疼痛閾値を上昇させることが示唆された．すなわち，顎関節症患者の三叉神経支配領域に認められる疼痛制御において，精神的因子を考慮することの重要性が示唆された．

筋痛患者を対象とした筋疲労の客観的評価法[11]

従来の筋電図周波数解析は，負荷をかけたときの筋疲労の評価を目的として平均周波数の変化を分析したものであり，筋の疲労状態を定量的に評価する試みは行われていない．そこで患者への負担が少ない発話時筋電図記録の周波数解析を用い，咬筋の筋疲労を評価することを目的として研究を行った．約40字の日本語の被験文を発話している時の筋活動を両側咬筋から記録し，発話時平均周波数を筋痛患者と健常者とで比較したところ，筋痛患者のほうが有意に高い値を示し，筋痛症状の改善後，有意に減少することが明らかとなった．これらのことから，発話時平均周波数は筋疲労を定性的に評価でき，かつ治療評価の判定にも役立つ可能性が示された．

睡眠時ブラキシズム

睡眠中の歯ぎしり（睡眠時ブラキシズム）の検査には様々な方法が使用される．調査表や問診，口腔内検査による方法は簡便に行えるが，患者本人の自覚がないことがあり，また歯の咬耗状態と歯ぎしりの有無とが必ずしも相関しないなど，精度が低い．患者を測定室に宿泊させ，脳電図，筋電図，動眼図，呼吸，血中酸素飽和度，体動など多種にわたるデータを記録するポリソムノグラフィー検査（PSG）は最も正確な結果が得られ，睡眠時ブラキシズムの厳密な診断には必須とされている．ところが，この方法では患者が測定室に宿泊する必要があり，時間的，経済的負担のため複数回の計測が困難となっている．さらに，測定室という非日常的な環境で，多くのセンサー類を装着して終夜監視されるという特殊な状況になるため，自然な睡眠状態とはみなしにくい．

一方，可搬型の計測装置はPSGよりも簡便なもので，患者が自宅に持ち帰り日常環境での睡眠における検査が可能である．ただし，得られるデータはPSGよりもはるかに少なくなる．従来の可搬型の装置は，咀嚼筋の筋電図のみを記録するものがほとんどであった．このため，睡眠中の筋活動であることの確認ができず，ブラキシズムの発生ステージなど睡眠とブラキシズムとの関連性を知ることはできなかった．そこで，我々は睡眠ステージ分析機能をもち，かつ可搬性のあるブラキシズム計測システムの構築を目指した．

本システムは小型筋電計，騒音計，腕時計型生体信号測定記録装置，データ保存用のノート・コンピュータからなる（図3上）．小型筋電計は，取扱いが容易で患者が自分で簡単に測定準備を行える．実験では左右いずれかの咬筋筋腹中央部付近に電極を貼付させた．筋電計のデータはA/D変換後，コンピュータに蓄えられる．ブラキシズム時の騒音レベル測定には，騒音計を用いた．

今回，東芝研究開発センターと共同で，腕時計型生体信号測定記録装置 LifeMinder（東芝，図3下）の試作機を使用することができた．本装置は，脈波，加速度，温度のデータをメモリーカードに保存できる．記録したデータはパーソナルコンピュータで分析した．

筋電データは専用分析ソフトウェアで処理し，積分筋電値を得た．LifeMinder analysis program（東芝）により脈拍の揺らぎから自律神経系の活動状況を分析し，睡眠ステージを推定した．睡眠ステージは，覚醒，浅い睡眠，深い睡眠，

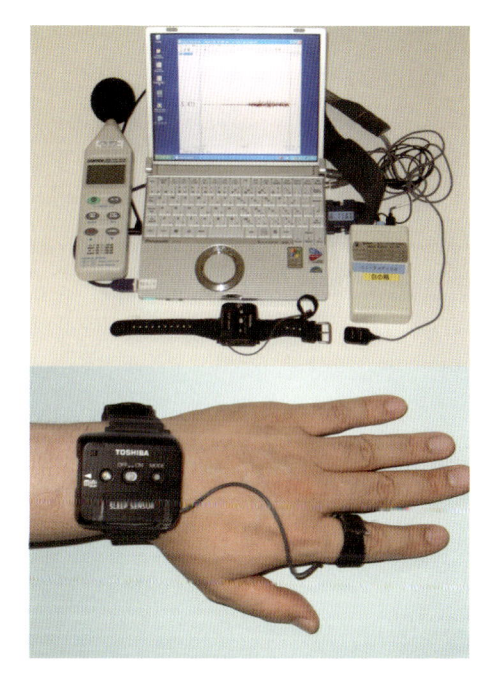

上段の中央はデータ保存用のノートコンピュータ．その右から時計回りに小型筋電計と電極，生体信号測定記録装置（LifeMinder），騒音計．下段は装着時のLifeMinder．
図3　可搬型ブラキシズム計測システム

REM睡眠に分類された．さらに，積分筋電値，騒音レベル，睡眠ステージを統合して分析するソフトウェアを開発し，咬筋筋活性，歯ぎしり音，睡眠ステージの定量化と関連付けを行えるようにした．これによって，可搬型でありながら睡眠時ブラキシズムのより精密な判定が可能となった．

Ⅳ　インプラント系研究

シミュレーションシステムとCAD/CAMによるサージカルガイドの開発

　これまでに開発したインプラント手術用ガイドプレート[15]は，インプラント手術において最初のドリルのみをガイドするものであった．しかし，近年主流となっている補綴主導型の埋入計画を忠実に実現するためには，インプラント体の埋入までをガイドする必要がある．そこで，我々はインプラント体の埋入までをガイド可能な二種類のガイドプレートを開発し，精度検証と臨床応用を行った．ガイドプレートの一種は，穴径の違う複数のサージカルガイドを，ドリル径およびインプラント体の径ごとに取り替えることで，インプラント体の埋入までガイドするものであり，もう一方は，1つのサージカルガイドを口腔内に固定し，そこに穴径の違うドリルガイドを，ドリル径およびインプラント体の径ごとに入れ替えることで，インプラント体の埋入までガイドするものである．それぞれのガイドプレートは術前シミュレーションに基づき，ラピッドプロトタイピング装置（EDEN，Objet）を用いてCAD/CAM法により作製した．

　これら二種類のサージカルガイドを用いて，ブタ下顎骨での埋入窩形成精度検証を行った．術前のCTデータより三次元画像構築後，埋入窩形成シミュレーションを行い，続いてCAD/CAM法によりサージカルガイドを製作し，ブタ下顎骨に対して埋入窩の形成を行った．術後のCTデータより三次元画像構築を行い，術前のシミュレーション像と比較することで，術前シミュレーションに対する埋入窩形成精度の評価を行った（図4）．その結果，骨頂部での埋入窩の中心の誤差は約0.1mm，中心軸の誤差は約2.0°であり，二種類のサージカルガイド間で精度の差はほとんど認められなかった．いずれの手法も臨床に十分応用可能な精度を有していたことより，現在では進んでこれら手法を臨床に取り入れ，これまでに100症例以上の臨床応用を行っている．

ヘッドマウントディスプレイを用いたインプラント手術支援システム

　より高い手術精度を求める目的で，インプラント埋入手術時に実際切開を加えた後の骨形態とヘッドマウントディスプレイ上に映し出されるコンピュータ画像，さらにはバーチャルリア

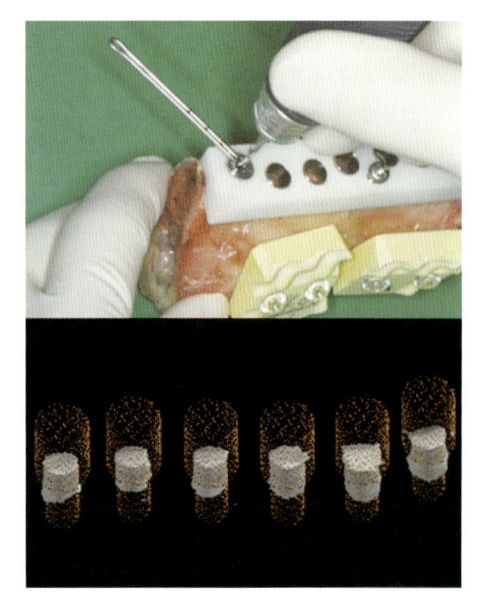

上 2種類のガイドプレートを用いたインプラント体挿入.
下 術前シミュレーション(赤)と術後3D像(白)との重ね合わせ表示.
図4 インプラント体埋入窩形成精度の評価

リティ(VR)によるシミュレーション画像とを同時に重ね合わせることのできるシステムの構築を目指しており,すでにインプラント埋入手術時に必要な医療情報として,①三次元立体構築画像およびインプラント埋入シミュレート画像,②VRによる仮想最終補綴装置画像,③各種レントゲン画像(デンタル,オルソパントモ,CTなど),④生体情報モニタ(心電図,血圧計,心拍数など)などがヘッドマウントディスプレイに表示可能となっており,臨床において活用している.

口腔インプラント治療に関する臨床エビデンスの蓄積

1)即時荷重インプラント治療を用いた即時機能回復法

即時荷重インプラント治療は患者の満足度,QOLの向上に関わる治療期間の短縮,外科的侵襲の軽減といった要素を満足させる治療法として注目されている.全部あるいは部分無歯顎症例に対して即時荷重によるインプラント治療を行う際の臨床的基準を確立することを目的として,当科で行っている即時荷重インプラント治療のプロトコールの妥当性とその生存率について評価を行った.Brånemark System, Replace Select SystemまたはNobel Direct (Nobel Biocare)を用いて即時荷重インプラント治療を行った症例のうち術後1年以上経過している14名,平均年齢47.9才の全15顎14症例,インプラント本数71本を対象とした調査の結果,生存率は上顎において97.5%,下顎において100%であり,我々が行っているプロトコールに基づく即時荷重インプラント治療は従来の2回法インプラント治療と同様に高い信頼性を示すことが示唆された.しかし短期の経過であるため,今後症例数を増やし,さらに治療後の機能回復の経時的変化を観察することにより,より詳細な臨床的基準を確立する必要があると考えられる.

2)内部連結機構を有する陽極酸化処理インプラントを用いた治療

インプラント体の形状は日々改良が加えられ,従来から存在するストレートタイプに加え,骨質・骨量等の状況によりテーパードタイプを用いるようになってきた.また,連結機構においては現在まで幅広く用いられてきた外部連結機構を有するインプラント体に対し,アバットメント連結が容易で緩みにくいなどの長所をもつ内部連結機構を有するインプラント体の使用頻度が増加している.しかしこの内部連結機構を有する陽極酸化処理インプラントの予後に関する報告は極めて少ないため,その短期予後について検討を行った.当科にて2004年1月から2007年3月までの間にReplace Select System (Nobel Biocare)を用いたインプラント埋入手術を受けた患者のうち,術後一定の治癒期間を経てオッセオインテグレーションの確認が行えた患者73名200本を対象にオッセオインテグレーション獲得率を調査した.さらに固定性補綴装置により咬合負荷されている患者63名157本,

咬合負荷後平均11.2か月を対象に咬合負荷後のオッセオインテグレーション維持率について調査した．オッセオインテグレーション獲得率は97.0％（テーパード96.2％，ストレート100％），オッセオインテグレーション維持率については100％であった．

今回の結果からReplace Select Systemを用いたインプラント治療は，従来型のインプラントであるBrånemark Systemを用いた治療と同様に高い臨床成績を示すことが示唆された．

V　組織再生工学研究

間質細胞を用いた再生医療

成体の骨髄あるいは脂肪組織には，多分化能において様々な段階の間葉系幹細胞の集合体である間質細胞（Stromal Stem Cells）が存在している．骨髄に存在する間質細胞（Bone Marrow-derived Stromal Cells: BMSC）および脂肪に存在する間質細胞（Adipose tissue-derived Stromal Cells: ASC）はどちらも培養皿に付着する細胞群として比較的容易に細胞数を確保できる．また，これらの細胞は，中胚葉組織（骨，軟骨，脂肪，筋肉）だけでなく，外胚葉組織（神経）への分化能も有することから多分化能幹細胞源として期待が高まっている[16]．BMSCとASCはどちらも多分化能をもつ細胞集団であるが，目的組織への分化能はそれぞれの細胞群で異なっている[17, 18]．基本的にBMSCは骨系分化能を，ASCは脂肪への分化能を強く保持しているが，これは成体組織に存在する幹細胞がその組織が欠損した場合に再生する役割を担うために必要な性質と考えられる．生体組織における個々の細胞は基本的に同じゲノム塩基配列を有しているが，それぞれの細胞は発生分化の過程で各組織に固有の時空間的な情報を記憶しているはずである．骨髄あるいは脂肪組織から採取された間質細胞集団は，由来組織に依存した固有の情報を記憶している可能性がある．細胞治療を成功させるための重要な課題は，間質細胞がいかにして標的組織固有の情報を獲得・発揮し，記憶するのかを理解し，細胞を移植先と同一の形質に終着させることである．効率的な組織再生を可能にし，移植先で標的組織以外の細胞系への分化（異形成）を生じないためにも，間質細胞の分化機構についてのさらなる解析が必要である．

間質細胞分化における"Gene Pruning"

我々はUCLA歯学部のNishimuraとの共同研究により，55種類の細胞外基質関連遺伝子がスポットされたcDNAマイクロアレイを作製し，ヒトBMSCおよびASCの骨系分化過程における細胞外基質関連遺伝子群の発現を比較した．その結果，BMSCおよびASCは，分化非誘導のナイーブな状態でも様々な細胞外基質関連遺伝子を恒常的に発現しており，ひとたび骨系へ分化誘導すると，骨組織に特異的に発現している遺伝子以外の遺伝子群の発現を抑制していることがわかった．また，発現が抑制された遺伝子の種類は，BMSCとASCで異なっていることを示した[19]．異なる組織から採取された間質細胞は，存在していた組織を反映した遺伝子発現形質を有しているが，ある組織へ分化するためには，標的組織に不必要な遺伝子の発現を抑制する必要があるため，分化過程において遺伝子抑制機構が働いたと思われる．さらに，この間質細胞における遺伝子抑制機構の存在を検討するため，成体マウスのBMSCを用いて神経細胞系誘導モデルを作製し，中胚葉由来のBMSCが胚葉を越えて外胚葉系に分化した場合の遺伝子発現形質を解析した．その結果，BMSCに恒常的に発現している多くの細胞外基質／骨関連遺伝子群は，神経細胞系への誘導初期段階で選択的に抑制された．この抑制期間に細胞群の生存率は保たれていたことから，この発現抑制は個々の細胞における遺伝子サイレンシングによ

って生じたと考えられる[20]．以上の結果から，ナイーブな状態の間質細胞集団は，由来する組織固有の多様な遺伝子発現を保持しており，ある組織に分化する過程では，その組織に必要な遺伝子群の発現を促進するだけでなく，不必要な遺伝子群の発現を遺伝子サイレンシングによって積極的に抑制する機構を利用していることが示された．目的の幹を育てるために余分な枝を切り払う（pruning）ように，間質細胞が目的の組織系に分化するために不必要な遺伝子群の発現を選択的に抑制している（切り払っている）ことから，我々はこの現象を"Gene Pruning"と呼び，機構の詳細解明に取り組んでいる．

成体幹細胞分化におけるエピジェネティクス機構

遺伝子発現の増減を決めるのは転写因子の働きであるが，遺伝子発現のオン／オフの決定にはDNAメチル化とクロマチン構造が深く関わっている．DNAとヒストン修飾による「エピジェネティクス機構」は，DNA塩基配列の変化なしに細胞世代を超えて継承される遺伝子サイレンスを生じる機構である．先にBMSCを神経細胞系へ分化誘導した際に遺伝子サイレンシングが生じることを述べたが，この際にde novoメチル化酵素であるDnmt3aおよびDnmt3b遺伝子の著明な発現亢進を認めている．Setoguchi[21]らはDNAメチル化およびメチル化CpG結合蛋白質が神経幹細胞の分化決定因子として機能することを報告している．我々は，"Gene Pruning"に関与する機構として，増殖分化因子などの細胞外来性シグナルの他に，DNAメチル化という細胞内在性のプログラム機構が何らかの役割を果たしていると仮説を立てている．Noer[22]らは，脂肪組織由来間葉系幹細胞では，脂肪組織特異的遺伝子のプロモーターCpG領域は一貫して脱メチル化状態であり，発現が抑制されている筋あるいは血管組織に特異的な遺伝子の同領域は完全にメチル化されていることを示している．さらに，Shiota[23]らは遺伝子領域のメチル化／脱メチル化の組合せが，組織・細胞種特異的な遺伝子セットのオンとオフを規定する分子基盤になっていることを報告し，ある組織・細胞種に固有のメチル化／脱メチル化の組合せを「組織・細胞特異的DNAメチル化プロファイル」と呼んでいる．以上の知見から，多分化能をもった幹細胞が移植先で標的組織固有の形質を発揮するためには，標的組織の特異的DNAメチル化プロファイルを記憶する必要があると思われる．我々は，BMSCの細胞分化に特異的なDNAメチル化プロファイルを検索する目的で，メチル化感受性制限酵素であるNotIを用いたRestriction Landmark Genomic Scanning（RLGS）法[24]により，成体マウスBMSCゲノムのメチル化状態の網羅的な解析を行っている（図5）．現時点ではBMSCの骨系分化前後でメチル化状態の異なるゲノム上の領域はごく部分的にしか認めていない．骨髄に由来するBMSCはもともと骨組織への高い分化能を有した細胞集団であり，すでに骨組織特異的なDNAメチル化プロファイルをある程度獲得しているのかもしれない．いずれにせよ，分化過

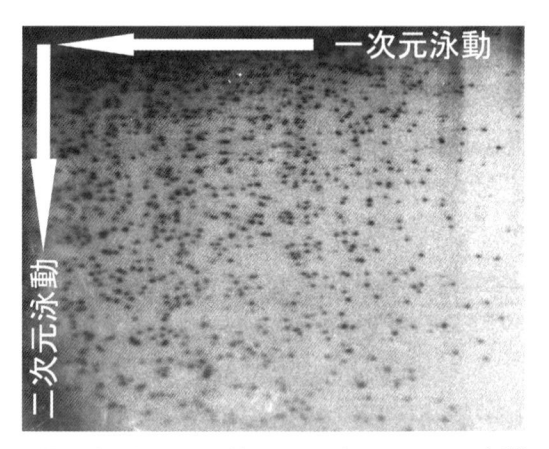

C57BL/6マウスBMSCゲノムDNAをNotI-PvuIIで切断，末端を放射ラベルした後に一次元の泳動を行い，さらにPstIで切断後に二次元の泳動を行った．RLGS法ではゲノム間でのメチル化感受性制限酵素切断位置の差をスポットの差で検出できる．

図5 骨髄由来間質細胞ゲノムDNAのメチル化プロファイル（RLGSパターン）

程においてメチル化状態が変化したいくつかのゲノム領域がどのように骨系分化に関与しているかは興味深く，今後の解析結果を期待したい．

VI　おわりに

歯冠修復の材料学的研究

臨床で歯冠修復を行う際には，レジンやセラミックスのように歯冠色を再現できる材料が求められる．歯冠色材料は金属に比べ，強度や靭性に劣っているので，物性をコントロールして歯冠修復に適した材料をつくる必要がある．現時点では，歯に優しい材料が必要な場合には，天然歯に近い弾性率をもつファイバー強化のレジン系材料の使用が有望であり，金属のような高い強度と靭性が必要な場合にはジルコニア系のセラミックス材料が適していると思われる．再生医療が発達しても，必要な色調や形態をもつ理想的な歯が再生できるとは考えにくく，今後も引き続き，最新のナノテクノロジーなどで物性を制御した材料について検討を行いたい．また，CAD/CAMシステムに代表されるITテクノロジーは，これからの医療に不可欠なものであり，さらに研究を進めたい．

顎機能研究

痛みのために使用される年間の医療費は莫大なものであり，その40％は頭頸部の痛みに対する医療費といわれている．我々の研究は，痛みの四要素（侵害受容，疼痛，苦痛，疼痛行動）のうち，侵害受容と疼痛の発生機序の解明に大きく貢献したものと考えられる．一方，苦痛と疼痛行動は痛みの感知に続いて発生する感情や心理状態に付帯する生体現象であり，侵害刺激が同じであっても男女間では大きく異なる可能性がある．そこで，痛みに対する個体医療を確立することを目的として，今後も痛みの認知や感受性に関する性差の検討を引き続き進めていく予定である．また，慢性痛の発症状況の調査についても，歯科臨床の現場から明らかにしていきたい．

最近，顎関節症は自己限定性の疾患であることが明らかにされ，保存療法が第一選択であることが理解されつつある．しかしながら，ランダム化比較試験に代表される質の高い臨床研究はまだまだ不足しており，各種の保存療法の優劣に関する情報は不足している．我々は認知行動療法が顎関節症に対する初期治療として有効であることを明らかにしたが，引き続きランダム化比較試験を行って顎関節症の治療法に関するエビデンスの蓄積，疲労検査等の新しい検査方法の開発に努めていきたい．また，顎関節症の病態や治療法に関する研究に比べて，その発症機序の解明は進んでいない．中でも，睡眠時ブラキシズムは顎関節症の重要な発症要因であるとされていながら，ブラキシズム自体には未知な点が多い．今回開発したシステムは，患者が自然な状態で睡眠した際のデータを採取できるので，ブラキシズムについてより多くの知見が得られるものと期待している．今後はこのシステムの臨床応用を促進するとともに多方面からブラキシズムに関する研究を行っていきたい．

口腔インプラント研究

我々が歯科理工学教室，和田精密歯研と共同開発した補綴主導型のインプラントシミュレーションとCAD/CAMによるガイドプレートを使用することにより，従来は経験に基づいて行うことの多かったインプラント手術がより容易で確実に行えるようになった．今後は，三次元でより使いやすいシミュレーションソフトを開発することやラピッドプロトタイピングで製作するガイドプレート材料の薬事認可を受けることが課題となる．また，現在実験中のヘッドマウントディスプレイを用いたインプラント埋入支援システムが実用化されれば，インプラント手術がさらに安全で確実になるものと思われる．

臨床でのエビデンスの蓄積を含めて，今後もインプラントの臨床に直結した様々な研究に取り組んでいきたい．

組織再生工学研究

最近のNature誌のトピックに「エピゲノム時代の到来」[25]と掲げられているように，再生医学領域を含めた様々な分野においてエピジェネティクス研究は急速に進んでいる．DNAメチル化は個体発生における重要性が知られているものの，組織特異的幹細胞の分化におけるDNAメチル化の機能的な意義についての詳細は未だ不明な点が多い．ゲノム生物学的アプローチとして生命現象におけるDNAメチル化の役割が解明される一方で，細胞工学的アプローチとしてRNA干渉の技術を応用し，特定の遺伝子プロモーターDNAおよびヒストンのメチル化を誘導して転写レベルでの遺伝子サイレンシングを行う試みも行われている[26]．細胞治療に用いる幹細胞に対して，標的組織固有の記憶情報に関わる重要なDNAメチル化部位をターゲットとした操作を行うことができれば，効率的かつ確実に分化の標的化が行える可能性がある．今後，成体幹細胞の分化過程におけるエピジェネティクス機構が明らかとなり，再生歯科医療に貢献できる日が来ることを切に願う．

謝辞

当教室の研究に対して多大なるご協力とご助言をいただいた大阪大学医学系研究科　森本兼曩教授・戸田雅裕助教，大阪大学産業科学研究所　関野徹准教授，大阪大学大学院歯学研究科　荘村泰治教授，立命館大学工学部　高野直樹教授，UCLA歯学部　西村一郎教授，そして東芝研究開発センター（亀山研一氏・鈴木琢治氏），クラレメディカル，島津製作所，白水貿易，バイオニック，メディア，松下電工，モリタ，和田精密歯研の関係各位に深く感謝いたします．

当教室の研究は，21世紀COEプログラム「フロンティアバイオデンティストリーの創生」，科学研究費補助金基盤研究B（#16390554，#19390465，#19390494），基盤研究C（#16591941，#16591942，#16591943，#16591944，#16591945，#17592019，#17592020，#17592022，#18592118，#18592119，#19592234，#19592235），萌芽研究（#17659610，#18659570，#19659504，#19659505），若手研究A（#18689045），若手研究B（#17791383，#17791385，#17791386，#18791429，#18791433，#18791434，#19791431），8020推進財団のサポートにより行われた．

文献

1) Waki, T., Nakamura, T., Nakamura, T., Kinuta, S., Wakabayashi, K., Mutobe, Y. and Yatani, H. (2006): Fracture resistance of inlay-retained fixed partial dentures reinforced with fiber-reinforced composite. Dent. Mater. J. 25, 1-6.

2) Nakamura, T., Ohyama, T., Waki, T., Kinuta, S., Wakabayashi, K., Mutobe, Y. and Yatani H. (2006): Stress analysis of endodontically treated anterior teeth restored with different types of post material. Dent. Mater. J. 25, 145-150.

3) Nakamura, T., Nishida, H., Sekino, T., Nawa, M., Takeda, S., Wakabayashi, K., Kinuta, S., Mutobe, Y. and Yatani H. (2007): Electrophoretic deposition behavior of ceria-stabilized zirconia/alumina powder. Dent. Mater. J. 26, 623-627.

4) Wakabayashi, K., Sohmura, T., Nakamura, T., Kojima, T., Kinuta, S., Takahashi J. and Yatani, H. (2005): New evaluation method by microfocus radiograph CT for 3D assessment of internal adaptation of all-ceramic crowns. Dent. Mater. J. 24, 362-367.

5) Nakamura, T., Wakabayashi, K., Kawamura, Y., Kinuta, S., Mutobe, Y. and Yatani H. (2007): Analysis of internal defects in all-ceramic crowns using micro-focus X-ray computed tomography. Dent. Mater. J. 26, 598-601.

6) Ishigaki, S., Kurozumi, T., Morishige, E., and Yatani, H. (2006): Occlusal interference during

mastication can cause pathological tooth mobility. *J. Periodontal Res.*, 41, 189-192.

7) 小野一行, 石垣尚一, 井上俊二, 森重恵美子, 黒住琢磨, 矢谷博文 (2005): 咬頭干渉部位のチェアサイドにおける検出. 顎機能, 11, 154-155, 平成17.

8) Ishigaki, S., Morishige, E., Egusa, H., and Yatani, H. (2005): Significance of biopsychosocial interface in the management of TMD & orofacial pain. Interface Oral Health Science -Proceedings of the International Symposium for Interface Oral Health, *International Congress Series*, 1284, 71-72.

9) Ishigaki, S., Hirokawa, M., and Yatani, H. (2006): An increase in nociceptive pain perception threshold did not result in the decrease in subjective pain intensity in female. *Eur. J. Pain*, 10 (supple S1), 70.

10) 廣川雅之 (2007): 顎関節症患者の三叉神経支配領域における痛覚域値に及ぼす精神的因子の影響. 阪大歯誌, 51, Thesis, 平成19.

11) Suzuki, E., Ishigaki, S., Yatani, H., Morishige, E., and Omatsu, S. (2007): A preliminary evaluation of electromyographic activities of masseter muscles during speech in myalgia patients. *Prothodont. Res. Pract.*, 6, 148-152.

12) Yatani, H., Studts, J., Cordova, M., Carlson, C.R. and Okeson, J.P. (2002): Comparison of sleep quality and clinical and psychologic characteristics in patients with temporomandibular disorders. *J. Orofac. Pain*, 16, 221-228.

13) 瑞森崇弘, 丸山剛郎 (2002): 咀嚼. 歯科審美学基礎編 (平沼謙二, 丸山剛郎, 岩久正明監修), 永末書店, 京都, 176-179, 平成14.

14) Kinuta, S., Wakabayashi, K., Sohmura, T., Kojima, T., Nakamura, T. and Yatani, H. (2005): Measurement of masticatory movement by a new jaw tracking system. *Dent. Mater. J.* 24, 661-666.

15) Kusumoto N., Sohmura T., Yamada S., Wakabayashi K., Nakamura T. and Yatani, H. (2006): Application of virtual reality force feed back device for dental implant surgery. *Clin Oral Impl. Res.*, 17, 708-713.

16) Zuk, P.A., Zhu, M., Ashjian, P., De Ugarte, D.A., Huang, J.I., Mizuno, H., Alfonso, Z.C., Fraser, J.K., Benhaim, P. and Hedrick, M.H. (2002): Human adipose tissue is a source of multipotent stem cells. *Mol. Biol. Cell*, 13, 4279-4295.

17) Winter, A., Breit, S., Parsch, D., Benz, K., Steck, E., Hauner, H., Weber, R.M., Ewerbeck, V. and Richter, W. (2003): Cartilage-like gene expression in differentiated human stem cell spheroids: a comparison of bone marrow-derived and adipose tissue-derived stromal cells. *Arthritis Rheum.*, 48, 418-429.

18) Mehlhorn, A.T., Niemeyer, P., Kaiser, S., Finkenzeller, G., Stark, G.B., Sudkamp, N.P. and Schmal, H. (2006): Differential expression pattern of extracellular matrix molecules during chondrogenesis of mesenchymal stem cells from bone marrow and adipose tissue. *Tissue Eng.*, 12, 2853-2862.

19) Egusa, H., Iida, K., Kobayashi, M., Lin, TY., Zhu, M., Zuk, P. A., Wang, C. J., Thakor, D. K., Hedrick M. H. and Nishimura I. (2007): Downregulation of extracellular matrix-related gene clusters during osteogenic differentiation of human bone marrow- and adipose tissue-derived stromal cells. *Tissue Eng.*, 13, 2589-2600.

20) Egusa, H., Schweizer, F.E., Wang, C.-C., Matsuka, Y. and Nishimura I. (2005): Neuronal differentiation of bone marrow-derived stromal stem cells involves suppression of discordant phenotypes through gene silencing. *J. Biol. Chem.*, 280, 23691-23697.

21) Setoguchi, H., Namihira, M., Kohyama, J., Asano, H., Sanosaka, T. and Nakashima, K. (2006): Methyl-CpG binding proteins are involved in restricting differentiation plasticity in neurons. *J. Neurosci. Res.*, 84, 969-979.

22) Noer, A., Sorensen, A.L., Boquest, A.C. and Collas, P. (2006): Stable CpG hypomethylation of adipogenic promoters in freshly isolated, cultured, and differentiated mesenchymal stem cells from adipose tissue. *Mol. Biol. Cell*, 17, 3543-3556.

23) Shiota, K. (2004): DNA methylation profiles of CpG islands for cellular differentiation and development in mammals. *Cytogenet. Genome Res.*, 105, 325-334.

24) Ando, Y. and Hayashizaki, Y. (2006): Restriction landmark genomic scanning. *Nat. Protoc.*, 1, 2774-2783.

25) Baylin, S.B. and Schuebel, K.E. (2007): Genomic biology: the epigenomic era opens. *Nature*, 448, 548-549.

26) Kawasaki, H. and Taira, K. (2004): Induction of DNA methylation and gene silencing by short interfering RNAs in human cells. *Nature*, 431, 211-217.

顎関節のダイナミクス：
個体 *in silico* モデルを用いた生体動力学解析

社浩太郎，山本敬子，高田健治

大阪大学大学院歯学研究科
口腔分化発育情報学講座　顎顔面口腔矯正学教室

　　ヒト顎関節の円板，下顎頭および関節窩にかかる負荷力ベクトルの量や方向，作用点の分布は個体特有の咀嚼筋活動パターン，咀嚼筋・腱の繊維や軟骨，皮質骨・海面骨，歯根膜および顎関節円板の形態や粘弾特性，上下歯列の動的咬合接触状態と密接な関係がある．これら顎関節にかかる負荷に関連する多くの因子の時空的変化があいまって関節円板の前方転位などの臨床症状を惹起すると考えられる．にもかかわらず，下顎頭表面の運動パターン，咬合，組織の粘弾性の変化が顎関節円板に対する動的負荷ベクトルの時空的変化に及ぼす一時的影響についてはいまだに不明である．しかしながら，元来 *in vivo* の条件下において，このような顎関節部の粘弾性や三次元的な力学的応答の経時変化を精密に計測することは不可能である．そこで，各個体について顎関節の三次元の生体動力学的な *in silico* モデル上で，下顎運動データを入力変数として，顎関節に対する負荷を予測することは有効である．また，これらの入力パラメータが顎関節の負荷や顎関節転位の惹起に影響を及ぼすことが明らかになった場合，その力の方向や分布が，どのようなメカニズムと時空的蓄積を経て円板転位を引き起こすかについて論理的に考察することも可能になる．

【キーワード】
顎機能 jaw function，バイオメカニクス biomechanics，インシリコモデル *in silico* model

I　はじめに

　ヒト顎関節にかかる負荷力の量や方向，分布は咀嚼筋活動パターンや上下歯列の動的咬合接触状態と密接な関係がある．すなわち噛み締めや咀嚼時の下顎運動は，上下歯列の接触が生む咬合力と下顎頭と関節円板との間の接触が生む関節負荷力との間の時間的および空間的バランスの変化の結果として出現する．

　しかし，*in vivo* の条件下において，このような顎関節部の三次元的な力学的応答の経時変化を精密に計測することは不可能である．したがって，各種不正咬合として分類されるような，顎顔面口腔の形態ならびに咬合の干渉が，上下歯列の動的咬合接触時の顎関節負荷にどのように影響を及ぼすかについては明らかにされていない．そこで，顎顔面口腔の形態を入力変数とする，咀嚼システムのダイナミックモデルを構築し，*in silico* の条件下において，噛み締め時や咀嚼時に顎関節円板にかかる負荷力について

シミュレーションを行うことで，顎顔面形態，あるいは咬合状態と，顎関節の機能との関係について明らかにできることに意義がある．

このダイナミックモデリングによる解析は顎関節や顎顔面口腔の形態とその機能との密接な関連について運動力学的，解析方法を用いて論理的に明らかにできる．また，研究成果は個々の症例について，形態的および機能的パラメータの変化（顎関節運動パターン，筋活動パターンおよび筋繊維・腱の粘弾性の変化）が顎関節部にかかる負荷力，ひいては円板の転位を引き起こす誘引について予測することができる点で臨床的に意義があり，先駆的である．また顎関節に臨床症状を有する患者についてはその症状を，基準化された方法[1]により評価し，顎関節部の負荷力を予測した結果との関連を明らかにすることで，症状を改善するための処置に対する示唆を与える可能性もある．

II 咀嚼時の顎関節動態研究の背景

最近，運動制御理論において運動の不規則性の評価基準であるジャークコストを用いることで，咬合の変化に伴う運動制御特性の変化を，客観的かつ理論的に評価できることが示されてきた[2]．ジャークコストや，運動を最小ジャークコストモデルで予測した時の適合度[3]は，下顎頭表面上の任意点の運動の円滑性に焦点をおいた，顎関節動態の客観的診断にも応用できると考えられる．

咬合干渉が，咀嚼運動機能に及ぼす影響については，これまで多くの研究が行われてきた[4,5]．しかし，咬合状態の変化や咬合干渉の出現に伴う下顎頭運動の制御特性の変化および顎関節腔の空隙量の動的な変化を客観的に評価することは，臨床上極めて意義深いにもかかわらず，未だ不明である．その理由としては，個体別の顎関節三次元形態のパラメータ化が困難であるという研究方法上の限界があったことが考えられ

る．また，顎顔面口腔の筋・骨格・歯系の構造と生体力学的特性は極めて複雑であり，個体間の差も著しい．このような運動出力システムの構造的複雑性と多様性は，機能的パラメータに関する実験データに大きな変動を招き，臨床研究の成果を統合的に理解することを困難にしてきた．

本稿では，平衡側大臼歯部に，実験的に咬合干渉を生じさせた時に，①咀嚼時の閉口相における作業側下顎頭運動の円滑性が有意に低下（すなわち運動の不規則性が上昇）するか否か，さらに②咀嚼時咬合相において作業側の顎関節腔の空隙量に変化が生じるか否かについて検討した結果について考察する．

III 研究方法と成果

研究方法

1）下顎骨6自由度運動の計測

顎口腔機能に自覚的，他覚的に異常を認めない，正常咬合を有する成人女性7名（平均年齢22歳6ヵ月）を被検者として計測した．あらかじめガムを十分に軟化させ，被検者に習慣性咀嚼側でガムを自然に咀嚼するように指示し，各被検者について20咀嚼サイクルをサンプリングした．次に，5分間の休息をはさんで，実験的咬合干渉を付与し，習慣性咀嚼側にてガムを咀嚼させ，下顎6自由度運動を記録した．

下顎骨を剛体と仮定した6自由度運動は，赤外線反射式の光学的運動計測システム（Pro Reflex, Qualisys, Inc, Gothenburg, Sweden）を用いて，サンプリング周波数200Hzで記録した．この運動計測システムでは，赤外線を反射する受照面をもった球形のマーカーの運動が記録される[6]．下顎切歯の歯面には，球形で中空を有するプラスチック製のマーカー（外径19mm，内径18.5mm, ProReflex, Qualisys, Inc, Gothenburg, Sweden）3個を接着剤（歯科用デンタルシアノ

ン，高圧ガス工業，大阪）を用いて接着した．上顎切歯の歯面には，MRスキャナーで造影可能なオルガノ系ゲル構造体の球（直径15mm，ゲルマーカー，アルケア，東京）3個を接着した．それぞれのマーカーの受照面には，赤外線を反射する塩化銀が塗布されている．

2）実験的咬合干渉

被検者から採得した口腔模型を用いて，習慣性咀嚼側と反対側の下顎第二大臼歯遠心舌側咬頭を0.5mmの厚さのレジン（ユニファスト，株式会社松風，京都）で覆い，実験的咬合干渉（図1）とした．実験的咬合干渉の合着にはグラスアイオノマーセメント（ユニファスト，株式会社松風，京都）を用いた．

3）MR画像撮影

すべての被検者に対して，実験的咬合干渉を除去し，1.5T超伝導型MRスキャナSigna LX（Signa Horizon, GE, Milwaukee, WI, U.S.A.）を用いて，上顎歯列に接着した3個のマーカーと，作業側（右側）の下顎頭および関節窩を，CO位において冠状面に平行にMR撮像した．

4）画像データ解析と顎関節の各個体モデルの構築

得られたMR画像データを，ワークステーション（O2 workstation™, Silicon Graphics, Inc., Mountain View, CA, U.S.A.）上で，イメージプロセッシングソフトウェア（Analyze™, Biomedical Imaging Resource, Mayo Clinic and Foundation, Rochester, MN, U.S.A.）を用いて，ボクセルサイズを0.5mm×0.5mm×0.5mmとしてリフォーマットした．次に，下顎頭および関節窩の皮質骨の像ならびに上顎に設置された3個のマーカーの像について，各スライス画像からそれらの輪郭をトレースした．

トレースした線画像から，顎関節形態およびマーカーの三次元ワイヤーフレーム画像を構築し，それぞれの画像をSTL形式として保存した．STL形式として保存した画像ファイルを，機構解析用ソフトウェア（ADAMS 2005r2, MSC Software, Santa Ana, CA U.S.A.）に転送した．上顎座標系を決定する基準平面は，上顎に接着した3個のマーカーからなる平面を傍正中矢状平面（para-sagittal plane, PSP）とし，上顎に接着した3個のマーカーのうち上部2個のマーカーを通り，PSPに垂直な平面を水平平面（horizontal plane, HP），PSPとHPに垂直な平面を冠状平面（coronal plane, CP）と決定した．さらに，この座標系に基づいて，下顎頭の形態を評価するための10の基準平面を決定した（図4）．最後に，下顎頭の三次元曲面上の11の計測点（以下，下顎頭点と記す）を，先に定めた10の基準平面に基づいて同定した（図2）．

5）下顎頭運動データ解析

座標変換によって得られた，関節窩に対する下顎頭の6自由度運動を計測した．さらに，下顎切歯に接着した3個のマーカーの重心について，運動軌跡の垂直成分を出力し，連続した咀嚼運動データを開口相，閉口相および咬合相に分割した．さらに，機構解析用ソフトウェアを用いて構築された顎関節モデルに，計測した下顎6自由度運動を入力し，下顎頭の三次元曲面の法線方向をz軸とする座標系を設定（図3）した後に，運動を実行させた．

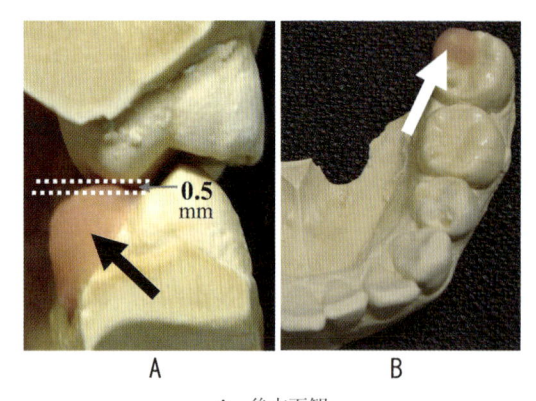

A 後方面観
B 咬合面観
図1 実験的咬合干渉

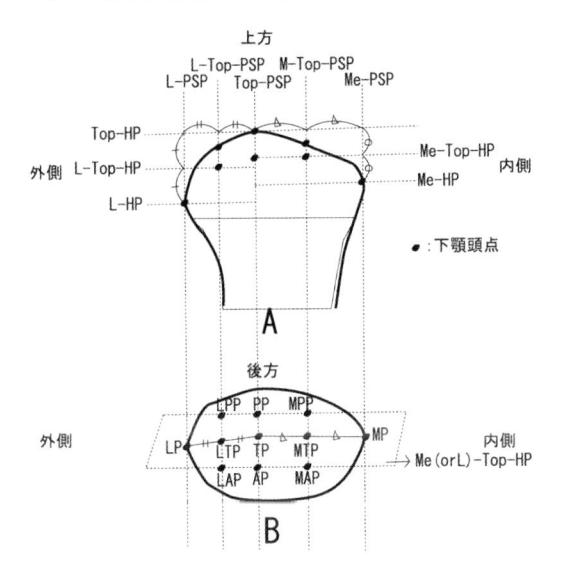

A 作業側下顎頭の冠状断面図
B 作業側下顎頭の水平断面図
基準平面：Top-PSP，下顎頭最上部を通りPSPに平行な平面；L-PSP，下顎頭最外側と接しPSPに平行な平面；L-Top-PSP，Top-PSPとL-PSPとの二等分平面；Me-PSP，下顎頭最内側と接しPSPに平行な平面；M-Top-PSP，Top-PSPとMe-PSPとの二等分平面；Top-HP，下顎頭最上部と接しHPに平行な平面；L-HP，下顎頭最外側部を通りHPに平行な平面；L-Top-HP，Top-HPとL-HPとの二等分平面；Me-HP，下顎頭最内側部を通りHPと平行な平面；Me-Top-HP，Top-HPとMe-HPとの二等分平面．

下顎頭点：Lateral-Point (LP), 下顎頭最外側；Medial Point (MP), 下顎頭最内側，Top Point (TP), 下顎頭最上部；Lateral-Top-Point (LTP), L-Top-PSPを通りLPとTPの中点；Medial-Top-Point (MTP), M-Top-PSPを通りMPとTPの中点；Anterior-Point (AP), 下顎頭前方部でTop-PSPとL-Top-HPが交差する点；Posterior-Point (PP), 下顎頭後方部でTop-PSPとL-Top-HPが交差する点；Lateral-Anterior-Point (LAP), 下顎頭前方部でL-Top-PSPとL-Top-HPが交差する点；Lateral-Posterior-Point (LPP), 下顎頭後方部でL-Top-PSPとL-Top-HPが交差する点；Medial-Anterior-Point (MAP), 下顎頭前方部でM-Top-PSPとL-Top-HPが交差する点；Medial-Posterior-Point (MPP), 下顎頭後方部でM-Top-PSPとL-Top-HPが交差する点．

＊Me-HPとL-HPのうち上方に位置する平面を基準とし，その平面とTop-HPとの二等分平面が下顎頭を矢状断面上で見たときの下顎中央部の前方部と後方部で接する2点をAP，PPと定めた．

図2 下顎頭の三次元曲面上に設定した下顎頭点と基準平面

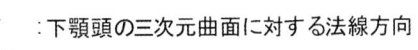

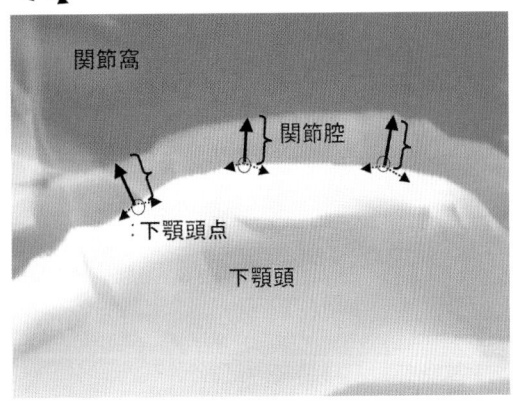

図3 下顎頭三次元曲面と運動計測用座標系

6) 下顎頭運動の円滑性と顎関節腔の空隙量の計測

咀嚼時閉口相における5つの下顎頭点（LP, MP, TP, AP, PP）について，下顎頭の三次元曲面に対する法線方向の運動について，正規化ジャークコスト（以下，NJCと記す．）を求めた．さらに，咀嚼時咬合相において，CO位で下顎頭の三次元曲面上に定めた9つの下顎頭点（LAP, LTP, LPP, AP, TP, PP, MAP, MTP, MPP）を通る法線が，関節窩表面と交わる点を同定し，下顎頭点との距離を顎関節腔の空隙量を表す指標として計測した（図3）．

研究成果

1) 咀嚼時閉口相の実験的咬合干渉付与前後における下顎頭点の正規化ジャークコスト(NJC)

被検者7名について，咀嚼時閉口相における実験的咬合干渉付与前後における各下顎頭点のNJCの分布を図4に示す．TPのNJCは，実験的咬合干渉付与前および付与後においてAP, PP, LPおよびMPより有意に小さな値を示した（$P \leq 0.0008$）．

2) 咀嚼時咬合相における顎関節腔の空隙量の比較について

被検者7名について，咀嚼時咬合相における実験的咬合干渉付与前後の顎関節腔空隙量の平

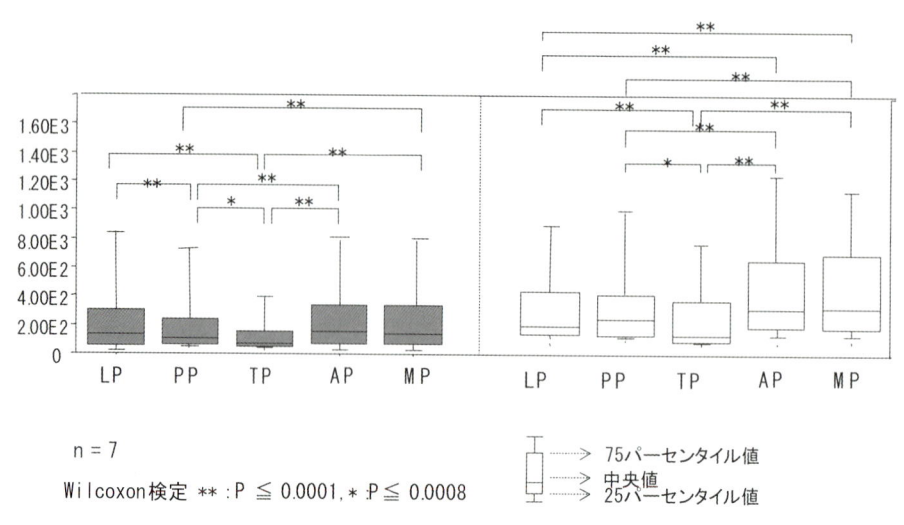

灰色：付与前（N＝141サイクル；被検者7名），白：付与後（N＝142サイクル；被検者7名），
縦軸，正規化ジャークコスト；横軸，下顎頭点

図4　咀嚼時閉口相の実験的咬合干渉付与前後における正規化ジャークコストの下顎頭点間の比較

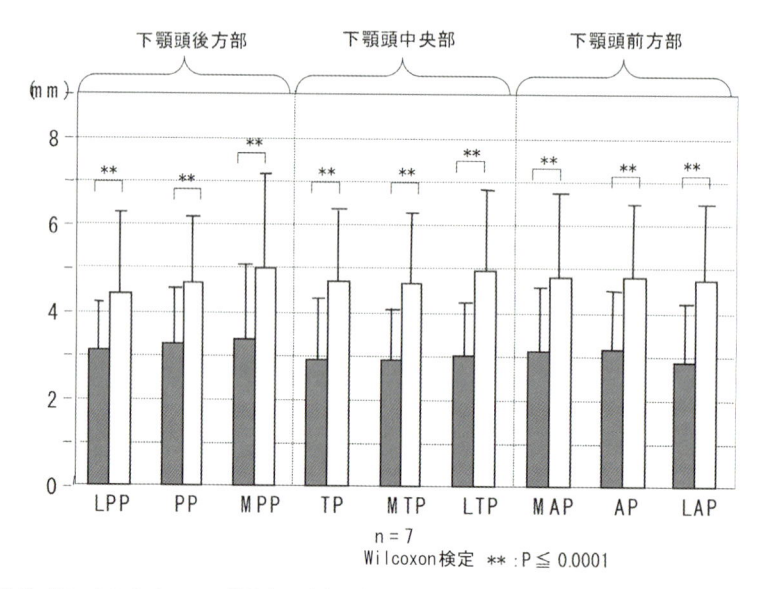

灰色：付与前（N＝141サイクル；被検者7名），白：付与後（N＝142サイクル；被検者7名），
縦軸，顎関節腔の空隙量（mm）；横軸，下顎頭点

図5　咀嚼時咬合相における実験的咬合干渉付与前後の顎関節腔空隙量

均と標準偏差を図5に示す．実験的咬合干渉を付与したことによる作業側顎関節腔の空隙量は9つの下顎頭点において有意に増加した（P≦0.0001）（図5）．この結果は，7名すべての被検者について同様だった．

Ⅳ　考察

一般に，顎顔面口腔領域のように，極めて複雑で多様な運動出力システムを理解するための最も有効な手段の1つは，個体別に形態的パラ

メータを数理モデル化したうえで，特定の目的に応じて，生体内で生じる事象を力学的（kinetic），運動学的（kinematic）観点から論じることである[7]．このためには第一に，各個体の顎顔面口腔の形態的特徴を変数として与えなければならない．各下顎頭点において，その周囲の三次元的曲率を反映することができる法線方向の速度成分や，法線方向に存在する顎関節腔の空隙量を求めることで，個体別の顎関節形態を基準とした下顎頭運動計測を行うことができた．すなわち，個体別の顎関節の三次元曲面形状に応じてカスタマイズされた座標系の設定が行われた．本研究で，実験的咬合干渉付与後の顎関節腔の空隙量が増加したことに関して，すべての被検者について同様の結果が得られたことは，各個体の顎関節機能を評価するうえで，このような方法の有効性と信頼性を示すものであると考えられる．

一般に習熟して画一化された運動では，体外環境に応じたフィードフォワード制御が成立している[8,9]．理論的にアプローチした研究では，咀嚼サイクルの閉口相において，下顎運動軌跡がジャークコストを最小化する運動軌跡を選択することが示された[10]．さらに，食物の物性に対応した咬合力を発揮する場合にも，ジャークコストが最小となるように下顎運動は最適制御されることが証明されている[11]．

正規化ジャークコストを計測すれば，実験的咬合干渉付与後に引き起こされる，咀嚼運動の不規則性の増大について定量的に評価できるとともに，このような適応変化が，実験的咬合干渉を付与する部位によって異なることも検出することができることがわかっている[7]．実験的咬合干渉付与前と比べて付与直後に正規化ジャークコストが大きくなったのは，実験的咬合干渉を付与することで急性の変化が生じ，付与前に行われていたフィードフォワード機構を主体とする最適制御[9,10,13-16]ができなくなったためと考えられる．

開口時においては，顎関節円板の前方部と側方部で高い負荷がかかる[17]．また，関節結節後方斜面の線維軟骨層は，他の部位と比較して大きな負荷がかかることにより肥厚が生じる[18]．顎関節の関節円板には，エネルギーの散逸機構があるにもかかわらず，後方部の組織は軟らかく，破壊されやすい[19]．

実験的咬合干渉付与前と付与直後の咀嚼時閉口相において，下顎頭の三次元曲面上の中央に位置する下顎頭点と比較して，下顎頭の三次元曲面上の辺縁に位置する下顎頭点での運動は，不規則性が大きく，円滑性が低かった．また，本所見は急性の適応変化として，下顎頭運動の支点が，下顎頭中央部付近から下顎頭後方部にかけての領域に移動した結果であることを示唆している．このような急性の適応運動を繰り返すことにより，顎関節円板に持続的に負荷が加わり，穿孔や菲薄化などの変形を引き起こす可能性がある[17]．長期にわたる負荷は，摩擦係数を増加させ[20]，関節円板のみならず，関節窩や下顎頭などの周囲組織に変形を及ぼす可能性がある．

咀嚼時には咬合相において顎関節に負荷がかかり，顎関節腔が最も狭くなる．本所見では，実験的咬合干渉を付与したことによる作業側顎関節腔の空隙量は，9つの下顎頭点において有意に増加した．作業側顎関節腔の空隙量が増加した一因としては，実験的咬合干渉を付与したことで筋神経系機構の防御反応が働き[21]，作業側下顎頭の上方への移動が抑えられたことが考えられる．

咀嚼時平衡側大臼歯部に急性に生じさせた実験的咬合干渉は，不規則な作業側下顎頭辺縁の運動と，顎関節腔の空隙量の増加を引き起こすことが明らかとなった．下顎頭辺縁部における運動の不規則性の増大と，顎関節腔の空隙量の増加は，関節円板が関節窩と下顎頭表面の間で安定した位置を保つことを困難にすると考えられる．また，運動の不規則性は，関節円板をさま

ざまな方向に転位させる原因と考えられ，咬合干渉を付与することによる顎関節症状の変動[4]と深く関与していると考えられる．

謝辞

顎機能のバイオメカニクスの数理モデル化については，前ブリティッシュコロンビア大学歯学部教授．Alan.G Hannam博士，およびシドニー大学歯学部助教授．Chris.C Peck博士にひとかたならぬご指導，ご教示を賜りました．心から感謝します．

本研究の一部は，21世紀COEプログラム「フロンティアバイオデンティストリーの創生」，および科学研究費補助金基盤研究B（#14370695，#14370696）の補助を受けて行われた．

文　献

1) Dworkin, S.F. and LeResche, L (1992): Research diagnostic criteria for temporomandibular disorders: review, criteria, examinations and specifications, critique. *J. Craniomandib. Disord.*, 6, 301-355.
2) Yashiro, K. and Takada, K. (2004): Post-operative optimization of gum-chewing kinematics in a prognathic patient. *Orthod. Craniofac. Res.*, 7, 47-54.
3) Yashiro, K., Miyawaki, S. and Takada, K. (2004): Stabilization of jaw-closing movements in chewing after correction of incisor cross bite. *J. Oral Rehabil.*, 31, 949-956.
4) Karlsson, S., Cho, Sung-Am. and Carlsson, G.E. (1992): Changes in mandibular masticatory movements after insertion of nonworking-side interference. *J. Craniomandib. Disord. Facial Oral Pain.*, 6, 177-183.
5) Shiau, Y.Y. and Syu, J.Z. (1995): Effect of working side interferences on mandibular movement in bruxers and non-bruxers. *J. Oral Rehabil.*, 22, 145-151.
6) Johanson, M.A., Cooksey, A., Hillier, C., Kobbeman, H. and Stambaugh, A. (2006): Heel lifts and the stance phase of gait in subjects with limited ankle dorsiflexion. *J. Athl. Train.*, 41, 159-165.
7) Yashiro, K., Peck, C.C. and Hannam, A.G. (2002): A dynamic human jaw model with analogues for multiple occlusal contacts involving dental implants; IA'02 Proceedings of International Symposium for Young Researchers on Modeling and their Applications (Tachibana, E., Furukawa, T. and Ma, H., editors), Bandoh Printing & Package, Osaka, pp83-90.
8) Bizzi, E., Accornero, N., Chapple, W. and Hogan, N. (1984): Posture control and trajectory formation during arm movement. *J. Neurosci.*, 4, 2738-2744.
9) Polit, A. and Bizzi, E. (1979): Characteristics of motor programs underlying arm movements in monkeys. *J. Neurophysiol.*, 42, 183-94.
10) Yashiro, K., Yamauchi, T., Fujii, M. and Takada, K. (1999): Smoothness of human jaw movement during chewing. *J. Dent. Res.*, 78, 1662-1668.
11) Yashiro, K., Fujii, M., Hidaka, O. and Takada, K. (2001): Kinematic modeling of jaw-closing movement during food breakage. *J. Dent. Res.*, 80, 2030-2034.
12) Takada, K., Yashiro, K. and Takagi, M. (2006): Reliability and sensitivity of jerk-cost measurement for evaluating irregularity of chewing jaw movements. *Physiol. Meas.*, 27: 609-622.
13) Ottenhoff, F.A., van der Bilt, A., van der Glas, H.W. and Bosman, F. (1992): Peripherally induced and anticipating elevator muscle activity during simulated chewing in humans. *J. Neurophysiol.*, 67, 75-83.
14) Ottenhoff, F.A., van der Bilt, A., van der Glas, H.W. and Bosman, F. (1992): Control of elevator muscle activity during simulated chewing with varying food resistance in humans. *J. Neurophysiol.*, 68, 933-944.
15) Komuro, A., Masuda, Y., Iwata, K., Kobayashi, M., Kato, T., Hidaka, O. and Morimoto, T. (2001): Influence of food thickness and hardness on possible feed-forward control of the masseteric muscle activity in the anesthetized rabbit. *Neurosci. Res.*, 39, 21-29.
16) Komuro, A., Morimoto, T., Iwata, K., Inoue, T., Masuda, Y., Kato, T. and Hidaka, O. (2001): Putative feed-forward control of jaw-closing muscle activity during rhythmic jaw movements in the anesthetized rabbit. *J. Neurophysiol.*, 86, 2834-2844.
17) Forster, H. and Fisher, J. (1996): The influence of loading time and lubricant on the friction of the articular cartilage. *Proc. Inst. Mech. Eng.*, 210, 109-119.

18) Provenza, D.V. (1988): The temporomandibular joint. Fundamentals of oral histology and embryology (Provenza, D.V., editor). ed. 2, Lea & Febiger, Philadelphia, pp283-295.

19) Scapino, R.P. (1991): The posterior attachments: its structure, function, and appearance in TMJ imaging studies. Part 1. *J. Craniomandib. Disord. Facial. Oral Pain.*, 5, 83-95.

20) Forster, H. and Fisher, J. (1999): The influence of continuous sliding and subsequent surface wear on the friction of the articular cartilage. *Proc. Inst. Mech. Eng.*, 213, 329-345.

21) Schaerer, P. and Stallard, R.E. (1966): The effect of an occlusal interference on the tooth contact occurrence during mastication. *Helv. Odontol. Acta.*, 10, 49-56.

新たな修復用材料による造形とその表面修飾

荘村泰治, 寺岡文雄, 松本卓也

大阪大学大学院歯学研究科
顎口腔機能再建学講座　歯科理工学教室

　新しい3D-Printing造形システムを用いCT骨像データから石こう製骨欠損部充填材を造形し, それをアパタイトや三リン酸カルシウムへ転換する方法, およびアルミナとアクリル樹脂の混合体を紫外線レーザで重合積層した歯冠修復物を焼結してセラミック修復物を成形する方法を試みた. いずれも, 強度に改善の余地があるものの欠損部や修復部に適合するセラミック修復物を製作することができた.
　一方, 生分解性足場材料としてのポリ乳酸に大気中プラズマ処理を行った. その結果, -COOH, -OH, >COなどの官能基が表面に修飾されることにより, 水との接触角の低下やゼータ電位のマイナス側へ増加し, 生体活性を高めることができた. この効果により細胞のポリ乳酸への接着性, 増殖能が有意に向上することが明らかになった.
　さらに, アパタイト材料の増殖因子や遺伝子などの機能性分子の担体としての利用を目的とし, その運搬量や放出量の時間的制御を試みた. その結果, アパタイト微細粒子の比表面積に比例してシトクロムCの吸着量が変化すること, またpHの変化によるアパタイト溶解に依存してタンパク質の放出が行われることが示された. また, 酸性アミノ酸存在下で合成したアパタイトは有意に結晶性が低下することがわかったので, これらの機能性分子担体としての利用を検討している.

【キーワード】
迅速成形法 rapid prototyping, プラズマ処理 plasma surface treatment, ポリ乳酸 polylactic acid, アパタイト hydroxyapatite, 生体組織再生 tissue regeneration

I　はじめに

　医工連携の試みが活発に展開されている. 我々歯科理工学講座では新たな工学的な手法を用い, 先端的な再生用材料や歯科修復物, 機能性分子の担体の研究開発に取り組み, これらによって21世紀COEプロジェクト「フロンティアバイオデンティストリーの創生」の主要研究プロジェクト4. "話す, 噛むと美の回復"への寄与を目指している.
　新たな工学的造形法として, CADデータに従い自由形状物を製作できるRP（Rapid Prototyping）法は, 医療分野への応用に対する大きな可能性を秘めている. そのセラミック骨欠損部充填材製作法への応用と, セラミック歯冠修復物製作法への取り組みを報告する.

また再生用生分解性足場材料としてのポリ乳酸への関心は非常に高いが，細胞などの接着，増殖に対する表面活性は高くはない．そこで，大気中プラズマ処理という新しく，かつ容易に処理できる表面修飾法で，表面活性の改善を試みた．

さらに，バイオセラミックスの代表であるアパタイトを，骨用基材として用いるのではなく，増殖因子や遺伝子といった機能性分子の担体として利用するという新しい観点からの研究を進めている．そのために，機能性分子としてのタンパク質構成成分をアパタイトに吸着および放出させる方法の確立を試みた．

II　新たな造形法の歯科への応用

歯科においては，歯冠修復物や骨欠損部の充填材，さらには再生医工学用の足場材料の製作にコンピュータを応用したCAD/CAM法による新たな方法の導入が注目を集めている．特にそのCAMの方式については，現在切削法が主流であるが，この方法では自由形状が主体である修復物や充填材および足場材の複雑な形状が造形できないだけでなく，一個ずつ加工するシリアル処理であるために今後の革新的な製作効率の向上は期待できない．

一方，最近工業界ではどのような自由形状でも造形でき，かつ同時に複数個の造形が進められるパラレル処理が可能なRapid Prototyping技術が急速に進展している．そこで我々は，石こうを材料とした3D-Printing（3DP）システムにより骨欠損部充填材を造形し，それを生体用セラミックスであるアパタイト（HA）や三リン酸カルシウム（TCP）へ転換する方法，およびアルミナとアクリル樹脂のコンポジットを紫外線レーザで重合して積層するRP装置を用いて修復物を造型し，それを焼結処理してセラミック修復物を成形する方法を試みている．

3D-Printingで作製した石こうモデルのリン酸塩処理によるアパタイトおよびTCPへの転化

石こうは以前から医療分野で骨充填剤として用いられた実績があり，最近リン酸アンモニウム処理によりアパタイトへの転換が可能であることも見出された[1-3]．そこで，本研究では三次元CT画像により得た骨欠損部充填物の造形を目指して3DPで石こうを造形し，これをリン酸アンモニウム処理および加熱処理によってHAおよびTCPへ転換する方法を開発することを試みた．

装置として，石こうを100μmの厚さに供給したところにinkjetヘッドからバインダーをデータに従い供給し硬化させ積層させる3D-Printing Z-310（Z-Corp）を用いた．石こうは普通石こう（丸石，大阪），バインダーはメーカー指定の3DP用のものを用いた．3DP装置を用いて造形物の特性試験用の石こう直方体ブロックを造形し，コントロールとして同じサイズの普通石こうの硬化体を混水比0.5で練和し，作製して比較した．

HAへの転化処理は，試料を1Mのリン酸アンモニウム溶液に80℃で1～24時間浸漬して行ったが，造形した試料は，水中で容易に溶けた．そこで，非溶解化するために，電気炉で試料を200℃で1時間加熱し前処理した．

3DPによる造形体はX線解析の結果では石こう二水塩であったが，これを200℃で1時間加熱したところ半水塩になっていた（図1a））．一方，リン酸アンモニウム処理した試料表面ではX線解析により，加熱処理に関係なく1時間処理後に石こうからHAに転化していることが確認できた．しかし，試料内部を含む解析では，4時間処理後には加熱処理試料は内部までHAに転化していた（図1b））が，加熱処理しない試料では石こう二水塩のピークが残っていた．この結果から石こう半水塩のほうが二水塩よりHAに転化しやすいことがわかった[4]．これは半水塩の水に対する溶解度が二水塩より高いた

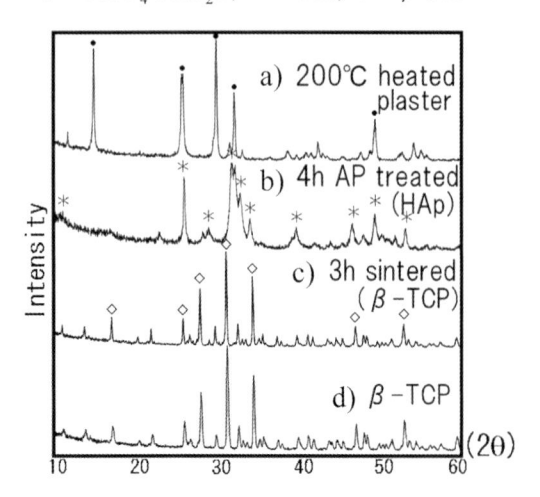

a) 前処理した3DP石こう試料，b) 4時間リン酸アンモニウム処理した試料，c) 3時間1150℃で焼結処理した試料，d) 純β-TCP試料．
図1　3D-Printingにより造形した試料のX線回折像

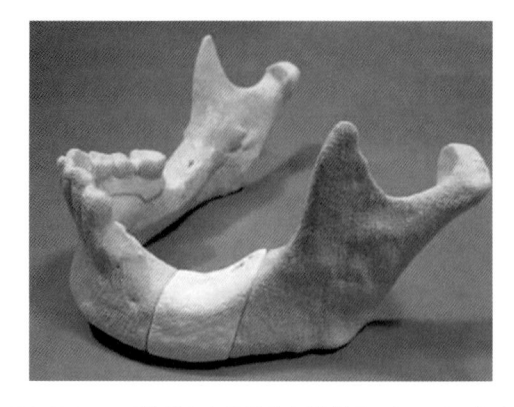

3D Printerで造形した下顎骨欠損部石こうモデルをリン酸アンモニウム処理と焼結処理によってβ-TCPに転換し，欠損部に補填した骨モデル．
図2　3D-Printingによる骨モデルの製作

め速やかに溶解しHAに転化したためと考えられる[5]．SEM観察の結果，造形した普通石こう試料は石こう二水塩の結晶が認められた．一方，6時間リン酸アンモニウム処理後の試料は針状のHAの結晶を示していた．

石こう半水塩を4時間リン酸アンモニウム処理してHAに転化させた試料を1150℃で3時間焼結したところ，β-TCPに変化していた（図1c))．この試料のCa/P比はICP分析では1.44であった．一方，焼結前のHA試料のCa/P比は1.61であり，いずれも本来の1.5および1.67より小さかった．これは，試料中に残留したリン酸アンモニウムによりPの濃度が増加したため，Ca/P比の低いβ-TCPに転化しやすくなったためと考えられる[6]．この結果から，リン酸アンモニウム処理後のHAを加熱することで，生分解性の点で優位なβ-TCPに容易に転化させることができることがわかった．

造形した状態の石こう試料の圧縮強さは1MPa程度であり，焼結すると0.5MPaに低下した．一方，造形した石こう試料をAP処理すると強さは0.5MPa程度に低下したが，焼結すると2MPa程度に増加した．SEM像では焼結した試料は結晶が溶着したような形状を示した．しかし，焼結後でも圧縮強さは2MPaと低く，実用化には焼成条件や添加物の検討を含めさらに改善が必要である[7,8]．

下顎骨3D-CT像欠損部充填モデルの形状データを3D Printerに転送し製作した石こう骨モデルをリン酸アンモニウム処理することによってHAの骨モデルを，さらに焼結処理によってβ-TCPの骨モデルを試作することができた（図2）．焼結による収縮を見込んで骨欠損部のCADデータを10%大きめに造形し，リン酸アンモニウム処理と焼結処理を経て骨欠損部に適合するβ-TCP骨欠損部充填モデルを製作することができた．材料の強度改善が課題として残されているが，CT骨像を元に3D-Printingにより骨欠損部の適合する充填用材料を作製する一連のプロセスは開発できたと考えている．

RP法によるセラミック修復物の製作

CAD/CAM法による歯科修復物製作の新たなCAM方式としてRapid Prototyping技術が注目されている．すでに歯科用としてチタンなどの金属粉末の薄い層にレーザを照射して焼結し積層する方法で，同時に50個以上のクラウンをパ

ラレルに製作できるシステムが実用化され，切削法よりも高い効率で造形ができるようになっている．しかし，歯冠修復物として需要の高いセラミックス修復物を製作できるRPシステムはまだ開発されていない．

そこで我々はアルミナとアクリル樹脂のコンポジットを紫外線レーザで重合して積層するRP装置を用いて修復物を造型し，それを焼結処理することでセラミック修復物を成形することを試みた．

装置は紫外線硬化型光造形機（SCS-300P，DMEC）をベースに接合科学研究所宮本研究室で改造したRP装置を用いた[9]．アクリル系樹脂（KC1159, DMEC）とαアルミナ粒子（平均粒子径0.17μm，大明化学工業）を体積比60/40で混合したスラリーをスキーマで50μmの厚さで敷いた所に紫外線レーザ（波長：355nm）を照射し硬化させ積層造形した．

造形材料の基本特性を調べるため，平板CADデータを用いた試験片を製作した．修復物形態の造形精度を検討するため，図3a）の上顎左側6臼歯およびそのクラウンの形状のCADデータを装置に転送して造形を行った．造形したコンポジット体をセラミック化するために，まず600℃で2時間加熱し樹脂を焼却処理した後，1500℃で2時間焼結処理を行った．

造形体と焼結体の密度をアルキメデス法で，曲げ強さは万能試験機を用い3点曲げで測定した．歯冠焼結体の寸法をデジタルノギスで計測し，その変化から焼成収縮率を求めたが，曲げ試験用平板試料造形体の密度は2.09±0.02g/cm^{3}であった．一方，焼結体の密度は3.37±0.05g/cm^{3}と増加し，α-アルミナの理論密度3.98g/cm^{3}の85.1%を示した．曲げ強さは造形体で6.66±0.40MPaと小さかった．焼結体では63.94±11.07MPaと10倍程度大きくなったがアルミナの焼結体としては低かった．また，破面の観察から積層レーヤーに沿い大きなクラックが入っていた．これは積層時に生じた欠陥が焼結時に拡大したものと考えられ，強度の改善にはこのクラックの除去が必要である．そこで，歯科用ガラス浸潤材料（ビタインセラム，ビタ）を用いて浸透処理を行ったところ曲げ強さは196.99±23.71MPaに増加した．

図3b）に歯冠形状造形体，c）に焼結体の写真を示す．両者ともに歯冠の咬頭や小窩裂溝などの複雑な形状を再現していた．寸法収縮率は頬舌，近遠心，咬合面の3方向で，21.2%，21.5%，24.2%であった．咬合面方向が少し大きいのは自重の影響と考えられる．体積収縮率は53.1%であった[10]．

臼歯歯冠の形状が造形できたので，通常のセラミッククラウンの形状データの造形を試みたところ，歯冠部や冠上方の肉厚部分は作製でき

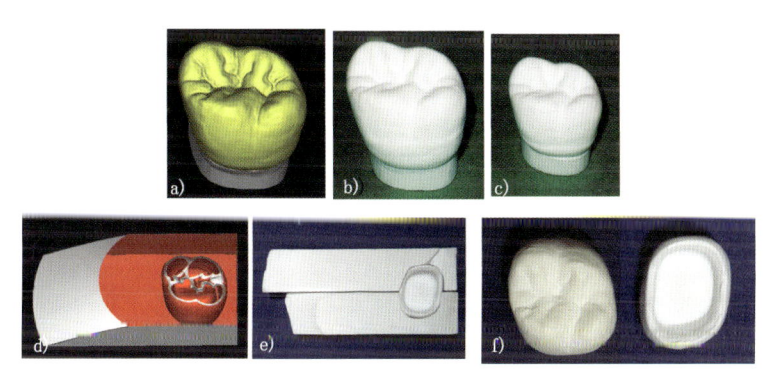

a) 歯冠CADデータ，b) 造形体，c) 焼結体，d) クラウン形状のガードCADデータ，
e) 造形体（底面観），f) クラウン造形体

図3　PP法によるセラミッククラウンの製作

たが，マージンに近い薄肉の部分はスキーマの動きによって造形部が剥離してしまい作製できなかった．そこで，肉厚のクラウンのデータを用い造形を試みたが，この場合も剥離が生じた．その原因はすでに積層した薄い部分に粘性の高い未硬化のコンポジットスラリーが直接衝突するためと考えられた．そこで，造形データの前方と周囲にガードをデータとして付与して同時に積層し，スキーマがスラリーを運ぶ時に造形体に与える衝撃を弱くしたところ，改善された．しかし，この方法でも通常のクラウンのマージン近辺薄肉部は造形できなかった．そこで，スキーマによる衝撃をより小さくするために，歯冠形状より0.5mm大きめ目のクラウン形状を包むガードをCADデータで作成し造形した（図3d））．その結果，図3e）に示すように本来の薄肉形状のクラウンを造形することができるようになった．これを脱脂と焼結によってセラミック化したクラウンを図3f）に示した[11]．

内冠の咬合面裏側にクラックは入っているが，セラミック製のクラウン形状の修復物をRP法で製作することができた．今後，クラックを減らし，強度を上げるための焼結条件をさらに検討する．

III 大気中プラズマ処理による生分解性高分子足場の表面改質と細胞応答

種々の原因で組織を大量に失った場合，組織を再生するには足場が必要となる．足場の役割は細胞が接着・増殖・分化しやすい場所を提供し，組織が再生された後には分解し安全に吸収されることである．生分解性足場材料にはβ-リン酸三カルシウム（β-TCP）やハイドロキシアパタイト（HAp）などのセラミックスとポリ乳酸（PLLA）やポリグリコール酸（PGA）などの高分子がある．生分解性セラミックスは生体活性に優れているが成型性や分解性の制御に乏しい欠点がある．一方，生分解性高分子は成形性や分解速度の制御に優れているが，生体活性が乏しい欠点がある．そのため，生分解性高分子に生体活性の高いセラミックスを複合したり，表面にコーティングして使用されている．また，生分解性高分子では細胞応答性を向上させるため，種々の表面処理が行われている[12, 13]．

大気中プラズマ処理は従来のチャンバー内での減圧下でのプラズマ処理と比べると，大型の装置を必要とせず，試料表面を簡単に改質できる特徴を有している．また，雰囲気ガスを変えることにより，疎水表面を親水性にまた親水性表面を疎水性表面に容易に変えることができる特徴を有している．我々は大気，二酸化炭素，アルゴンおよび窒素ガス中でのポリ乳酸へのプラズマ処理では親水性の表面を形成し，八フッ化プロパンガス中では疎水性の表面を形成することをすでに報告している[14, 15]．ここではポリ乳酸を大気中でプラズマ処理を行い，表面改質と細胞応答性について述べる．

ポリ乳酸試料はペレットを240℃で溶解させ，金型内に射出成型して$\phi 15.6 \times 2$ mmサイズとした．使用したプラズマ照射装置はビーム電圧と電流はそれぞれ10kVと60mAに固定されている．そのため，照射条件は試料と電極の距離と試料の移動速度で変化させた．試料表面での細胞応答は表面粗さにより影響を受けることが報告されていることから[16]，表面粗さに影響を与えない照射条件を予備実験より，試料間距離を20mm，移動速度を5 mm/secと決定した．

表面改質

ポリ乳酸はエステル結合を有する結晶性高分子で生体活性は乏しいが，結晶性を変えることにより分解速度を制御することができる[17, 18]．ポリ乳酸を大気中でプラズマ処理すると，−COOH，−OH，＞COなどの官能基が表面に修飾されることが，X線光電子分光（XPS）によりわかった．また，得られたO1sおよびC1sスペクトルから求めたO1s/C1sは0.84から1.13まで上昇し

た．水とポリ乳酸との接触角はプラズマ処理前後で77.4±5.2°から39.8±2.6°まで低下し，疎水性表面から親水性表面に変化した．また，ポリ乳酸表面のゼータ電位はプラズマ処理前後で，-27.56±1.25mVから-66.21±2.97mVまで約3倍マイナス側に増加した．プラズマ処理によるポリ乳酸表面の水との接触角の低下やゼータ電位のマイナス側への増加は酸素原子を含む官能基の修飾により生じたと考えられる．

射出成型したポリ乳酸試料表面の原子間力顕微鏡（AFM）像には金型の条痕がみられたが（図4a)），プラズマ処理をすることにより均一な円錐形の凹凸が観察された（図4b)）．この円錐形の凹凸はプラズマ処理によるエッチング作用により生じたと考えられる．プラズマ処理前後のポリ乳酸表面とカンチレバーとの吸着力は2.73±1.11nNと13.07±3.25nNでプラズマ処理により約4倍増加した．プラズマ処理による吸着力の向上も表面に修飾した官能基の影響によると考えられる．プラズマ処理前後のポリ乳酸表面をフーリエ変換赤外分光光度計（FTIR）やX線回折像により分析したが，結晶化度の変化はほとんどみられなかった．また，大気中でのプラズマ処理では試料の表面温度が約1.0℃上昇するだけであり，バルクにはほとんど影響を与えない表面処理法であることがわかった．

細胞応答

骨芽細胞様細胞であるMC3T3-E1細胞を用いたポリ乳酸への接着試験ではプラズマ処理することにより細胞の接着性は約2倍有意に向上した．1，2および3日後の増殖試験においても，プラズマ処理することにより細胞増殖能はそれぞれ約1.5から2倍有意に向上した．また，正常ヒト臍帯静脈内皮細胞（HUVEC）においても骨芽細胞様細胞と同様にポリ乳酸をプラズマ処理することにより細胞接着と細胞増殖は増加した．プラズマ処理による細胞応答性の向上は試料表面への官能基の増加に伴う濡れ性の向上，ゼータ電位のマイナス側への増加および吸着力の増加と対応していた．また，プラズマ処理によるポリ乳酸表面のナノ構造変化が細胞応答性に影響したとも考えられる[16, 19, 20]．プラズマ処理したポリ乳酸表面への細胞応答性の向上は，修飾した試料表面の官能基に最初に接着する培養液中の無機質や細胞外気質の種類や量の変化によると考えられる．本実験では2種類の細胞について接着・増殖試験を行っているが，他の細胞においてもプラズマ処理により細胞応答性は向上すると考えられる．

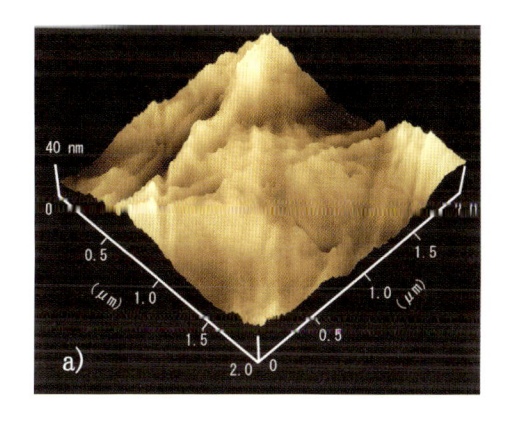

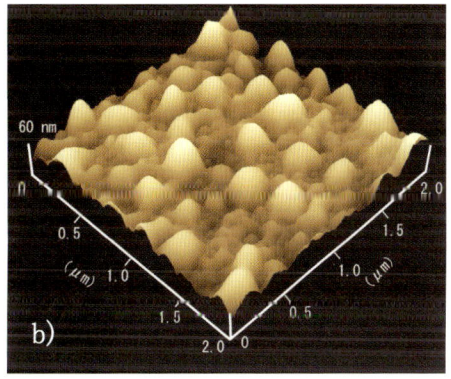

a) プラズマ処理前，b) プラズマ処理後
図4 プラズマ処理前後のポリ乳酸表面のAFM像（2μm×2μm）

IV アパタイト系材料の修飾と機能性分子用担体としての利用

従来からの生体埋入材料（例えばチタンインプラントや骨プレート，人工血管など）はその所用性質として，高い生体親和性に加え，長期間の使用においても耐えうる化学的安定性さらには物理的特性が重要であるとされてきた．この考えは現在においても生体組織再建（Tissue Reconstruction）という目的においては最重要な条件である．しかし，一方で，1980年代後半から提唱された組織工学研究の発展により，これまでの概念とは異なり生体内での埋入周囲環境に応じてその形態や性質を変化しうる材料の必要性が，特に生体組織再生（Tissue Regeneration）という目的において上昇している[21,22]．このような生体組織再生用材料として様々な人工／生物材料の使用，例えばポリ乳酸／グリコール酸共重合体（PLGA）といった合成高分子材料や，コラーゲン，フィブリンといった生体由来高分子材料などが検討されてきているが，その中で，特に歯科や整形外科など硬組織疾患への利用に特化した材料としてアパタイト系材料が挙げられる[23]．

アパタイトは一般に$M_{10}(RO_4)_6X_2$の構造をもつ無機化合物の総称であり，Mには様々な金属イオンが，RO_4にはPO_4，CO_3，SO_4，VO_4，AsO_4，SiO_4などのイオンが，XにはF_2，Cl_2，Br_2，CO_3，$(OH)_2$などのイオンが置換することが知られている．生体内硬組織を構成しているアパタイトの化学組成を調べた場合，エナメル質，象牙質，骨といった各組織により組成は異なるが，MにCa，RO_4にPO_4が入ったリン酸カルシウムが基本組成である[24]．しかし，実際にはアパタイトの準安定状態である純粋なハイドロキシアパタイト$Ca_{10}(PO_4)_6(OH)_2$の存在は少なく，CaのかわりにMgやFe，(PO_4)もしくは$(OH)_2$のかわりにCO_3等で置換された部分置換アパタイトが多く存在していることが知られている．ところで，ハイドロキシアパタイトの実験室での合成方法は1960年頃に確立され，また，生体硬組織生成のメカニズムを検討した過去の生化学的実験からこれらハイドロキシアパタイトの前駆物質と呼ばれる多くのリン酸カルシウム，例えば第三リン酸カルシウム（TCP），オクタカルシウムフォスフェート（OCP），第二リン酸カルシウム・二水塩（DCPD），アモルファスカルシウムフォスフェート（ACP）などの研究も進められてきた[25,26]．硬組織再生を目的としたアパタイトは他の組織再生用材料と同様，細胞や増殖因子あるいは遺伝子の担体（scaffold材料）としての使用を検討されており，上記の部分置換アパタイトやリン酸カルシウム材料はその有効性に関して検討が進められている．

我々はアパタイト材料を増殖因子や遺伝子といった機能性分子の担体として利用することを想定し研究を進めている．この目的において，その形状は細胞への取り込みや材料そのものの吸収性の点から微細粒子状が望ましい．また，機能性分子の運搬量の制御や放出量の時間的制御などの達成も重要である．そこで，我々はアパタイト形状およびサイズ制御の試みから検討を始めた．アパタイト湿式合成法はリン酸アンモニウムと酢酸カルシウムを同時に等量ずつpHコントロールを行っているバッファー中に添加することでアパタイト粉末を合成する方法である．まず，合成温度を変化させることで生じる合成アパタイトの変化について詳細な検討を行った．その結果，合成温度の違いがアパタイト結晶成長に影響し，結果的に合成温度の低い（40℃）アパタイトでは結晶サイズの小さい針状結晶（c軸方向の長さが約200nm）が生成し，合成温度の上昇にともない大きな針状結晶（80℃，c軸方向の長さが約22μm）が生成できることがわかった（図5）[27]．一般に微細粉末であるほど，その比表面積（単位重量あたりのその物質が有する表面積の総和）が増大すること

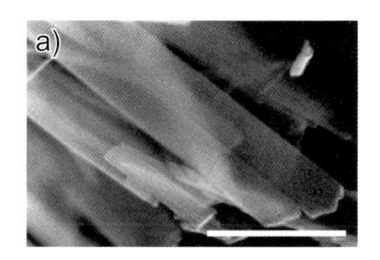

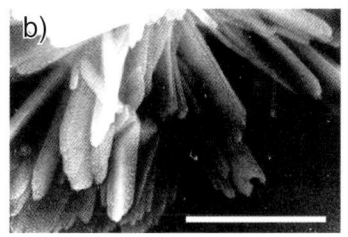

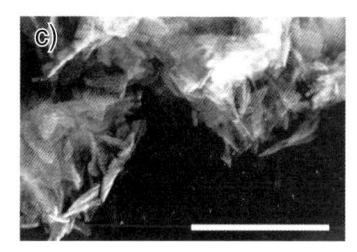

a) 80℃．b) 60℃．c) 40℃．Bar ＝ 600nm．低合成温度を利用することでナノスケールの微細アパタイト結晶を合成できる．

図5　異なる温度で合成されたアパタイト結晶

が知られている．本研究で合成したアパタイト微細粉末においても例外ではなく，BET法を用いた比表面積測定の結果，低温合成アパタイトは88m^2/gの表面積を有する一方で，高温合成アパタイトは11m^2/gの表面積を有することが分かった．

アパタイトを機能性分子用担体として用いるうえで，機能性分子とアパタイトとの複合化方法を確立することは重要である．ところで，アパタイト系材料は以前から未知物質の分離や精製に頻用される液体クロマトグラフィーのカラム充填剤として使用されている経緯もあり，多くの有機質と高い親和性を有していることが知られている．そこで，機能性分子との複合化に関してもアパタイトへの機能性分子吸着の利用を想定した．タンパク質構成成分であるアミノ酸や塩基性タンパク質であるシトクロムCをモデル有機質として吸着量を計測したところ，アパタイト微細粒子の比表面積に比例して有機質吸着量が変化することが明らかとなり，この吸着がラングミュア型の吸着等温線にフィットすることが示された．このことから，機能性分子の運搬量制御は使用するアパタイトの比表面積および添加する機能性分子の量により制御できることが示された．さらに，機能性分子を時間，空間的に制御して放出するという薬剤のコントロールリリースはアパタイトを機能性分子用担体として利用するうえで重要な技術の1つである．アパタイト／機能性分子複合体からの

機能性分子放出を達成するにあたり，我々はアパタイトの溶解性制御を試みた．すなわち，機能性分子と複合化させたアパタイト担体そのものを溶解することで機能性分子の放出を制御するという考えである．アパタイト系材料は一般的に酸性溶液中で不安定であり，低pH溶液であるほどその溶解性は高くなる．生体内の骨吸収過程で活躍する破骨細胞ではその波状縁付近のpHが約4-5になることが知られており，アパタイトの溶解は生体内の骨周囲環境において十分期待できる現象である．この溶解性にはアパタイト結晶の不整格子の割合，結晶サイズが大きく影響することから，合成温度条件の異なるアパタイトに関してX線回折ならびに見かけの溶解度測定を行った．その結果，低温合成アパタイトは低結晶性を示すとともに高い溶解性を示し，また，高温度合成アパタイトは高結晶性，低溶解性を示した．

これら結果をもとに異なる温度で合成したアパタイトとタンパク質（機能性分子モデルとしてのシトクロムC）との複合体からのタンパク質放出挙動を異なるpH条件下で行った．その結果，低pH溶液内ではアパタイトの溶解性に依存して，タンパク質放出量が変化すること，また，中性pH条件下ではタンパク質の放出がほとんど起きないことが確認され，タンパク質の放出がアパタイト溶解に依存していることが示された．以上のように，機能性分子の放出はキャリアとなるアパタイト担体により可能であ

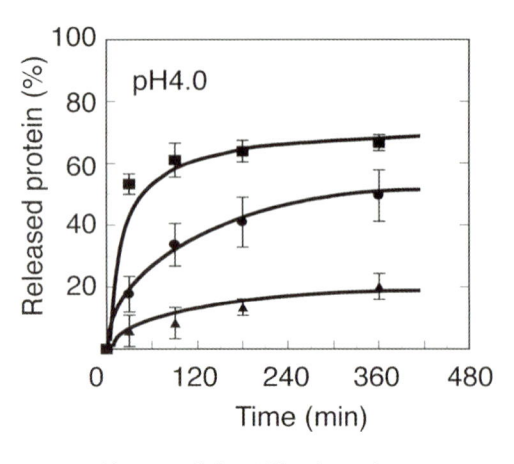

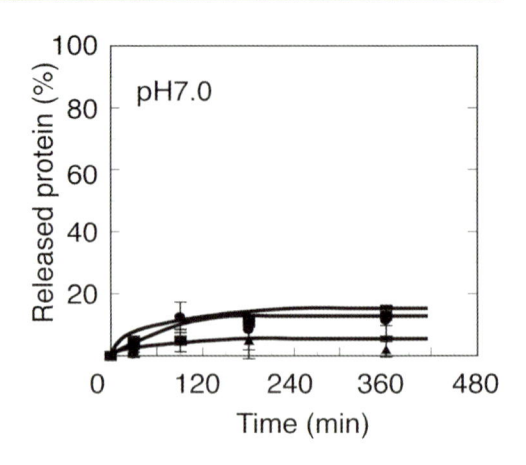

低pHでの放出が顕著であることから，アパタイト溶解にともなうタンパク質の放出が示唆される．
図6　異なる溶液環境におけるモデルタンパク質吸着アパタイトからのタンパク質放出挙動

り，アパタイト材料の性質制御により機能性分子放出制御の可能性が高まった（図6）[27]．

このような研究を背景に，さらに，我々は異なる合成方法によるアパタイト性質制御の試みを進めている．その1つがアパタイト結晶成長阻害剤の利用である．これまでの研究からタンパク質やアミノ酸といった荷電性有機質はアパタイトへの親和性が高いことが知られている．特に酸性アミノ酸であるアスパラギン酸やグルタミン酸は生体内アパタイトの結晶配向制御に関与している物質であるとの考え方もある[28]．アスパラギン酸，グルタミン酸とのアパタイトの親和性を検討するため，ハイドロキシアパタイト単体へのこれらアミノ酸吸着を検討したところ，他のアミノ酸（例えば中性アミノ酸のグリシン，アラニンや塩基性アミノ酸のアルギニン，リジン）などと比較して有意に高いアパタイトへの吸着量を示すことが明らかとなった[29]．このような性質はアパタイト合成時における存在ではアパタイト結晶成長を阻害する因子になりうると考えられたことから，これら酸性アミノ酸存在下でのアパタイト合成を行った．その結果，酸性アミノ酸存在下で合成したアパタイトは他のアミノ酸存在下で合成したものと比較して有意に結晶性の低下が確認され，また，比表面積ならびに溶解性もアスパラギン酸存在濃度に依存して変化することが明らかとなった．現在，これらアパタイトに関しても機能性分子担体としての利用を想定した検討を進めている．

以上のように，アパタイト材料を機能性分子の担体として利用するにあたり，様々な合成方法によりアパタイト性状をコントロールする有用性が分かってきた．アパタイト材料の利点は高い生体親和性に加え，原料が地球上に豊富に存在するといった経済性，さらに，すでに確立されている多くの無機材料成形方法が利用できる点にある．今回述べたアパタイト系材料はすべて微細粉末状であり，単体としての利用に加え，他の有機材料，例えばコラーゲンやフィブリンあるいはPLGAなどとの複合化も容易である[30]．この場合，シートやスポンジなどの成形も可能となり，さらに有効な機能を持たせることが可能となる．

V　おわりに

本稿では，主に再生医療や薬物徐放に対する我々の新しい材料開発の取組みについて紹介したが，21世紀COEプロジェクト「フロンティアバイオデンティストリーの創生」の主要研究

プロジェクト4."話す,噛むと美の回復"を目指した研究として,インプラントや顎変形症手術などの支援を目的とした研究も行っている.その一部は2005年発行のCOEモノグラフ第一部"フロンティアバイオデンティストリー先端歯科医学の創生"で紹介したが,その後の研究の進展については,今後他誌で報告する予定である.

謝辞

本研究は歯科理工学講座大学院生,研究員,研究生さらに共同研究者の方々の支援,協力および助言を得て遂行されました.関係各位に心より感謝します.

本研究は21世紀COEプログラム「フロンティアバイオデンティストリーの創生」,科学研究費補助金萌芽研究(#16659531),若手研究A(#18680039)のサポートにより行われた.

文献

1) Peltier, LF. (1961): The use of plaster of Paris to fill defects in bone. *Clin. Orthop.*, 21, 1-31.
2) Oh, C. W., Kim, P. T. and Ihn, J. C. (1998): The use of calcium sulfate as a bone substitute. *J. Orthop. Sur.*, 6, 1-10.
3) Suzuki, Y., Matsuya, S., Udoh, K., Nakagawa, M., Koyano, K. and Ishikawa, K. (2003): Fabrication of hydroxyapatite monolith from gypsum with the presence of ammonium phosphate. *Archiv. Bioceram. Res.*, 3, 77-82.
4) Lowmunkong, R., Sohmura, T., Takahashi, J., Suzuki, Y., Matsuya, S. and Ishikawa, K. (2007): Transformation of 3DP gypsum model to HA by treating in ammonium phosphate solution. *J. Biomed. Mater. Res. B.* 80, 386-93.
5) Kenneth, J. A. and Ralph, W. P. (1996): Phillips's science of dental materials. 10th ed. Philadelphia W.B.Saunder, 188-189.
6) Kato, T. (2003): Preparation and evaluation of bioactive porous hydroxyapatite. Master thesis of Faculty of Engineering, Tokushima University.
7) Ruys, A. J., Wei, M., Sorrell, C. C., Dickson, M. R., Brandwood, A. and Milthorpe, B. K. (1995): Sintering effects on the strength of hydroxyapatite. *Biomaterials*, 16, 409-415.
8) Juang, H. Y. and Hon, M. H. (1996): Effect of calcination on sintering of hydroxyapatite. *Biomaterials*, 17, 2059-2064.
9) Mori, H., Kirihara, S., Wada, M., Takeda, K., Sakoda, K. and Miyamoto, Y. (2006): Fabrication of three-dimensional ceramic photonic crystals and their electromagnetic properties. *J. Euro. Ceramic. Soc.*, 26, 2195-2198.
10) 荘村泰治,R. Lowmunkong, 石川理一登, 桐原聡秀,宮本欽生 (2006): Rapid Prototypingの歯科への応用(第3報)―RP法によるセラミック修復物の製作―.歯材器, 25, 404. 平成18.
11) 荘村泰治,R. Lowmunkong, 石川理一登, 桐原聡秀,宮本欽生 (2007): Rapid Prototypingの歯科への応用(第4報)―積層および焼成条件の検討―歯材器, 26, 168. 平成19.
12) Branger, B., Garreau, M., Baudin, G. and Gris, J. C. (1990): Biocompatibility of blood tubings. *Int. J. Artif. Organs.*, 13, 697-703.
13) Orang, F., Plummer, C. J. and Kausch, H. H. (1996): Effects of processing conditions and in vitro ageing on the physical properties of Biomer. *Biomaterials*, 17, 485-490.
14) Nakagawa, M., Teraoka, F., Fujimoto, S., Hamada, Y., Kibayashi, H. and Takahashi, J. (2006): Improvement of cell adhesion on poly(L-lactide) by atmospheric plasma treatment. *J. Biomed. Mater. Res. A*, 77, 112-118.
15) Teraoka, F., Nakagawa, M. and Hara, M. (2006): Surface modification of poly(L-lactide) by atmospheric pressure plasma treatment and cell response. *Dent. Mater. J.*, 25, 560-565.
16) Wan, Y., Wang, Y., Liu, Z., Qu, X., Han, B., Bei, J. and Wang, S. (2005): Adhesion and proliferation of OCT-1 osteoblast-like cell on micro- and nano-scale topograph structured poly(L-lactide). *Biomaterials*, 26, 4453-4459.
17) Tsuji, H. and Miyauchi, S. (2001): Poly(lactide): VI, Effects of crystallinity on enzymatic hydrolysis of poly (L-lactide) without free amorphous region. *Polym. Degrad. Stabil.*, 71, 415-424.
18) Leenslag, J. W., Penning, A. J., Bos, R. R., Rozema, F. R. and Boering, G. (1987): Resorbable materials of poly (L-lactide). VII. In vivo and in vitro degradation. *Biomaterials*, 8, 311-314.
19) Teixeire, A. I., KcKie, G. A., Foley, J. D., Bertics, P. J., Nealey, P. F. and Murphy, C. J. (2006): The

effect of environmental factors on the response of human corneal epithelial cells to nanoscale substrate topography. *Biomaterials*, 27, 3945-3954.

20) Chehroudi, B., Gould, T. R. and Brunette, D. M. (1990): Titanium-coated micromachined grooves of different dimensions affect epithelial and connective-tissue cells differently in vivo. *J. Biomed. Mater. Res.*, 24, 1203-1219.

21) Langer, R., and Vacanti, J.P. (1993): Tissue Engineering. *Science*, 260, 920-926.

22) Matsumoto, T., and Mooney, D.J. (2006): Cell instructive polymers. *Adv. Biochem. Eng. Biotechnol.*, 102, 113-137.

23) Matsumoto, T., Okazaki, M., Nakahira, A., Sasaki, J., Egusa, H. and Sohmura, T. (2007): Modification of apatite materials for bone tissue engineering and drug delivery carriers. *Curr. Med. Chem.*, 14, 2726-2733.

24) LeGeros, R.Z. (2002): Properties of osteoconductive biomaterials: calcium phosphates. *Clin. Orthop. Relat. Res.*, 395, 81-98.

25) Langstaff, S., Sayer, M., Smith, T.J., Pugh, S.M., Hesp, S. A. and Thompson, W.T. (1999): Resorbable bioceramics based on stabilized calcium phosphates. *Biomaterials*, 20, 1727-1741.

26) Iijima, M., Moriwaki, Y., Wen, H.B., Fincham, A.G. and Moradian-Oldak, J. (2002): Elongated growth of octacalcium phosphate crystals in recombinant amelogenin gels under controlled ionic flow. *J. Dent. Res.*, 81, 69-73.

27) Matsumoto, T., Okazaki, M., Inoue, M., Yamaguchi, S., Kusunose, T., Toyonaga, T., Hamada, Y. and Takahashi, J. (2004): Hydroxyapatite particles as a controlled release carrier of protein. *Biomaterials*, 25, 3807-3812.

28) Matsumoto, T., Okazaki, M., Inoue, M., Sasaki, J., Hamada, Y. and Takahashi, J. (2006): Role of acidic amino acid for regulating hydroxyapatite crystal growth. *Dent. Mater. J.*, 25, 360-364.

29) Matsumoto, T., Okazaki, M., Inoue, M., Hamada, Y., Taira, M. and Takahashi, J. (2002): Crystallinity and solubility characteristics of hydroxyapatite adsorbed amino acid. *Biomaterials*, 23, 2241-2247.

30) Hong, Z., Zhang, P., He, C., Qiu, X., Liu, A., Chen, L., Chen, X. and Jing, X. (2005): Nano-composite of poly (L-lactide) and surface grafted hydroxyapatite. *Biomaterials*, 26, 6296-6304.

「咀嚼」を多面的に科学する
―口腔から全身への広がりを求めて―

小野高裕，池邉一典，堀　一浩，長谷川陽子，森居研太郎，
岩田久之，雨宮三起子，松田謙一，前田芳信，野首孝祠[*]

大阪大学大学院歯学研究科
顎口腔機能再建学講座　歯科補綴学第二教室
[*]大阪大学先端科学イノベーションセンター

　歯科補綴学分野における顎口腔機能の解析・評価技術を活用して，咀嚼・嚥下障害の機能的病態，咀嚼能力に関与する因子，咀嚼運動と全身機能の関連などを明らかにすることは，超高齢社会における歯科医学の社会的貢献として重要な課題である．我々の教室では，口蓋床に圧力センサを組み込んだ装置を用いて，グミゼリー咀嚼・嚥下時の硬口蓋各部における舌圧発現様相と下顎運動の同時記録を行い，咀嚼時における舌運動と下顎運動の協調性を明らかにした．また，高齢者を対象に検査用グミゼリーを用いて咀嚼能力を測定するとともに，唾液分泌量や口腔立体認知能を定量的に評価し，その他の生体側の因子とともに多変量解析を行って，高齢者の咀嚼能力の低下に関わる因子を明らかにした．さらに，ガム咀嚼時における中大脳動脈血流速度，心拍数，筋活動量を同時計測し，咀嚼運動が脳循環と体循環に及ぼす影響について検討を加えた．以上の研究成果は，咀嚼障害に対する的確な診断・治療・リハビリテーションの方策，健康政策における「咀嚼」の維持・回復の重要性，ひいては歯科医療の社会的意義を確立する上で有用なevidenceを提供するものと考えられる．

【キーワード】
咀嚼 mastication，舌 tongue，加齢 aging，唾液 saliva，脳循環 cerebral circulation

I　はじめに

　歯科補綴学は，主として歯列・咬合の先天的・後天的欠損を補綴装置を用いて修復し，咀嚼・嚥下・構音などに代表される口腔機能と外観の回復と維持をはかるための技術体系として発展してきた．現在，歯科補綴治療のニーズは依然として高く，基礎から臨床まで種々の分野と連携しながら，より高度な修復治療技術の開発が行われている．しかし，超高齢社会においては，歯列・咬合の回復だけでは解決できない摂食・咀嚼・嚥下障害をもつ患者が増加しつつある．またその一方で，歯列・咬合の回復が高齢者の健康維持に有効であるという強い期待も寄せられている．

　歯科医学が21世紀以降も社会貢献を果たす上でいくつかの戦略が考えられるが，歯科補綴学分野において蓄積されてきた顎口腔機能の解

析・評価技術を活用して，歯科疾患以外の疾患も含む咀嚼・嚥下障害の機能的病態，咀嚼能力に関与する因子，咀嚼運動と全身機能の関連などを明らかにすることは，いずれも保健医療全般に少なからぬインパクトを与えると予想される．本稿では，これら「咀嚼」に関わる多面的なテーマについて取り組んできた我々の教室の研究成果の一端を報告する．

II 咀嚼における舌運動の定量解析

研究の背景

ヒトが日常的に行っている摂食行動において，口腔に取り込まれた固形食品がどのように咀嚼・嚥下され食道を経て胃に到達しているかが，一連の生理的メカニズムとして明確に説明されるようになったのは，意外と最近のことである．1990年代に入ってから，Videofluorography（VF）を用いた観察研究がさかんとなり，それらに基づくいくつかのSequential Modelが提唱された[1]．特に，PalmerとHiiemaeは固形食品の経口摂取について，食品の口腔への取り込みから嚥下に至るまでの過程を詳細に分析した加工処理モデル（Process Model）を確立し，その後の研究と摂食・嚥下リハビリテーションに大きな影響を与えた[2]．

「咀嚼」は嚥下しやすい性状の食塊を形成するための重要な作業であり，食品の味わいを楽しむ上でもなくてはならないものである．従来，歯科医師は咀嚼のみを扱い，医師は咽頭嚥下のみを扱うという傾向があり，しかも歯科医師が扱う咀嚼障害はほとんどが硬組織の欠損による器質的障害で，補綴治療によってその回復が図られてきた．ところが，近年問題となっている高齢者の摂食・嚥下障害は，その多くが咀嚼・嚥下に関わる神経筋機構の障害（機能的障害）であり，歯列・咬合の回復だけでは解決できない．一方，従来咽頭嚥下のみを重視していた医科領域においても，口腔における食塊形成の重要性が認識され，今日では口腔と咽頭を1つの機能単位としてとらえた口腔・咽頭嚥下oropharyngeal swallowという概念が定着しつつある．したがって，歯科医師が摂食・嚥下リハビリテーションにおいてその専門性を発揮するためには，硬組織だけではなく，咀嚼において重要なはたらきをしている舌や口腔周囲軟組織の運動性を理解し客観的に把握する必要がある．

加工処理モデルの各段階で重要なはたらきを担っている舌の運動については，VFを用いた観察的評価によって種々の報告がなされているものの，その定量解析については計測自体の困難さからほとんど行われて来なかったが，ようやく最近になって，圧力センサを用いて咀嚼・嚥下時の口蓋部における舌圧を計測する試みがなされるようになった[3,4]．本稿では，我々が圧力センサを埋入した実験用口蓋床を用いて明らかにしたグミゼリー咀嚼・嚥下時の舌圧と下顎運動との協調性[5]について紹介する．

何故舌圧測定が有効なのか

固形食品摂取時の舌の動きは，Process Model[2]において以下のように解説されている．

Ingestion（経口摂取）：顎の開口と連動して下方位をとり，食物の入るスペースを作る．

Stage I transport（第1期輸送）：口腔に取り込まれた食物を舌背に載せて前歯部から臼歯部に送り込み，さらに回旋によって咬合面に載せる．

Food processing（食物破砕）：臼歯部に達した食物を，下顎と協調したリズミカルな動きで粉砕し，唾液と混ぜ合わせ，軟化し，さらに細分化していく．

Stage II transport（第2期輸送）：食物が十分に粉砕され嚥下に適した大きさと軟さの食塊になると，舌背に載せて口峡を経て中咽頭へと送り込む．

Hypopharyngeal transit（下咽頭通過）：嚥

下反射が生じると鼻咽腔閉鎖と舌根部ならびに喉頭の挙上が惹起され，口腔・中咽頭の食塊が食道に送り込まれると，各器官はもとの位置に戻る．口腔内に粉砕中の食品が残っている場合はFood processingが再開される．

このように，舌は咀嚼において食品の移送，細分化の補助，食塊の形成と移送などの役割を担い，嚥下においては，食塊の送り込みと口腔と中咽頭の遮断による嚥下圧の維持という役目を果たしているということができる．こうした咀嚼中の舌運動が口唇や下顎運動と協調していることは，これまでにVFによる観察的研究[6-8]や筋電図学的研究[9]によっても報告されてきたが，全体像の定量的な解析には程遠い状態であった．

一方，圧センサやトランスデューサを応用したプローブを口腔内に挿入し，口蓋方向に舌の随意的な押し付けを行わせてその接触圧（舌圧）を測定する機器が市販され，臨床の場で使用されている[10,11]．これらの機器は，舌の筋力の回復過程の評価，等張性運動の反復訓練だけでなく，加齢に伴う舌の筋力低下や，リハビリテーション手技の効果についての比較研究にも活用されている．しかし，ケーブルに接続された測定子を口腔内に挿入するため，顎の完全な閉口と咬合接触を妨げることになり，生理的な咀嚼・嚥下における舌の接触様相やその口蓋と舌との間に発生する圧を測定することはできない．そこで，1990年ごろより小型の圧力センサを用いて口蓋部における舌圧の測定が試みられるようになった．本法の利点は，口蓋床装着という負担はあるものの，1個～複数個のセンサを設置することによって，咀嚼・嚥下時における舌と口蓋との接触状況（接触の部位，順序，時間，強さ）が定量的に記録できることである．つまり，舌そのものの動きを知ることはできないが，舌が発揮する生物力学的な仕事量を記録することによって，舌運動を機能的に評価することができる訳である．

舌圧測定装置の設計・製作

我々は，口蓋床タイプの測定装置を用いて舌圧の測定を行うにあたり，装置の製作，被験者の状態，測定環境の設定において，個人内変動や個人間変動をできるだけ小さくするために様々な工夫を凝らした．まず，被験者の硬口蓋に精密に適合し可及的に薄い口蓋床を製作した．被験者の上顎の印象を採得し，石膏を注入して製作した上顎模型上でパラフィンワックスを圧接して原型とし，アクリリックレジンを用いて重合した．口蓋床の厚みは1.2mmで，これは通常の上顎義歯の口蓋部と同等であった．口蓋床におけるセンサ（PS-2KA，共和電業社，厚さ0.6mm）の埋入部位の決定にあたっては，歯の有無に影響を受けない解剖学的なランドマークを基準とした方が汎用性を得やすいため，正中前方部の切歯乳頭と左右の鉤切痕（ハミュラー・ノッチ）を基準とした．そして，硬口蓋各部の舌圧発現様相を比較するために，正中部3か所，周縁部左右各2か所，合計7か所のセンサ埋入位置を設定した（図1）．次に，口蓋床にセンサを埋入するにあたって，各センサが口蓋床のひずみの影響を受けないよう金属性のカバーで外周を保護した．また，各センサからの導線は口蓋床内を通し，最後臼歯部後方から口蓋床外に導出してビニルチューブ内に収め，口腔前庭を通過して口角部から口腔外に導出した．これは，導線が歯に触れることを回避し，咀嚼・嚥下時の咬合接触に影響を与えないためである．

口蓋床タイプの測定装置の最大の問題点は，はじめて上顎に義歯を装着した場合と同じで，装着による口腔容積の変化とその違和感が舌圧に与える影響である．義歯の経験のない被験者にはじめて口蓋床を装着して測定を行うと，大きな個人内変動を示す．我々が行った予備実験では口蓋床の連続装着2週間で舌圧測定値に安定が得られた．したがって，一人の被験者について実験用口蓋床を2個製作し，1つはセンサを埋入せず馴化用として測定2週間前から常時

第3章 「はなす，かむ」機能と「口」の美の回復を目指して

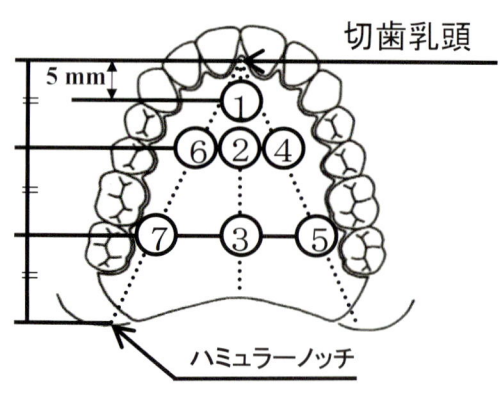

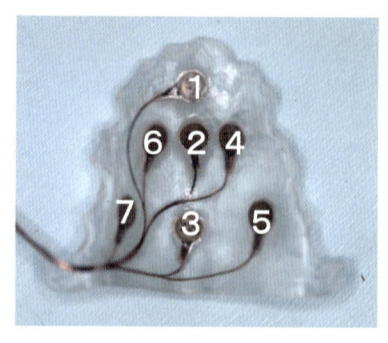

左にセンサの設定基準，右に完成した装置を示す．Ch1は切歯乳頭の5mm後方，Ch2は切歯乳頭と床後縁（アーライン上）を結んだ口蓋正中線上で前方より1/3の位置，Ch2は切歯乳頭と床後縁を結んだ口蓋正中線上で前方より2/3の位置，Ch4は切歯乳頭と習慣性咀嚼側鉤切痕とを結んだ線上で前方より1/3の位置，Ch5は切歯乳頭と習慣性咀嚼側鉤切痕とを結んだ線上で前方より2/3の位置，Ch6は切歯乳頭と非習慣性咀嚼側鉤切痕とを結んだ線上で前方より1/3の位置，Ch7は切歯乳頭と非習慣性咀嚼側鉤切痕とを結んだ線上で前方より2/3の位置．

図1　口蓋床タイプの舌圧測定装置
（文献3より改変）

装着させ，もう1つは測定用として使用した．

グミゼリー咀嚼時の舌圧と下顎運動の協調性

我々は，このようにして設計・製作した口蓋床タイプの舌圧測定装置と下顎運動解析記録装置（MKG K6-I, Myotronics, Taren Point, Australia）を用いて，健常有歯顎者におけるグミゼリー咀嚼時の舌圧と下顎運動を同時測定することにより，両者の協調性の定量解析を試みた．被験者に検査用グミゼリー1個を習慣性咀嚼側で咀嚼し，嚥下するよう指示して測定したところ，硬口蓋各部位における舌圧は咀嚼開始当初は非常に低く，嚥下前の約10ストロークにおいて上昇するという興味深い傾向がみられた（図2）．以前我々が試みたVFによるグミゼリー咀嚼・嚥下過程の評価[12,13]においても，咀嚼初期には舌と口蓋との接触はほとんど観察されず，食塊の形成が進むにしたがって次第に接触面積と時間が増加する傾向が認められていた．そこで，分析対象として，最初の8ストローク（咀嚼前期）と嚥下前の8ストローク（咀嚼後期）を選択し，まず舌圧と下顎運動垂直成分との協

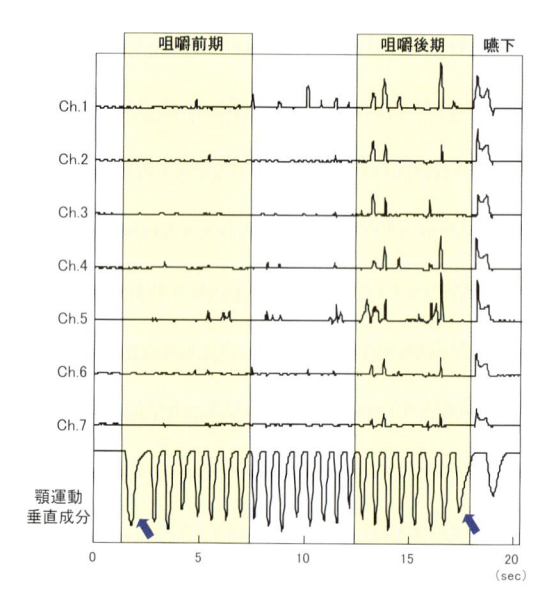

咀嚼開始時と嚥下直前のストローク（矢印）において咀嚼周期の延長がみられる．

図2　グミゼリー咀嚼時の舌圧波形，顎運動垂直成分，分析区間
（文献5より改変）

調性を分析したところ，咀嚼前期・後期いずれにおいても，硬口蓋各部位における舌圧は，各咀嚼サイクルの咬合相で発生し，咬合相末期から開口相初期にかけてピークとなり，咬合相に

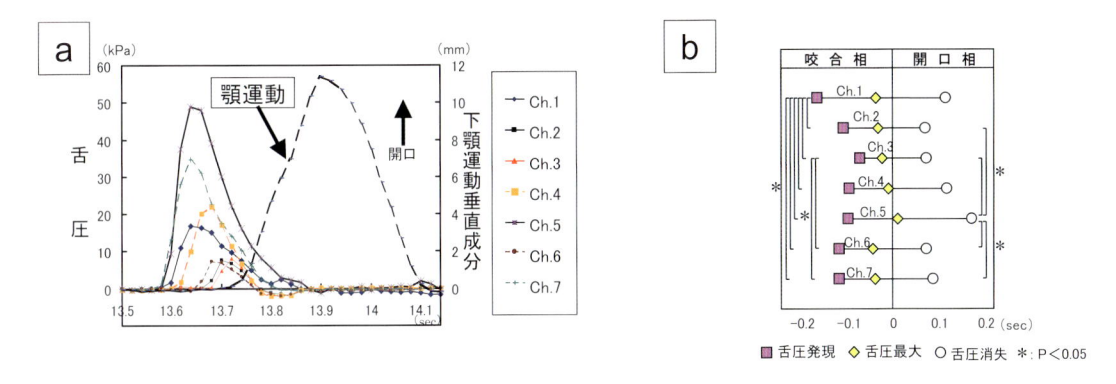

a：グミゼリー咀嚼時の一咀嚼周期における舌圧波形．b：一咀嚼周期における舌圧発現と下顎運動との協調性，ならびに各部の舌圧発現，ピーク，消失の順序を咬合相終了あるいは開口相の開始を0とした時系列上で表示したもの．

図3　咀嚼サイクルにおける顎運動と舌圧発現の協調性
（文献5より改変）

おいて消失することが明らかとなった（図3）．この協調パターンは，咀嚼の閉口相において咬断されたグミゼリーを咬合相においてすくい上げ，開口相で再び咬合面に載せるという，従来定性的に観察されてきた咀嚼における舌のはたらきと整合するものである．また，周縁部咀嚼側（図3のCh5）における舌圧消失のタイミングの遅れは，片側咀嚼における咀嚼側への舌の回旋運動を示唆している．

咀嚼中の各部位における舌圧の大きさは，咀嚼前期・後期ともに，正中部においては前方部が最大であり，後方に向かって減少する傾向がみられた．一方，周縁部では咀嚼側前方部（Ch5）における舌圧が特に大きく，正中前方部に匹敵する大きさであることが注目される．前述した舌圧発現時間とともに，意識的な片側咀嚼においては，舌が咀嚼側へ回旋しながら口蓋と強く接触していることがわかる．

咀嚼前期と咀嚼後期における舌圧発現様相を比較すると，舌圧発現時間においては2.0～7.8倍，舌圧最大値においては2.8～6.9倍，咀嚼後期において高い値が認められた．このことから，舌はグミゼリーの咀嚼において，下顎運動と協調して運動しているだけでなく，咀嚼の進行に伴って硬口蓋との接触時間と接触強さを調整し

ていることが示された．著者らが行ったVFによる観察においても，咀嚼後期はProcessingとStage II transportが同時進行し，いったん咬断されたグミゼリーの小片が舌背上で食塊を形成し，中咽頭へ搬送されていた．舌圧の発現時間と最大値の増加は，口蓋部で発生する舌運動の力積の増大を意味しており，それが食塊の移送の原動力となっているのではないかと推測される．

まとめ

我々が行った実験により，グミゼリーの咀嚼において，舌と下顎運動との協調性と，咀嚼の進行に伴う顕著な舌圧の増加が明らかとなった．特に後者は，食塊の形成過程でどのような情報処理の結果惹起されるのか，また食塊の送り込みに続く嚥下反射と何らかの関連をもっているのか，など様々なResearch Questionを提起する．このように，咀嚼・嚥下時の舌圧は舌運動の有用な指標になることから，歯科領域が従来の顎口腔機能の検査法に加えて舌圧を含む咀嚼・嚥下機能定量解析法を構築することにより，リハビリテーション医療の発展に貢献し得るものと期待される[14-17]．

Ⅲ　加齢による咀嚼能力の低下

研究の背景

　咀嚼を円滑に行うためには，食物の大きさや形態，硬さなどを正しく認知し，舌や頬で上下歯の間に正確に移動させ，それを効率よく咬断，粉砕し，唾液と十分に混和して食塊形成することが必要である．ではヒトは歳をとると，なぜうまく咀嚼できなくなるのであろうか？　高齢者の咀嚼能力低下の原因として，まず歯の喪失ならびに，不適切な補綴治療があげられるが，それだけでは説明のつかない症例も多い．同一術者が同一の方法で全部床義歯を製作した場合でも，咀嚼能力に個人差が大きいことは，臨床的にしばしば経験する．これらの原因として，生体側の機能的要因，すなわち感覚や運動能力，唾液分泌などの個人差が考えられる．ここでは，加齢に伴う咀嚼能力低下の要因のうち，歯の欠損や義歯以外のものについて検討する．

唾液分泌の低下

　唾液分泌量は，性別では女性の方が少なく，年齢については加齢とともに減少するとされている．全身疾患，特にあるシェーグレン症候群や，糖尿病，また頭頸部腫瘍に対する放射線治療は，唾液分泌を低下させる．一般に，最も唾液分泌量に影響が大きいのは，循環器系薬や向神経薬などの常用薬であるとされている[18]．我々は，歯学部附属病院の有床義歯装着患者（平均年齢73歳）と歯学部学生（同24歳）とを比較し，高齢者の唾液分泌量は若年者の，安静時では42％，咀嚼時では56％であることを確認した[19]．

　組織学的には，唾液腺では，加齢に伴い脂肪細胞や結合組織が増え，腺房細胞の数は減少する．しかし，唾液腺にはもともと十分な予備能があり，唾液分泌能は高齢者になっても維持されるという報告もある．すなわち，健康な高齢者では，唾液分泌量は加齢によっても変わらないという考え方が主流になって来ている[20]．ではなぜ，高齢者は唾液分泌量が実際には少ないのであろうか．高齢者は，慢性疾患の罹患率が高く，服用薬剤も多い．すなわち唾液分泌量低下のリスクファクターをたくさん抱えている．したがって，唾液分泌の減少は，加齢そのものの影響というより，むしろ常用薬剤や全身疾患の影響を総合した結果によるものであると考えられる．

　唾液が少なくなるとどのようなことが生じるのであろうか．全部床義歯装着者209人について，咀嚼時の口腔乾燥感によって，対象者を乾燥群（15％）と非乾燥群（85％）に分類し，比較検討を行った[21]．その結果，「咀嚼に不満がある」者の割合は，非乾燥群では，約10％であったのに対して，乾燥群では実に約60％にも上った（図4）．その他，「発音に不満がある」，「義歯が外れやすい」，「全般的に義歯に不満がある」については，乾燥群の方が，有意に高い割合を示した．このように，口腔乾燥症は，義歯による治療の予後に影響を与える重要な要因であることが示唆された．

　高齢者が多いということは，慢性疾患をもった人が多いということを意味し，それに伴う薬剤の常用は，個人差はあるものの，その原因疾患とあいまって，唾液分泌の低下と口腔乾燥を引き起こす．すでに欧米では，"高齢者の主要な口腔の問題は，歯の喪失と口腔乾燥症である．"という認識もある[22]．口腔乾燥症は，歯の喪失のように目にはみえることはないが，超高齢社会においては，歯の喪失に匹敵するほど大きな問題であると考えられる．

口腔感覚の低下

　一般に，老化に伴って運動機能は直線的に低下するのに対して，感覚機能は対数的に，より急激に低下するといわれている．視力や聴力などの感覚機能の低下は，高齢者を問診するだけ

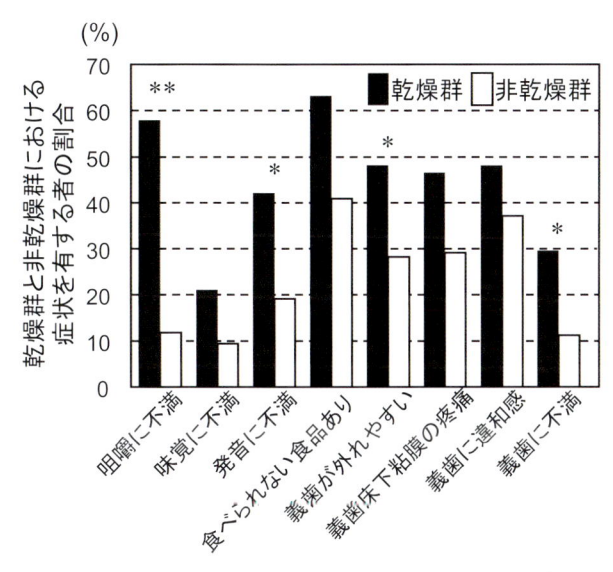

図4 全部床義歯装着者における食事中の口腔乾燥感と口腔機能ならびに義歯による症状
(文献21より改変)

でも簡単にわかり，検査方法も確立されている．しかし，口腔の感覚機能については，義歯によって咀嚼機能の回復を図る患者についても，術前検査の対象となっていないのが現状である．

そこで，我々は，若年者と高齢者の口腔感覚を比較し，次に口腔感覚と咀嚼能力との関係について多変量解析を行った．口腔感覚機能の評価には，口腔立体認知能（OSA）試験を用いた．被験者に6種類の形態の試験片を，舌と口蓋のみで判別させ，24回の試行の合計点数をOSAスコアとした．被験者は，若年有歯顎者30名（平均年齢25歳），60歳以上の高齢有歯顎者20名（同66歳）ならびに良好に経過している全部床義歯装着者30名（同75歳）とした．

OSAスコアは，若年有歯顎者と比較して高齢有歯顎者ならびに全部床義歯装着者の方がその約60%と有意に低く，高齢有歯顎者と全部床義歯装着者の間には有意差は認めなかった[23]．

次に，全部床義歯装着者において，最大咬合力や唾液分泌量などこれまでに咀嚼能率と関連があるとされている因子[24]とともに，口腔感覚と咀嚼能率との関係について検討を行った．咀嚼能率の指標としては，検査用グミゼリーを咀嚼させたのちの咬断片表面積増加量（mm^2）を用いた．最大咬合力は，デンタルプレスケール®（50H，Rタイプ，富士写真フィルム社）を用い算出し，唾液分泌量（ml/分）は，1gのパラフィンペレットを咀嚼させ測定した．

まず，咀嚼能率との2変量間では，最大咬合力（r=0.64），刺激時唾液分泌速度（rs=0.37），ならびにOSAスコア（rs=0.38）が有意な相関を認めた．さらに咀嚼能率を目的変量として重回帰分析を行った結果（図5），最大咬合力（β：標準化偏回帰係数=0.65），OSAスコア（β=0.51）と唾液分泌速度（β=-0.26）が有意な説明変量となった（R^2=0.67）[25]．

高齢者の感覚機能については，口腔を含む身体の末梢の様々な部分において，振動覚，2点弁別能，触覚，温度覚，痛覚の閾値が若年者と比べて上昇することが明らかとなっている．加齢に伴って感覚受容器そのものが退行性変化するとともに，数も減少し，さらに感覚神経ならびに運動神経の伝導速度は年齢とともに低下する．また，受容器からの情報を大脳皮質において統合し，判断する機能も加齢とともに低下する．さらに，口腔立体認知には舌で試験片を操作す

205

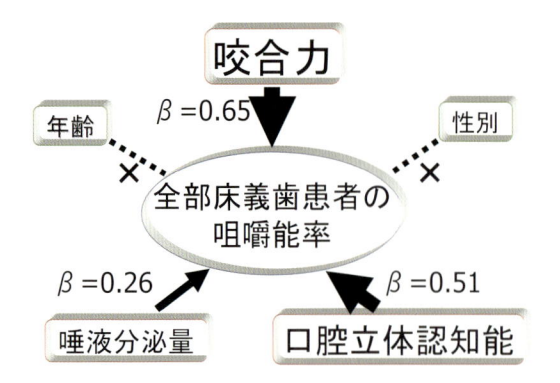

図5 全部床義歯の咀嚼能率に関連する要因
(文献25より改変)

ることも必要であるが，舌の運動機能も老化によって低下するとされている．これらの様々な要因が関与した結果，高齢者の口腔立体認知能は，若年者と比較して低くなったものと考えられる．これらの加齢変化は，特定の疾患による病的（pathological）変化と言うより，むしろ誰にでも生じる生理的（physiological）な加齢現象としてとらえるべきであろう．

咀嚼能率を目的変量とした重回帰分析より，最大咬合力とOSAスコアの標準化偏回帰係数がほぼ等しいことから，口腔立体認知能は咀嚼能率に対して最大咬合力とほぼ同程度の影響を及ぼすことが示唆された．このように，口腔の感覚機能は，一般に加齢によって低下するが，咀嚼を効率よく行うために極めて重要な役割を果たしていることが明らかとなった．

まとめ

日本は，現在世界の最長寿国であり，65歳以上の高齢者が20％を超える，世界でもトップクラスの超高齢社会である．したがって高齢者医療の分野では，好むと好まざるに関わらず，日本はまさに世界のパイオニアとしての役割を果たさなければならい．高齢者の補綴治療では，個人の加齢による変化を的確に診断し，問題点を把握し，治療の限界も知った上で，個別の対応が必要になってくる．

IV 咀嚼運動時の脳循環変化

研究の背景

超高齢社会において，平均寿命と健康寿命の差を縮めることは究極の目的であり，そのための取り組みの中でも，「食の自立」は歯科領域にとって重要な関連をもつ課題である．近年，歯の欠損や咀嚼能力の低下とアルツハイマー病の発症，高次脳機能の低下，要介護状態との関連についての疫学調査や，動物実験がさかんに行われており，咀嚼能力を維持・回復する歯科医療の重要性は今後ますます注目されていくものと思われる．「咀嚼運動を行うことが脳機能の維持に有効である」といった通説に科学的根拠を供給するためには，歯科医学と神経科学が融合した脳研究の新たな展開が必要である．

脳の活動領域では，脳神経細胞の電位変化や神経伝達物質の合成などによって，代謝が亢進しエネルギーを必要とするため，安静時より血流量が増加すること[26,27]が知られている．これまで，脳マッピング法[28,34]を用いて顎口腔系機能運動時の脳賦活化領域が明らかにされてきた．しかし，咀嚼運動によって生じた脳賦活化が，脳血流動態の変化，すなわち脳循環にどのような影響を及ぼすかについて検討した報告はほとんどみられない．

近年，脳内主要血管の血流速度を超音波のドプラ効果を利用して計測する経頭蓋超音波ドプラ法（Transcranial Doppler Sonography：以下，TCD法）[35]が，臨床検査法として応用されている．本法は時間分解能に優れ，リアルタイムに長時間連続計測が可能であり，計測方法の簡便性からも，顎口腔系機能運動と脳循環の関係を評価する上で優れた特徴を有している．我々は，TCD法を用いて咀嚼運動時の脳循環を計測すると同時に，脳循環に影響を及ぼす体循環ならびに筋活動量を計測し，これらの時間的な変化および相互関係について検討を行った[36]．また，

咀嚼運動時における作業側の規定が脳循環の半球差（以下，半球優位性）に与える影響ついて検討を行った[37]．

ガム咀嚼時の脳循環と体循環の変化

我々は，循環器系に疾患を有しない健常有歯顎者12名を被験者として，ガム咀嚼前安静状態10分間，ガム咀嚼中5分間，ガム咀嚼後安静状態10分間の脳循環，体循環，咀嚼筋活動を連続的に同時記録した．脳循環の指標にはTCD法で計測される左右中大脳動脈血流速度（MCAV）を用いた．MCAVを脳循環量の指標として規定するためには，咀嚼運動中に血中CO_2分圧が大きな変化を生じず，血管径が変化する可能性がないことを確認する必要があるため，経皮血中ガスモニタを用いて血中CO_2分圧をモニタリングした．体循環の指標には心拍数，咀嚼筋活動の指標には左右咬筋筋活動量（%MVC）を用いた．タスクは市販のチューインガム（ロッテ社製フリーゾーン）2枚を1Hzのリズムで5分間右側臼歯部において咀嚼させ，各指標についてタスク前安静時の中央値をベースラインとした場合の変化量に注目した．

その結果を図6に示す．ガム咀嚼中に両側MCAVは有意な上昇を示し，咀嚼終了後はすみやかに咀嚼前と同じレベルに戻っている．心拍数は，咀嚼中ならびに咀嚼後において，咀嚼前より有意な上昇を示している．咬筋筋活動は，咀嚼開始直後において最も活動量が高く（40.2-44.1%MVC），時間経過に沿って徐々に減少している．咀嚼側として規定した右側の筋活動量は，反対側よりも有意に高い．注目すべきは，それにもかかわらず，左右のMCAVの上昇率に有意差が認められなかったことである．したがって，ガム咀嚼時には，脳循環と体循環が有意に亢進すること，また咀嚼側を右側に限定し，明らかに咀嚼側の筋活動が優位であっても脳循環は両側性に賦活化する可能性が示唆された．

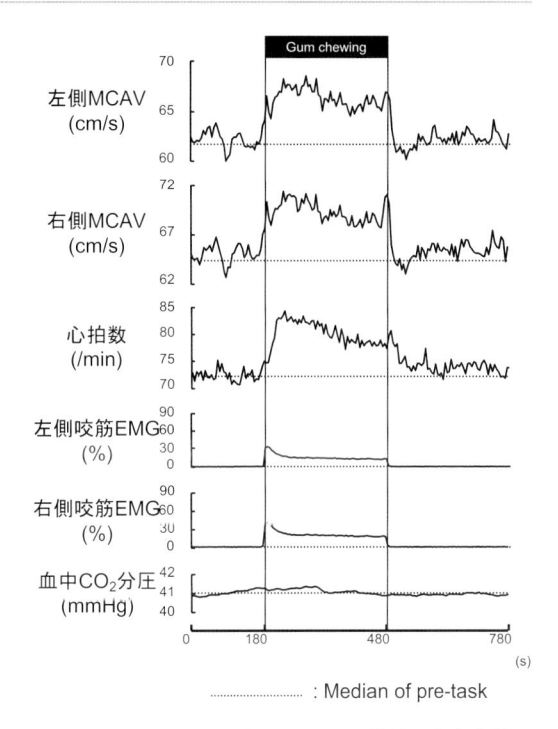

図6 ガム咀嚼時の左右MCAV，心拍数，左右咬筋活動量，血中分圧の変化
（文献36より改変）

咀嚼運動時の脳循環に半球優位性は存在するか？

四肢の運動時における脳神経活動は対側優位であることが知られており，TCD法を用いた研究においても脳循環の対側優位性が確認されている．これは運動制御に関する遠心性の神経路と運動時の末梢からの情報をフィードバックする求心性の神経路がいずれも大脳皮質以下のレベルで交叉しているからである．一方，我々が行った実験では，咀嚼運動の作業側を規定しても脳循環は両側性に賦活化しその上昇率に左右差は認められなかった．これは，咀嚼運動中は筋が両側性に活動すること，また口腔ならびにその周囲の運動・感覚を支配する神経機構が四肢のように明確に交叉していないことなど，既存の知識からもある程度説明されるが，一側に咀嚼側を規定した実験だけでは半球優位性の有無を断定することはできない．そこで，我々は咀嚼側を左側または右側に規定したガム咀嚼

とともに，半球優位性が報告されているハンドグリップ運動を対照として，TCD法を用いて作業側（咀嚼側）と左右MCAVの変化の関係について分析を加えた．

その結果を図7に示す．前回と同じく，咀嚼側の筋活動が有意であるにもかかわらず，ガム咀嚼中のMCAVの上昇率に左右差は認められない．一方，ハンドグリップ運動の場合，明確に作業側と対側のMCAVの方が同側よりも高い上昇率を示している．また，被験者は全員右利きであったため，作業側が左側のほうが右側よりも高い上昇率を示しており，TCD法が脳神経活動の半球優位性を検出する上で十分な精度をもっていることも確認できる．以上の結果から，咀嚼時の脳循環は咀嚼側を規定しても両側性にほぼ均等に賦活化することが明らかとなった．我々は，作業側を規定したクレンチングにおいて作業側のMCAVの上昇率が非作業側を上回り，脳循環の賦活化が同側優位となることを確認しており，顎運動に伴う脳循環変化には咀嚼筋の筋ポンプ作用による頭頸部の循環変化が脳循環に影響を及ぼしているのではないかと推測しているが，この仮説を検証するためにはさらに基礎的な研究が必要であろう．

まとめ

我々が行ったTCD法を用いた研究により，咀嚼運動時の脳循環変化の特徴が定量的に明らかとなった．咀嚼運動は，全身的にみれば微弱な運動である．ハンドグリップ運動（6.0-11.2％）と比較しても，作業側（咀嚼側）を右に規定した場合の右側MCAVを除いて，その上昇率は有意に低い（5.2-6.7％）．しかしながら，ハンドグリップのような筋力と忍耐を要する運動

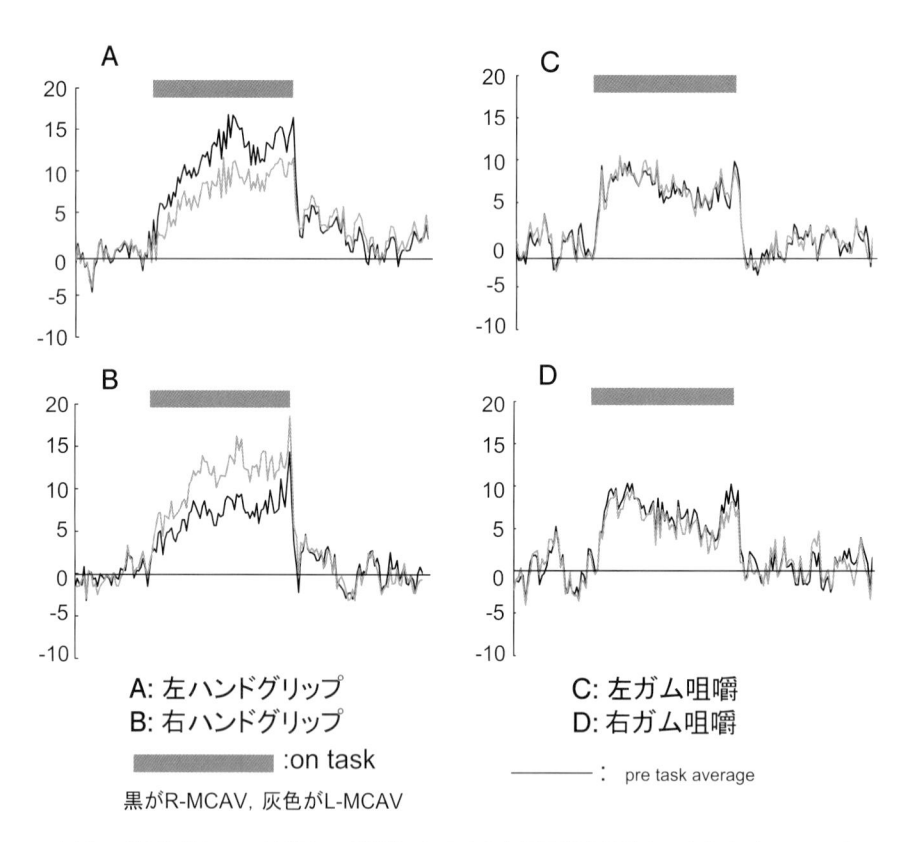

A: 左ハンドグリップ
B: 右ハンドグリップ
　　　　:on task
黒がR-MCAV，灰色がL-MCAV

C: 左ガム咀嚼
D: 右ガム咀嚼
―――: pre task average

図7　ガム咀嚼とハンドグリップ運動における中大脳動脈血流速度の変化率（％MCAV）
（文献37より改変）

ではなく，一生を通じて可能な日常的運動であり，しかも顎口腔系の器質的障害によって片側咀嚼となっても両側の脳循環が賦活化するとすれば，「脳循環に対する賦活効果」という点では効率的であるといえるのではないだろうか．我々は現在，咀嚼運動時の脳および体循環変化のメカニズムをさらに詳細に検討するために自律神経活動に関する分析を進めており，今後神経科学的見地から咀嚼運動の生理的意義を明らかにしていきたいと考えている．

V　おわりに

本稿では，まず「咀嚼」を身体運動の側面からとらえ，まずその局所的メカニズムについて舌運動を中心に述べた．次に，「咀嚼」を能力として評価し，その影響因子を定量的に分析することによって加齢による咀嚼能力の低下がいかにして生じるかについて述べた．最後に，再び「咀嚼」を運動としてとらえ，咀嚼運動時の脳循環変化の特徴について述べた．これからもこのように「咀嚼」を多面的にとらえることによって，障害に対する的確な診断・治療・リハビリテーションの方策，健康政策における「咀嚼」の維持・回復の重要性，ひいては歯科医療の社会的意義を確立する上で有用なEvidenceを提供していきたい．それとともに，最も効率的に国民のQOL向上に寄与しうる歯科補綴治療を実現していくことが，当教室の使命であると考えている．

謝辞

これらの研究にご協力いただいた，歯科補綴学第二教室の諸先生方に，心より感謝致します．

これらの研究成果は，日本学術振興会科学研究費補助金基盤研究B（#14370631, #16390555, #17390514），若手研究B（#17791387, #18791431, #18791432），萌芽研究（#16659530, #18659571），独立行政法人医薬基盤研究所の保健医療分野における基盤研究推進事業，ならびに21世紀COEプログラム「フロンティアバイオデンティストリーの創生」の支援によって行われたものである．

文献

1) 小野高裕，野首孝祠（2001）：咀嚼と摂食・嚥下との相互関係～研究にみる補綴治療の意味と可能性～第1回「食べること」の医科的観点と歯科補綴学的観点．補綴臨床，34, 80-87, 平成13.

2) Palmer, J. (1997): Integration of oral and pharyngeal bolus propulsion: A new model for the physiology of swallowing. Jpn. J. Dysphag. Rehabil., 1, 15-30.

3) Ono, T., Hori, K. and Nokubi, T.(2004): Pattern of tongue pressure on hard palate during swallowing. Dysphagia, 19, 259-264.

4) Hori, K., Ono, T., Iwata, H., Nokubi, T. and Kumakura, I. (2005): Tongue pressure against hard palate during swallowing in post-stroke patients. Gerodontology, 22, 227-233.

5) Hori, K., Ono, T. and Nokubi, T. (2006): Coordination of tongue pressure and jaw movement in mastication. J. Dent. Res., 85, 187-191.

6) Palmer, J., Hiiemae, K. and Liu, J. (1997): Tongue-jaw linkages in human feeding: a preliminary videofluorographic study. Arch. Oral Biol., 42, 429-441.

7) Hiiemae, K. and Palmer, J. (1999): Food transport and bolus formation during complete feeding sequences on food of different initial consistency. Dysphagia, 14, 31-42.

8) Mioche, L., Hiiemae, K. and Palmer, J.(2002): A posterio-anterior videofluorographic study of the intra-oral management of food in man. Arch. Oral Biol., 47, 267-280.

9) Takada, K., Yashiro, K., Sorihashi, Y., Morimoto, T. and Sakuda, M. (1996): Tongue, jaw, and lip muscle activity and jaw movement during experimental chewing efforts in man. J. Dent. Res., 75, 1598-1606.

10) Robbins, J., Levine, R., Wood, J., Roecker, E.B. and Luschei, E. (1995): Age effects on lingual pressure generation as a risk factor for dysphagia. J. Jerontol. A Biol. Sci. Med., 50A, M257-M262.

11) Hayashi, R., Tsuga, K., Hosokawa, R., Yoshida,

M., Sato, Y. and Akagawa, Y. (2002): A novel handy probe for tongue pressure measurement. *Int. J. Prosthodont.*, 15, 385-388.
12) 小野高裕, 堀 一浩, 野首孝祠, 角田 明, 古川惣平 (2003)：Digital Subtraction Angiographyを用いたグミゼリーの咀嚼・嚥下動態評価. 補綴誌, 47, 107-116, 平成15.
13) Ono, T., Hori, K., Nokubi, T., Sumida, A. and Furukawa, S. (2005)：Evaluation of mastication and swallowing of gummy jelly by using digital subtraction angiography. *Dentistry in Japan*, 41, 57-60.
14) 小野高裕, 堀 一浩, 野首孝祠 (2006)：顎口腔機能適正評価へのアプローチ― "機能評価" から見える補綴物の適正形態 3. 嚥下機能検査から何が見えるか. 歯科技工34, 48-57, 平成18.
15) 小野高裕, 堀 一浩, 岩田久之, 田峰謙一, 吉牟田陽子, 野首孝祠 (2006)：咀嚼・嚥下における舌圧測定法とその臨床応用. 日摂食嚥下リハ会誌, 10, 207-219, 平成18.
16) 小野高裕, 堀 一浩, 岩田久之, 田峰謙一, 野首孝祠 (2007)：成人における咀嚼・嚥下時の舌運動―VFによる観察から舌圧を指標とした定量解析法へ―：咀嚼・嚥下機能の検査法. 日本顎口腔機能学会, 東京, 85-93, 平成19.
17) 小野高裕 (2007)：咀嚼・嚥下機能の定量解析を目指して：咬合・咀嚼が創る健康長寿 (野首孝祠編). 大阪大学出版会, 吹田, 18-25, 平成19.
18) 柏井淳平, 池邉一典, 森居研太郎, 波多賢二, 佐嶌英則, 野首孝祠 (2003)：高齢者の安静時唾液分泌量と刺激時唾液分泌量との関係. 老年歯学, 18, 260, 平成15.
19) Sreebny, L. M. and Schwartz, S. S. (1997): A reference guide to drugs and dry mouth – 2nd edition. *Gerodontology*, 14, 33-47.
20) Ghezzi, E. M. and Ship, J. A. (2003): Aging and secretory reserve capacity of major salivary glands. *J. Dent. Res.*, 82, 844-848.
21) Ikebe, K., Morii, K., Kashiwagi, J., Nokubi, T. and Ettinger, R. L. (2005): Impact of dry mouth on oral symptoms and function in removable denture wearers in Japan. *Oral Surg. Oral Med. Oral Pathol. Oral Rad. and Endodont.*, 99, 704-710.
22) Locker, D., Matear, D., Stephens, M., Lawrence, H. and Payne, B. (2001): Comparison of the GOHAI and OHIP-14 as measures of the oral health-related quality of life of the elderly. *Community Dent. Oral Epidemiol.*, 29, 373-381.
23) Ikebe, K., Amemiya, M., Morii, K., Matsuda, K., Furuya-Yoshinaka, M., Yoshinaka, M. and Nokubi, T. (2007): Comparison of oral stereognosis in relation to age and the use of complete dentures. *J. Oral. Rehabil.*, 34, 345-350.
24) Ikebe, K., Matsuda, K., Morii, K., Furuya-Yoshinaka, M., Nokubi, T. and Renner, R. P. (2006): Association of masticatory performance with age, posterior occlusal contacts, occlusal force and salivary flow in older adults. *Int. J. Prosthodont.*, 19, 475-481.
25) Ikebe, K., Amemiya, M., Morii, K., Matsuda, K., Furuya-Yoshinaka, M., Yoshinaka, M. and Nokubi, T. (2007): Association between oral stereognostic ability and masticatory performance in aged complete denture wearers. *Int. J. Prosthodont.*, 20, 245-250.
26) 松浦哲也, 藤田英明, 柏倉健一, 菅野巖 (1999)：脳賦活時の微小循環調節. 比較生理生化学, 16, 180-190, 平成11.
27) 松浦哲也, 菅野巖 (2002)：神経活動に伴う脳血流増加のメカニズム. 比較生理生化学, 19, 30-38, 平成14.
28) Momose, I., Nishikawa, J., Watanabe, T., Sasaki, Y., Senda, M., Kubota, K., Sato, Y., Funakoshi, M. and Minakuchi, S. (1997): Effect of mastication on regional cerebral blood flow in humans examined by positron-emission tomography with ^{15}O-labelled water and magnetic resonance imaging. *Arch. Oral Biol.*, 42, 57-61.
29) Onozuka, M., Fujita, M., Watanabe, K., Hirano, Y., Niwa, M., Nishiyama, K. and Saito, S. (2002): Mapping brain region activity during chewing : a functional magnetic resonance imaging study. *J. Dent. Res.*, 81, 743-746.
30) Tamura, T., Kanayama, T., Yoshida, S. and Kawasaki, T. (2002): Analysis of brain activity during clenching by f-MRI. *J. Oral Rehabil.*, 29, 467-472.
31) Kubota, K., Momose, T., Abe, A., Narita, N., Ohtomo, K., Minaguchi, S., Funakoshi, M., Sasaki, Y. and Kojima, Y. (2003): Nuclear medical PET-study in the causal relationship between mastication and brain function in human evolutionary and developmental processes. *Ann. Anat.*, 185, 565-569.
32) Tamura, T., Kanayama, T., Yoshida, S. and Kawasaki, T. (2003): Functional magnetic resonance imaging of human jaw movements. *J. Oral Rehabil.*, 30, 614-622.
33) Shinagawa, H., Ono, T., Honda, E., Sasaki, T., Taira, M., Iriki, A., Kuroda, T. and Ohyama, K. (2004): Chewing-side preference is involved in differential cortical activation patterns during tongue movements after bilateral gum-chewing : a functional magnetic resonance imaging study. *J. Dent. Res.*, 83, 762-766.
34) Onozuka, M., Fujita, M., Watanabe, K., Hirano, Y., Niwa, M., Nishiyama, K. and Saito, S. (2003): Age-related changes in brain regional activity during chewing : a functional magnetic resonance imaging study. *J. Dent. Res.*, 82, 657-660.
35) Aaslid, R., Markwalder, T. M. and Nornes, H. (1982): Noninvasive transcranial Doppler ultrasound

recording of flow velocity in basal cerebral arteries. *J. Neurosurg.*, 57, 769-774.
36) Hasegawa, Y., Ono, T., Hori, K. and Nokubi, T. (2007): Influence of human jaw movement on cerebral blood flow. *J. Dent. Res.*, 86, 64-68.
37) Ono, T., Hasegawa, Y., Hori, K., Nokubi, T. and Hamasaki, T. (2007): Task-induced activation and hemispheric dominance in cerebral circulation during gum chewing. *J. Neurol.*, 254, 1427-1432.

摂食機能発現に関わる「脳」と「器官」解明への戦略的アプローチ

田中　晋，大倉正也，石濱孝二，榎本明史，古郷幹彦

大阪大学大学院歯学研究科
顎口腔病因病態制御学講座　口腔外科学第一教室

　咀嚼運動は開閉口筋の交替性収縮によるリズミカルな下顎運動に従って食べ物を粉砕し，唾液と混ぜ合わせて飲み込みやすい物性に変える．上位中枢からの「噛む」司令により引き起こされるリズム形成機序は，脳幹吻側に開閉口筋それぞれ独立して存在し，適正な刺激が加わることにより協調（同期）する．中脳路核ニューロンは感覚情報の統合のみならず，脳幹内でシナプスを形成することにより運動核からの出力を修飾し，resonance，内因性バースト活動など特異な膜特性によりリズム形成機序に関わっていると考えられる．またセロトニン（5-HT）を始めとする神経伝達物質は，膜コンダクタンスを変化させることによりニューロンの興奮特性を巧妙にコントロールすることが明らかとなっている．これらの運動発現に関わる初期の神経回路は胎生後期に確立し，ニューロンの成熟に伴って伝達物質受容体の変化が観察される．一方，「唾液分泌」司令により機能する唾液腺の発生に関わる腺房細胞分化のメカニズムが近年解明されつつあり，唾液腺のneogenesisが口腔乾燥症に対する治療法になりうると考えられる．

【キーワード】
咀嚼 mastication，リズム形成機序 rhythm generation，中脳路核ニューロン Mes V neuron，唾液腺 salivary gland，新生 neogenesis

I　はじめに

　咀嚼や吸啜運動は顎顔面，舌の動きを制御する運動神経系や食物の性状などの末梢情報を中枢に伝達する感覚神経系，唾液分泌に関わる自律神経系などの諸活動が統合されて遂行される高次の生体機能であり，嚥下・呼吸運動同様に生命維持に不可欠な口腔機能の1つである．Penfieldによる皮質運動野における口腔・咀嚼関連領域をみても咀嚼が脳へ及ぼす影響は大きく，制御機構の破綻に伴ってディスキネジアやブラキシズム等の不随意顎運動を始めとする機能異常が出現する．一方，唾液分泌は口腔自浄性に寄与するばかりでなく，咀嚼から嚥下に至る一連の運動を円滑に行うための重要な要素であり，唾液分泌減少は口腔乾燥症状のみならず，食塊形成不全，誤嚥など重篤な機能障害を引き起こす原因となりうる．これら機能異常の発症機序を解明し，治療法を確立することは我々臨床医にとって急務であるが，正常な機能発現に関わる神経機構，形態分化については未だ不明な点が多い．

我々は摂食機能発現に関わる中枢あるいは末梢のメカニズムを解明するために，神経生理学的あるいは形態発生学的アプローチにより様々な研究を遂行してきた．特に，①体性神経系に支配されるリズミカル顎運動の中枢制御機構と②自律神経系に支配される唾液分泌機構の形態学的発生機序について今日までに得られた研究成果を含めて概説する．

II 咀嚼機能発現に関わる中枢制御機構

咀嚼や吸啜運動に関わる中枢機構の解析は，運動の基本パタンを構成するリズム形成機序が上位脳幹に存在する可能性が示唆されて以来，ネットワークを構築するニューロン個々の機能的特性の解明が重要な課題となっている．また，運動の形成に必要な神経回路網，ニューロン間での情報伝達に必須である伝達物質受容体の胎生期における発達過程については今尚，不明な点が多い．

リズミカル顎運動に関わるリズム形成機構の特性

咀嚼や吸啜運動は動物の進化の過程において，その種，食性によって末梢における顎運動パタンには違いがあるものの，開口と閉口をリズミカルに繰り返すことは種を通じて普遍的であることから，ヒトでは追求が困難な中枢レベルにおけるネットワークの詳細について，様々な実験動物を用いて研究が行われてきた．まず，我々が日常経験しているように，食事の際は口の中に食べ物があるという情報のみでほとんど無意識のうちに下顎の開閉口運動を繰り返し飲み込むといった一連の動作を行っている．これを裏付ける研究として，これまで除脳動物においても口腔内の圧刺激や皮質下刺激によって自然に観察される咀嚼運動時の運動パタンに酷似したリズミカルな顎運動が誘発されることが報告されてきた．すなわち，協調運動の司令形成には間脳以上の上位中枢は必須でなく，脳幹レベルにおいて運動の基本パタン形成が行われていると結論されるに至った．遊離脳幹標本を用いた我々の研究においても，下丘から顔面神経核相当レベルの脳幹組織と三叉神経根で連続性が保たれた顎顔面組織を温存した標本（顎付遊離脳幹標本）より薬剤刺激性（NMA + bicuculline）にリズミカルな下顎運動が誘発された[1]ことから，三叉神経運動核と近傍に位置する三叉神経関連諸核がリズミカル顎運動を形成する最小単位のネットワークであることは相違ないと考えられる[1-4]．咀嚼運動に関するこうしたcentral pattern generation (CPG) の考え方は呼吸や歩行，水泳，嚥下運動と共通した概念であるが，呼吸運動と異なり咀嚼運動の開始・停止は歩行や水泳同様，随意的に制御される．したがって，咀嚼の開始において脳幹内のパターンジェネレーターが実際に働くためには，大脳皮質咀嚼運動中枢からの司令が必要となる．さらに多様な条件下で咀嚼を円滑に行うためには，トップダウン的な運動の司令だけではなく，末梢から中枢へフィードバックされる様々な感覚情報が不可欠である．例えば，咀嚼の進行に合わせて変化する食品の性状を正確に判断し，最適な運動が行われるようにするためには，歯や咀嚼筋あるいは顎関節などにおいて受容される種々の感覚情報（非侵害性）が逐一中枢に投射される一方，咀嚼運動中に誤って口唇や頰を噛んだ場合や突発的に硬い食品を噛んだりした場合には，直ちに感覚情報（侵害性）が伝達されて侵襲を回避するシステム（顎反射）が働く．すなわち中枢における司令と末梢からフィードバックされる感覚情報が共存する場合，基本的には中枢において上位の司令が優位に働くように制御されていることで開口・閉口というリズミカルな交替性顎運動が実現している．

こうした生体における咀嚼運動の調節機構は，個体の発生・成長・老化に至る過程において生じる中枢や末梢の組織変化に著しい影響を受け

る．さらに，歯の喪失や骨格・関節可動域の変化，筋力の低下など末梢の組織変化に伴う感覚情報は，速やかに中枢へ伝達されて出力する運動パタンを即座に修飾するだけでなく，感覚受容器からの投射を受ける神経細胞の二次的な破壊あるいは細胞変性を引き起こすことにより，顎口腔機能異常をもたらす諸病変発現の内因となり得ることが示唆されている．多くの顎口腔機能異常において観察されるのは，運動の自己調節すなわち随意的な制御の破綻あるいは交替性開閉口運動パタンを作り出すリズムそのものの変調（異常）である．例えば，神経疾患による継続的な治療が誘因となって発症する四肢・体幹・顎や舌の異常な不随意運動を主徴とした遅発性ジスキネジアや老人性オーラルジスキネジアにおいては，随意的な顎運動のコントロールが不能となる[5]．また睡眠時ブラキシズムにおいては開口・閉口といった咀嚼筋のリズミカルな交替性筋活動はみられず，開口筋・閉口筋の同時収縮が症候として観察される[6]．これらの機能異常は中枢レベルでの運動制御に問題が生じていると考えられるが，詳細なメカニズムについては未だ明らかとされていない．

そこで我々は，リズム形成機構の特性を明らかにするために，遊離脳幹標本（Isolated brain-stem preparation）あるいは器官付き遊離脳幹標本を用いてこれまでにいくつかの実験を試みた．まず，下丘および顔面神経核相当レベルで冠状断した脳幹標本において，興奮性アミノ酸（NMA）とGABA受容体拮抗薬（bicuculline）を投与すると，両側の三叉神経運動根から誘発される神経活動は同期したが，脳幹を正中で切断することで左右の活動相は一致しなくなった[3]．次に下顎が正中で離断されている顎付き遊離脳幹標本に同様の薬剤刺激により顎運動を誘発して，両側の開口筋（顎二腹筋），閉口筋（咬筋）の筋電図を同時に記録すると，両筋ともに左右の筋活動は同期した．また同側の開閉口筋の活動は一定の位相差を保ちながら同期するものの，NMAの濃度を上昇させると両筋の活動は同期しなかった．さらにbicuculline の代わりにGlycine受容体拮抗薬（strychnine）を投与した場合は，両筋のリズミカルな筋活動は観察されるものの，開閉口筋の活動の同期性は認められなかった[1]．以上の結果は，リズミカルな下顎運動を誘発するリズム形成回路が左右にそれぞれ存在することや，開口筋，閉口筋それぞれに独立したリズム形成回路が存在し，刺激が適正な時のみ両者がつながりをもつことを示唆している．これらを裏付ける事実として，Schwartsらが示したように咀嚼運動は，運動の時間的活動パタンの変化により三相に区別されているが，開口筋，閉口筋の活動量の違いは相の間で全く独立しており，特に運動の初期には閉口筋の活動は殆どみられないことが報告されている．また，開口筋と閉口筋の解剖学的特性を考えてみても，前者には筋紡錘が殆ど含まれないのに対して後者には多く存在することから，両者のフィードバック機構は全く異なっていると推測される．したがって，ディスキネジアやブラキシズムにみられる開閉口筋の活動リズムの変調を来す背景にも，開閉口筋それぞれのリズム形成回路に対するNMDA受容体やGABA，Glycine受容体など神経伝達物質に対する独立した応答特性が関与している可能性は高いと考えられる．

それではリズム形成機序に関わる神経細胞は実際のところどこに存在するのであろうか．脳幹切断実験を詳細に行った結果から，三叉神経運動核周囲の種々の介在ニューロン群がリズム形成の一端を担っていることは間違いないと考えられるが，細胞レベルでの探索は殆ど行われていないのが現状である．その中でパッチクランプ法を用いた最近の研究より，中脳路核ニューロン（Mes Vニューロン）が運動核ニューロン（MoVニューロン）とは異なる特異なスパイク特性を有することが明らかとなり注目されている．

リズミカル顎運動における感覚ニューロンの膜興奮特異性

1）Membrane resonanceによる膜興奮性の二重制御機構

　三叉神経系感覚情報の内，歯根膜受容器や閉口筋筋紡錘からの求心線維は中脳路核に終止する．Mes Vニューロンは脊髄神経節，三叉神経節ニューロンなど他の一次感覚ニューロンとは異なり，その細胞体を脳幹内に持つ点で特異であり，末梢感覚受容器からの情報を統合するだけでなく，三叉神経上核，運動核など脳幹内の他のニューロンとシナプスを形成して介在ニューロンとしても機能することが知られている．新生仔ラットより摘出した脳幹薄切標本を用いた研究より，Mes Vニューロンの膜応答特性は膜電位に依存して多様な発火パタンを呈する点でMoVニューロンとは大きく異なっている[7-10]．生後6日目以降（＞P6）のラットMes Vニューロンでは，膜の脱分極に伴い高周波数（＞50Hz）の自発的なoscillationあるいはバースト活動（intrinsic bursting）が観察される[7]．MoVニューロンでは電位変化に伴う一過性のsingle spikeあるいはspike trainは観察されても，自発的なバースト活動がみられることはない．さらに，脱分極条件下で1–250Hzの周波数の混在した可変電流（ZAP current）を通電すると，高周波数域（＞50Hz）で特異的にインピーダンス値の上昇を認める．すなわち末梢あるいは中枢より投射される様々なシナプス入力を周波数依存性に選別して，興奮性を増幅する電位・周波数依存性の膜応答特性（membrane resonance）が三叉神経系のニューロンで初めて同定されている．さらに，この脱分極条件下における高周波数帯特有の応答特性（high-frequency resonance）形成に，4-AP-sensitive K$^+$ currentが関与していることが明らかとなっている[7]．

　以上の成果はUCLAのScott Chandler教授らの研究室より報告されたが，同研究室と共同で我々は，膜電位条件を過分極変化させた際にも同様な特性がみられるか調べたところ，静止膜電位（−65mV付近）より過分極側において低周波数帯（～4–5 Hz）領域に特異なインピーダンス値上昇を伴う特性（low-frequency resonance）があることを発見した（図1A）[8]．ここで通電するZAP電流値を増大させるとピーク周波数帯（resonant frequency）にスパイクを誘発することができたのである．このことはニューロンが通常発火しうることのない過分極膜電位条件下においても膜興奮を引き起こすことが可能であることを示している．In vivoの実験モデルにおいて，皮質刺激により誘発される仮想咀嚼運動条件下で，Mes Vニューロンから5 Hz未満のリズミカルなバースト活動が観察されるとの報告[11]があるが，本活動がpattern generationによってMes Vニューロンに低周波数帯のシナプス入力が選択的に作用した結果であると考えるなら，非常に興味深い知見であると考えられる．さらにresonanceに関わるチャネルコンダクタンスを同定するために，種々のチャネルブロッカーを用いて検索したところ，静止膜電位から過分極条件下で活性されるh-current（I_h）がlow-frequency resonanceの形成に特異的に関与していることが明らかとなった[8]（図1A）．I_hは古くは心臓の洞房結節細胞の興奮性を調節することで，心臓のペースメーキングに強く関与するペースメーカー電流として注目されたが[12]，中枢神経系の他のニューロンにおいても様々な機能特性発現に関与していることが分かってきた．咀嚼運動におけるリズム形成機序にこの電流が関わっているかは未だ不明であるが，Mes Vニューロンでは生後発達的にhチャネル活性が上昇し，MoVニューロンに比較してI_hの表出が特に強い[8]ことから，I_hがresonance形成以外の機能発現にも何らかの関わりをもつ可能性が高いと推察するに至った．そこでまず，ホールセル記録を用いてI_hの特異的ブロッカーであるZD7288を静止膜電位条件下で還流投与すると，膜電位の有意な過分

極変化が生じた．またspike train誘発条件下ではZD7288投与によりスパイク後電位持続時間の延長に伴うspike frequencyの低下とtrainの早期終止が観察された（図1B)[8]．Voltage-clamp記録より，静止膜電位からスパイク後電位付近では，h-チャネル活性はわずか数％から20％未満に過ぎないものの（図1C)，過分極方向への膜電位変化によってわずかに活性化されるhコンダクタンスが速やかに応答することで，静止膜電位の形成やスパイク発射頻度の調節に寄与していると考えられる．これを裏付ける結果として，生後早期（P2-P4）ではより成熟した日齢群（>P6）に比較して，スパイク後電位の振幅は有意に小さく，spike trainやバースト活動などスパイクの連続発射パタンは観察されないこと[7]，P6以降のニューロンに対して4-APを前投与してスパイク後電位を抑制した条件下でZD7288を投与しても，spike trainの特性にほとんど変化はみられなかった（図1B)[8]ことが挙げられる．逆転電位より脱分極側では，h-channelより外向き電流が流れることによりスパイクの再分極を円滑に誘導する（図1D）など作用するレンジは広いが，基本的にニューロンの過分極変化に速やかに対応することにより，I_hはニューロンの極端な過分極状態を抑止するsafe guard的な役割を果たしているのではないかと推察している．

2）バースト活動形成におけるNa⁺チャネル応答特性

それでは成熟したラットにおいて観察されるバースト活動（図2A）はいかなる機序により形成されるのであろうか．ニューロンの興奮に

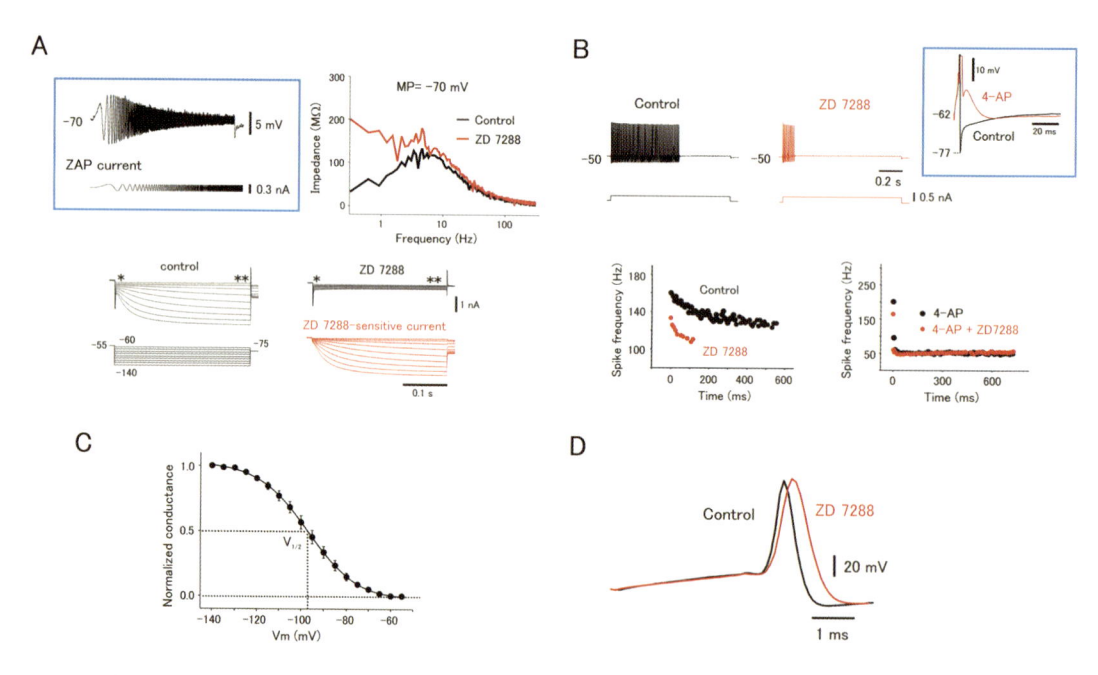

A 中脳路核ニューロンにおいて過分極電位条件下(-70mV)でZAP電流を細胞内通電することにより低周波数帯（<10Hz）に有意なインピーダンス値の上昇を認める(low-frequency resonance)．I_hの特異的ブロッカーであるZD-7288投与によりresonanceは消失する．
B ZD-7288投与により脱分極電位パルスにより誘発されるspike trainのスパイク持続時間は短縮し，スパイク周波数は低下する．
C I_hの活動曲線を示す．I_hは静止膜電位付近より過分極レベルで活性上昇がみられる．
D Single spike誘発下においてスパイク持続時間はZD-7288投与により延長する．

図1 中脳路核ニューロンにおけるI_hの機能特性

伴い膜内外のイオン濃度勾配は変化し，Naイオンの膜内への流入がみられることは周知の事実である．この際classicalなTransient sodium current（I_{NaT}）が一過性にニューロンの大きな脱分極を引き起こすのだが，持続的かつ緩やかにチャネル活性を引き起こす特性をもつPersistent sodium current（I_{NaP}）や再分極過程において活性化されるResurgent sodium current（I_{NaR}）が興奮機序に関わっていることが種々のニューロンにおいて報告されている．MesVニューロンにおいてもI_{NaP}が前述のhigh frequency resonanceを増強させることやhigh frequencyなバースト活動形成に重要な役割を果たしていることが最近の研究で明らかとされた[9]．そこでI_{NaP}を含めて上述した3つのNaコンダクタンスがバースト活動においてそれぞれ如何なるタイミングで活性化されているか詳細に検証を行った．

まずwhole-cell current clampモードで獲得したバースト活動をvoltage clampのテンプレートに置き換えて，実際のspikeの変化において三種類のNa電流がどのように流れているかを調べたところ[10]，I_{NaT}が一つ一つのspikeのupstroke間に流れ，spike間の閾値下およびバースト前後の膜振幅活動（oscillation）において振幅の小さいNa電流が流れていることが観察された．次にModified-voltage clamp法にてI_{NaP}を独立させて，real timeと100倍減速させたスピードで記録したものとを比較すると，100倍速減速させたスピードで記録することでI_{NaT}を消失させ，I_{NaP}のみを単離することができた．そこで2つの記録をreal timeに戻して

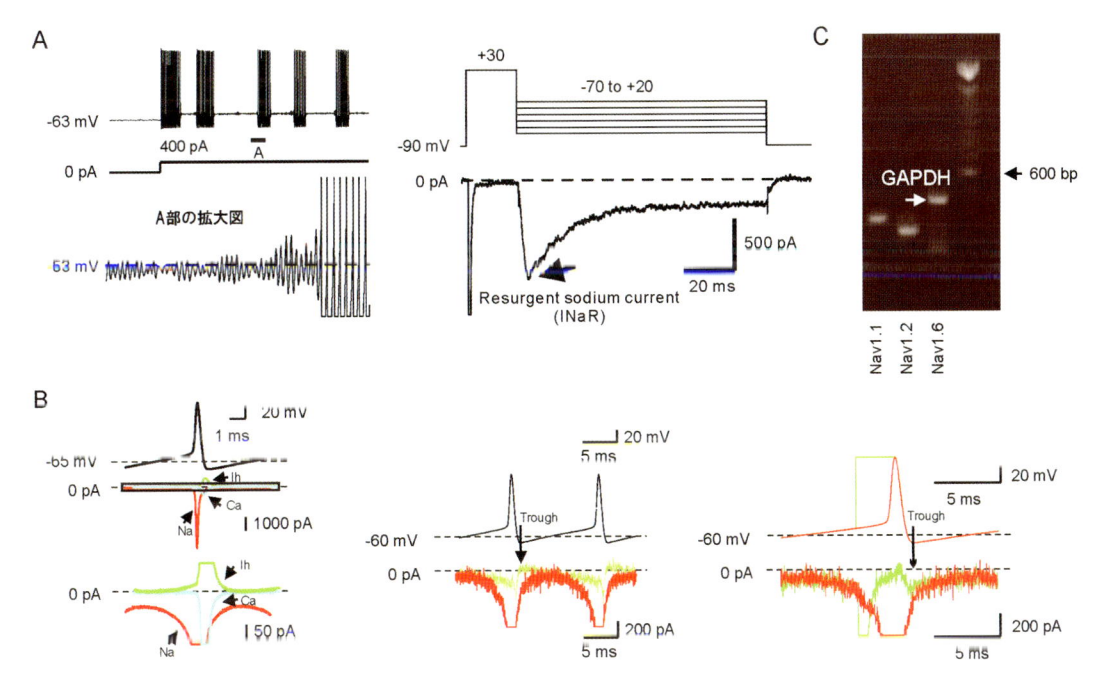

A 三叉神経中脳路核ニューロンのリズミカルな発火を示す（左），同ニューロンがResurgentタイプのNa電流を誘発することを示す（中央）．
B Na電流がスパイク間にて内向きの電流として流れていることを示す（左）．I_{NaP}がスパイク間のほぼ中央で内向き電流として流れていることを示す（中央）．I_{NaR}がAHPを発生する時点で内向き電流として流れていることを示す（右）．
C RT-PCR法によるナトリウムチャネルのアイソフォーム．

図2 中脳路核ニューロンにおけるNa電流の機能特性

重ね合わせることで，I_{NaP}のreal timeでの役割を検討したところ，spike間ではI_{NaP}のみが流れていることが明らかとなった（図2B）．さらに，Highbrid-voltage commandにてI_{NaR}を単離させてI_{NaT}を不活化させるプロトコルで経時的な変化を解析すると，スパイク後電位のピークにおいてI_{NaR}が流れており，他の2つの電流成分は含まれていないことが確認された（図2B）．すなわち，連続したspikeが誘発される状況下（バースト活動）ではI_{NaT}，I_{NaP}，I_{NaR}がそれぞれ異なったタイミングで活性あるいは不活性を繰り返し，特にI_{NaR}が追加的な内向き電流として働くことで，Mes Vニューロンのバースト形成に関与していることが明らかとなった[10]．

これらNa電流形成に関与する遺伝子をノックアウトした動物モデルは，咀嚼障害を含めた運動機能障害を起こすことが知られている．そこで新たな動物モデルとしてNaV1.6というIsoformを欠失したノックアウトマウスを用いて，同様にMes Vニューロンの電気生理学的特徴を検討したところ，I_{NaP}，I_{NaR}の電流量が有意に低下しており，バーストの誘発能も低下していることが明らかとなった[13]（図2C）．

神経伝達物質による三叉神経感覚性入力の修飾作用

リズミカルな顎運動が誘発される場合，ネットワークを構築する各種神経細胞の興奮が複雑に組み合わさって情報伝達がなされるが，この際，細胞間の情報伝達に種々の神経伝達物質が関与していると考えられる．CPGにおける神経伝達物質，特に5-HTの機能的役割について，呼吸運動では5-HT_{2A}受容体活性がCPGを惹起させるために必要であるとの報告がみられる一方で，歩行運動においてはCPGへの直接的関与はないものの，CPGにより形成された運動出力を興奮性に修飾することが明らかとなっている．三叉神経系においても，ネコの自発的な摂食運動に際して縫線核の5-HT作動性ニューロンの活性が上昇することや，非動化モルモットの皮質刺激条件下で観察される咀嚼運動様活動の誘発に5-HT受容体活性は直接関与せず，修飾的な役割を果たしていることが報告されている．さらに，前述した薬剤誘発性の遅発性ジスキネジアやブラキシズムの誘発あるいは制御に5-HT受容体活性が関わっているとする報告もあることから，MoVニューロンに直接あるいは間接的に投射しているMes Vニューロンの5-HTによる膜修飾特性を明らかにすることは，顎口腔機能異常の病態解明の上でも有用であると考えられる．中脳路核に5-HT作動性投射が存在することは，既に複数の動物種において証明されている．そこで，先に述べたMes Vニューロンの特異な膜興奮特性が5-HT受容体活性に伴っていかに修飾を受けるか検討を行った．

まずバースト活動誘発に関わるhigh-frequency resonanceを5-HT投与前後において比較したところ，最大インピーダンス値の有意な低下とピーク周波数（resonant frequency）の左方（低値）変動が観察された．ピーク周波数はスパイク持続発火におけるスパイクの周波数を反映していることから，5-HTはスパイク発射特性を抑制することが容易に推察できた．実際にspike trainあるいはバースト活動共に5-HT投与後バースト持続時間は有意に短縮されたことから，Mes Vニューロンの膜興奮性に対して5-HTが抑制性に作用することが明らかとなった[14]．この結果は，MoVニューロンにおいて5-HTが膜興奮性を増大させるとした過去の報告とは相反しており，運動-感覚系の独立した神経修飾機構を示唆するものである．さらにバースト活動形成に関わるI_{NaP}コンダクタンスはcyclic AMP-Protein kinase A活性に依存した細胞内シグナル伝達機構の関与により5-HTにより抑制性に修飾されることが明らかとされている（図3A, B）[14]．

図3　中脳路核ニューロンにおけるI_{NaP}の5-HT依存性神経修飾特性

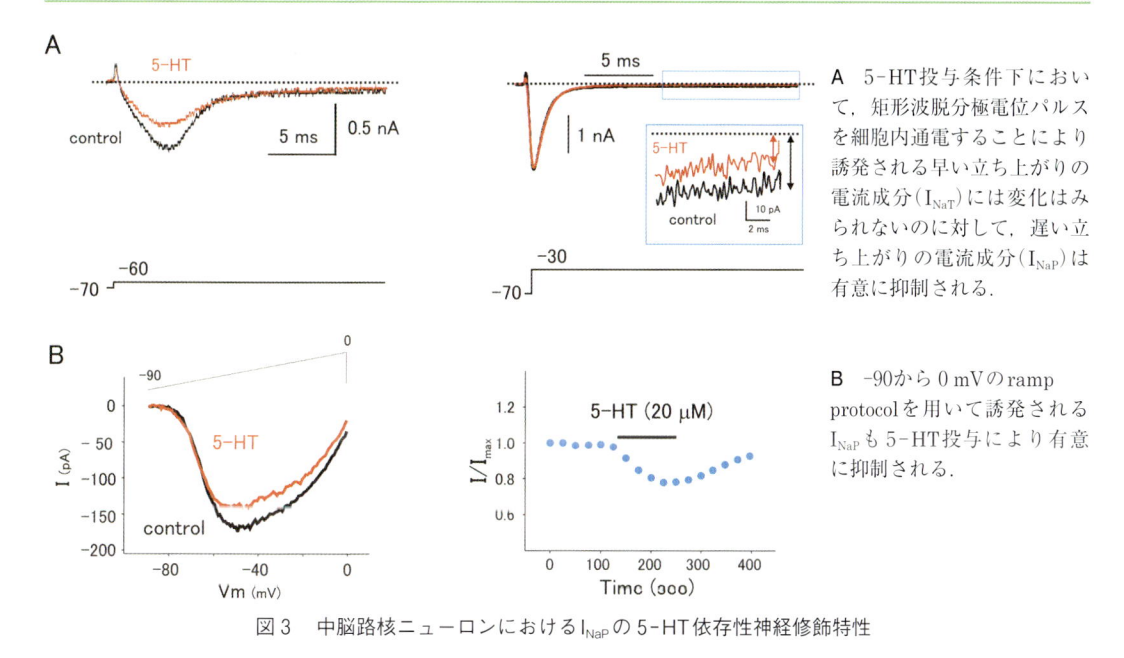

A　5-HT投与条件下において，矩形波脱分極電位パルスを細胞内通電することにより誘発される早い立ち上がりの電流成分（I_{NaT}）には変化はみられないのに対して，遅い立ち上がりの電流成分（I_{NaP}）は有意に抑制される．

B　−90から0 mVのramp protocolを用いて誘発されるI_{NaP}も5-HT投与により有意に抑制される．

哺乳運動に関わる胎生期中枢神経機構の解明

新生児は生後間もなく乳房を吸い（吸啜）母乳を飲む（嚥下）ことができる．咀嚼運動同様に哺乳運動も複数の器官の複合的な運動であり，中枢レベルで巧妙に調節されている．生直後より機能することから，運動に必要な神経回路網は呼吸運動同様に胎生期には既に確立されていると考えられ，胎児エコーを用いた調査では，胎生16週頃になると唇を閉じて嚥下する運動がみられるようになり，さらに胎生24週頃には吸啜運動，28週頃からは吸啜運動と嚥下運動が協調して行われることが観察されている．したがって母胎内での顎口腔運動に異常を認める胎児は，生後なんらかの哺乳障害や摂食障害をもつ危険性が高くなる．では，実際の運動を形成・制御する神経回路はいつ頃形成されるのであろうか．

1）ラット胎仔の三叉神経活動

胎生21日で出生するラットは，他家の行動学的研究によると，胎生17日で不規則な顎の運動（開閉口）が現れ，胎生19日になるとリズミカルな開閉口運動がみられるようになる．これらの運動を検証するために，遊離脳幹標本の技法を胎仔ラットに応用したところ，胎生18日には新生仔ラットの実験で得られたリズミカルな三叉神経活動と近似した神経活動が周期的に記録された[15]．神経活動の振幅は周期的に強弱したことから，行動学的研究での不規則な顎運動に相当する可能性が考えられた．さらに出生直前の胎生20日では新生仔ラットの実験で得られたリズミカルな三叉神経活動と同じパタンの神経活動が記録できた（図4A）．これはNarayananの報告とは1日遅くなるものの，行動学的研究で認められたリズミカルな開閉口運動の発現と一致する．またpatch-clamp記録法を用いたところ，胎生18日で神経活動の振幅が減弱している間もMoVニューロンからはリズミカルなEPSPを記録できたことから，リズムを形成しているネットワークは胎生18日よりも以前に発現していると推察できた[15]．

2）三叉神経活動に関わるNMDA受容体の胎生期・生後発達様相

興奮性シナプス伝達に関与するNMDA受容体はリガンド調節型イオンチャネルで，多くは

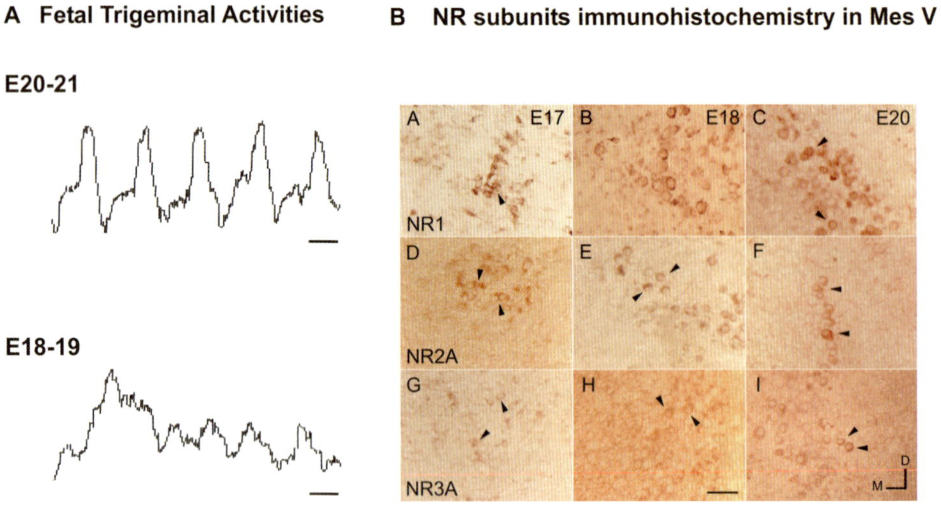

第3章 「はなす，かむ」機能と「口」の美の回復を目指して

A Fetal Trigeminal Activities　　**B NR subunits immunohistochemistry in Mes V**

A　胎生18日-21日（E18-21）ラットの三叉神経活動を積分波形で示す．E20-21ラットから得られた三叉神経活動（上段）は，新生仔ラット（P0-3）と同様，6Hzのリズミカルな活動様相を呈す．E18-19ラットの三叉神経活動（下段）は数秒毎で振幅が徐々に減衰する活動様相であるが，E20-21の神経活動で記録された6Hzの神経活動も観察できる（Scale Bar：100ms）．
B　E17，E18，E20ラットの三叉神経中脳路核（Mes V）ニューロンはNR1，NR2A，NR3Aサブユニットが免疫染色陽性を示す．NR2BとNR3Bは認められない．NR2A，NR3Aの免疫染色陽性率は経日的に減少する（D: dorsal, M: medial, Scale bar: 50μm）．

図4　胎生期ラットにおける三叉神経活動とNMDA受容体発現様相

シナプス後膜に存在し，シナプス間隙に放出されたNMDAが受容体に結合することでチャネルが開く仕組みである．このチャネルはNa$^+$の他，膜の脱分極によりMg^{2+}ブロックが取り除かれることにより，Ca^{2+}も通過できる特徴をもつ．細胞内に流入するCa^{2+}は細胞の成長に関わるほか，アポトーシス，シナプス可塑性にも関与し，神経回路網の形成に重要な役割を担っている．このことより記憶や学習において特にその関与が注目されてきたが，我々の研究より，ラット遊離脳幹標本における三叉神経系リズミカル活動の誘発にNMDA受容体活性が必要であったことから，咀嚼や哺乳におけるリズム形成機序においても深く関わっていると推察される．

NMDA受容体は4量体の異なるサブユニットで構成されており，これまでにNR1，NR2A-D，NR3A-Bの7種類が確認されている．NR1は必須のサブユニットであり，他のサブユニットとの組み合わせによってチャネルの特性が変化する．また，発達によりサブユニットの構成比率が変化するほか，脳の領域によって構成比率が異なることも知られている．そこで胎生17，18，20日のラット胎仔の脳凍結切片を作製し，MoVおよびMes VニューロンのNMDA受容体サブユニットについて免疫組織化学的に解析して，機能発現時期との相関性について検討を行った[16,17]．

その結果，MoVニューロンにおいては，すべての日齢においてNR1，NR2A，NR2B，NR3Aの免疫染色陽性反応を認めたが，NR3Bは認められなかった[16]．NR2Bは初期のシナプスに多く認められ，緩徐に長時間チャネルが開く特徴をもち，シナプス間の情報伝達が多くなるとNR2Bに代わり，早くて短時間のチャネルゲートを有するNR2Aが優位になるといわれている．MoVニューロンにおいてNR2Bの陽性率が経日的に減少したことは，シナプスの発達過程と

220

一致するものである．また胎生期からNR2Aが発現していたことから，胎生期後半にはMoVニューロンが周囲のニューロンより様々な投射を受けて成熟したシナプスを獲得していると推察される．

一方，Mes Vニューロンにおいては，すべての日齢においてNR1，NR2A，NR3Aの免疫染色陽性反応を示したが，NR2BとNR3Bは全く認められなかった．また，NR2A，NR3Aの免疫染色陽性率は経日的に減少した[16]．さらにNR3A，NR3Bの生後発達変化（P0-P23）については，NR3A免疫染色陽性反応がすべての日齢において観察されたのに対して，NR3B免疫染色反応は全く認められなかった[17]（図4B）．そこで三叉神経運動核の吻側断端を境界として，中脳路核を吻側と尾側に便宜的に分け，さらに詳細に解析した結果，尾側のMes VニューロンのNR3A免疫染色陽性率はP7とP21-23の間で有意に減少したのに対して，吻側のMes Vニューロンでは，NR3A免疫反応陽性率は生後発達とともに増加する傾向が観察された[17]．Mes Vニューロンにおいて，吻側と尾側では投射を受ける末梢感覚受容器の分布が明らかに異なっていることから，NR3Aに対する免疫応答能の違いは，哺乳から咀嚼へと顎運動が移行する際のニューロンの機能分化を反映している可能性が考えられる．

III 唾液腺の発生と形態形成

日本には約800万人以上の口腔乾燥症（ドライマウス）の患者がいると推定されている．また頭頸部がんに対する放射線照射は長期にわたる口腔乾燥症を合併する．これらの口腔乾燥症は咀嚼，嚥下，発音，味覚に障害を引き起こし歯周病や虫歯を惹起させるものの，その治療法は現在確立しておらず対症療法が一般的である．この口腔乾燥症の根本的な治療法は機能低下を引き起こした唾液腺を再生させることである．

そのためには，まず唾液腺の発生と形態形成を理解しなければならない．唾液腺は原始口腔上皮が下部間充織に陥入することに始まる．顎下腺，耳下腺の場合，胎生7週ごろにはこの陥入が確認される[18]．原始口腔上皮はそれぞれ2列になって陥入し，2列の間に腔を形成され導管になり，終末部を形成する[19]．この原始口腔上皮が唾液腺の幹細胞（stem cell）であるが，その性状は明確ではなかった．我々の教室で樹立されたヒト顎下腺由来腺癌細胞株（HSG）は，現在もヒト唾液腺細胞の培養細胞の代表として全世界の多くの研究者に使用されている[20]．HSGは未分化な上皮細胞で介在部導管細胞に類似した細胞小器官の発達に乏しい超微細構造を有しており，これまでの研究で唾液腺の導管細胞，腺房細胞，筋上皮細胞に類似した細胞に分化することが示されている．すなわち癌細胞であるものの，放射線照射を受けた顎下腺より樹立されたHSG細胞はおそらく正常唾液腺細胞の分化能を有している可能性があると考えられていた．しかしながら，癌細胞の性状が正常細胞の性状を示しているとは断定できないため，正常唾液腺上皮細胞の培養法の確立を試みた．成人の顎下腺実質を細切し，プラスチックシャーレ上に接着させ，口腔上皮細胞が角化上皮細胞（keratinocyte）であるので，keratinocyte growth mediumを基本に改良を加えた無血清培地で培養した．その結果，図5のようにプラスチックシャーレ上で増殖する唾液腺上皮細胞の培養系を確立に成功した[21]．培養には細胞外マトリックスのfeeder layerも不要で，3-17代継代培養可能であった．正常細胞は導管上皮に発現するcytokeratin 3, 6また13, 16陽性で，漿液腺房細胞が発現するamylaseや粘液細胞と導管管腔側に発現するepithelial membrane antigen（EMA）が陰性であったことより，導管基底側細胞の性状を有していた．無血清培地に添加している増殖因子はepidermal growth factor（EGF），dexamethasoneとinsulinだけであり，細胞増

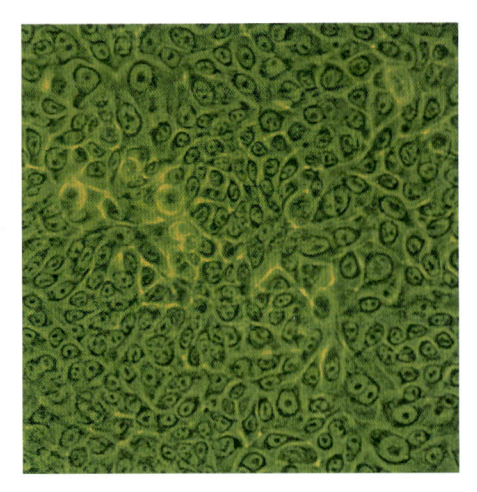

図5 正常ヒト顎下腺幹細胞の位相差顕微鏡像

殖は培地のEGF濃度に依存している．さらに培養細胞はEGF受容体を強く発現している．また成人唾液腺組織におけるEGF受容体の発現分布は，導管基底側細胞に限局している．すなわち，成熟した唾液腺の導管基底側に細胞増殖可能な細胞が存在する．

さて，この細胞が唾液腺のstem cellなのか？Stem cellであるなら，唾液腺の構成細胞への分化能をもつ．導管基底側細胞はシャーレ上で細胞がコンフルエントになると管腔側のマーカーEMAを発現し，角化が進行し，最終的に増殖を休止した．この分化過程は，低いカルシウムイオン濃度の培地の中で，細胞同士がdesmosomeを介して細胞間接着が強固になることによって誘導された[21]．Keratinocyteの場合は培地のカルシウムイオン濃度が高くすると分化が誘導されるが，分化誘導シグナルは異なるものの同じように唾液腺細胞でもterminal squamous differentiationが起こしえた．さらに腺房細胞への分化は，マトリゲルあるいはlaminin-1ゲルによって誘導されることが確認され，唾液腺のstem cellであることが明らかになった[22]．この結果より，口腔乾燥症に対する治療に唾液腺のneogenesisが可能となりうる．すなわち口腔乾燥症患者にEGFを投与し，唾液腺のstem cellを刺激し，増殖させ唾液を分泌する成熟し

た腺房細胞に分化させ，唾液分泌を促進させる．マウスの胎児顎下腺器官培養においてEGFはbranchingの数を増加させ，EGFレセプターknock-outマウスではbranchingの数を減少させるが，形態分化には影響しなかった[23]．現在，EGFは皮膚新生に対する化粧品への応用，商品化や口腔乾燥を主症状にもつ糖尿病に対する膵臓β-cellの新生治療で注目されている[24]．一方，gefitinib商品名iressaやcetuximabはEGFレセプターに結合してそのレセプターの機能を阻害する分子標的治療薬でiressaは日本でも非小細胞肺癌の適応を受けており，cetuximabは大腸癌と頭頸部癌の治療薬としてアメリカFDAの承認を受けている．すなわち，EGFレセプターの遺伝子増幅は癌の増殖などに関与している．そのため増殖を制御しながら，さらに分化誘導可能な環境を作成しなくてはならない．唾液腺幹細胞がlaminin-1ゲルによって腺房細胞分化することは明らかになったものの，その過程やシグナル伝達経路は明らかではない．また，正常のヒト唾液腺幹細胞の研究は，組織入手や承認同意の問題さらに実験可能な期間の制限もあるため，研究の進行が滞る原因となっていた．

しかし，アメリカNIH Dr. KleinmanとHoffmanらはHSG細胞がマトリゲルあるいはlaminin-1ゲルで培養すると腺房細胞分化することを明らかにした[25]．すなわち，HSG細胞は正常細胞と全く同じシグナルによって腺房細胞に分化し，amylaseを発現した．この結果は，樹立された細胞株HSGが唾液腺の正常細胞の分化過程を研究する上に有用であることを意味した．そこで，HSG細胞を使って唾液腺の腺房細胞分化について研究を進めた．HSG細胞はマトリゲルの構成成分であるlaminin-1ゲルによって腺房細胞分化した．しかしlaminin-1をシャーレ上にコートしても，培地中に添加しても誘導されず，laminin-1ゲルによる三次元培養が必要であった（図6）．また，コラーゲンゲルやア

摂食機能発現に関わる「脳」と「器官」解明への戦略的アプローチ

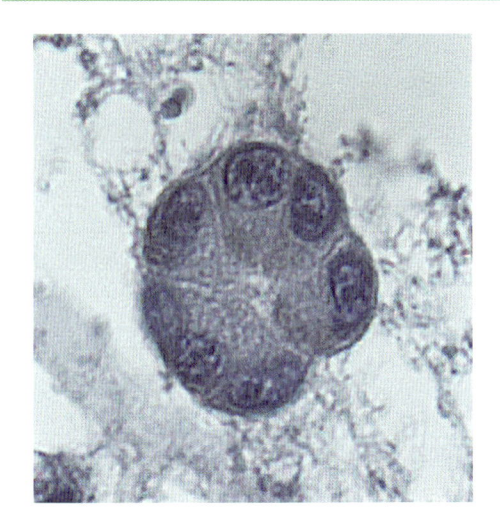

図6 Laminin-1ゲル上培養で腺房細胞に分化した
HSG細胞のHE染色像

ルジネートを用いた三次元培養でも分化は起こらない[22]. 腺房細胞分化にはlaminin-1で囲まれた三次元空間が必要であることがわかった. laminin-1からのシグナルであるから腺房細胞分化にはintegrinが関与しているが, laminin-1のレセプターであるα3β1, α6β1 integrinが分化に必要であり[22], integrinの細胞内ドメインに形成されるfocal contactにおけるシグナル伝達経路が関与している. Fibronectinなどの細胞外マトリックスとインテグリンとの結合によってほとんどすべての細胞で, focal contactにおける最も初期に起こるtyrosineリン酸化の役割はFAK-Src-Cas-CrkL-C3G-Rap1にシグナル伝達されRasを抑制し, インテグリンの接着能を亢進させ細胞とマトリックスとの接着を増強すること[26]と, CrkLからDock1-Rac1へのシグナルが伝達されることによりlamellipodiaの形成し細胞を遊走させること[27]を明らかにしたが, 腺房細胞分化にもSrc family tyrosine kinaseによるtyrosineのリン酸化が必要であった. それはSrc dominat negative強制発現させた細胞HSG-Srck297M細胞が腺房細胞分化できないことより明らかにした[28]. しかしながら, この研究だけでは三次元環境の関与が説明できない. 興味深いことにHSG-Srck297M細胞はlaminin-1ゲル培養において細胞間接着がルーズであった. このことより, Src family tyrosine kinaseの下流にc-Srcによって活性化される細胞間接着因子の関与が考えられる. さらに正常唾液腺細胞では低カルシウムイオン濃度においても腺房細胞分化が確認されたため, カルシウム非依存性細胞間接着因子の関与が予想された. そこでカルシウム非依存性細胞接着因子CEACAM-1に注目した. CEACAM-1はCEACAMファミリーの1つでCEACAM1は血管内皮細胞, リンパ球, 上皮細胞の膜貫通型の細胞接着分子である. CEACAM1の遺伝子は9つのエキソンより成り, 異なるスプライシングによって1-4個の細胞外ドメインをもつ蛋白を作り, 細胞外ドメインが4つあるものが大半を占め, 細胞内ドメインの長いものがCEACAM1-4L, 短いものがCEACAM1-4Sである[29]. CEACAM1-4Lの細胞内ドメインには, リン酸化を受けるtyrosine残基が2つあり, このうち516番目のアミノ酸であるtyrosine残基は, Src family tyrosine kinaseやSHP-1およびSHP-2によってリン酸化が制御されている[30]. さらにCEACAM-1は腫瘍抑制因子としても注目されている. この516番目のtyrosineをリン酸化できないようにするとHSG細胞は腺房細胞分化できなかった[31].

Ⅳ おわりに

「Decade of the Brain」がアメリカにおいて1990年に決議されてから, 知能と感覚と運動を司る「脳の機能」解明のために様々なプロジェクトが遂行されてきた. 我々の研究室における三叉神経系in vitro遊離脳幹標本の導入も, in vivoの実験動物モデルにおいて追及が困難であった機能を温存した多様な脳幹内切断実験を可能にしたことから, 咀嚼運動の中枢制御機構の解明に飛躍的な進歩をもたらした. しかしながら, リズム形成に関わるペースメーカーニュー

223

ロンあるいはそれに相当するニューロン群の同定には至っていない．今後さらに分子生物学的アプローチやイメージング技術なども積極的に導入して，リズム形成回路を構成する運動核や中脳路核以外の介在ニューロンの膜特性についてもそれぞれ詳細に検討し，呼吸のネットワーク解析などにおいてみられる数理科学的モデルを用いることで，運動系・感覚系の統合機構をより精緻に解釈するとともに，不随意顎運動を主徴とする機能異常の発現機序の解明にも取り組んでいかなければならない．

一方，唾液腺の終末部の構成成分である腺房細胞への分化メカニズムの理解は深まったものの，まだすべてを解明できたとはいえず，今後も in vitro における増殖，分化メカニズムの解明は続けなくてはならない．しかしながら，唾液腺のneogenesisの考えを支持する研究結果は得られたので，マウスを使った唾液腺の新生（再生）治療で確認することが必要である．Tissue engineeringは現在いろいろな臓器や組織で始まったばかりの研究である．その中で唾液腺の研究はまだ進んでいるとはいえないものの，着実に損傷を受けたあるいは機能低下した唾液腺を修復し得る新しい治療法を導き出すことができるであろう．

謝辞

本研究の一部は科学研究費補助金基盤研究B（#14370671，#14370669，#16390587），基盤研究C（#16591994）および大阪大学大学院歯学研究科21世紀COEプログラム「フロンティアバイオデンティストリーの創生」に対する文部科学省研究拠点研究費によってサポートされた．

文献

1) Kogo, M., Tanaka, S., Chandler, S.H. and Matsuya, T. (1998): Examination of the relationships between jaw opener and closer rhythmical muscle activity in an in vitro brainstem jaw-attached preparations. *Somatosens. Motor Res.*, 15, 200-210.

2) Kogo, M., Funk, G.D. and Chandler, S.H. (1996): Rhythmical oral-motor activity recorded in an in vitro brainstem preparations. *Somatosens. Motor Res.*, 13, 39-48.

3) Tanaka, S., Kogo, M., Chandler, S.H. and Matsuya, T. (1999): Localization of oral-motor rhythmogenic circuits in the isolated rat brainstem preparation. *Brain Res.*, 821, 190-199.

4) Enomoto, A., Kogo, M., Koizumi, H., Ishihama, K. and Yamanishi, T. (2002): Localization of premotoneurons for an NMDA-induced repetitive rhythmical activity to TMNs. *Neuroreport.* 13, 2303-2307.

5) Liminga, U., Johnson, A.E., Andren, P.E. and Gunne, L.M. (1993): Modulation of oral movements by intranigral 5-hydroxytryptamine receptor agonists in the rat. *Pharmacology Biochemistry & Behavior*, 46, 427-433.

6) Lavigne, G.J., Kato, T., Kolta, A. and Sessle, B.J. (2003): Neurobiological mechanisms involved in sleep. *Crit. Rev. Oral Biol. Med.*, 14, 30-46.

7) Wu, N., Hsiao, C.F. and Chandler, S.H. (2001): Membrane resonance and subthreshold membrane oscillations in mesencephalic V neurons: participants in burst generation. *J. Neurosci.*, 21, 3729-3739.

8) Tanaka, S., Wu, N., Hsaio, C.F., Turman, J. Jr and Chandler, S.H. (2003): Development of inward rectification and control of membrane excitability in mesencephalic V neurons. *J. Neurophysiol.*, 89, 1288-1298.

9) Wu, N., Enomoto, A., Tanaka, S., Hsiao, C.F., Nykamp, D.Q., Izhikevich, E. and Chandler, S.H. (2005): Persistent sodium currents in mesencephalic v neurons participate in burst generation and control of membrane excitability. *J. Neurophysiol.*, 93, 2710-2722.

10) Enomoto, A., Han, J.M., Hsiao, C.F., Wu, N. and Chandler, S.H. (2006): Participation of sodium currents in burst generation and control of membrane excitability in mesencephalic trigeminal neurons. *J. Neurosci.*, 26, 3412-3422.

11) Kolta, A., Lund, J.P. and Rossignol, S. (1990): Modulation of activity of spindle afferents recorded in trigeminal mesencephalic nucleus of rabbit during fictive mastication. *J. Neurophysiol.*, 64,

1067-1076.

12) DiFrancesco, D. (1995): The pacemaker current (If) plays an important role in regulating SA node pacemaker activity. *Cardiovasc. Res.,* 30, 307-308.

13) Enomoto, A., Han, J.M., Hsiao, C.F. and Chandler, S.H. (2007): Sodium currents in mesencephalic trigeminal neurons from nav1.6 null mice. *J. Neurophysiol.,* 98, 710-719.

14) Tanaka, S. and Chandler, S.H. (2006): Serotonergic modulation of persistent sodium currents and membrane excitability via cyclic AMP-protein kinase A cascade in mesencephalic V neurons. *J. Neurosci. Res.,* 83, 1362-1372.

15) Ishihama, K., Kogo, M., Koizumi, H., Nomura, K., Tanaka, S., Yamanishi, T. and Enomoto, A. (2003): Oral-motor patterns of rhythmic trigeminal activity generated in fetal rat brainstem in vitro. *Brain Res. Dev. Brain Res.,* 145, 163-166.

16) Ishihama, K., Kogo, M., Wakisaka, S. and Turman, J.E. Jr. (2005): Prenatal development of NMDA receptor composition and function in trigeminal neurons. *Arch. Histol. Cytol.,* 68, 321-335.

17) Ishihama, K. and Turman, J.E. Jr. (2006): NR3 protein expression in trigeminal neurons during postnatal development. *Brain Res.,* 1095, 12-16.

18) Merida-Velasco, J.A., Sanchez-Montesinos, I., Espin-Ferra, J., Garcia-Garcia, J.D., Farcia-Gomez, S. and Roldan-Schilling, V.(1993): Devlopment of the human submandibular salivary gland. *J. Dent. Res.,* 72, 1227-1232.

19) Eversole, L.R. (1971): Histogenic classification of salivary tumors. *Arch. Pathol.,* 92, 433-443.

20) Lafrene, R.M. and Yamada, K.M. (1998): Integrins and matrix molecules in salivary gland cell adhesion, signaling, and gene expression. *Ann. N.Y. Acad. Sci.,* 842, 42-48.

21) Okura, M., Shirasuna, K., Hiranuma, T., Yoshioka, H., Nakahara, H., Aikawa, T. and Matsuya, T. (1993): Characterization of growth and differentiation of normal human submandibular gland epithelial cells in a serum-free medium. *Differentiation,* 54:143-153.

22) 山澤通邦（2004）：唾液腺培養細胞の腺房細胞分化に関する解析．阪大歯学誌，48，1-15．平成16．

23) Jaskoll, T. and Melnick, M. (1999): Submandibular gland morphogenesis: Stage-specific expression of TGF-/EGF, IGF, TGF-, TNF, and IL-6 signal transduction in normal embryonic mice and the phenotypic effects of TGF-2, TGF-3, and EGF-R null mutations. *Anat. Rec.,* 256, 252-268.

24) Rooman, I. and Bouwens, L. (2004): Combined gastrin and epidermal growth factor treatment induces islet regeneration and restores normoglycaemia in C57B16/J mice treated with alloxan. *Diabetologia,* 47, 259-265.

25) Hoffman, M.P., Kibbery, M.C., Letterio, J.J. and Kleinman, H.K. (1996): Role of laminin-1 and TGF-beta3 in acinar differentiation of a human submandibular gland cell line (HSG). *J. Cell Sci.,* 109, 2013-2021.

26) Li, L., Okura, M. and Imamoto, A. (2002): Focal adhesions require catalytic activity of Src family kinases to mediate integrin-matrix adhesion. *Mol. Cell Biol.,* 22: 1203-1217.

27) Li, L., Guris, D.L., Okura, M. and Imamoto, A. (2003): Translocation of CrkL to focal adhesions mediates integrin-induced migration downstream of Src family kinases. *Mol.Cell Biol.,* 23: 2883-2892.

28) 田中徳昭（2001）：唾液腺培養細胞の腺房細胞への分化における細胞内シグナル伝達に関する研究．阪大歯学誌，45，1-14．平成13．

29) Kuespert, K., Pils, S. and Hauck, C.R. (2006): CEACAMs: their role in physiology and pathophysiology. *Curr. Opin. Cell Biol.,* 18, 565-571.

30) Obrink, B. (1997): CEA adhesion molecules: multifunctional proteins with signal-regulatory properties. *Curr. Opin. Cell Biol.,* 9, 616-626.

31) 吉村奈津子（2007）：唾液腺培養細胞の腺房細胞分化におけるCEACAM1の役割とlaminin1 gelによる唾液悪性腫瘍の治療．阪大歯学誌，51，1-16．平成19．

「のどごし」の定量化に挑む

舘村　卓，阪井丘芳

大阪大学大学院歯学研究科
高次脳口腔機能学講座　顎口腔機能治療学教室

　生命に危機を及ぼす疾患からの救命率は向上している一方で，命は救われても「耳にきこえる話しことばの機能」と「口から食べる機能」の障害のため社会参加できない人々は増加している．これまで，国際障害分類（ICIDH：International Classification of Impairments, Disabilities and Handicaps）や新国際障害分類（ICF：International Classification of Functioning, Disabilitiy and Health）の考えに基づいて音声言語機能と摂食嚥下機能の回復による社会参加を歯科から支援するための研究を行ってきた．「耳に聞こえる話しことば」をもつことと引き換えに「嚥下障害」をもつようになった1つのきっかけを，口蓋帆咽頭閉鎖機能と咽頭の成立にあると考え，音声言語活動での口蓋帆咽頭閉鎖機能の調節に関わる筋電図学的研究法を応用した嚥下機能に関する研究を行っている．とくに，食物物性と嚥下量が口蓋帆咽頭閉鎖（鼻咽腔閉鎖）機能に及ぼす影響についての研究により快適な「のど越し」商品の開発を目指した研究を行っている．すなわちCOEプロジェクト「フロンティアバイオデンティストリーの創生」での「4．話す，噛むと美の回復」の領域を担っている．
　本稿では，口腔期から咽頭期への移行段階での嚥下機能の調節について，とくに食物がもつ種々の特性と口蓋帆挙筋ならびに口蓋舌筋を対象にした筋電図学的研究の状況について述べる．

【キーワード】

摂食嚥下障害 dysphagia，口蓋帆咽頭閉鎖機能 velopharyngeal function，
口蓋帆挙筋 levator veli palatini，口蓋舌筋 palatoglossus，テクスチャ texture

I　はじめに

　人間は，食文化に基づいた食事を，口腔で咀嚼機能を使って味わい，口腔から咽頭を経て食道へと嚥下機能を使って送り込んでいる．正常な摂食嚥下過程では，随意活動である咀嚼運動と不随意活動である嚥下運動が連続的，同時に生じている．食塊を咀嚼しながら咽頭に送り込む段階では，口腔に保持した食物すべてがドロドロ状になるまで咀嚼して一塊にして咽頭に送り込んでいるのではなく，咀嚼中に泥状になった食物は，未咀嚼の食塊が口腔内にあっても咽頭方向に送り込まれ（Stage II transport），喉頭蓋谷に貯留させた後，個人固有の量に達すると嚥下されている．

　このように咀嚼段階と嚥下段階は明確な境界

なく進行するのであって，歯学領域においてよくみられる嚥下を許さない咀嚼運動だけを取り上げたnon-nutritiveな研究では，臨床における嚥下障害は解決できない．このような研究が行われてきた背景として以下のようなことが考えられる．現在の歯科臨床の基本は，自身でデンタルチェアに移乗し，治療中に生じる水から安全に気道を保護できる患者を対象としているため，口腔内の水を誤嚥する可能性のある嚥下障害の患者を対象とはしなかったこと，さらに嚥下障害リハビリテーションは耳鼻科領域での咽頭・喉頭癌などの不可逆的な器質欠損例やリハビリテーション科領域での脳卒中等の脳血管障害例の対象であるとしてきたことである．

しかしながら，今後の医療政策の流れの中では，治療は，入院から外来，そして在宅へ，リハビリテーションは，入所から通所，そして訪問リハビリテーションへと舵が切られている．歯科も，早晩デンタルチェアを使えない環境でも治療や口腔ケアが求められるようになること，また歯科医師は訪問診療により最も早い段階で嚥下障害を発見する立場であることから，嚥下リハビリテーションの一翼を担うことが要求されるようになることが予想される．

まさに，この分野は最先端歯科医学に勝るとも劣らない最前線歯科医療であるといえる．すなわち，これまでの歯科での咀嚼機能の研究に加えて，嚥下することを前提とした咀嚼嚥下機能に関する研究が必要であると考えられる．

II 食物物性と嚥下機能

近年，NG（nasogastric tube）チューブ，PEG（percutaneus endscopic gastrostomy）などの非経口的代替栄養法を長期に継続していると消化管での栄養吸収率が低下することや，TPN（total parenteral nutrition）を用いた場合には電解質バランスが崩れるなどの問題から，経口摂取の重要性が医療のみならず福祉・教育の現場でも認識されてきている．そのために，必要栄養をいかに効率よく吸収させるかについて，栄養剤を中心として研究が進んできている．しかしながら，それらの栄養剤は一般的には液状であり，腸管を動かさないことや極短時間に吸収させようとすることでの肝臓への負担の大きさによって長期的には従来同様の転帰をとる．

したがって，安全に呼吸路を保護して，消化管活動を賦活させる経口摂取法が望まれている．そのような目的では，食物そのものの物性を調整する方法と嚥下訓練法について論じられるようになってきている．

最近上市されている多種多様な増粘剤は前者の方法であるが，必ずしも汎用性があるわけではない．その理由は，それらの物性については機械食品化学的に検討されているものの，摂取時の生体反応については官能試験の結果に依存しているため，十分には解明されていないことにある．同じ物性であると感じても，物性の時間安定性や温度安定性については製品ごとに大きく異なる[1]．すなわち，仕様書に記載されている物性が，かならずしも同じ生体反応を惹起するというものではなく，場合によっては増粘剤を使うことがリスクを増大させることもある．したがって，食物物性と嚥下時の生体反応を客観的定量的にとらえることは，嚥下障害例での経口摂取を支援する上で必要性は高い．

III 新たな概念としての移行段階（期）での嚥下機能

従来，嚥下運動は，口腔期，咽頭期，食道期の3期で考えることが多かった[2]．この考え方は，口腔内に含ませた造影剤がどのように飲み下されていくかを，レントゲンビデオにより追跡した所見から推察したものであり，3期型の考え方は水分や流動食の嚥下モデル（swallowing model）といえる．このモデルは口腔癌や咽頭癌での手術後例などの器質障害への対応につい

て考えるためのモデルとして想定されたものである．

一方，最近では，器質障害への対応だけでなく，認知症等での認知機能の障害，脳卒中等の脳血管障害による運動機能の障害，外傷性頭部障害での意識障害を原因とする咀嚼・嚥下障害への対応も求められるようになってきている．そこで3期型の考え方に，口腔内に食品を取り込む前の食品の認知の段階（先行期）を加え，さらに従来の口腔期を，咀嚼して食塊を形成する段階（準備期oral preparatory phase）と従来同様の食塊移送の段階（oral transport phase）に分け，（先行期），準備期，口腔期，咽頭期，食道期より構成される4(5)期型[2]の考え方が一般的になりつつある．

しかしながら，4期型モデルも，咀嚼中に口腔内に未咀嚼の食物が残留している状態で咀嚼された食物を嚥下する動作が介在するという実際の咀嚼嚥下モデルではない．

Hiiemaeら[3]は，固形の食物に造影剤を混入・塗布した検査食を自由咀嚼している際の食塊の動向をレントゲンビデオでとらえている．食物は咀嚼運動により泥状になったものから順次，口腔内でまだ咀嚼中の食物が残っている状態であっても，口腔後方に送られて（Stage II transport），喉頭蓋谷に個人ごとの特定量まで貯留した後に，口腔内で咀嚼中であっても嚥下されている．このモデルを咀嚼モデル（process model）として呈示している．このモデルは，口腔期，咽頭期での器官運動が，咀嚼中（準備期）に同時に進行する実際の咀嚼時の食塊の送り込みの様相の理解を助けるが，造影法では造影剤の位置の確認にすぎず，また被曝線量の問題からも限られた時間しか検討できないため，調節機構については十分にはわからない．

レントゲンビデオによる口腔期から咽頭期での嚥下過程についての説明には，軟口蓋が挙上して食塊が咽頭に流れるとしているものが多く，明確な送り込みの機序について示しているものは少ない．すなわち，口腔期の終わりと咽頭期の開始は同時であって，その境界は軟口蓋の挙上時であり，その運動は反射性であるとしているものが多い．

舌と口蓋の圧迫力によって動かされた食塊は，軟口蓋が挙上することによって開放された口峡を，重力と舌口蓋圧迫力[4-6]を駆動力として通過する．すなわち，軟口蓋の挙上運動は，食物の鼻腔への逆流の防止と口峡の開大という2つの役割を担っている．さらに，軟口蓋挙上後一定時間経過後に口蓋舌筋活動により舌は挙上し，軟口蓋と気密に接触閉鎖することで，咽頭を密閉腔にし，咽頭期前半での陰圧形成[7,8]を補助している．すなわち，この口腔期から咽頭期への移行段階の開始時での調節は，口蓋帆咽頭閉鎖機能の調節に他ならない．

臨床の現場では，随意性の準備期・口腔期から不随意性の咽頭期への移行段階での誤嚥の「きっかけ」があることが多く，また食物物性や嚥下量により，その病態も変化することが多い．そのため，嚥下障害に対応するためには，この移行段階がどのように調節されているかをみる必要があり，口蓋帆咽頭閉鎖（鼻咽腔閉鎖）機能の研究が重要であることがわかる．

摂食嚥下機能と口蓋帆咽頭閉鎖機能の研究は，口腔咽頭構造，食性，嗜好，食行動の目的が相違する実験用動物，とくに肉食動物を用いた場合，全くといってよいほど臨床的に有益な情報を与えないことに注意がいる．

準備期と食物物性

準備期とは，嚥下できるまで食物を咀嚼する段階である．食器によって口に運ばれた食物は，大きさや物性に応じた強さで前歯によって咬断される．咬断された食物は舌によって臼歯部に運ばれ前後左右上下の下顎運動によって，粉砕され磨り潰される．口腔前庭に落ちた食塊は頬筋の緊張により，口底に落ちた食塊は舌の作用によって臼歯咬合面に戻され，再び臼磨運動に

よる咀嚼を受ける．この間，口唇は閉鎖され，臼磨された食品が口腔外に出ないようにしている．また，軟口蓋と舌は，口蓋舌筋活動により接触し，食塊を咽頭へ落とし込まないようにしている．臼磨中，唾液と混ぜ合わせられることにより，味が認知されると同時に良好に嚥下できるように泥状に食事のテクスチャーは変化していく．

準備期が終わると食塊を口腔から咽頭に送り込む口腔期があり，その後には呼吸を停止して反射性に嚥下する咽頭期が待ち受けていることを考えると，この準備期では口腔期での送り込みと咽頭期での反射性嚥下を円滑に進行させることが可能な状態にまで食塊を泥状にする目的を有しているとも解釈できる．鈴木ら[9]は，粘稠度と嚥下量の関係を調べるために，嚥下量を段階的に増大して1回で嚥下できる量の限界を調べている．その結果，水に増粘剤を混じて粘稠度を増大した液体と水とでは，粘稠度が高い液体の方が水よりも1回嚥下量の限界は小さくなることを報告している．

奥野[10]は，緑茶100mlにスルーソフトリキッドを，12g，24g混入した被験食嚥下時の個人至適嚥下量を調べたところ，溶解量が多くなるほど一回至適嚥下量が少なくなることを示している．

新井ら[11]は，口蓋床によって口蓋粘膜の感覚を障害した場合に咀嚼回数と嚥下開始までの時間が延長するとし，Hiiemaeら[12]は，食物の堅さが上昇すると取り込みから嚥下までの咀嚼回数は上昇し，全体の処理時間も延長することを示している．すなわち，食物の物性を口腔粘膜で感知し，咀嚼機能のみならず，嚥下機能を監視し，嚥下可能になるまで処理していることが考えられる．

舌咽神経障害などにより喉頭蓋谷への貯留状態の監視が障害されていたり，舌と軟口蓋の気密な接触状態に問題があると，stage II transportによって作られる食渣を喉頭蓋谷で保持できずに誤嚥する可能性がある．

stage II transportがどのようにして生じるのかについて，舘村ら[13]は，口蓋舌筋筋電図を用いて，non-nutritive taskによって，舌を前後上下左右に偏位させたときの筋活動を検討した．その結果，片側に舌を偏位させた際に，偏位側の口蓋舌筋活動が高くなることを示した．このことは，咀嚼時に舌が左右運動すると，偏位した側の舌と軟口蓋は引き寄せられ，反対側では口蓋と舌背の間に空間が生じることを示している．咀嚼中は鼻呼吸していることを考えると，咀嚼中の舌の左右運動によって食塊は，舌の偏位側で押し潰され，後方と反対側に移動させられると考えることができる．

口腔期と食物物性

喉頭蓋谷に貯留した食塊が，至適1回嚥下量と至適テクスチャーになると，口蓋舌筋の作用により舌の側縁がもち上がって舌中央に凹みが生じ，食塊は流れだす．

咽頭への食塊の送り込み運動は，まず舌が口蓋を圧迫する力が食塊に加えられることにより起動される．舌と口蓋を圧迫する力について，Takahashiら[4,5]は，液体食品と固形食品を用いて比較検討している．粘稠度が高くなると，液体食品では舌‐口蓋の圧迫力は上昇し，固形食品の場合に，一口大であれば舌‐口蓋の圧迫力は増大するとしている．

すなわち，粘性が高くなれば大きなすり速度が必要となる．そのためには，舌と口蓋を圧迫する力を大きくする必要がある．奥野[10]の報告したように粘性が上昇すると至適嚥下量が減少する理由としては，舌口蓋圧迫圧を高くするために，より口蓋舌筋の活動を高くする結果，舌と軟口蓋の間の開放量が減少し，口峡を一回で通過できる量が減少したためと考えられる．

咽頭期と食物物性

1）移行期から咽頭期前半

前口蓋弓に食塊の先端が達すると，軟口蓋は挙上して口腔と鼻腔を遮断して口峡を開大させる．同時に咽頭側壁は内方に偏位し，口蓋平面の高さでもっとも咽頭を狭小化して[14]，陰圧形成を補助する．軟口蓋の挙上運動は一意的に口蓋帆挙筋活動が担い，その走行から咽頭側壁運動も担うとされている[15]．すなわち，口腔期から咽頭期への移行段階の調節の解明は，口蓋帆挙筋活動の調節様相の解明にある．

快適な嚥下，すなわち「快適なのど越し」であるとするニュートン流体の嚥下量（至適嚥下量）については，Adnerhillら[16]や宮岡ら[17]が検討している．Adnerhillらは成人男女60名を対象にして平均21.0mlであるとし，宮岡らは女子大学へ通学する女性39名を対象にして至適嚥下量を調べて18mlであったとしている．さらに，宮岡らは，18ml以上でも以下でも嚥下しづらくなることも報告している．

舘村ら[18]は，ニュートン流体である水を用いて嚥下時の軟口蓋運動への嚥下量の影響を検討している．個人の至適嚥下量を無視して，被験者全員に等量（3ml，5ml，10ml）を嚥下させると，口蓋帆挙筋活動量は嚥下量とは比例しなかった．このことから，健常者に共通する固定された快適な嚥下量は存在せず，個人ごとに特定の至適嚥下量があると考えられた．Tachimuraら[19]，尾島ら[20]は，Adnerhillら[16]や宮岡ら[17]の報告とは異なって，彼らの方法により検討した至適嚥下量には，個人差があることを明らかにしている．このような相違が生じる理由として，Tachimuraら[19]の被験者では，年齢，性，体格が個々に相違していたのに対して，宮岡ら[17]の研究では，女子大学の同学年，同年齢の女子を対象にしたため，口腔容積や体格等の要素のばらつきがTachimuraら[19]や尾島ら[20]の被験者より小さかったためではないかと思われる．

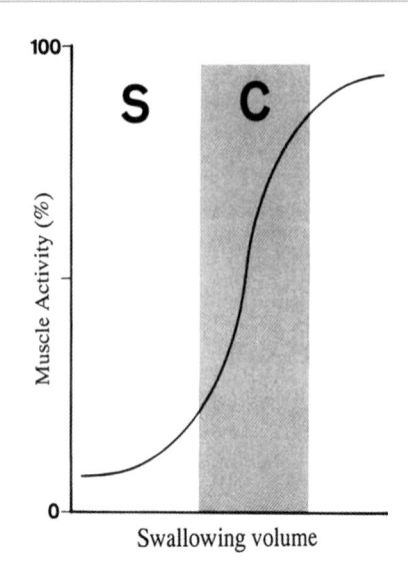

至適嚥下量を中心として個人ごとの一定の範囲での量に依存して筋活動は変化するが，その範囲を逸脱すると筋活動は量に対応しなくなる．障害がある場合には，この範囲が狭くなることが考えられる．

図1　嚥下量と口蓋帆挙筋と口蓋舌筋の活動との関係の模式図
（文献19，文献21より）

Tachimuraら[19,21]は，この至適嚥下量を中心に嚥下量を変化させると口蓋帆挙筋と口蓋舌筋の活動量は嚥下量に比例するようになることを示している（図1）．このことは，ニュートン流体を嚥下する場合には，個人ごとに快適に嚥下できる量（至適嚥下量）を中心に，その近傍において嚥下機能に関連する器官は調節されていることを意味している．

咽頭期での舌と軟口蓋の間での送り込み運動は，口蓋舌筋活動による強い舌－軟口蓋閉鎖[6]により達成されている．食塊が咽頭に送り込まれると喉頭は前上方に挙上し，喉頭蓋による気管口の閉鎖と声帯による気管の閉鎖が行われる．軟口蓋の挙上により密閉腔となった咽頭は，喉頭の前上方挙上により前後的に拡張される結果，咽頭には陰圧が発生し[7,8]，食塊は咽頭に吸引される．

すなわち，移行期から咽頭期前半での食塊の移動は，軟口蓋と舌の相互の巧みな運動による

圧迫力と軟口蓋による口腔鼻腔の気密な分離による咽頭での陰圧生成の保障によって行われているといえる．すなわち，口蓋帆咽頭閉鎖機能と舌の後方挙上に関わる筋活動の調節によって，口腔から咽頭での通過の良否が決定されていると考えられる．

2）咽頭期後半と食物物性

咽頭期前半に続いて，舌軟口蓋の圧迫力，重力，咽頭陰圧で吸引された食塊は，舌—軟口蓋—咽頭後壁の間で押しつぶされ，咽頭から拭い去られるように食道に向かう．食道入口部の輪状咽頭筋は弛緩し，食塊は食道内に抽送され，咽頭にはまったく残渣が残らない．

咽頭期を通じて，気道を保護するために，声帯と気管口は閉鎖され，呼吸が呼気相で停止する．個人ごとに呼吸機能は異なっているにもかかわらず，健常者であれば共通して咽頭期での食塊の通過時間は約800msecに調整されているとPerlmanら[22]は述べている．残渣が残らないことや通過時間が一定であることを考えると，食物残渣の相違による「喉越し」の感覚は，咽頭期後半では検出できないのではないかと考えられる．

Ⅳ 「のどごし」と嚥下機能

嚥下運動についての研究は，videofluorographyやマノメータを用いて，咀嚼嚥下運動への負荷（粘稠度，嚥下量）を変化させることで生じる関連器官の運動量や位置変化，舌口蓋圧迫圧，咽頭嚥下圧等の時間的変化を分析することによって行われている．

現在の嚥下運動に関する研究では，レントゲン造影画像上での器官の偏位量を運動量として捕らえるものが多い．嚥下造影的方法は，嚥下時に気管を保護することができるかを容易に観察することができるため，臨床現場ではよく使われている．しかしながら，この方法は，「ニュートン流体であるバリウムがどのように流れているか」を「矢状面上の影絵」として見る検査であって，「非ニュートン流体や粘性の高い食物を『どのように』嚥下しているか」をみるものではない．すなわち，舌運動を必要とせずに重力によって流れる水分での気管内への誤嚥が臨床上で問題になることから，バリウムの位置をみる嚥下造影法を流用して，嚥下器官の運動について推し量っているだけである．

さらに，過去の研究で用いられている被験食品の物性や嚥下量は様々であるため，得られた結果の普遍化に困難を伴っている．すなわち，粘稠度を変化させた実験であっても，研究者により指示した嚥下量が異なっていたり，嚥下量が適切でないために嚥下回数に共通性がみられなかったり，量は一定にしていても味が異なる食品であったりと，個々の報告での結果を相互に比較するには，嚥下運動に影響を及ぼすと考えられる要素が統一されていないため困難であるのが現状である．

軟口蓋が挙上し，その後に舌が挙上するまでの時間にどれほどの量が咽頭に入るかであり，すなわち同じ口峡の開大量で大量に通過するものを「のどごしの良い」食物としてよいと思われる．

奥野[10]は粘性と1回嚥下量の2つの因子を変化させたときの口蓋帆挙筋活動を調べ，嚥下時の口蓋帆挙筋活動は，粘性と嚥下量を2変数とする重相関関係で説明できることを示した．また軟口蓋が最も挙上して口峡が開大した時刻から引き続いて舌が挙上する時刻までの時間，すなわち口峡を通過して咽頭に入った食塊が陰圧吸引され始めるまでの時間は，食物物性に関わりなく個人ごとに一定であることを示した．「のどごし」がどのような食感を示すかについては特に定義されていないが，「単位時間あたりに口腔から咽頭へ口峡を介して通過する食塊量が他の食物より多くなり，口腔内に残留する量が少ないもの」とするならば，軟口蓋挙上かつ舌の再挙上まで，どれほどの量が通過するか

第3章 「はなす,かむ」機能と「口」の美の回復を目指して

によって「のどごし」が決定されているかもしれない.

さらに物性や嚥下量によって筋活動が変化することを考えると,嚥下造影時にトロミをつけることで口蓋帆咽頭閉鎖機能の調節様相が変化することが考えられることから,嚥下造影ではのど越しに関する口蓋帆咽頭閉鎖機能については検討できない.

一方,筋電図学的方法は,標的筋を正確に選択することで,等尺性運動,等張性運動のいずれにおいても観察することができる.したがって,入力情報である食物物性を様々に変化させることによるoutputを分析することで「ヒト」がどのように感じているかを推察することも可能である.現在,快適なのど越し食品の開発に試験的に種々の食品を試作して検討中である.

謝辞

本研究に対してご協力を頂いた,大阪大学大学院歯学研究科高次脳口腔機能学講座ならびに大阪大学歯学部附属病院顎口腔機能治療部 尾島麻希,奥野健太郎,河合利彦以上の先生他,各位に感謝します.

本研究は,21世紀COEプログラム「フロンティアバイオデンティストリーの創生」,科学研究費補助金基盤研究B(#16300237),基盤研究C(#13672029, #15592048, #16639020),明治乳業株式会社との共同研究による支援(平成18年,19年)を受けて行われた.

文 献

1) 畦西克己,舘村卓,外山義雄,奥田豊子(2007):簡易粘度計を用いた市販各種トロミ調整食品の粘性の比較.大阪教育大学紀要 第Ⅱ部門,55,69-48,平成19.
2) Perlman, A. L. and Schulze-Delrieu, K. (1996): Deglutition and its disorders-Anatomy, physiology, clinical diagnosis, and management-, (Singular Publishing Group), 15.
3) Hiiemae, K. M. and Palmer, J. B. (1999): Food and bolus formation during complete feeding sequences on foods of different initial consistency, Dysphagia, 14, 31-42.
4) Takahashi, J. and Nakazawa, F. (1991): Palatal pressure patterns of gelatin gels in the mouth, J. Texture study, 22, 1-11.
5) Takahashi, J. and Nakazawa, F. (1991): Effects of viscosity of liquid foods on palatal pressure, J Texture study, 22, 13-24.
6) Palmer, J. B. (1998): bolus aggregation in the oropharynx does not depend on gravity, Arch. Phys. Med. Rehabi. l, 79, 691-696.
7) Ku, D. N., Ma, P. P., McConnel, F. M. and Cerenko, D. (1990): A kinematic study of the oropharyngeal swallowing of a liquid, Ann. Biomed. Eng., 18, 655-669.
8) Cerenko, D., McConnel, F. M. and Jackson, R. T. (1989): Quantitative assessment of pharyngeal bolus driving forces, Otolaryngol. Head Neck Surg., 100, 57-63.
9) 鈴木康司,土田みね子,堀口利之(1997):嚥下物の物性と嚥下量の変化(第一報)粘性の相違と嚥下量について.耳鼻,43,673-679,平成9.
10) 奥野健太郎(2007):嚥下時の口蓋帆挙筋活動の調節に与える嚥下量と粘度の影響.大阪大学歯学雑誌,52,1-16,平成19.
11) 新井映子,加藤一誠,田中みか子,木内延年,山田好秋(1999):摂取食物のテクスチャー認知における口蓋の役割.日摂食嚥下リハ会誌,3,21-28,平成11.
12) Hiiemae, K., Heath, M. R., Heath, G., Kazazoglu, E., Murray, J., Sapper, D., Hamblett, K. (1996): Natural bites, food consistency and feeding behaviour in man, Arch. Oral Biol., 41, 175-189.
13) 舘村卓,尾島麻希,野原幹司,和田健(2003):摂食・嚥下活動における鼻咽腔閉鎖機能の調節―咀嚼運動を模した舌変位時の方向と口蓋舌筋活動の関係―.日本摂食嚥下リハビリテーション学会雑誌,7,41-46,平成15.
14) Lewis, M. B. and Pashayan, H. M. (1980): The effects of pharynbgeal flap surgery on lateral pharyngeal wall motion, A videoradiographic evaluation. Cleft Palate J., 17, 301-304.
15) Dickson, D. R. and Maue-Dickson, W. (1994): Velopharyngeal anatomy. J. Speech Hear Res., 37, 303-313.
16) Adnerhill, I., Ekberg, O. and Groher, M. E. (1989): Determining normal bolus size for thin liquids, Dysphagia, 4, 1-3.

17) 宮岡里美,宮岡洋三,山田好秋 (2001): 食塊量の増減に伴う嚥下感覚の変化―お茶を用いた実験. 日摂食嚥下リハ会誌, 5, 25-31, 平成13.
18) 舘村卓,江口ゆかり,野原幹司,尾島麻希,和田健 (2001): 水嚥下量と口蓋帆挙筋活動の関係―最大努力でのblowing時の筋活動を基準にして―. 日摂食嚥下リハ会誌, 5, 19-25, 平成13.
19) Tachimura, T., Ojima, M., Nohara, K. and Wada, T. (2005): Change in Palatoglossus muscle activity in relation to swallowing volume during the transition from the oral phase to pharyngeal phase. Dysphagia, 20, 32-39.
20) 尾島麻希,舘村卓,奥野健太郎,野原幹司 (2006): 水分嚥下量と口蓋舌筋活動―ガムシロップを用いて―. 日本摂食嚥下リハビリテーション学会誌, 10, 12-21, 平成18.
21) Tachimura, T., Okuno, K., Ojima, M. and Nohara, K. (2006): Change in levator veli palatini muscle activity in relation to swallowing volume during the transition from the oral phase to pharyngeal phase. Dysphagia, 21, 7-13.
22) Perlman, A. L. and Schulze-Delrieu, K. (1996): Deglutition and its disorders-Anatomy, physiology, clinical diagnosis, and management-, (Singular Publishing Group), 18.

口腔顎顔面の最新画像診断と口腔癌に対する放射線治療

柿本直也, 内山百夏, 村上秀明

大阪大学大学院歯科研究科
口腔分化発育情報学講座　歯科放射線学教室

　当教室の研究は, CTスキャナやMRIスキャナなどの最新鋭の画像診断機器を用いた画像診断に関する研究と, 口腔癌に対する放射線治療に関する研究の2本柱で行っている. 画像診断研究部門では臨床的なものと基礎的なものを平行して行っているが, 本稿ではそれらの中から主にMRIを使った研究として, 口腔に発生した血管腫および顎関節の関節リウマチの画像診断に関する研究, 顎関節部MRI用コイルの信号補正に関する研究, マウスガード装着時のMRIによる顎関節の状態に関する研究, の4点を紹介する.
　一方, 放射線治療研究部門では, 腫瘍に対していかに多くの放射線を照射すると同時に周辺正常組織に極力照射を行わないことを大きな診療と研究の目標としている. さらに, 放射線治療を完遂するための投薬などの試行, 照射回数や分割方法の工夫による治療成績の向上に関する研究を行っている. 本稿ではそれらの中から, 口腔癌の放射線治療完遂への投薬の寄与, 舌癌の組織内照射における無照射期間の影響について紹介する.

【キーワード】
顎関節 TMJ, MRI, 血管腫 hemangioma, 口腔癌 oral cancer, 放射線治療 radiation therapy

I　はじめに

　口腔顎顔面領域に発生する腫瘍や, 増加の一途をたどる顎関節症の治療において, 画像診断の果たす役割は大きい. 術前の診断として治療方針を決定し, また患者説明に有効利用することも少なくない. 術後の経過観察に画像検査を併用し, 再発を視診や触診よりも早く発見できるポテンシャルも有している.
　本稿では, 血管腫と関節リウマチにターゲットをあてた画像診断に関する研究の紹介を行う. また, 当教室ではMRIを用いた顎関節部の画像診断において, 適切な信号受信用表面コイルを作成することを模索している. この経過で行っている表面コイルの欠点を補う校正法を用いた顎関節部の画像診断に関する研究を紹介する. またスポーツ歯学における画像診断の研究として, マウスガード装着時のMRIによる顎関節の状態に関する研究を紹介する.
　放射線治療研究部門では, 歯学部附属病院放射線科にリニアック装置が導入されて以来体系的な研究を継続している. また, 医学部放射線治療学教室との共同研究として, 主に舌癌の組織内照射を臨床的に研究している. 本稿ではそ

れらの中から，口腔癌の放射線治療完遂へのセファランチン投薬の寄与に関する研究と，舌癌の組織内照射における無照射期間の影響についての研究（平成18年度日本歯科放射線学会の優秀論文賞を受賞）を紹介する．

II 血管腫の画像診断

背景

血管性腫瘍は小児頭頸部良性腫瘍の中で代表的な腫瘍の1つである．これらは，臨床的性質と血管内皮細胞の性質により血管腫と脈管奇形の2つに分類される．多くの症例では病歴，視診，触診により血管性病変の診断を行うのに十分であるが，治療計画においては，解剖学的位置や深部増殖性などの詳細な診断が必要となる．これまで，血管造影，CT，MRIによる血管性病変の診断報告は存在するものの，CTとMRIの両方を用いた，詳細な画像検討はなされていない．本研究ではCTとMRIの両方を用いて診断した9例の血管性病変の詳細な画像検討を行い，各撮影・撮像条件間の比較検討を行った．

成果

単純CT，造影CT，MRIのT1強調画像，脂肪抑制法併用T2強調画像，脂肪抑制法併用造影T1強調画像において，腫瘍の検出能，腫瘍境界，辺縁，内部性状，隣在組織とのコントラスト，CT値または信号強度，造影性，造影後の内部性状，静脈石検出能，骨吸収検出能に関して検討した結果，以下のようになった（図1）．

CTでは，9例中2例で腫瘍を検出できなかった．MRIのT1強調画像では9例中1例で腫瘍を検出できなかったが，脂肪抑制法併用T2強調画像，脂肪抑制法併用造影T1強調画像では全例検出することが可能であった．単純CTでは血管性腫瘍は境界不明瞭，辺縁不整，不均一な内部性状，隣在組織との低いコントラスト，中〜低CT値を示した．造影CTでは，境界明瞭，辺縁整，隣在組織との低いコントラスト，中〜高CT値を示した．また内部は不均一に造影さ

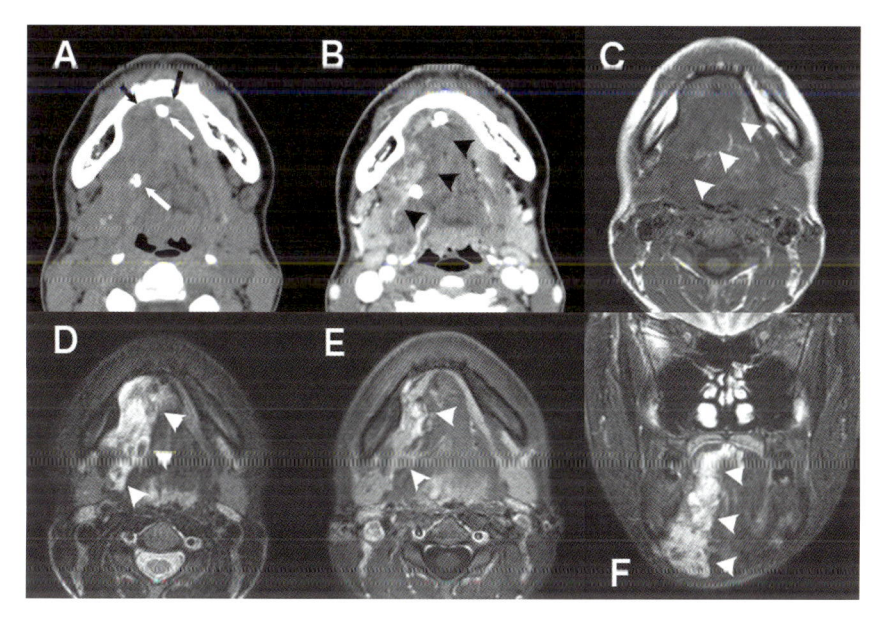

A 単純CT．B 造影CT．C T1強調画像．D，F 脂肪抑制法T2強調画像．E 脂肪抑制法併用造影T1強調画像．黒矢印は骨吸収，白矢印は静脈石，矢頭は腫瘍範囲を示す．

図1 血管腫のCTおよびMRI画像

れた．静脈石は5例で検出可能であり，骨吸収は2例で検出可能であった．一方，MRIのT1強調画像では，境界不明瞭，辺縁不整，不均一な内部性状，隣在組織との低いコントラスト，低〜中等度の信号強度を示した．脂肪抑制法併用T2強調画像では，境界明瞭，辺縁不整，不均一な内部性状，隣在組織との高いコントラスト，高い信号強度を示した．脂肪抑制法併用造影T1強調画像では，境界不明瞭，辺縁不整，隣在組織との高いコントラスト，高い信号強度を示した．また，内部は均一に造影された．静脈石はT1強調画像では1例，脂肪抑制法併用T2強調画像では3例，脂肪抑制法併用造影T1強調画像では2例で検出可能であり，骨吸収は各撮像条件において2例で検出可能であった．

意義

頭頸部領域における血管性腫瘍は，様々な臨床所見，治療の可能性を呈する先天性の病変であることが多い．多くの症例では病歴，視診，触診により血管性病変の診断を行うのに十分であるが，治療の可能性や治療計画においては，腫瘍の大きさ，範囲，位置の正確な把握が必要で，これに関しては視診，触診では不十分であるため，画像診断を合わせた相補的診断が必要となる．血管腫の画像診断としては，血管造影，CT，MRIが用いられるがそれぞれ一長一短がある．血管造影では腫瘍範囲の同定が困難であり，隣在組織との関係も不明である．単純CTでは腫瘍の信号強度は筋肉と近似しており腫瘍範囲の同定が難しい．また，造影CTにおいても，腫瘍が必ずしも十分に造影されず腫瘍範囲を誤る危険性がある．一方，MRIは腫瘍範囲を同定するのに最も適したモダリティーであり，一般にはT1強調画像で中等度，T2強調画像で高い信号強度を示す．MRIの組織分解能がCTより高いため，本研究結果でも腫瘍の検出能に関してMRIはCTより優れていた．さらにMRIには任意の断面を設定できる特徴があるため，腫瘍検出能だけでなく腫瘍の進展範囲の診断にも有効である．しかしながら，硬組織の検出能，特に静脈石の検出能に関してはCTの方が優れており，これらを相補的に用いる必要がある．

血管腫の鑑別診断としてはリンパ管腫が挙げられる．これらの鑑別には造影操作が有効である．本研究では，血管腫と診断されたもののみを対象としたため，リンパ管腫との鑑別に関する言及はできない．しかしながら，脂肪抑制法T2強調画像と脂肪抑制法併用造影T1強調画像では全例で腫瘍の検出が可能であったため，確定診断が出された後，治療計画のみを行うのであれば，脂肪抑制法T2強調画像のみで十分診断可能といえる．

本結果より，血管性腫瘍をCT，MRIで診断する有用性，それぞれの撮影・撮像方法におけるPitfallを示した意義は，今後の診断精度の向上につながる．

今後の展望

血管性腫瘍病変のCTおよびMRIの詳細な検討を行ったが，これらはすべて二次元の診断である．腫瘍の進展範囲の正確な把握には三次元画像診断が必須である．また，血管性病変のみならず，他の良性腫瘍，悪性腫瘍との鑑別やそれぞれの三次元的特徴を捉えることが望まれる．

Ⅲ　関節リウマチの画像診断

背景

関節リウマチは，関節滑膜の非特異的炎症を特徴し，全身性で慢性の病態を呈する．四肢関節，特に手指関節の罹患頻度は高く，顎関節に初発することはまれであるが，患者の約50〜80％において顎関節に発症がみられる．病理組織学的には，滑膜の炎症，軟骨の変性・消失，パンヌスといわれる肉芽組織による骨の破壊，さ

らに関節周囲炎の慢性化による関節包の肥厚と瘢痕化という現象が認められる．

　関節リウマチの画像診断には，従来から単純X線写真および断層X線写真が主に用いられてきた．顎関節部の関節リウマチもこれらの方法にて診断が行われ，顎関節部のX線学的特徴は手指関節などと同様に，関節腔の狭小化および骨びらん（erosion）とされている．しかし，これらの方法では関節内病変を正確に評価することは困難である．一方，MRIは非侵襲的で，関節の任意の断面を描出でき，軟部組織のコントラスト，分解能に優れているため，早期変化を検知することが可能と考えられる．また，MRIでは，単純X線写真および断層X線写真ではみられない関節構成成分の滑液，軟骨および靭帯などの変化を描出することが可能でありその診断能に期待されるが，まだMRIでの適応は確立されていない．

　そこで，本研究では，全身性の関節リウマチに罹患し，顎関節部に症状を有する女性6例の患者（平均年齢49.8歳（24〜70歳），平均発症年齢36.2歳（23〜48歳），平均罹患期間14.8年（1〜30年））の顎関節部にMRIを施行してその所見を検討し，さらに単純X線検査および断層撮影検査結果と比較することによって，MRIの関節リウマチにおける有用性を検討することを目的とした．X線画像診断検査には，パノラマX線撮影，側斜位経頭蓋撮影法（LOTP）および多層断層X線撮影法を行い顎関節の硬組織を評価した．MRIではT1強調画像，T2強調画像，およびプロトン密度強調画像にて顎関節の硬・軟組織を評価した．

成果

　X線画像診断検査から，骨形態の変化，erosionおよびosteophtyeが得られた．MR画像では，下顎頭に12関節中9関節に骨変化を認め，erosionは8関節，osteophtyeは5関節で，断層にて骨変化が認められた関節中4関節に骨変化を認め

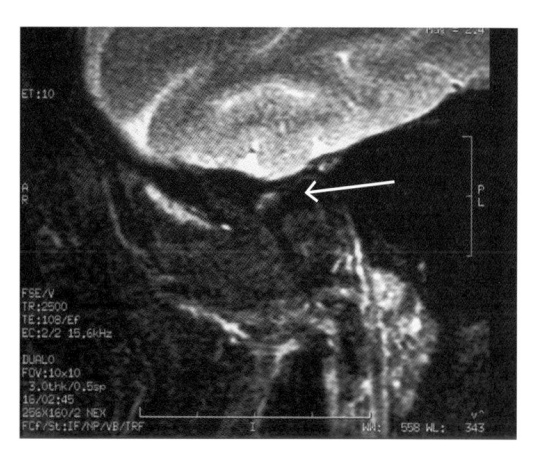

図2　パンヌスを疑った顎関節部のMRI画像

た．関節円板が描出されない関節のすべてに，また関節円板が上方位の6関節中3関節に骨変化を認めた．T2強調画像では，12関節中5関節に高信号領域を認め，そのうち1関節にいわゆるパンヌスと疑う像を認めた(図2)．MR所見から，下顎頭の運動量の低下はほぼ9割で認め，LOTPと同様の結果であった．関節リウマチの顎関節でのMR所見として，関節円板は上方位または関節円板が描出されない症例の頻度が高く，関節円板の状態と骨変化を含む他の病態との関係を調べたところ，関節円板が描出されなかった5関節のいずれも骨変化を認め，3関節は動きの低下およびT2強調画像にて高信号領域を認めた．また，関節円板上方位6関節中3関節に骨変化を認めた．

意義

　関節リウマチにおいて画像検査は，骨・関節の破壊，変形などに関連した関節変化を把握するうえで大切である．画像検査には単純X線写真および断層X線写真が用いられ，最近ではCTにても評価が行われている．しかしこれらの方法はいずれも侵襲的であることが欠点である．今回の検討からMR画像での骨変化の描出能は，X線写真像と比べて差がないことが明らかにされた．顎関節の画像診断では関節円板の

評価が重要視されるが，これを評価できるのはMRI検査のみであり，今回の検討から関節リウマチ患者の関節円板は，上方位または描出できないほどまでに破壊していることが特徴であることが示唆された．このため，非侵襲的に硬組織および，関節円板をはじめとした軟部組織の異常を描出することができることなら，MRI検査は関節リウマチ患者の画像診断に有用であるといえる．

今後の展望

通常，関節リウマチは手足の指趾関節から発症して足，膝，手および肘関節などに広がり，顎関節に罹患するのは比較的進行してからである．症状としては朝のこわばり，運動痛，圧痛，雑音などで，両側性に罹患することが多く，病変が進行すると咬合異常や顎強直症を来すこともある．咬合異常や顎強直症などの症状によっては，咀嚼障害および運動障害などの機能障害を伴うこともある．このような症状に至るまでに，顎関節での発症を早期に検知することは重要である．

現在，全身性の関節リウマチ患者の進行度の判定には，X線写真などを用いて評価するSteinbrockerのstage分類およびLarsenのgrade分類が用いられている．しかし，顎関節での進行度の判定基準は未だ確立していない．このため，今後整形外科医の協力のもと，全身性の関節リウマチ患者の顎関節の症状の診査とMRI検査を施行して，顎関節の症状とMR画像との関連性を検討し，顎関節の関節リウマチのstageまたはgrade分類を行い，対症療法であるとしもその時点での治療法を用いて処置することによって，顎関節の症状をとどめるか，遅延することに役立てられると考えられる．

IV 顎関節部の画像診断

背景

MRIを他の画像検査法と比較したとき，最大の利点は放射線被曝がないということである．また，任意の断面が取得できることも大きな利点のひとつである．初診時のみならず，治療中，治療後に検査を受けることが予想される顎関節症患者において，放射線被曝を考慮しないでくりかえし撮像できるので，顎関節部の画像診断において，円板穿孔と関節腔内癒着の診断を除けば，MRIに勝るモダリティーはない．ところで，これまでの研究で，顎関節部の症状のあるなしに関わらず，下顎頭や顎関節円板の信号強度が時系列的に変化するとの報告がある．しかしながら，このMRIの信号強度自体は使用するコイルや与えるRFパルスに大きく影響される．顎関節部のMRI撮像では，表面コイルを用いることが多いが，これは良好な信号強度比と高い解像度を得るためである．しかしながら，この表面コイルの欠点は，表面コイルからの距離によって信号の強度が変化することで，表面コイルに近い対象からの信号は大きく，遠い対象からの信号は小さい．そこでモイヤーらは，表面コイルを使用する際のこれらの欠点に対して，Bio-Sabart法に基づく信号強度補正法を考案し，これによって信号強度の不均一性がかなり向上した．本研究の目的は，顎関節MRI撮像用表面コイルにモイヤーらの信号強度補正法を応用し，顎関節部の信号強度を検討し，関節円板の信号強度の変化が関節円板の位置や形態とどのように関連しているかを検討するものである．

成果

48名の患者の左右96顎関節を対象としMRIスキャンを行ったところ，37関節が正常範囲内と診断され，9関節が部分前方転位，12関節が

復位を伴う前方転位，32関節が復位を伴わない前方転位と診断された．他の関節は，患者の動揺や金属アーチファクトなどによって診断不可能で，対象から除外した．関節円板の形状は，Biconcaveが44例，Lengthenedが6例，Biconvexが3例，Thicker posterior bandが26例であった．モイヤーらの信号強度補正法を応用し，関節円板の前方肥厚部，中央部，後方肥厚部の信号強度を計測した結果，信号強度比と解像度が応用前と比較して有意に改善した．後方肥厚部の信号強度は，正常例→部分前方転位症例→復位を伴う前方転位症例→復位を伴わない前方転位症例の順で，有意に増加した．しかしながら，前方肥厚部や関節円板中央部の信号強度は，関節円板の位置による相違を認めなかった．関節円板の形態は，前方転位症例においてThicker posterior bandが最も多く，正常例においてBiconcaveが最も多かった．

意義

モイヤーらの信号強度補正法を応用すれば，顎関節用表面コイルを診断する際の，信号強度の不均一性を憂慮することなく顎関節部の診断が可能となった．後方肥厚部の信号強度の増加は，顎内症の程度の進行と相関していた．また，後方肥厚部の信号強度は，関節円板中央部や前方肥厚部の信号強度と比較して優位に高かった．これによって，関節円板の変化は，後方肥厚部より始まるものと予想された．

今後の展望

顎関節用表面コイルは直径が8cmと小さく，理論的には半径4cmの球の半分からしか十分な信号が得られない．しかしながら，モイヤーらの信号強度補正法を応用すれば，この半球部分以外の領域の撮像と正確な診断が可能となることが判明した．今後はこの補正法を，頭頸部のクアドラチャコイルにも応用し，頸部の診断に役立てたい．

V マウスガード装着時のMRIによる顎関節の状態

背景

マウスガードは，外傷時の外力から歯を保護することを主な目的として，運動選手，特にコンタクトスポーツに参加する運動選手によって広く使われている．そして，何種類かのコンタクトスポーツにおいてマウスガードの使用が義務づけられているのが現況である．ところで，マウスガードが装着されること自体で咬合に少なからず影響が出現するであろうし，さらに弾性のマウスガード装着時にクレンチングする（噛みしめる）ことによって関節円板を含む顎関節部に影響が出現すると予想される．それらの変化が大きい場合は通常の画像検査で確認できるであろうが，変化が小さい場合その変化を画像の変化として捉えることが困難であったため，これらについては解明されていなかった．最近になって，ディジタルサブトラクション法の技術が向上し，単に2つのディジタル画像を引き算するのではなく，固定されている部分を動いていないと仮定して，微調整を行ってから引き算する手法が開発され，他領域では応用され始めている．

本研究では，①マウスガード装着自体は顎関節部構成要素（下顎頭と関節円板）の位置を変えうるか②弾性マウスガードを装着しクレンチングした場合に顎関節部構成要素に変化が現れるかを，MRIスキャンを行い上記の改良ディジタルサブトラクション法によって明らかにすることを目的とした．

成果

26名の被験者のそれぞれ左右52顎関節をMRI撮像したところ，15関節において関節円板の前方転位を認めた．そこで52関節を，2つのグループ，前方転位グループ（n=15）と正常グル

ープ（n＝37）に分類し，前歯部で3mm挙上と6mm挙上した2種類のマウスガード（MG1とMG2）を作成し，被験者に装着しMRIスキャンを行った．垂直方向の顎関節隙の大きさは，中心咬合位で2.65mm（範囲；0.7～4.6mm）であった．マウスガード装着によって，すべての関節で垂直方向の関節隙の大きさは有意に拡がり，MG1装着時よりMG2装着の方が有意に大きく拡がった．MG2装着で，水平方向には下顎頭は前方に移動し，その大きさはMG1装着と比較して有意に大きかった．MG2装着時に，関節円板は正常グループと比較して前方転位グループにおいて有意に前方に移動した．マウスガード装着時のクレンチングでは，関節円板は上方かつ後方に移動し，下顎頭は上方に移動した．MG1装着では，前方転位グループにおいて，クレンチングによって下顎頭は後方へ移動した．

意義

MG1装着によって，下顎頭は下方に1.15mm，前方に2.10mm移動した．一方MG2装着による下顎頭の動きは，MG1装着時と比較して統計学的に有意に大きかった．これまでの研究で，下顎頭と下顎窩の距離はマウスガード装着により増大し，これによってオトガイ強打時の力積を頭蓋底に伝えないようになる，との報告があったが今回の結果もこれを支持するものであった．被験者は顎関節部に異常を訴えないものを選出の条件としたが，28.8％にあたる15関節において関節円板の前方転位を認めた．この頻度は，これまでの研究の結果とほぼ一致していた．前方転位グループにおいて，マウスガード装着による関節円板の移動がやや大きかったが，統計的な有意差は認められず，同様の傾向が2つのマウスガードの間でも認められた．この結果は，前歯部の挙上量が6mm以下の場合に限定すると，マウスガード装着そのものは顎関節部構成要素に影響を与えないことが示唆された．

マウスガード装着時のクレンチングでは，ほとんどの被験者において下顎頭は後方かつ上方に移動した．正常グループでは，関節円板も同様に後方かつ上方に移動し，下顎頭と関節円板の位置関係はほぼ不変であった．しかしながら前方転位グループでは，関節円板にはほとんど移動を認めなかった．すなわち，下顎頭と関節円板の前後関係は，マウスガード装着時のクレンチングで，さらに増悪する可能性が示唆された．

今後の展望

クレンチングせずにマウスガードを装着すること自体は，顎関節部に影響を与えないことが判明した．しかしながら，関節円板が前方に転位している関節においては，下顎頭と関節円板の位置関係は，マウスガードを装着しクレンチングした場合には増悪することが判明した．またこの傾向は，厚いマウスガードを装着した場合の方が，薄いマウスガードと時より顕著であった．これらの結果から，厚いマウスガードを装着する場合は，前もって顎関節部の状態を把握する必要があると考えられた．本研究では，MRI撮像は二次元的に行われた．下顎頭や関節円板の移動は，二次元的のみならず三次元的に存在すると予想できるので，今後はこれらを三次元的にとらえたいと考えている．また，撮像は高速シーケンスを用いて行ったものの，1つのシーケンスには1分間ほどを要した．この間に，クレンチングしつづけることは困難であるのみならず，顎関節部にも悪影響を与えかねない．さらに高速で撮像できるシーケンスを開発することも今後の目標となる．

VI 口腔癌の放射線治療完遂へのセファランチン投薬の寄与

背景

頭頸部とくに口腔領域の悪性腫瘍に対しては

局所制御による生命延長はもちろんのこと，機能と形態を温存する目的で放射線治療が第一選択となることが少なくない．咽頭部への放射線治療の副作用として味覚障害，口渇および粘膜炎などが生じ，毛髪部を照射すると脱毛が起こるが，放射線治療後2〜3ヶ月後に回復するといわれている．しかし造血系の障害により白血球とくに免疫リンパ系細胞が障害を受け，感染症または免疫機能低下が誘起されることがあり，この時放射線治療を中断しなければならない．そしてなによりも口腔癌に対する放射線治療中の副作用である口内炎は，患者の治療を受ける意欲を落とし，放射線治療完遂の大きな障害となっている．Cepharanthinはツヅラフジ科植物タマサキツヅラフジの根茎から抽出精製したビスコクラウリン型アルカロイドを含有する製剤であり，造血障害および白血球減少に対する予防措置として投薬されている．今回我々は，対象を外部照射の放射線治療を施行した口腔癌患者215名とし，Cepharanthinによる放射線治療への貢献について検討した．

成果

Cepharanthin投与群における放射線治療の完遂率は87.4％と高く，67.0％の対照群と比較して有意に高かった．Cepharanthin投与群127例のうち，45.7％にあたる58例において，重篤な口内炎は出現しなかった．一方対照群では，88例のうち76.1％にあたる67例において重篤な口内炎が出現した．特に照射開始2週間以内において，Cepharanthin投与群では24.6％にしか口内炎は出現しなかったが，対照群では53.7％に出現し，統計学的な有意差を認めた．

意義

頭頸部癌は一般的に病巣範囲が狭く，また患者の機能と形態を温存する目的で放射線治療が行われている．しかし局所制御を向上させるため，主病巣だけでなくリンパ節も含めた大照射野に放射線治療を行うことも少なくない．一方照射面積と血球数の相関性が認められているように，大照射野においては白血球とくにリンパ球の減少は避けられない．またリンパ球減少は，免疫機能を低下させ腫瘍が進展し感染症を合併する原因になるといわれている．免疫に寄与する細胞（リンパ球，マクロファージなど）は全般的に放射線感受性が高いが個々の細胞の感受性は同一でない．例えば，骨髄幹細胞，骨髄中のそれぞれの前駆細胞および胸腺細胞抗原に接触したことのない成熟リンパ球などは，いずれも放射線感受性が高い．一方マクロファージおよび成熟リンパ球は放射線に抵抗性がある．リンパ球を構成するT細胞およびB細胞のうちとくにT細胞は免疫反応の中心的役割を果たす細胞である．放射線照射によるT細胞の障害を解析した研究により抗原未感作T細胞を含むそれぞれの亜分画細胞CD4.2H4＋細胞およびCD8.2H4＋細胞が減少することがわかった．

Cepharanthinは放射線治療により障害を受けたT細胞とくに大照射野において障害を受けたCD4.2H4＋細胞を回復し白血球およびリンパ球（T細胞，B細胞）を増加させるが，T細胞の増加はCepharanthinの直接作用によるものではない．つまりCepharanthinは造血組織の上皮性の細胞に対してサイトカイン誘導物質として作用し産生されたサイトカインの生理活性によって造血系細胞を回復させる．今回Cepharanthin投薬により，口内炎の発生を抑え，放射線治療完遂率が向上した．これは，Cepharanthinがサイトカイン誘導物質として作用し，サイトカインネットワークのバランスを乱すことなく独立または相乗的にサイトカインの生理活性を誘起し造血系細胞が回復するためであると考えられる．したがって，口内炎の発生を抑制する目的でCepharanthinを投薬することは有意義であると考えられ，今後放射線治療時に取り入れられることが期待される．

今後の展望

Cepharanthin投与群の放射線治療完遂率は高く，口腔癌の外部照射の放射線治療ではCepharanthin投与が大きく貢献していると考えられた．今後は，照射野の大きさや，白血球数の維持についてさらに検討したい．

Ⅶ 舌癌の組織内照射における無照期間の影響について

背景

早期舌癌に対する組織内照射は，高い局所制御率や機能温存の点から有用な治療法である．従来日本では低線量率組織内照射が用いられてきたが，近年，高線量率組織内照射も普及している．低線量率組織内照射では連続的に放射線を照射するが，高線量率組織内照射では，短時間の放射線照射を数回に分割して照射する．そのため，高線量率組織内照射では，腫瘍に対し放射線照射が行われていない期間が治療期間内に存在する．近年，頭頸部扁平上皮癌に対する外部放射線治療の治療成績は総治療期間に強く影響されることが証明されてきた．しかしながら，高線量率組織内照射において，無照射期間に関する臨床的検討はなされていない．そこで本研究では，71名の早期舌癌（T1-T2N0M0）に対する高線量率組織内照射の結果を検討し，無照射期間が治療結果に影響するかを検証した．

成果

すべての患者は以下の4グループに分類された．R0：最大無照射期間が24時間未満（n=16），R1：最大無照射期間が24時間以上48時間未満（n=24），R2：最大無照射期間が48時間以上72時間未満（n=26），R3：最大無照射期間が72時間以上96時間未満（n=5）．高線量率組織内照射では，microSelectron HDRを使用し，連結ダブルボタン法を用いた．線量計算はPLATOにて施行し，線量評価点は線源の外側5 mmに設定し，Geometrical optimization法を用いた．治療は1日2回，1回線量6 Gyとし，照射間隔は6時間以上とした．総線量は54-60 Gy/9-10 fraction/ 5-9 daysであった．局所制御率および生存率はKaplan-Meier法を用いて算出し，Log-rank検定を用いた．後発リンパ節や晩期有害事象に関しては，χ^2検定を用いた．

3年局所制御率は，全体で87％，R0群では94％，R1群では83％，R2群では85％，R3群では100％であった（p=0.54）．後発頸部リンパ節転移は71例中26例（37％）で認められ，R0群では31％，R1群では33％，R2群では42％，R3群では40％であった（p=0.87）．3年無病生存率は，全体で61％，R0群では69％，R1群では67％，R2群では53％，R3群では60％であった（p=0.57）．3年疾患特異的生存率は，全体で84％，R0群では91％，R1群では92％，R2群では71％，R3群では80％であった（p=0.23）．3年累積生存率は，全体で81％，R0群では84％，R1群では92％，R2群では71％，R3群では80％であった（p=0.36）．これらの局所制御率や生存率に関して4グループ間に統計学的有意差は認められなかった（図3）．

晩期有害事象である軟組織潰瘍は71例中9例（13％）で，骨露出および放射線性顎骨骨髄炎は71例中10例（14％）で認められた．軟組織潰瘍に関しては，R0群では13％，R1群では13％，R2群では12％，R3群では20％で認められ（p=

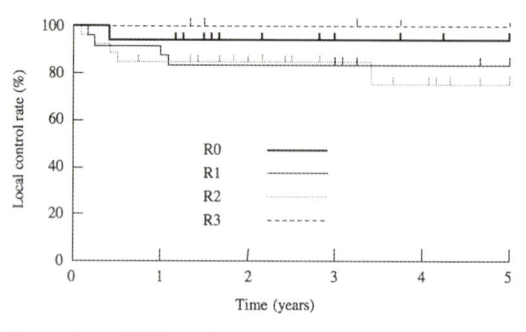

図3 各無照射期間群における舌癌高線量率組織内照射の局所制御率

0.96)．骨露出および放射線性顎骨骨髄炎に関しては，R0群では6％，R1群では13%，R2群では19%，R3群では20%で認められた（p = 0.67）．晩期有害事象に関しても4グループ間に統計学的有意差は認められなかった．

意義

我々は早期舌癌に対する高線量率組織内照射において，無照射期間に関していくつかの治療スケジュールを用いて治療した．その結果，局所制御率，後発リンパ節転移出現率，生存率，晩期有害事象に関して，無照射期間で分けられた4グループにおいて統計学的有意差は認められなかった．したがって，早期舌癌に対する高線量率組織内照射において，96時間以下の無照射期間は治療結果や有害事象に影響しないと結論づけられた．1980年代後半より，頭頸部扁平上皮癌に対する外部放射線治療の結果は総治療期間に強く影響されることが証明されてきた．これらは，放射線治療開始後3から5週間で悪性のクローン化可能細胞の加速再増殖が開始するためと考えられている．従って，治療期間が長いほど治療成績は劣っていた．高線量率組織内照射の線量率は，外部放射線治療の線量率と同じ高線量率であり，放射線の生物学的効果は同様であると考えられる．そのため，高線量率組織内照射の総治療期間が治療成績に影響を及ぼすことが危惧されたが，本結果より臨床的に用いる範囲では問題にならなかった．頭頸部癌の潜在的倍加時間は4から5日と報告されている．今回の検討では無照射期間は96時間未満であり，これら潜在的倍加時間に満たない期間であった．これも高線量率組織内照射の総治療期間が治療成績に影響を及ぼさなかった要因と考えられる．また，上記治療成績のみならず晩期有害事象に関しても無照射期間は影響を及ぼさなかった．以上のことより，本報告は，高線量率組織内照射の治療スケジュールに関するEvidenceとなる．

今後の展望

これら高線量率組織内照射の無照射期間が及ぼす影響が臨床的に示された意義は，患者の治療期間に左右することなので非常に大きい．今後，この結果の放射線生物学的解明が望まれる．

Ⅷ　おわりに

研究者に資格や免許は関係ないと言うひとも多いが，私どもの研究室では歯学研究科に所属する歯科医師として自信と誇りをもって研究に取り組むように心がけている．医師のまねごとをするのではなく，歯科医師の観点から研究に対峙し，画像診断と放射線治療の2面で国際舞台で通用する成果を挙げ，歯科医学の発展に少しでも寄与できるよう今後も尽力していきたい．

謝辞

本研究に対して多大なるご協力とご助言を頂いた大阪大学大学院歯学研究科 古川惣平，笹井正思，中谷温紀，玉木順子先生に感謝します．本研究は，21世紀COEプログラム「フロンティアバイオデンティストリーの創生」，科学研究補助金基盤研究B 2（#14370602），萌芽研究（#14657485），萌芽研究（#17659590），基盤研究C（#17591960）のサポートにより行われた．

文　献

1) Kakimoto,N., Tanimoto, K., Nishiyama, H., Murakami, S., Furukawa, S. and Kreiborg, S. (2005): CT and MR imaging features of oral and maxillofacial hemangioma and vascular malformation. *Eur. J. Radiol.*, 55, 18-21.

2) 内山百夏，村上秀明，西山秀昌，笹井正思，古川惣平（2001）：慢性関節リウマチの画像診断におけるMR画像の有用性．日顎誌，13, 243-247.

3) Orhan,K., Nishiyama,H., Sasai,T., Murakami,S. and Furukawa, S. (2006): Comparison of altered signal intensity, position, and morphology of the TMJ disc in MR images corrected for variations in surface coil sensitivity. *Oral Surg Oral Med Oral Pathol Oral Radiol Endod.*, 101, 515-522.

4) Murakami,S., Maeda, Y., Ghanem, A. and Uchiyama, Y.: Influence of mouthguard on temporomandibular joint. *Scand J Med Sci Sport.* accepted, in press.

5) Uchiyama,Y., Murakami,S., Kakimoto,N., Nakatani, A. and Furukawa, S. (2005): Effectiveness of Cepharanthin in decreasing interruptions during radiation therapy for oral cancer. *Oral Radiol.*, 21, 41-44.

6) Kakimoto,N. Inoue, T., Murakami, S., Furukawa, S., Yoshida, K., Yoshioka, Y., Yamazaki, H., Tanaka, E. and Shimizutani, K. (2006): High-dose-rate Interstitial Brachytherapy for Mobile Tongue Cancer: Influence of the Non-irradiated Period. *Anticancer Research*, 26, 3933-3937.

学際領域で，医療を測る

玉川裕夫，蓮池千種，山本英貴，三浦治郎

大阪大学大学院歯学研究科
療護・療育歯科保健学講座　先端総合顎口腔治療学専攻分野

　口腔総合診療部は，歯学部附属病院の中央診療施設の1つであり，学際的領域での研究を進めてきた．本稿ではそれらの中から，"ものを測る"を縦糸とし，医療情報学，構造力学を横糸として，それぞれの領域でCOEプロジェクトの"話す，噛むと美の回復"というテーマと関連の深い成果について解説する．
　ユビキタス医療の項ではウエアラブルコンピュータを歯科領域で用いる場合の問題点とその対応方法を検討し，医療情報学の項では医療情報の標準化について扱い，ミュージックデンティストリーの項ではミュージックスプリントの効果について述べ，そして臨床問題解決のためのシミュレーションの項ではこれまでほとんど扱われなかったテーマを紹介する．いずれも，定性的事象を定量的に扱って可視化し，医療としての可観測性を高めるアプローチである．
　現在の医療は様々な問題を抱えているが，より安全で効率の良い医療を進めるには，医療を多様なものさしで測って可観測性を高めるだけでなく，それを制御する可制御性をも高める必要がある．
　今後も，口腔総合診療部のおかれた環境を活用して，また病院組織として歯学研究科に参画していることを念頭に，医療と直接関係し社会的な視野をもった研究を継続していきたい．

【キーワード】
ユビキタス医療 ubiquitous medicine，音楽歯学 music dentistry，流体力学シミュレーション fluid dynamics simulation，超高圧電子線トモグラフィー ultra-high voltage electron tomography，応力分布解析 analysis of stress distribution

I　はじめに

　一般に，"ものを測る"ということは，その背景にある真理を知る手段としていわゆる工学や物理学のような理系の学問領域だけでなく，経済学や心理学といった文系の学問領域でも頻繁に行われている．
　すなわち，"測る"ということは研究の重要な手段であり，測ることで物事をより客観的に把握し，整理・分類することから学問が始まるといってもよい．定性的に知られている事象を定量的に把握できるようにすることで，その背景にひそむ因子を解明できた例は枚挙にいとまがない[1]．

第3章 「はなす,かむ」機能と「口」の美の回復を目指して

本稿では,医療の電子化と卒後歯科臨床研修,そして音楽という一見なんの脈絡もない3つのテーマについて,その背景にある"ものを測る"という観点を縦糸とし,ユビキタス医療,医療情報学,ミュージックデンティストリー,そして臨床問題解決の四項を横糸として概説する.

II　ユビキタス医療

電子デバイスの進化や無線ネットワークの普及に伴いウエアラブル,ユビキタスコンピュータの応用研究が盛んである[2].医療においても安全,物流管理等のためにユビキタス技術を活用し,いかに快適な医療空間を創出するかが検討されている[3].

この項では,ヘッドマウンテッドディスプレー(HMD)に表示された三次元医療画像を手元の加速度センサー付きコントローラで実際に動かして見せることで,歯科領域で手を動かす技術をより効率よくトレーニングできるかどうかを測定した例[4]を示す.

昔の教科書は,本来立体であるお手本を紙上で表すため二次元の図を3枚使い,学生はそれらを頭の中で再構成して,現実の"もの"として具象化する作業を行っていた.口腔総合診療部では研修開始前にセミナーを開催し[5-8],歯の形成手順について卒前の知識の整理を行っているが,本研究では,そのお手本をコンピュータの三次元画像として扱い,それをHMDの視野に表示させて正しく手を動かせるようにすることを目的とした.

図1にHMDを装着し模型上で形成練習中の研修医を示した.

HMDを着けて練習した研修医は着けずに練習した研修医より,形成された歯の指導医による評価が高かった[4]が,表示された画像をうまくコントロールさせるためのユーザインタフェースには改良の余地があった.

歯科では診療中に両手がふさがっており,必

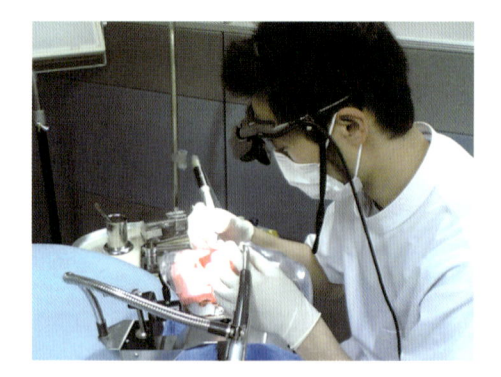

図1　HMDを装着し模型上で形成練習中の研修医

要な医療情報をみるために一旦手を止めなければならない[9].診療中,術者の視野に種々の患者情報が表示されることは,作業中断や再度の手洗いをなくせるなどの具体的なメリットがあるだけでなく,必要な知識を参照することであらかじめ禁忌処置を知れるなど偶発症を防ぐという安全管理面からも今後期待ができる.

しかしながら,ウエアラブルコンピュータを装着したまま診療を行った場合,装着者側にどのような問題があるのか,あるいは精密機械であるHMDや入力デバイスがどの程度影響を受けるかも測っておかなければならない.

III　医療情報をコンピュータで
　　ハンドリングする

医療は,本来個体差をもつ生体を対象としており,よりよい医療を行うにはその効果を客観的に測定する必要がある.そのために,これまで多大な努力が払われてきた.いわゆる電子診療録を導入することの大きな社会的メリットの1つに,蓄積された情報を解析することがあげられるが,それには異なる医療機関で蓄積されている情報を効率よく収集,蓄積,評価,再配布する仕組みが必要である.

本稿で述べるのは,医療現場で行われる様々な行為にコードを割り振り,コンピュータで扱える形式に変換する作業についてである.いわ

ゆる歯科の電子診療録実現に向けて，医療情報のハンドリングに関しては以下の２つのテーマに分けて研究を進めてきた．

１つは，現場で発生する医療情報を効率よく蓄積・交換するための仕組みとしての各種コードの標準化であり，もう１つは，それらの情報をいかに診療現場で参照するかというテーマである．これらは上述したHMDの歯科領域での応用とも関連し，歯科診療中に様々の医療情報を術者の視野に表示することとオーバラップしている．

各種コードの標準化に関しては，財団法人医療情報システム開発センター（以下MEDIS-DC）と共同開発した結果，医科の標準病名コードに歯科領域のコードを組込む形となり，その結果は同センターのホームページで標準コード集としてすでに公開されている[10,11]．

医科では病名以外に各種の標準コードが策定されており，コードのメインテナンスも行われている．我々がMEDIS-DCと歯科の標準コードを開発したことは，今後の歯科医療電子化には必須の事項と考えられるだけでなく，電子的に蓄積された情報が共通性・普遍性をもつ[12]ことで，今後社会的に大きな貢献ができると考えられる．そして，これらの情報を蓄積したデータベースは，Gridという新しいネットワークの概念を取り入れて歯科に導入すべき[13]であろう．このような考えは，歯科治療を行うにあたって注意を必要とする疾患について，それぞれをXML化し，診療中に参照可能とするシステムとして具現化しており[14]，今後の進展が期待できる領域である．

実際の診療行為は，治療法という一般化された知識を個々の患者がもっているコンテクストにいかにうまく適応させるかにその成否がかかっている[15]．患者情報が不十分では思わぬ誤りをおかす可能性があり，患者カルテから関係情報を抽出し，まさにとりかかろうとしている診療行為に関係する注意事項を，自動的に提示できるような機能が必要となろう[16,17]．

IV　ミュージックデンティストリー

歌を歌うのはもちろんのこと，トランペット，クラリネット，フルートといった管楽器なども歯や口腔がその発音と直接関わっている．管楽器奏者の口唇外傷予防のため本院で作製したミュージックスプリントを使用した患者から，音がよくなるという評価がしばしば寄せられている．そこで，その理由を心理的・音響学的・生理学的に解明することを目的とした研究[18-20]を以下に紹介する．

口腔も楽器の一部というコンセプトのもとに，平成19年4月からは自費料金を設定して，歯学部附属病院で新たな歯科診療領域として展開し始めており，本項では何をどのように測ったかについて解説する．

図2に，外傷予防のため作製しているミュージックスプリントの例を示した．

ミュージックスプリント装着による効果に関

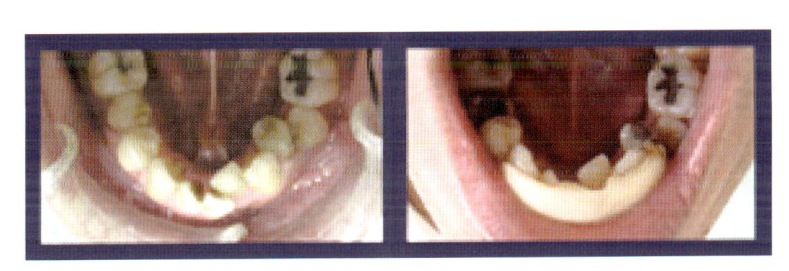

左　下顎前歯に鋭端あり．右　スプリント装着後
図2　ミュージックスプリントの例

第3章 「はなす, かむ」機能と「口」の美の回復を目指して

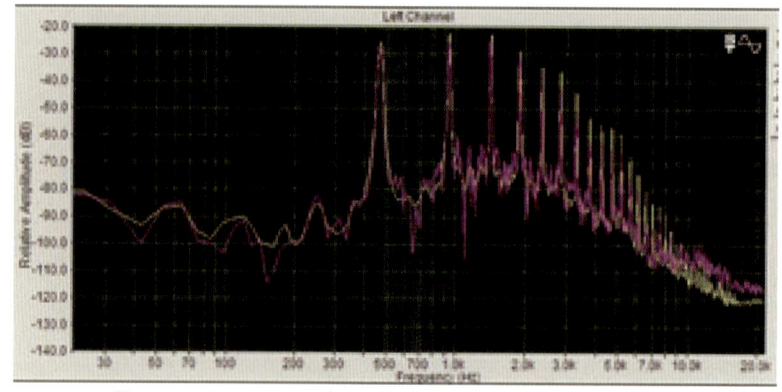

図3 ミュージックスプリント装着有無による高次倍音の違い

しては, 以下の3つのテーマに分けて解析した. すなわち, 音響学的アプローチ, コンピュータシミュレーションによるアプローチ, 認知心理学的アプローチである.

音響学的アプローチ

図3に, ミュージックスプリント装着の有無による周波数特性の違いを示した.

トランペット奏者の例では, ミュージックスプリント装着によって, 音の立ち上がりが速く滑らかになり, ロングトーンでは音の安定性も向上していることが伺えた. 無音室で採取した開放音の波形を3つの部分にわけ, 音の立ち上がり部分0.1秒間について周波数解析したところ, ミュージックスプリントを装着すると13次から20次にかけての高次倍音領域の音圧が高くなっていることが明かとなった.

また, 音圧安定部分2秒間の音を周波数解析したところ, 立ち上がり部分と同じく, ミュージックスプリントを装着すると13次から20次にかけての高次倍音領域の音圧が高くなることが明かとなった.

コンピュータシミュレーションによるアプローチ

図4に, ミュージックスプリント装着の有無による口腔気流の違いについて示した.

舌を含む口腔模型を使って, 管楽器演奏に関係する気流の変化を流体力学的シミュレーション (Computational Fluid Dynamics symulation) した例である[21-23].

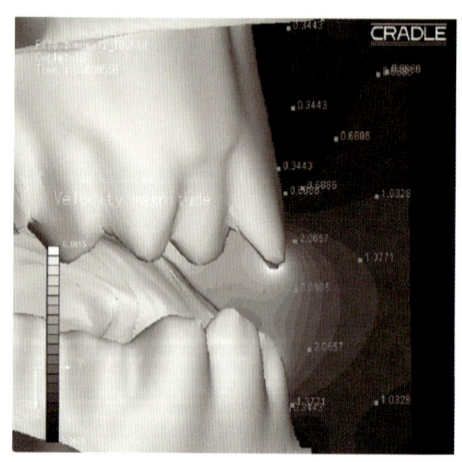

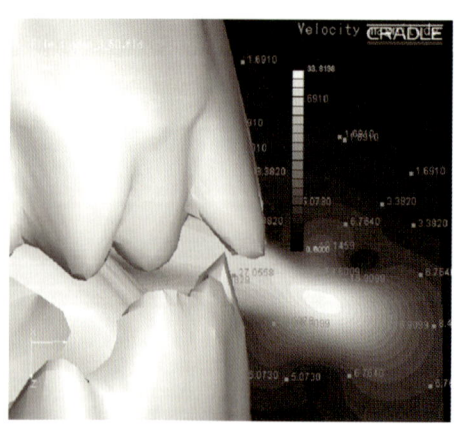

上 スプリントなし, 下 スプリントあり. 上顎前歯切端から約6ミリ前下方に気流の早い箇所がみられる.
図4 ミュージックスプリント装着の有無による口腔気流の違い

軟口蓋部での空気圧を同量にしても，口腔内にミュージックスプリントを装着した場合は，装着しない場合に比べて気流の速度が上昇し，最大で5倍になっていることが測定されている．

認知心理学的アプローチ

ミュージックスプリント装着による音色の変化が，演奏者の主観だけによるものではないことを確認するために行った研究[18]である．

すなわち，ミュージックスプリントを着けない状態と着けた状態の音色を，ダブルブラインドで聞いて，それぞれ違いがあるかないかを判定すると，楽器による差と被検者が職業音楽家かどうかによる差があるものの，ミュージックスプリント装着によって上昇する13次から20次の高音域を被検者は聞き分けていることがわかった．さらに，デジタルフィルタでミュージックスプリントを着けない状態の低音域だけをとりだし，そこにミュージックスプリントを着けた状態での高音域を合成した合成音を作って両者を比較した場合も，同様の結果が得られた．

ミュージックスプリントは単に口唇の外傷を予防するだけでなく，音色を変化させられるデバイスである．それは外傷を防いで練習時間を延長できるということ以外に，口腔内から口唇への気流を変化させ，高次倍音の音圧を上げる効果があると考えられ，今後，歯科治療の対象を広げる新しいテーマとして定着していくと考えられる．

V 臨床問題解決のための可視化・シミュレーション

口腔総合診療部では，臨床上の問題を解決するため，コンピュータシミュレーション技法を使った研究も積極的に行っている．

インプラント治療は歯の欠損を補う選択枝の1つとして広く受け入れられているが，長期的に安定した機能を維持するために必要なインプラントの埋入位置と本数について顎骨にかかる応力分布から検討した例は少ない[24]．

図5にインプラントを傾斜して埋入した場合の顎骨の応力分布を示した．

インプラントシミュレーションの実験モデルは，下顎無歯顎に対し前歯部2本，臼歯部2本を埋入したモデルを基準とし，4本を平行に埋入したモデル，臼歯部の2本を5°舌側方向に傾斜したモデル，臼歯部の2本を近心方向に5°傾斜したモデル，臼歯部の2本を10°舌側方向に傾斜したモデル，臼歯部の2本を近心方向に

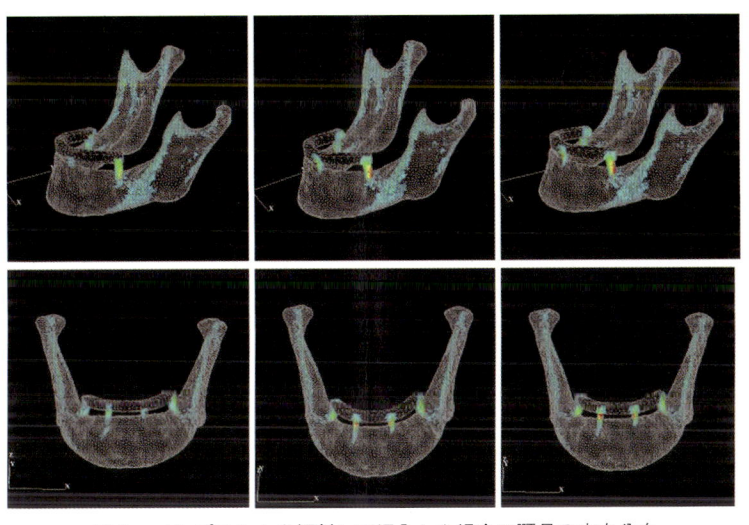

図5 インプラントを傾斜して埋入した場合の顎骨の応力分布

10°傾斜したモデルの5種類とした．

後方部インプラントにかかる相当応力値による比較検討を行ったところ，舌側に傾斜させたモデルでは0°→5°傾斜させた場合には1.3倍程度応力値が増加し，5°→10°に傾斜させた場合には1.25倍応力値が増加していた．また，後方に傾斜させたモデルでは，0°→5°傾斜させた場合には0.94倍程度，応力値が増加し，5°→10°に傾斜させた場合には1.09倍，応力値が増加していた．

これらの結果から，シミュレーションによって，解剖学的形態によりインプラントを傾斜させて埋入する場合，少しでも下顎骨にかかる応力を減少させるためには，それぞれのインプラントをできるだけ平行に埋入することが望ましく，また，傾斜させる場合には，近心方向に埋入することがインプラント体への応力を減少させる一助となることが示唆された．

同様のコンピュータシミュレーションは，超高解像度の電子線トモグラフィーから得られた微細構造と力学解析を組み合わせた解析にも積極的に用いている．

成熟した骨や歯牙の硬組織の内部構造観察では，割断，研磨，脱灰などの処理を加えた試料を走査型電子顕微鏡で表面観察し内部を推測することがこれまで主として行われてきたが，それらは破断表面や化学的な処理を加えられた状態であり，組織観察としては様々な問題が残っている．

そこで，我々は透過型電子顕微鏡で数ナノメーターの分解能で試料の立体情報を解析できる電子線トモグラフィー法（ET法）を用いた．これは，解像度2nm～50nmで硬組織の立体像が得られる唯一の現実的な手法である．

観察試料作成には集束イオンビーム（FIB：FB2000A，HITACHI）を用い，厚さ2μmのエナメル質・象牙質切片を作成して，超高電圧電子顕微鏡H-3000（HITACHI）を用いて加速電圧2000kVのトモグラフィー観察を行った．エナメル質は6000倍，象牙質は10000倍で一連の像を観察し，代数的反復法のアルゴリズムにて再構築処理を行い断層像を得てその観察を行った．

図6に象牙細管とその周囲の繊維分布を示した．スケールバーは1μmを示している．サブミクロンオーダーで硬組織（アパタイト結晶）と軟組織（コラーゲン繊維）が混在した状態での構造観察はほとんど例がなく，骨や歯の微細構造を調べる上で非常に手法として有用なものと考えられる．

三次元再構築像より，エナメル小柱内部の結晶構造の分布や小柱間エナメル質の構造，また象牙細管周囲の管周象牙質，管間象牙質およびその内部に含まれる100nm程度のコラーゲン繊維が詳細に観察された．また，構築像を構成するボクセル数から内部の体積比率を算出することが可能となった．

この手法を発展させると，異なるスケール間を連成して解析を行うマルチスケール応力解析とサブミクロンスケールの電子線トモグラフィー技術を融合させることにより，ミクロ・マクロスケールで起きている現象を構造的・生体力学的に解析することが可能となる．これらの研究を進めることで，いままで因果関係の説明がつかなかった外力による歯の破折メカニズムや，骨のリモデリングの因子としてのメカニカルストレスの関与といった力と生体の反応をみることが可能となり，幅広い分野への応用が可能であると考えている．

Ⅵ　おわりに

電子診療録は，歯科だけでなく他の医療現場も含めて，多様な環境で利用されようとしており[25]，ウエアラブルコンピュータとあわせて実用化するためには，それらが用いられる環境の特性を考慮し，環境に対応したデバイス開発が必要となる．歯科では，診療中に両手がふさが

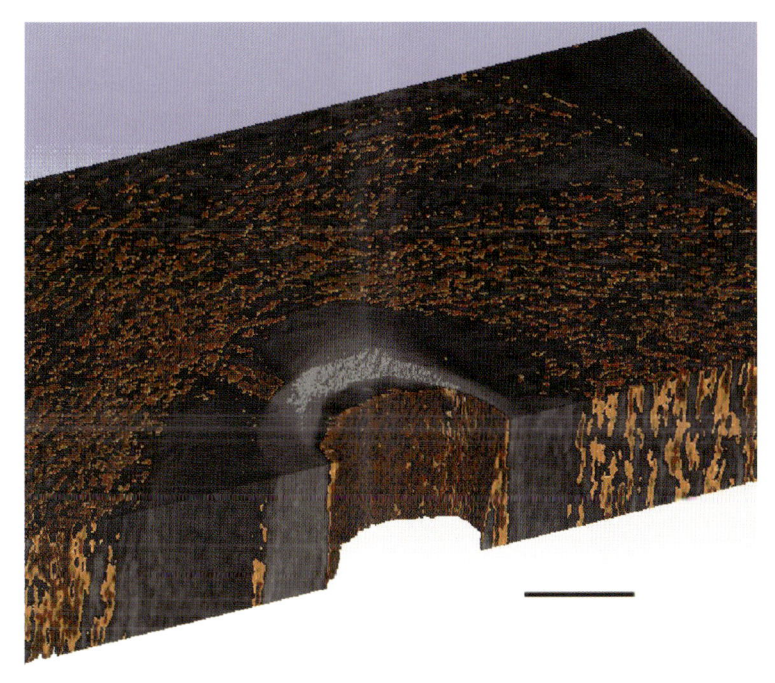

直径 2 μm の象牙細管とその周囲の石灰化度の高い管周象牙質および 1 型コラーゲン繊維（オレンジ色）の豊富に存在する管周象牙質が非脱灰の状態で観察された．(scale bar 1 μm)
図 6　象牙細管とその周囲の繊維分布

っていることや，手指を清潔に保つための手洗いが欠かせないことから，画像をコントロールする機能をもった小型デバイスが必須であるため，現在開発を進めている．

一方，疫学的には，現在でも歯科疾患実態調査が 6 年ごとに行われており，それを元に数量化に取り組む研究もなされている[26]が，アップツーデートなレセプト情報をもとに残存歯数と医療費の関係を解析した研究[27]もでてきており，今後診療録が電子化されるとさらに効率よい研究が行えるものと期待できる．また，電子診療録は医療安全とも関係が深く[28]，この領域へ研究を広げることも可能であろう．

ミュージックデンティストリーに関連しては，よりよい音色の変化を得るために，どのような設計思想でスプリントを作製したらよいかを，客観的に示すことができるようにならなければならない．それには，軟組織と硬組織が混在し複雑な形状をしている顎・顔面領域をより精密に三次元モデルとして表せねばならず，それらを用いたシミュレーションが必要となろう．また，楽器演奏は高次の脳機能を要求する行動であり，今後脳機能との関係を解明できるような手段が得られると，歯列不正で悩んでいる若き管楽器奏者に明るい材料を提供できるものと期待している．

そして，包括的な臨床の現場で起こっている現象を横断的にとらえる手法として，超高圧電子線トモグラフィーにより細胞レベルでの骨や象牙質内の応力分布の解析が可能となったことから，骨および象牙質の造成因子といわれるメカニカルストレスの関わりを解明することも期待できる．

謝辞

本研究に対して多大なる協力と助言をいただいた近畿大学理工学部情報学科大星直樹博士, 大阪大学サイバーメディアセンター野崎一徳博士ならびに大阪大学歯学部附属病院口腔総合診療部の医局員の皆様に感謝します.

本研究は, 21世紀COEプログラム「フロンティアバイオデンティストリーの創生」, ヤマハ音楽支援制度・研究活動支援金（2003年）により行われた.

文献

1) 玉川裕夫, 十河基文, 生澤操, 野村慶雄, 三原丞二, 児玉裕美子, 岡林久留美, 亀田薫, 佐藤琢也, 堀坂充広, 前田芳信 (2004)：歯科卒後臨床研修効果の視覚化とそのフィードバック. 日歯教誌, 20, 217-230, 平成16.

2) 坂村健 (2004)：「ユビキタス社会」がやってきた—人とコンピューターの未来（NHK人間講座）—; 日本放送出版協会, 東京, 平成16.

3) 特集「医療分野におけるユビキタス活用」(2004)：Computer&Network LAN, No.252, オーム社, 東京, 平成16.

4) 大星直樹, 玉川裕夫, 堅田千種, 島優子, 川本昌幸, 黒田知宏, 荘村泰治, 前田芳信, 吉原博幸 (2005)：ウエアラブルコンピュータによる歯科研修医教育システムの開発. 医療情報学, 25 (Suppl.), 672-675, 平成17.

5) 前田芳信, 玉川裕夫, 十河基文, 生澤操, 野村慶雄, 三原丞二, 児玉裕美子, 岡林久留美, 亀田薫, 佐藤琢也, 堀坂充広 (2004)：卒後臨床研修における研修前セミナーの重要性について. 日歯教誌, 20, 210-216, 平成16.

6) 前田芳信, 玉川裕夫 (2006)：卒前臨床実習；歯科医学教育白書2005年版. 日本歯科医学教育学会歯科医学教育白書作成委員会編集, 東京, 60-68, 平成18.

7) 玉川裕夫 (2003)：こんなふうに聞いてみよう；歯科臨床研修マニュアル できる研修医の条件 臨床研修をはじめる前に（前田芳信, 玉川裕夫, 十河基文, 覚道健治, 河野文昭, 櫻井薫, 樋口勝規, 星野茂, 紺井拡隆, 佐藤利英編), 永末書店, 京都, 72-83, 平成15.

8) 玉川裕夫 (2003)：考えなさいと言われたら；歯科臨床研修マニュアル できる研修医の条件 臨床研修をはじめる前に（前田芳信, 玉川裕夫, 十河基文, 覚道健治, 河野文昭, 櫻井薫, 樋口勝規, 星野茂, 紺井拡隆, 佐藤利英編), 永末書店, 京都, 130-147, 平成15.

9) 玉川裕夫 (2004)：病院情報システムの機能；医療情報 医療情報システム編, 日本医療情報学会発行, 篠原出版, 東京, 40-43, 平成16.

10) 齊藤孝親, 佐々木好幸, 玉川裕夫 (2004)：電子カルテ用歯科標準病名とその活用について. 日本歯科医師会雑誌, 57, 446, 平成16.

11) 玉川裕夫 (2004)：㈶医療情報システム開発センターの提供する標準マスターの概要と使い方 第3版, ㈶医療情報システム開発センター (MEDIS-DC) 編, 東京, 平成16.

12) 前田芳信, 村田真理子, 山田純子, 米畑有理, 玉川裕夫, 安井利一, 上野俊明, 石上恵一, 石島勉, 堤定美, 住吉周平, 前田憲昭 (2004)：顎顔面口腔領域における外傷のリスクファクター分析—スポーツ外傷を中心としたデータベース構築のためのインシデントレポートシステムの提案—. 日歯医学会誌, 23, 25-69, 平成16.

13) Nozaki, K., Akiyama, T., Tamagawa, H., Kato, S., Mizuno-Matumoto, Y., Nakagawa, M., Maeda, Y. and Shimojo, S. (2005): The First Grid for Oral and Maxillofacial Region and its Application for Speech Analysis. *Methods Inf. Med.*, 253-256.

14) 大星直樹, 玉川裕夫, 前田芳信, 黒田知宏, 吉原博幸 (2006)：ウエアラブルコンピュータによる診療支援システムの試作. 医療情報学, 26 (Suppl.), 575-576, 平成18.

15) 玉川裕夫 (2003)：治療に必要な情報を収集分析する領域；情報化時代の歯科医療（前田芳信編), 大阪大学出版, 大阪, 64-85, 平成15.

16) Tamagawa, H., Taga, Y., Sakata, K. and Morisaki, I. (2005): Integration of electronic patient record and physical distribution in dentistry, Nov. 11th, 2005, Shanhai.

17) 川上洋一, 松村泰志, 笹井浩介, 安永晋, 稲田紘, 木内貴弘, 黒田知宏, 坂本憲広, 竹村匡正, 田中博, 玉川裕夫, 仲野俊成, 朴勤植, 平松治彦, 宮本正喜 (2005)：レポーティングシステムにおけるRDFの応用. 医療情報学, 25, 421-429, 平成17.

18) 堅田千種, 今井みはる, 野崎一徳, 島優子, 前田芳信, 大星直樹, 玉川裕夫 (2005)：ミュージックスプリント装着による音色変化をデジタルフィルタリングで評価する試み. 医療情報学, 25, 231-238, 平成17.

19) Katada, C., Imai, M., Nozaki, K., Kawamoto, M., Shima, Y., Ohboshi N., Toda, T., Tamagawa, H. and Maeda Y. (2004): Measurement of effects on

tone with lip protecting music splints for wind instrument players, *J. Acoust. Soc. Am.* 115, 2528.
20) Katada, C., Nozaki, K., Kawamoto, M., Ohboshi, N., Maeda, Y. and Tamagawa, H. (2003): Effects of lip protecting adapters for wind instrument players, The third international symposium for sport dentistry and dental trauma, July 27th, 2003, Kyoto.
21) Nozaki, K., Akiyama, T., Maeda, S., Tamagawa, H. and Shimojo, S.(2005): Integration of Computational Fluid Dynamics and Computational Aero Acoustics simulations on Grid system for Dental applications, Proc of IEEE CBMS 2005, MAR, 2005.
22) Nozaki, K., Akiyama, T., Nakagawa, M., Tamagawa, H., Miura J., Maeda, Y. and Shimojo, S, (2004): Bio-numerical Simulation with GRID Applied to the Oral Region, International Symposium on Grid Computing 2004. 5th May 2004, Washington D.C.
23) Nozaki, K., Akiyama, T., Tamagawa, H., Maeda, S., Kaishima, T., Maeda, Y. and Shimojo, S. (2005): Computational Fluid Dynamics Simulation of sibilant /s/, The 129th Acoustical Society of America 2005, Vancouver.
24) Br?nemark, P-I., Svensson, B. and Van Steenberghe, D.(1995): Ten-year survival rates of fixed prosthese on four or six implants and modern Branemark in full edentulism. *Clin. Oral Implants Res.*, 6227-6231.
25) Nozaki, K., Akiyama, T., Tamagawa, H., Kato, S., Katada, C., Maeda, Y. and Shimojo, S.(2004): The First Grid for Oral and Maxillofacial region, HealthGRID 2004, 9th-30th January 2004, Clermont-Ferrand, France.
26) Fujiwara, K., Kameda, K., Nozaki, K., Tamagawa, H. and Maeda, Y.(2004): Integrated community oral health model using age and tooth number, 82nd General Session and Exhibition of the IADR, March 10-13, 2004, Honolulu.
27) Kanda, M., Namba, K., Matuga, N., Matsumura, T., Hashimoto, T. and Tamagawa, H. (2004): Elderly with Twenty or More Teeth Need Less Hospital Care, 82nd General Session and Exhibition of the IADR, March 10-13, 2004, Honolulu.
28) 玉川裕夫, 高林克比古 (2006): 医療情報セミナー 第12回 病院情報システム―医療事故防止の取組み―. 医療情報学, 26, 222-224, 平成18.

第4章
味と痛みのメカニズム

味蕾の細胞生物学的特性

おいしく味わう脳のしくみ

麻酔科領域における血圧・心拍変動の応用

味蕾の細胞生物学的特性

脇坂　聡，本間志保，前田隆史，阿部真土，上田甲寅

大阪大学大学院歯学研究科
口腔分化発育情報学講座　口腔解剖学第一教室

　「おいしく食べる」ことはQOLの向上に必要不可欠であり，このために口腔感覚，中でも味覚が重要な役割を果たす．味覚受容器である味蕾は50〜80個の特殊に分化した上皮細胞から構成され，ヒトでは舌乳頭や口蓋上皮，咽頭・喉頭上皮に10000個程度認められる．味蕾を構成する細胞は前駆細胞と支持細胞および味細胞に分けられ，そのターンオーバーは10〜14日と短く，その分化様式については未だ統一された見解が得られていない．我々は二種類の味細胞の組織化学的類似性と細胞死（アポトーシス）の関係から，二元説（two cell-line theory）を提唱している．一方，味蕾の主機能は味覚受容である．生理学的に味覚刺激は，塩味，酸味，苦味，甘味，うま味の5つの基本味に分けられ，それぞれに特異的な受容体が存在することが知られている．これらの受容体の一部は味覚神経とシナプスを形成しない味細胞にも認められ，末梢での味覚受容機構や味蕾発生との関係については不明な点が多い．歯科臨床において「味覚異常」を訴える患者が増えている．従来「味覚異常」は亜鉛欠乏が原因とされているが，それ以外の原因もあり，その治療については注意を要する．味覚は口腔特有の感覚であり，歯科がリードしてきた研究分野であり，今後もリードし続ける必要がある．

【キーワード】

味覚 taste，味蕾 taste bud，細胞系譜 cell lineage

I　はじめに

　口腔の主たる機能は生存のための栄養摂取にあるが，これは口腔が系統解剖学的には消化器系に属していることからも明らかである．その機能発揮には顎運動の制御や，口腔感覚機能の発揮など末梢神経と中枢神経の調和が必要不可欠であり，それらを理解することが，従来からの歯科医療の目的とされていた「噛む事の機能回復」から，さらに「美味しく物を食べて楽しく暮らす」というQOLの向上を目的とした医療への転換に必要なことといえよう．

　この「美味しく物を食べる」という機能の発揮には口腔感覚とくに味覚が重要な働きをする．味覚の研究は単に生物学的な研究のみならず，心理学や行動学など広く学際的な分野を含んでいる．したがって，味覚研究の分野には医学・歯学のみならず農学，工学，食品化学などの分野の研究者が参画している．味覚はその受容器が口腔内にあることから，味覚研究は歯科がリ

ードしてきた数少ない学際的研究分野である．そこで，本総説においては，味覚受容器である味蕾について，その生物学的特性に焦点をあて，味蕾研究の現状といくつかの最新のトピックスを紹介したい．

II 味蕾

味覚は組織学的には特殊感覚に分類され，触覚に代表される一般体性感覚とは異なっている．触覚などの一般体性感覚の受容は神経細胞あるいはその突起（神経線維）が直接刺激を受容するのに対し，味覚は他の特殊感覚である視覚，聴覚，嗅覚と同様に特殊に分化した上皮細胞（感覚細胞 sensory cells）により感覚の受容が行われる．さらに特殊感覚のなかで味覚と嗅覚は化学感覚（chemical senses）と呼ばれ，受容器周囲での化学組成の変化が感覚刺激であることが特徴であり，ほとんどすべての生物に受容器が存在することから原始感覚（primitive senses）とも呼ばれている．

哺乳類の味覚受容器は味蕾（taste bud）と呼ばれ，50〜80個程度の特殊に分化した上皮細胞の集団で長径約100μm，短径約50μm程度の蕾状を呈している．口腔内では茸状乳頭，葉状乳頭，有郭乳頭の舌乳頭，口蓋上皮に認められる．口蓋では硬口蓋と軟口蓋の移行部のGeschmacksstreifen（taste strip）と呼ばれる部位に，味蕾が帯状に認められている．また，軟口蓋正中部にも味蕾が集中し，posterior palatine field（PPF）と呼ばれている．さらに，咽頭や喉頭の上皮にも味蕾が認められる．ヒトの場合，有郭乳頭は舌後方の分界溝前方にV字状に8〜12個認められるが，ラットやマウスでは正中部に1個存在するだけである．ヒトの味蕾は約10000個程度といわれているが，ナマズではその数は20万個ともいわれ，口腔内のみならず体表全体に分布する．このように味覚受容器は必ずしも口腔内に存在するとは限らず，ハエでは足に存在し，足で味覚受容を行っていることが知られている．

III 味蕾構成細胞の分類と組織化学

先に述べたように哺乳類の味蕾は約50〜80個の細胞から構成されているが，これを光学顕微鏡で観察すると大きく3種類に分類される．まず味蕾の基底部に認められる円形の細胞と基底部から先端の味孔部に達する紡錘形の細胞で，細胞質がやや暗い暗調細胞と，明るい細胞質をもつ明調細胞である．Murrayら[1,2]はウサギの葉状乳頭の味蕾を電子顕微鏡で観察した結果，暗調細胞は中間径フィラメントに富み，核上部に発達したゴルジ装置を有し，分泌顆粒が存在し，外分泌細胞としても機能している可能性を示し，I型細胞と命名した．一方，明調細胞には味覚神経との関係から，核上部に滑面小胞体をもち，味覚神経とは直接シナプス接合を行っていないが，シナプス下槽に似た構造をもつII型細胞と，味覚神経とシナプス接合を有し，種々のシナプス小胞をもつIII型細胞に分けられることを明らかにした．一方，味蕾基底部の円形の細胞は他の細胞型へ分化する前駆細胞であり，IV型細胞といわれている．機能的には暗調細胞は支持細胞として機能し，明調細胞は味覚受容に関わる味細胞として働き，これらの細胞の関係はグリア（暗調細胞）とニューロン（明調細胞）の関係と似ていると思われている．

これらの味蕾細胞について組織化学的特性を検索し，個々の細胞型に特徴的なタンパクなどが明らかになっている（表1，図1）．I型細胞はcarbonic anhydrase isozyme II（CA II）[3]，human blood group antigen H（AbH）[4]，glutamate-asparate transporter（GLAST）[5]やnucleoside triphosphate diphosphohydrolase 2（NTDPase-2）[6]をもつことが報告されている．しかしながら，AbHについて詳細に検討した結果，AbHはI型のみならず，他の細胞型にも

第4章 味と痛みのメカニズム

表1 味蕾を構成する細胞型に認められるマーカー

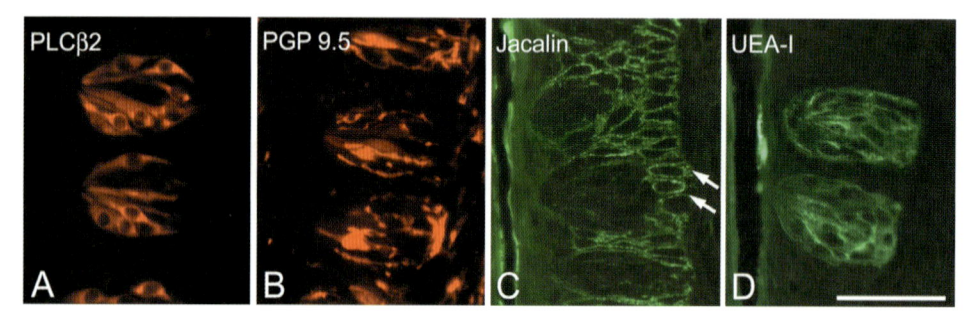

細胞型	特異的に認められるタンパク質，レクチン
Ⅰ型細胞	carbonic anhydrase II (CAII) glutamate-asparate transporter (GLAST) nucleoside triphosphate diphosphohydrolase-2 (NTDPase-2)
Ⅱ型細胞	α-gustducin phospholipase C β2 (PLCβ2) type III inositol 1, 4, 5-triphosphate receptor (IP3R3)
Ⅲ型細胞	neural cell-adhesion molecule (NCAM) neron-specific enolase (NSE) serotonin (5-HT) protein gene product 9.5 (PGP 9.5)
Ⅳ型細胞	sonic hedgehog (Shh) Jacalin
味蕾全体	Ulex europaeus Aggultinin-I (UEA-I)

A 紡錘形細胞（Ⅱ型細胞）の細胞質にPLCβ2が認められる．
B 紡錘形細胞（Ⅲ型細胞）の細胞質に加え，神経線維にPGP9.5陽性反応が観察される．
C 味蕾基底部の円形細胞（矢印）と味蕾周囲の上皮細胞の細胞膜にJacalinが結合している．
D ほとんどの味蕾細胞の細胞膜にUEA-Iが結合している． スケールバー：50μm

図1 ラット有郭乳頭味蕾におけるPLCβ2(A)，PGP9.5(B)，Jacalin(C)およびUEA-I(D)の局在
(Wakisaka, S. (2006): *J. Oral Biosci.*, 48, 177-184. より改変)

認められることが明らかになった[7]．Ⅱ型細胞は味覚受容とくに苦味受容に関与するGタンパクであるα-gustducinやそのカスケードの下流に存在するphospholipase C β2 subunit (PLCβ2)，type III inositol 1, 4, 5-triphosphate receptor (IP3R3) などが認められる[8-13]．このことから，Ⅱ型細胞は味覚神経とは直接シナプス結合をしていないが，味覚受容に関与していることがうかがえる．Ⅲ型細胞は，neural cell adhesion molecule (NCAM)，neuron-specific enolase (NSE)，protein gene product 9.5 (PGP 9.5) などが認められ[14-17]，ニューロンに似た性格をもっている．さらに，serotonin (5-HT) が存在することも明らかになっている．このうち，PGP 9.5陽性を示すⅢ型細胞と5-HT陽性を示すⅢ型細胞は別々のグループを形成していることが明らかになっている．

Ⅳ型細胞はⅠ～Ⅲ型細胞へ分化する前駆細胞と考えられ，sonic hedgehog (SHH) mRNAを発現している[18, 19]．これに加え，最近我々は，

ラット味蕾でのレクチン結合を検索したところ，Ⅳ型細胞の細胞膜にJacalinが結合することを見出した[20]．

Ⅳ 味蕾細胞の分化様式

味蕾細胞は前駆細胞であるⅣ型細胞から分化し，最終的にアポトーシスによって細胞死が起こることが近年明らかになってきた．また従来から味蕾細胞の寿命は10～14日と考えられている[21]．味蕾細胞の分化様式については従来から2つの説が提唱されている．1つは一元説（one cell-line theory）と呼ばれ，味蕾細胞の細胞系譜は1つであり，Ⅰ・Ⅲ型細胞の差異はⅣ型細胞からの成熟過程を示しているという説である．いい換えればⅣ型細胞はすべて同じ細胞型へ分化するという説である．それに対して多元説（multi cell-line theory）はⅣ型細胞はⅠ型細胞，Ⅱ型細胞，Ⅲ型細胞へそれぞれ分化するという説である（図2）．

先に述べた各細胞型に特異的に発現する蛋白質について，詳細に検討するとⅢ型細胞に認められるPGP 9.5が一部のⅡ型細胞にも認められることが報告され，Ⅱ型細胞とⅢ型細胞に組織化学的な類似性があることが考えられる．我々は[22]シナプス伝達に関与するタンパクであるsynaptosomal associated protein 25kDa（SNAP-25）に注目して，Ⅱ型細胞，Ⅲ型細胞に特異的に発現するタンパクとの関係を検索したところ，SNAP-25は味覚神経とシナプスを形成しているⅡ型細胞のみならず，Ⅲ型細胞にも存在することを明らかにした（図3）．このことは，Ⅱ型細胞とⅢ型細胞が同じ細胞系譜上にあり，それらの間に移行形の細胞が存在することを示している．

1990年代後半にOakleyら[23,24]がマウス有郭乳頭でアポトーシス関連タンパクであるbax，bcl, p53, caspaseなどを発現していることを報告して以来，味蕾細胞は最終的にはアポトーシスによって細胞死に至るとされている．さらに，Takedaら[25]はマウス有郭乳頭にTUNEL染色を施し，味蕾にTUNEL陽性細胞が認められることを報告している．しかしながら，どの細胞型がアポトーシスを起こしているかは不明であった．近年我々はアポトーシスの検出に単鎖DNA（single-stranded DNA; ssDNA）抗体を用い，Ⅱ～Ⅳ細胞型に特異的なタンパクやレクチンとの二重染色を行ったところ，ssDNA陽性細胞の20％程度がⅡ型細胞のマーカーであるPLCβ2を発現し，Ⅲ型細胞，Ⅳ型細胞のマーカーを発現する細胞はssDNA陽性を示さないこと，すなわちssDNA陽性細胞はⅠ型細胞とⅡ型細胞であることを明らかにした（未発表データ）．

これらのⅡ型細胞とⅢ型細胞の組織化学的類

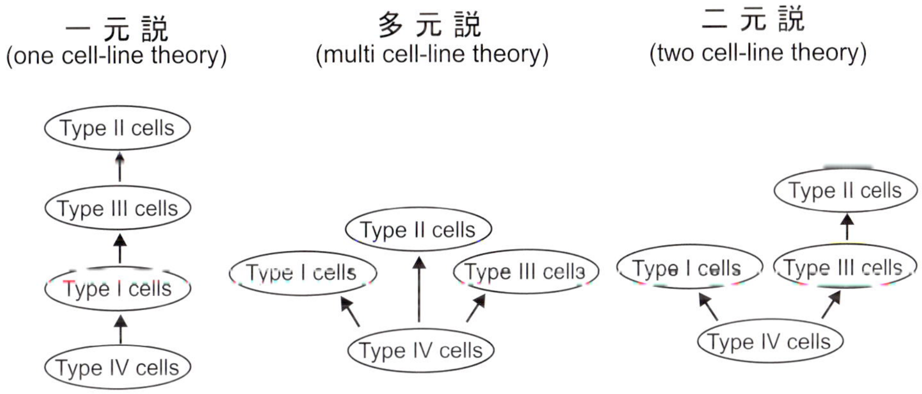

図2 味蕾細胞の細胞系譜の模式図

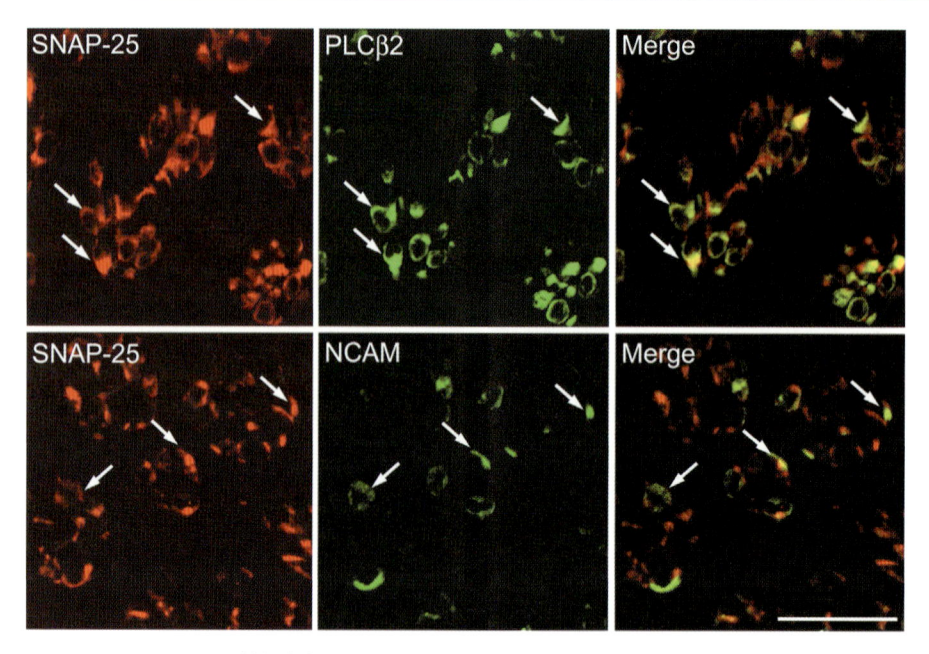

SNAP-25はPLCb2陽性細胞（Ⅱ型細胞；上段），NCAM陽性細胞（Ⅲ型細胞；下段）の双方に認められる（矢印）．

図3　ラット有郭乳頭でのSNAP-25とⅡ型細胞のマーカーであるPLCb2，およびⅢ型細胞のマーカーであるNCAMとの関係

（文献22より改変）

似性やアポトーシスを起こしている細胞型に関する結果から，我々は味蕾細胞の分化について二元説（two cell-line theory）を提唱している．すなわち，Ⅳ型細胞は明調細胞と暗調細胞に分化し，明調細胞の系譜ではⅢ型細胞からⅡ型細胞に分化し，最終的にⅠ型細胞とⅡ型細胞がアポトーシスによる細胞死を起こしているというものである（図2）．

V　味蕾の発生

味蕾の形成についてはいくつかの段階がある．舌乳頭での味蕾形成について考えると，まず乳頭の位置決定（patterning）と乳頭形成が起こる．その後乳頭上皮に味蕾が形成される．乳頭の位置決定に関しては茸状乳頭について検討され，ShhやWnt，Bmpなどの因子が働くことが明らかになっている[26]．乳頭形成で葉状乳頭や有郭乳頭では上皮が間葉に陥入して，溝が形成され

るが，これは上皮—間葉相互作用によるもの考えられる．さらに上皮での味蕾形成は，上皮—神経相互作用によると考えられている．

哺乳類において味蕾の発生，維持，再生には味覚神経が深く関与していることが知られている．神経線維と味蕾形成の関係を有郭乳頭をモデルとして検索したところ，まず有郭乳頭の固有層に神経線維が集積する．その後将来味蕾が出来る溝上皮に多くの神経線維が進入し，味蕾ができる（図4）[27]．形成された味蕾の維持にも神経が重要な働きをしている．舌前方の味蕾を支配している鼓索神経あるいは後方の味蕾を支配している舌咽神経を切断すると，味蕾が変性し，切断1週間後には味蕾は消失してゆく．その後，神経の再生とともに味蕾の再生が認められるが，神経線維の再生と味蕾再生の関係は発生の場合と同様に，まず上皮に再生神経線維が進入し，その後味蕾が再生する．このことは神経線維から味蕾形成に関与する何らかの因子が

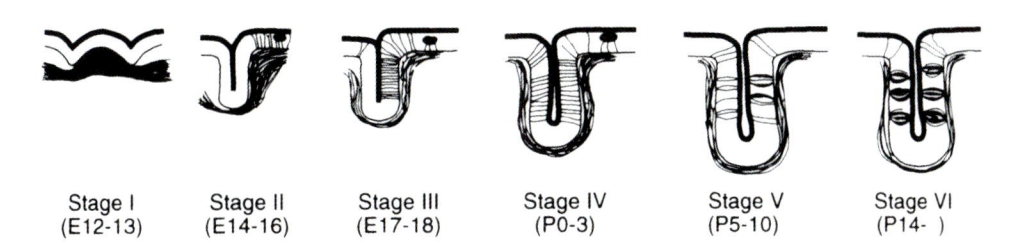

| Stage I | Stage II | Stage III | Stage IV | Stage V | Stage VI |
| (E12-13) | (E14-16) | (E17-18) | (P0-3) | (P5-10) | (P14-) |

E: embryonic, P: postnatal

図4　マウス有郭乳頭の発生における神経線維の分布の変化を示す模式図
（文献27より改変）

分泌されている可能性を示唆している．Nosratら[28]は神経栄養因子の1つである脳由来神経栄養因子（brain-derived neurotrophic factor; BDNF）遺伝子欠損マウスでは味蕾の形成が異常であるが，舌上皮に認められる一般体性感覚受容に関与する神経終末は正常であり，同じ神経栄養因子であるneurotrophin-3（NT-3）遺伝子欠損マウスでは有郭乳頭の味蕾形成は正常であったが，舌上皮の神経線維の分布は異常であったと報告し，BDNFが味蕾形成に関与する因子であることを報告している．

　味蕾は口腔内では，舌乳頭や口蓋上皮に認められるが，その発生は部位により異なっている．ラット口腔内での味蕾の発生を検索したところ，軟口蓋では組織学的に成熟な味蕾である味孔をもった味蕾は出生前に認められ，舌乳頭の味蕾は生後に成熟することが分かった[29,30]．このことは出生直後の味覚受容は軟口蓋の味蕾で行われていることを示している．ラット，マウスに限らず哺乳類の多くは出生直後の栄養は母乳から摂取されているが，吸啜の際には母親の乳首は口蓋に位置することが知られており，このことから軟口蓋の味蕾が他の部位の味蕾よりも先に成熟することは合目的である．

　出生前の味覚上皮をα-gustducinで染色すると，明らかに味蕾が認められる場所とは異なった部位にα-gustducin陽性細胞が出現することがある（図5）[30]．味覚受容器を系統発生的に検索すると，魚類などでは哺乳類に認められる特殊に分化した細胞集団である味蕾ではなく，

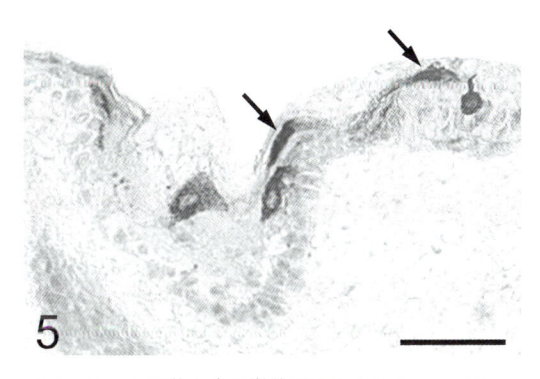

図5　ラット口蓋上皮に単独で認められるα-gustducin陽性細胞（矢印）
（文献30より改変）

数個の細胞で味覚受容が行われ，これらの細胞をsolitary chemosensory cells（SCC）と呼んでいる．したがって，成熟した味蕾が認められる以前に認められるα-gustducin陽性細胞は，SCCであると考えられている．

VI　味蕾細胞と基本味受容体

　味蕾の機能は味覚受容であり，味刺激は5つの基本味である，塩味，酸味，苦味，甘味，うま味に分類されている．基本味とは，①他の基本味とは明白に異なる，②他の基本味と組み合わせてもその味を作り出すことはできない，③基本味と味が異なっても，その味をもつ物質が普遍的であると定義されている．従来まで基本味は4つとされていたが，100年前に池田早苗博士が第五の基本味として「うま味」を提唱し

た. 当初はなかなか基本味として認められなかったが, 近年基本味として認知され, 英語でもumamiと書かれる. これは英語において, うま味を表現する適切な単語がないことによると思われる.

これらの基本味にはそれぞれの受容体が存在する[31]. 味受容体は大きく分けてイオンチャネル型受容体とGタンパク共役型受容体（G protein coupling receptor; CPCR）に分けられる. 前者に属する受容体は塩味, 酸味の受容に関与し, 苦味, 甘味, うま味の受容には後者のタイプの受容体が関与する（表2）.

塩味はNa^+によるとされ, 塩味受容体としてはepithelial sodium channel（ENaC）が細胞膜に存在し, そのENaCを通じてNa^+が味細胞に入り興奮させる. 一方酸味はH^+が中心的な役割を果たし, 酸味受容体としてENaC以外に, acid sensing ion channel（ASIC）などが同定されている. 最近TRPPのサブファミリーであるPKD2L1とPKD1L3が複合体を形成して酸味受容に関わることが明らかになっている[32].

苦味受容にはT2R受容体が関与し, 苦味受容に関与するGタンパクとしてはα-gustducinがある. そのカスケードの下流にはPLCβ2やIP3R3がある. 甘味受容にはT1RファミリーのうちT1R2とT1R3の二量体で構成される受容体が関与している. うま味受容にはT1R1とT1R3の二量体からなる受容体が関与し, それに加え代謝型グルタミン酸受容体（mGluR）も関与していると考えられている. このことは, うま味受容はアミノ酸受容でもあることを示している.

VII 味覚と歯科臨床

近年味覚異常を訴える患者が多くなり, 歯科臨床の場でも, しばしばそのような患者に遭遇する. 一口に「味覚異常」といっても,「味がまったく感じられなくなった」(味覚消失),「味がうすくなった」(味覚減退),「いつも苦味がしている」(自発性異常味覚),「甘味だけが感じられない」(乖離性味覚障害),「甘いものが苦く感じられる」(異味症)などその訴えは様々である.

これらの味覚障害の原因として最もよく知られているのは亜鉛欠乏である. 亜鉛は生体に必須の微量金属であり, 細胞分裂などに関与する遺伝子のなかには, その機能を発揮する際に亜鉛が必要なものがある. 亜鉛が欠乏あるいは減少すると, 細胞分裂に関わる遺伝子の機能が十分に発揮されず, 細胞分裂に異常をきたす可能性がある. 味蕾を構成する細胞の寿命が10〜14日であることから, 味蕾細胞の細胞分裂の異常の影響が早く現れ, その結果として味覚異常が

表2 各基本味に対する受容体

基本味	受容体
塩味 (salt)	epithelial sodium channel (ENaC)
酸味 (sour)	epithelial sodium channel (ENaC) acid sensing ion channel (ASIC) hyperpolarization activated cyclic nucleotide-gated channel (HCN) PKD2L1/PKD1L3
苦味 (bitter)	T2R
甘味 (sweet)	T1R2/T1R3
うま味 (umami)	T1R1/T1R3 taste specific metabotropic glutamate receptor (mGluR)

起こると考えられる．亜鉛欠乏の原因としては，食事性亜鉛欠乏がもっとも多いが，それ以外に降圧剤，高血糖，高コレステロールなどの治療薬の成分による薬剤性亜鉛欠乏も頻度が高い．味覚障害の治療として亜鉛を処方することになるが，その場合は他の服用薬との相互作用を注意する必要がある．

味覚障害の原因を考えるときは，味刺激がどのように味覚中枢に伝わるかを考えればよい（図6）．味覚受容は味物質が唾液などにより味蕾先端の味孔に到達することから始まる．そのため，シェーグレン症候群の患者では唾液減少により味覚障害が生じる場合がある．また，舌炎や火傷などによる味蕾への外的障害，舌苔や錯角化症などにより味孔が閉鎖する場合にも味覚障害が認められる．味物質が味孔に到達すると味細胞の細胞膜に存在する受容体により細胞内に刺激が伝わり，種々の細胞内伝達経路を経てⅢ型細胞基底部のシナプスを介して味覚神経に伝わる．したがって，先に述べた亜鉛欠乏などによる味細胞の機能低下により味覚障害が起こる．

味蕾からの刺激はそれぞれの味覚神経により中枢に伝導される．舌乳頭のうら舌前方に位置する茸状乳頭の味蕾は鼓索神経により支配されるが，この鼓索神経は耳小骨付近を走行する．したがって難聴などの手術の際に損傷を受ける可能性があり，その場合に味覚障害が起こる場合がある．

さらに，味覚は単一の感覚であるが，中枢では他の感覚との複合感覚といえる．特に，嗅覚との関係が重要である．我々は食べ物を食べるとき，その味と同時に匂いも楽しんでいる．例えば，風邪などで味覚が変わったという訴えがあるが，これは風味障害と呼ばれ味覚自体はほぼ正常でも風邪による嗅覚障害のために，味覚が変わったと感じる．また，義歯装着などにより一般体性感覚が変化し，いわゆる「歯ざわり」や「舌ざわり」が変わったことから味覚異常を訴える場合もある．それに加え，心因的な原因で味覚異常を訴える場合も近年多くなっている．

一般に患者が「味覚」という場合でも，科学的な意味での味覚ではなく，味覚を中心とした複合感覚であることに注意する必要がある．

Ⅷ　おわりに

口腔にのみ認められる感覚受容器である味蕾について，その組織化学的特性，細胞系譜，発生について我々の研究室での研究成果を含めて紹介した．味蕾は特殊に分化した感覚細胞の集団であり，その発生，維持が神経依存性である

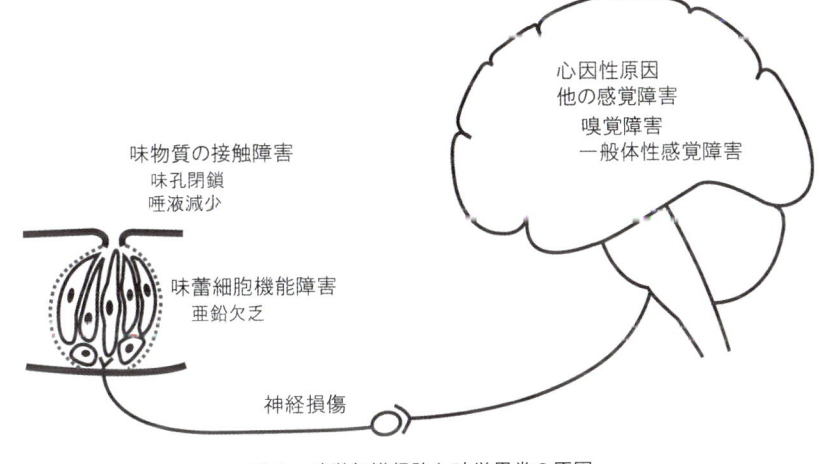

図6　味覚伝導経路と味覚異常の原因

第4章 味と痛みのメカニズム

こと，ターンオーバーが10日程度と極めて短期間であり，その間にその細胞分化が起こり，細胞系譜も明らかでないなどと，細胞生物学的に極めて興味深い対象である．一方で，味蕾の機能は味覚受容であり，近年基本味の受容体がクローニングされ，末梢味覚受容機構が徐々に明らかにされてきている．末梢味覚受容機構について，最大の争点は味覚神経とシナプスを形成していないⅡ型細胞が苦味などの味覚受容を行い，この情報をどのようにして味覚神経に伝えているのかという機構の解明である．さらに従来まで支持細胞と考えられ，味覚受容に関与しないといわれていたⅠ型細胞も味覚受容に関与する可能性が明らかになっている[6]．一方，味蕾形成と味覚受容機構の獲得の関係も明らかになっていない．

近年，苦味受容に関与するG蛋白であるα-gustducin陽性細胞が味蕾のみならず，胃や十二指腸粘膜の細胞に出現することが報告され[33]，胃や小腸での化学感覚受容の可能性が示唆されており，口腔での味覚受容の関連についての検討が必要である．

謝辞

本研究に取り組んでいただいた大阪大学大学院歯学研究科口腔分化発育情報学講座（口腔解剖学第一教室）の教室員諸兄（Ashsraf El-Sharaby，谷口 亮，伊藤 章，岡田宏之，一森康男）に心より感謝します．

本研究の一部は文部科学省21世紀COEプログラム「バイオデンティストリーの創生」，科学研究費補助金基盤研究B（#19390464）および平成17，18年度うま味研究会研究助成金の補助のもとに行われた．

文献

1) Murray, R.G. and Murray, A. (1967): Fine structure of taste buds of rabbit foliate papillae. *J. Ultrastruct. Res.*, 19, 327-353.
2) Murray, R.G., Murray, A. and Fujimoto, S. (1969): Fine structure of gustatory cells in rabbit taste buds. *J. Ultrastruct. Res.*, 27, 444-461.
3) Daikoku, H., Morisaki, I., Ogawa, Y., Maeda, T., Kurisu, K. and Wakisaka, S. (1999): Immunohistochemical localization of carbonic anhydrase isozyme II in the gustatory epithelium of the adult rat. *Chem. Senses*, 24, 255-261.
4) Smith, D.V., Klevitsky, R., Akeson, R.A. and Shipley, M.L. (1994): Taste bud expression of human blood group antigens. *J. Comp. Neurol.*, 343, 130-142.
5) Lawton, D.M., Furness, D.N., Lindemann, H. and Hackney, C.M. (2000): Localization of the glutamate-aspartate transporter, GLAST, in rat taste buds. *Eur. J. Neurosci.*, 12, 3163-3171.
6) Bartel, D.L., Sullivan, S.I., Lavoie, E.G., Sévigny, J. and Finger, T.E. (2006): Nucleoside triphosphate diphosphohydrolase-2 is the ecto-ATPase of type I cells in taste buds. *J. Comp. Neurol.*, 497, 1-12.
7) Ueda, K., Fujii, M., El-Sharaby, A., Honma, S. and Wakisaka, S. (2003): Human blood group antigen H is not the specific marker for type I cells in the taste buds. *Arch. Histol. Cytol.*, 66, 469-473.
8) McLaughlin, S.K., McKinnon, P.J. and Margolskee, R.F. (1992): Gustducin is a taste-cell-specific G protein closely related to the transducin. *Nature*, 357, 563-569.
9) Boughter, J.D. Jr., Pumplin, D.W., Yu, C., Christy, R.C. and Smith, D.V. (1997): Differential expression of α-gustducin in taste bud populations of the rat and hamster. *J. Neurosci.*, 17, 2852-2858.
10) Yang, R., Tabata, S., Crowley, H.H., Margolskee, R.F. and Kinnamon, J.C. (2000): Ultrastructural localization of gustducin immunoreactivity in microvilli of type II taste cells in the rat. *J. Comp. Neurol.*, 425, 139-151.
11) Clapp, T.R., Yang, R., Stoick, C.L., Kinnamon, S.C. and Kinnamon, J.C. (2004): Morphologic characterization of rat taste receptor cells that express components of the phospholipase C signaling pathway. *J. Comp. Neurol.*, 468, 311-321.
12) Clapp, T.R., Stone, L.M., Margolskee, R.F. and Kinnamon, S.C. (2001): Immunocytochemical evidence for co-expression of Type III IP3 receptor with signaling components of bitter taste transduction. *BMC Neurosci.*, 2, 6.

13) Miyoshi, M.A., Abe, K. and Emori, Y. (2001): IP(3) receptor type 3 and PLCβ2 are co-expressed with taste receptors T1R and T2R in rat taste bud cells. *Chem. Senses*, 26, 259-265.
14) Nelson, G.M. and Finger, T.E. (1993): Immunolocalization of different forms of neural cell adhesion molecule (NCAM) in rat taste buds. *J. Comp. Neurol.*, 336, 507-516.
15) Smith, D.V., Akeson, R.A. and Shipley, M.T. (1993): NCAM expression by subsets of taste cells is dependent upon innervation. *J. Comp. Neurol.*, 336, 493-506.
16) Kanazawa, H. and Yoshie, S. (1996): The taste bud and its innervation in the rat as studied by immunohistochemistry for PGP 9.5. *Arch. Histol. Cytol.*, 59, 357-367.
17) Yee, C.L., Yang, R., Böttger, B., Finger, T.E. and Kinnamon, J.C. (2001): "Type III" cells of rat taste buds: immunohistochemical and ultrastructural studies of neuron-specific enolase, protein gene product 9.5, and serotonin. *J. Comp. Neurol.*, 440, 97-108.
18) Miura, H., Kusakabe, Y., Kato, H., Miura-Ohnuma, J., Tagami, M., Ninomiya, Y. and Hino, A. (2003): Co-expression pattern of Shh with Prox1 and that of Nkx2.2 with Mash1 in mouse taste bud. *Gene Expr. Patterns*, 3, 427-430.
19) Miura, H., Kato, H., Kusakabe, Y., Tagami, M., Miura-Ohnuma, J., Ninomiya, Y. and Hino, A. (2004): A strong nerve dependence of sonic hedgehog expression in basal cells in mouse taste bud and an autonomous transcriptional control of genes in differentiated taste cells. *Chem. Senses*, 29, 823-831.
20) Taniguchi, R., Shi, L., Fujii, M., Ueda, K., Honma, S. and Wakisaka, S. (2005): Jacalin and peanut agglutinin (PNA) bindings in the taste bud cells of the rat: new reliable markers for type IV cells of the rat taste buds. *Arch. Histol. Cytol.*, 68, 243-250.
21) Farbman, A.I. (1980): Renewal of taste bud cells in rat circumvallate papillae. *Cell Tissue Kinet.*, 13, 349-357.
22) Ueda, K., Ichimori, Y., Okada, H., Honma, S. and Wakisaka, S. (2006): Immunolocalization of SNARE proteins in both type II and type III cells of rat taste buds. *Arch. Histol. Cytol.*, 69, 289-296.
23) Zeng, Q. and Oakley, B. (1999): p53 and Bax: putative death factors in taste cell turnover. *J. Comp. Neurol.*, 413, 168-180.
24) Zeng, Q., Kwan, A. and Oakley, B. (2000): Gustatory innervation and bax-dependent caspase-2: participants in the life and death pathways of mouse taste receptor cells. *J. Comp. Neurol.*, 424, 640-650.
25) Takeda, M., Suzuki, Y., Obara, N. and Nagai, Y. (1996): Apoptosis in mouse taste buds after denervation. *Cell Tissue Res.*, 286, 55-62.
26) Mistretta, C.M. and Liu, H.-X. (2006): Development of fungiform papillae: patterned lingual gustatory organs. *Arch. Histol. Cytol.*, 69, 199-208.
27) Wakisaka, S., Miyawaki, Y., Youn, S.H., Kato, J. and Kurisu, K. (1996): Protein gene-product 9.5 in developing mouse circumvallate papilla: comparison with neuron-specific enolase and calcitonin gene-related peptide. *Anat. Embryol.*, 194, 365-372.
28) Nosrat, C.A., Blomlöf, J., Elshamy, W.M., Ernfors, P. and Olson, L. (1997): Lingual deficits in BDNF and NT3 mutant mice leading to gustatory and somatosensory disturbances, respectively. *Development*, 124, 1333-1342.
29) Harada, S., Yamaguchi, K., Kanemaru, N. and Kasahara, Y. (2000): Maturation of taste buds on the soft palate of the postnatal rat. *Physiol. Behav.*, 68, 333-339.
30) El-Sharaby, A., Ueda, K. and Wakisaka, S. (2001): Differentiation of the lingual and palatal gustatory epithelium of the rat as revealed by immunohistochemistry of α-gustducin. *Arch. Histol. Cytol.*, 64, 101-109.
31) Lindemann, B. (2001): Receptors and transduction in taste. *Nature*, 413, 219-225.
32) Ishimaru, Y., Inada, H., Kubota, M., Zhuang, H., Tominaga, M. and Matsunami, H. (2006): Transient receptor poteintial family members PKD1L3 and PKD2L1 form a candidate sour taste receptor. *Proc. Natl. Acad. Sci. U.S.A.*, 103, 12569-12574.
33) Hofer, D., Puschel, B. and Drenchkakn, D. (1996): Taste receptor-like cells in the rat gut identified by expression of α-gustducin. *Proc. Natl. Acad. Sci. U.S.A.*, 93, 6631-6634.

おいしく味わう脳のしくみ

山本　隆

大阪大学大学院歯学研究科　特任教授

　おいしく食べて健康な生活を送るためには「噛む」ことと「味わう」ことが重要な役割を演じる．我々は，21世紀COEプロジェクト「フロンティアバイオデンティストリーの創生」の中の味覚の部門において，おいしく味わって食べるための脳のしくみに関する研究を行い，その成果を公表してきた．主な研究成果は次のとおりである．①味質情報の処理機構に関しては，脳における味質応答特異性の局在分布（chemotopy）の重要性とヒトの大脳皮質味覚野の応答特性を脳磁場計測法により明らかにした．②おいしさの実感に関しては，脳内のβ-エンドルフィン量を定量的に分析し，おいしく味わうときに重要な働きを演ずることを証明した．③おいしいものを求めるときは，報酬系の働きが重要であることを，ドーパミンやGABA，オピオイドなどについての行動薬理学的実験で明確にした．④おいしいものを食べるときには，視床下部外側野のニューロンが分泌するオレキシンが主役を演じることを明らかにした．⑤おいしいもの，まずいものを記憶に留めるしくみについては，味覚嫌悪学習のパラダイムを利用し，主としてc-fos発現を指標とした実験により，扁桃体が重要な役割を演じることを明らかにした．本稿ではこのような知見の概要を紹介する．

【キーワード】
味覚 taste, おいしさ palatability, 脳内物質 brain substances, 脳内報酬系 brain reward system, 味覚嫌悪学習 conditioned taste aversion

I　はじめに

　食物の摂取は生きていく上で必須の行動である．しかし，近年，上手に噛めない子，食生活の乱れ（例えば，朝食を食べない，食事作法を知らない），高脂肪，高カロリーのファストフードに対する強い嗜好性，成人になると，味覚障害者の増加，メタボリックシンドロームを誘発する食生活，過度なダイエットなどが摂食に関する社会問題として取り挙げられている．このような事態に対して，特に子供からの食の教育が大切だということで，食育基本法が立法化され，食育が大きな社会的関心事となっていることは周知のとおりである．

　食べるという行動において，口は食物の捕捉に始まり，咀嚼，唾液分泌，味覚などの口腔感覚の発現，食塊形成，そして嚥下に至るまでの重要な役割を演じる．21世紀COEプロジェクト「フロンティアバイオデンティストリーの創生」では，歯周病と硬組織，むし歯と感染，発生と形態形成，話す，噛むと美の回復，痛みと味覚の5つのメイントピックに関して研究・教

育活動を行っているが，いずれの課題も「よく噛んでおいしく味わう」という口の基本的な働きの解明を指標にしているといっても過言ではない．口の働きの中でも味覚機能の解明は重要である．しかし，上記のような社会問題に対する解決策を考える際には，脳機能を含めた幅広い視野での味覚や食行動の研究が要求される．

味覚には種々の側面がある．砂糖は甘くておいしいが，キニーネ溶液は苦くてまずい．お腹がいっぱいといいながらも甘くておいしいデザートは食べることができる．マヨラーと呼ばれるマヨネーズの好きな人はどんな料理にもマヨネーズが欠かせない．このように味覚の特徴は甘い，苦い，塩からいといった味の質的な認知とともに必ず快・不快（おいしい・まずい）の情動性を伴うことにある．さらに忘れてはならないことは，味覚は食行動を大きく左右することである．おいしいと思えばもっと食べたいと思い，実際の摂食行動が生じる．また，食べ物の味は情動性要因とともにすみやかに記憶され，好き嫌いの嗜好性発現にも結びつく．いったん好きになるとやみつきになって，いつでもどこでも食べたくなることもまれではない．本稿では以上のような味覚発現から食行動に至る脳機序についてCOEプロジェクト期間中に得られた成果を中心に概説したく思う．

II 味覚情報の中枢投射

味覚受容体には基本味（甘味，塩味，酸味，苦味，うま味）に対応する5種類が少なくとも存在し，そのうちのいずれかが単一の味細胞に優先的に発現するとされている．すなわち，個々の味細胞が5基本味のいずれかに大きく応じるとすれば，すでに味細胞レベルで味の大まかな識別がなされていることになる．

味覚の中継核や大脳皮質味覚野には，基本味のいずれかによく応じるニューロンが集って局在的に分布する可能性が指摘されている．このような味質依存性の局在配置のことをchemotopyとよぶ．主に早期発現遺伝子c-fosの免疫組織化学的実験や電気生理学的単一ニューロンの活動記録実験により，ラットの孤束核[1]，結合腕傍核[2]，大脳皮質味覚野[3]に大まかなchemotopyの存在の可能性が指摘されている．

最近，モルモット[4]やラット[5]の大脳皮質味覚野におけるchemotopyに関して光計測法による実験が行われ，吻側部で甘味応答が，その尾側部で塩味応答と酸味応答，そしてもっとも尾側部で苦味応答が生じると報告されている．この結果は，すでに我々[3]が電気生理学的実験で示した結果とほぼ一致している．ヒトの非侵襲的脳機能計測でも，最近chemotopyの存在を示唆する報告が出された．Schoenfeldら[6]の機能的磁気共鳴画像法（fMRI）を用いた研究によると，5基本味のそれぞれに対する第一次味覚野の応答にはchemotopyが認められる．ただし，その局在パターンには個人差が大きいが，各個人にとってのchemotopyは継時的に変動することなく安定しているとのことである．

chemotopyの概念は，聴覚野のtonotopyや体性感覚野のsomatotopyに相当する．解剖学的に異なった部位のニューロンが興奮すれば特有の感覚が生じるという概念である．もし，大脳皮質味覚野において基本味に対するchemotopyが吻尾方向に甘味，塩味，酸味，苦味の順に存在すれば，もっとも吻側のニューロン群が活動すれば甘いという感覚を生じさせ，もっとも尾側のニューロン群が活動すれば苦いという感覚を生じさせることとなる．

III 大脳皮質味覚野

これまでのポジトロン断層撮影法（PET），fMRI，脳磁場計測法（MEG）を用いた研究では，ヒトの味覚野がどこに存在するのかを調べることを目的としたものが多かった．第一次味覚野は前頭弁蓋部から島皮質にかけての領域，そし

て第二次味覚野は眼窩前頭皮質に存在すること や，前者は味の識別に関与し，後者は味の嗜好 性や行動に依存した応答を示すといった知見は， 脳内局在性や機能性に関してすでにサルで報告 されている結果とほぼ同じである．MEGによる 実験は味刺激による誘発活動の同期的加算や味 刺激と体性感覚刺激の分離など技術的に難しい ところがあるので，我々は舌面に直流通電をし て得られる電気性味覚に対する応答を記録した[7]．その結果，閾値下の刺激強度（4 μA），味 覚を生じる強度（32 μA），そして味というより は刺激感を生じる強い電流（80 μA）に対する MEG応答が記録され，電気性味覚が生じたと きの応答は，シルビウス溝深くの前頭弁蓋部か ら島にかけての領域から得られ，この部が第一 次味覚野であることを確認した．

さらに，皮質味覚野での味覚情報処理のしく みを明らかにする目的で，我々はミラクルフル ーツを用いての実験を行った[8]．ミラクルフル ーツは西アフリカ原産の植物で，その赤い果実 を噛んで2-3分口に含んでいると，中に含ま れているミラクリンというたんぱく質の作用で， 酸味が甘味に変わるという不思議な現象が生じ る．すっぱいレモンが甘いオレンジに変わるの であるが，このとき味覚野でどのようなことが 起きているかは調べられていなかった．ところ で，この不思議な作用の基本的なしくみは，ミ ラクリンが酸の環境下で甘味受容体と強く結合 し，強い甘味情報を脳に送るためと考えられて いる[9]．このとき，甘味情報とともに酸味の情 報も中枢に送られることが知られている．図1 は，ある被験者から得られた代表的な味応答の MEG計測結果である．第一次味覚野からは， 速い潜時でのクエン酸応答，遅い潜時でのショ 糖応答が得られるのであるが，ミラクルフルー ツ摂取後はクエン酸の応答潜時がショ糖の潜時 と同じくらいに延長することが分かった．すな わち，大脳皮質味覚野へは甘味情報のみが到達 することを意味している．これはきわめて意外

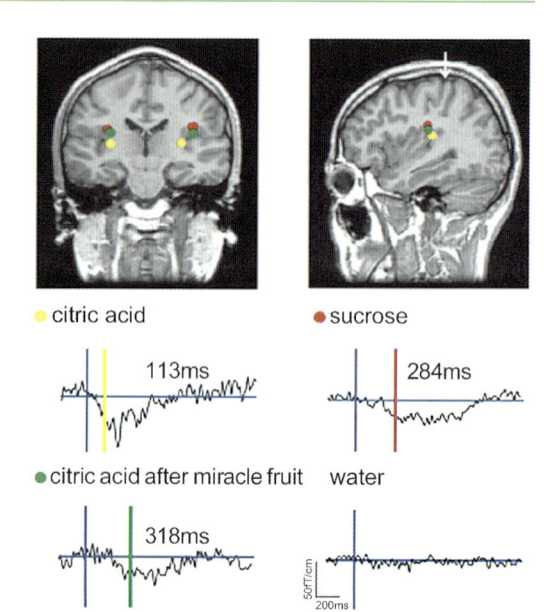

図中の数字は味刺激開始（青線）からMEG応答出現まで の潜時を示す．クエン酸，ショ糖，ミラクルフルーツ 後のクエン酸の応答に関しては，それぞれ，黄，赤， 緑の色にて示す．ミラクルフルーツの作用でクエン酸 応答の潜時がショ糖の潜時にまで延長し，記録部位も ショ糖応答発生部位に近づく．（文献8より）

図1　脳磁場計測（MEG）により得られたクエン酸，シ ョ糖，ミラクルフルーツ摂取後のクエン酸，水 の応答波形と第一次味覚野における応答発生部 位の代表例

な興味深い知見で，酸味情報が，孤束核や視床 味覚野などの中継核レベルで消失してしまうこ とを意味している．今後この消失のメカニズム を探求する必要がある．

IV　おいしさの実感

上記の大脳皮質味覚野は，サルやヒトでは第 一次味覚野と呼ばれ，味の質の情報処理に関与 するとされている．第一次味覚野からの入力を 受ける眼窩前頭皮質は第二次味覚野ともいわれ る．この部は味覚以外の感覚情報の入力も受け， より複雑な（高次の）情報処理を行い，食の認 知や嗜好性に関与する．この部のニューロンは， 空腹感や繰り返し食べることによる飽き，おい しさ（快感）などのパラメーターに依存した応

答を示すことから，食べ物のおいしさの評価にも関係するとされている[10]．一口味わって「おいしい」と思うとき，この眼窩前頭皮質が働いている可能性がある．

一方，食べ物を口に入れたときのおいしさは，それを飲み込んだあとも持続する．食事を終えてもおいしさの余韻は残り，満ち足りた幸せな気分となる．そのような持続性は脳内神経活性物質の作用によるものと考えざるを得ない．

食べ物に対するおいしさ，まずさの実感から摂取行動に至る過程においていくつかの脳内物質の関与が知られている．おいしさを実感させる物質としてベンゾジアゼピン誘導体，モルヒネ様物質としてのβ-エンドルフィン，まずさに係わる物質としてdiazepam binding inhibitorなどが示唆されている．これらの物質の作用の詳細についてはすでに報告した[11]．

我々は，甘味溶液摂取時にラットの脳脊髄液中のβ-エンドルフィン量が大きく上昇すること，そして，味覚嫌悪の条件付けをすると，この上昇が認められないことを明らかにした[12]．プロオピオメラノコルチン（proopiomelanocortin; POMC）は副腎皮質ホルモンや内因性のオピオイドであるβ-エンドルフィンの前駆たんぱく質である．我々のβ-エンドルフィン量測定の実験結果をさらに確認するため，ラット視床下部のPOMCニューロンにつき，味刺激によるPOMCmRNAの発現量を解析した[13]．図2に示すように，アンチセンスプローブでハイブリダイゼーションした切片では視床下部の弓状核に限局してPOMC陽性ニューロンがみられた．また，POMCmRNAを定量的に分析すると，蒸留水摂取時にくらべて5mMサッカリン摂取時に有意に発現量が増加した．そして，サッカリンを嫌いにする学習を獲得させた後では，サッカリンの刺激でも発現は増大しなかった．以上の結果は，β-エンドルフィンの測定実験の結果とよく一致するものであり，サッカリンの味覚情報が弓状核に送られ，β-エンドルフィンの産生を促すことを示唆している．いかなるルートを経由して，味覚情報が弓状核に到達するのかを明確にすることは今後の課題である．また，POMCのプロセシング産物であるα-MSHは摂食を抑制する作用を持っている．つまり，POMCの発現は単にβ-エンドルフィンとの関連性のみを考慮すればいいとはいえない側面ももっているので，POMCの他のプロセシング産物の味刺激による発現に関しても今後検討する必要がある．

V おいしさ行動の発現

おいしいと実感したあとは，そのおいしさをさらに期待してより多く摂取したいという意欲

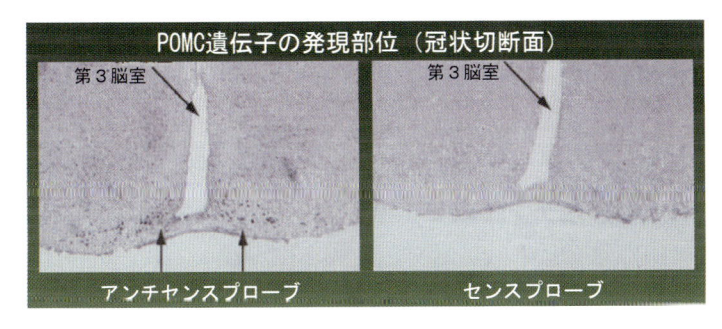

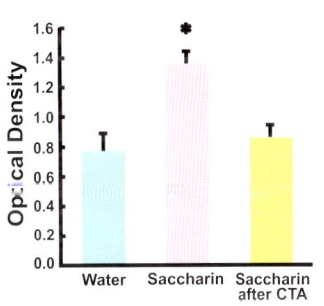

ラットが水を飲んだときよりサッカリンを飲んだときの方がPOMC発現量は多い(150分後の計測値)．しかし，ラットにサッカリンを嫌悪する学習（conditioned taste aversion, CTA）を獲得させた後のサッカリン刺激では発現が上昇せず，水摂取時と同じレベルにとどまる．$*P<0.05$（深堀と山本，未発表）

図2 ラット視床下部弓状核におけるPOMC発現

第4章 味と痛みのメカニズム

が生じ、実際に食べる行動が生じる。このとき、図3に示すように、味覚伝道路→報酬系→視床下部（摂食中枢）のルートが考えられる。報酬系とは、歴史的には電気刺激によって快感（報酬）がもたらされると考えられる脳部位に対して命名されたものである。報酬系は腹側被蓋野を起点とし、側坐核、腹側淡蒼球から視床下部外側野に至る経路を含む。

おいしいという実感はもっと食べたいという欲求をひきおこす。この欲求は、脳内にドーパミンが分泌されることと大いに関係する。ドーパミンは中脳の腹側被蓋野のニューロンが産生し、その神経投射により前脳部に広範に分泌する神経伝達物質であるが、その1つの主要な経路は側坐核に至るもので、そこでドーパミンが分泌される。RichardsonとGratton[14]の実験によると、図4に示すように、レバーを一定回数押すとミルクが出る課題では、ラットがミルクを求めてレバーを押しているときに側坐核でのドーパミンの放出がみられ、ミルクを飲んでいる間はドーパミン放出がストップする。そして再びドーパミンが出て、レバー押し行動が始まる。図4A、Bに示すように、腹側被蓋野のニューロン活動の記録からもこのことは裏付けられる。実験箱の中にラットを入れ、ブザー音が鳴るとシャッターが開いて砂糖水が飲めることをあらかじめ学習させておく。そして、のどの渇いた状態にしてラットを実験箱に入れると、ブザー音とともにシャッター前で待ち構え、シャッターが開くと同時に飲み始める。このときの腹側被蓋野のニューロン活動を調べると2種類の応答パターンを示すニューロンが存在することが分かった[15]。1つは図4Aに示すように、ブザー音が鳴ってシャッターが開くところで大きな活動を示すタイプで、もう一方は、図4Bに示すように、興奮性応答は示さず、砂糖水を飲み始めるとともにその活動が大きく減弱するタイプである。ドーパミン含有ニューロンは、報酬が手に入ることを予期して待つときに大きな活動を示し、ドーパミンを放出するのであるが、報酬が手に入るとその活動は停止するのである。したがって、報酬系におけるドーパミンの活動は、より正確には、報酬が手に入る前の期待、予測、手に入れるための行動といった渇望状態に関与するのである。このドーパミンの働きは目標に向かって努力させること、すなわち、欲しいものを手に入れるために積極的な行動を生じさせることにあると考えられる。

側坐核のニューロンは、大脳の前頭前野と扁桃体（基底外側核）からのグルタミン酸作動性

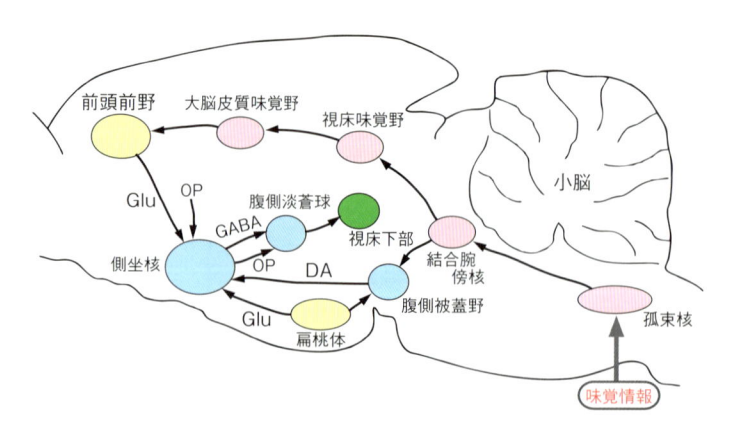

味覚系はピンク、報酬系は青、その間をつなぐ前頭前野、扁桃体は黄色、視床下部外側野は緑で示す。
DA, ドーパミン；GABA, ガンマアミノ酪酸；Glu, グルタミン酸；OP, オピオイド．

図3　ラット脳内の味覚伝導路、報酬系、視床下部を結ぶ脳内経路
（山本隆（2007）：化学と生物．45, 21-26. より）

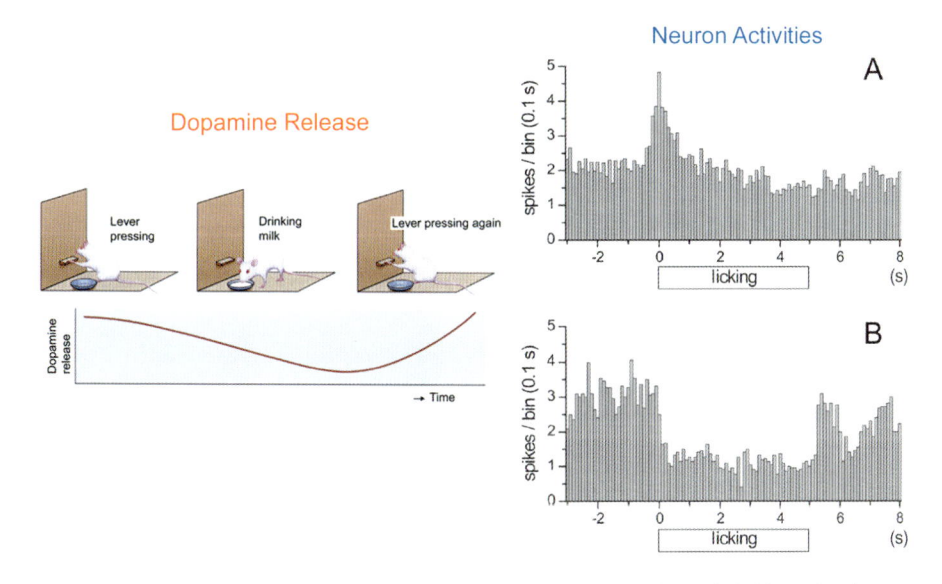

ミルクを報酬とするレバー押し課題中の側坐核におけるドーパミン放出量の変化（左の図）．右図のヒストグラムは腹側被蓋野の代表的なニューロン活動を示したもので，Aはショ糖溶液摂取（リッキング）直前に一過性活動上昇を示すニューロン，Bは摂取中に活動が抑制されるニューロンである．

図4　側坐核におけるドーパミン放出と腹側被蓋野のニューロンの活動
（廣中直行（2001）：人はなぜハマるのか．岩波書店，文献15より）

線維の入力と，腹側被蓋野からドーパミン作動性線維の入力を受ける．さらにオピオイド作動性線維の入力も受ける．側坐核ニューロンの約90％は抑制性伝達物質であるGABAを含み，主な投射先である腹側淡蒼球ニューロンの活動を抑える．腹側淡蒼球ニューロンは視床下部外側野（摂食中枢）を賦活するので，腹側被蓋野のGABA作動性ニューロンの活性化は摂食行動を停止させる方向に働く．報酬系は食べる意欲に関係するといいながらも，その実体は抑制系が主体なのである．

以上のことから，腹側被蓋野のドーパミン経路が活性化すると摂取行動が促進されるという事実は，側坐核から腹側淡蒼球への抑制性GABAニューロンをドーパミンが抑制するということで理解できる．オピオイド受容体の作動薬DAMGOを側坐核に投与するとリッカリンなどのおいしい味の摂取を促進するので，オピオイドもGABAニューロンを抑制すると考えられる．あるいは側坐核の残りの約10％のニューロンが

オピオイド受容ニューロンで腹側淡蒼球に促進性の信号を送っている可能性もある．グルタミン酸作動線維がどのような情報を側坐核に運んでいるのかは明確ではないが，味覚嫌悪条件づけによって嫌いになったサッカリンを口にし，嫌悪行動を示すラットの側坐核ニューロンに細胞興奮性のマーカーであるc-fosが発現すること[16]から，グルタミン酸作動線維は嫌悪性の味覚情報を運び，側坐核のGABAニューロンを活性化し，摂取行動を抑制するものと考えられる．事実，味覚嫌悪学習獲得後には腹側淡蒼球内でGABAの量が増えることが知られている[17]．一方，おいしさの情報によるによる報酬系の活性化はオピオイド系の作用によるものであろう．

男性に比べて女性は甘いものが好きで，そのおいしさに負けて食べすぎてしまう，とよくいわれる．ラットのオス・メスで味の嗜好性を調べると確かに差が認められ，メスの方が摂取量が多い[18]．味覚神経の応答に性差が認められないことから中枢での差であると考えられる[18]．

図5 ラットにおける味の嗜好性の性差

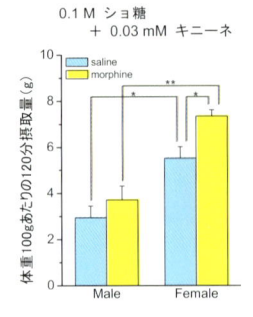

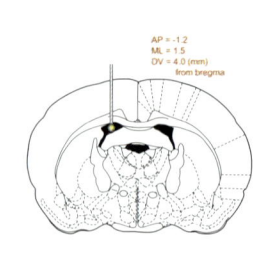

味溶液には中等度の嗜好性を示すショ糖とキニーネの混合液を用いた．ラットの前頭断面図に示すように，側脳室にモルヒネを投与したときの嗜好性（黄色）は，コントロールとして生理食塩水を投与したとき（青色）に比べてメスにおいてより大きくなる．*P<0.05, **P<0.01．（末田と山本，未発表）

すでに述べたように，甘い味でオピオイドが脳内に分泌され，脳内報酬系でもオピオイドは摂食促進に大いに関係するので，このオピオイドの感受性に性差が認められるか否かを検討した．我々の結果では，図5に示すように，サッカリン溶液の摂取量はオスラットにくらべてメスラットの方が多い（コントロールとして脳室内に生理食塩水を注入した場合）ことが確認できた．次に，両群ラットの脳室内にモルヒネを注入すると，ともにサッカリン摂取量を増加させたがオスに比べメスの方が増加の割合が有意に大きかった．すなわち，オスに比べメスの方がβ-エンドルフィンに対する感受性が高いことが示唆される．

VI 食べる

視床下部の外側野のニューロン活動は摂食行動をひきおこすので摂食中枢ともいわれ，その腹内側部のニューロンの活動は満腹感とともに摂食を停止させるので満腹中枢ともいわれる．報酬系を介した情報は視床下部外側野の摂食中枢に送られるので，摂食行動が生じる．その摂食行動発現のもとになるのは，摂食中枢のニューロンが産生するオレキシンというペプチドであることが最近明らかになってきた[19]．

オレキシンにより摂食，飲水が亢進するということは，消化管活動の亢進を伴う可能性がある．事実，オレキシンをラットの脳室内に投与すると，数分後に，胃の近心側での「受け入れ弛緩」，遠心側での律動的収縮が観察される[20]．胃は飲み込まれた食べ物を受け入れそして混和し，次々と小腸へ送り出すのである．おいしそうなものや自分の好物を見たとき食欲が湧いたり，消化管の脳相の活動（消化液の分泌や運動亢進）が生じる現象にもオレキシンが関与するものと思われる．満腹したあとでもデザートがおなかに入る別腹現象にもオレキシンの関与が示唆されている[21]．

食が進むにつれて血糖値の上昇，インスリンの分泌，そして白色脂肪組織からレプチンが分泌され，これらはすべて視床下部腹内側核（満腹中枢）の活動を高め満腹感というブレーキがかかる．一方で，ヒスタミン[22]や摂食抑制性ニューロペプチドも分泌されて摂食はストップする．

本稿では，おいしさを実感し，摂食欲が高まり，実際の食行動が発現する，という直列的な流れで説明をしてきた．しかし，筆者は，図6の模式図で示すように，おいしい味の情報はそれぞれの部位に並列的に入力するものと考えている．また，オレキシンは腹側被蓋野を刺激しドーパミンを放出させたり，β-エンドルフィンを分泌させることも知られているので，実際には物質間をぐるぐると回転することになり，いったん火がついたら止められないという要素をはらんでいる．すなわち，おいしいものは食べ過ぎてしまうのである．

VII 味の学習と記憶

日常生活での食行動では，快（おいしい）・不快（まずい）が主導的ではあるが，経験や学習によりある食べ物の味を記憶するときには，

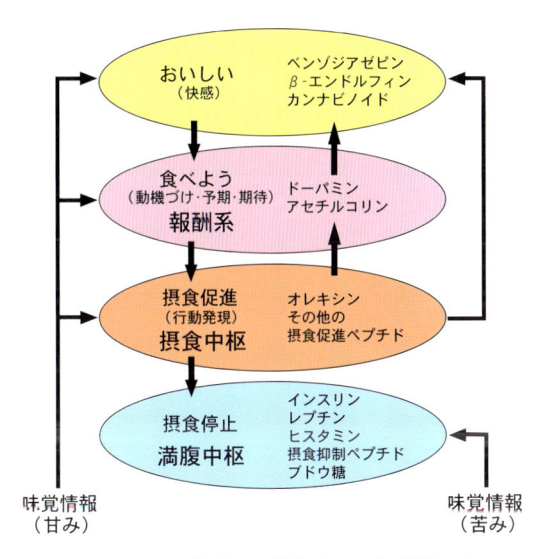

図6 おいしさの発現から満腹までの各段階において関与する脳内物質とその相互作用.
（山本隆（2007）：化学と生物．45, 21-26. より）

その食べ物の味の質と強度，すなわち認知的判断が重要となる．我々は食べ物の複雑な味の質を何らかの形で分析し，その結果を快・不快の情報と連合して保存しているのである．味覚の学習にはいろいろあるが，我々は味覚嫌悪学習について研究を進めている．

ある食物を摂取したあとで気分が悪くなると以後その食物の摂取を忌避するようになる．一般に，これは食物嫌悪学習というのであるが，より具体的には，食物の味と内臓からの不快感との間の連合学習と考えられ，味覚嫌悪学習（conditioned taste aversion; CTA）と呼ばれる[23]．我々の行っている実験ではラットにサッカリン溶液（味刺激，条件刺激）を飲ませた直後に，嘔吐感や内臓不快感を生じさせる塩化リチウム（LiCl）を腹腔内に投与すること（内臓刺激，無条件刺激）により，両刺激を連合させるというパラダイムを用いている．サッカリンは甘くておいしい（快感を呈する）のであるが，CTA獲得後ラットがサッカリンを嫌って避けるのは，サッカリンの甘い味が苦味のようないやな味に変化するからではない．サッカリンは，そのまま甘いのだが，おいしいと思わなくなる（不快感を呈する）ようになるのである．このように快感が不快感に変わることをhedonic shiftという．このことは，味覚情報の脳内処理において，質的処理と情動的処理が異なっていることを示している．

CTA獲得後は，サッカリンの甘味は変わらないどころかむしろ強く感じるようになると思われる．我々は，0.1M食塩水を条件刺激としてCTAの実験を行った[24-26]．CTA獲得後，ラットの結合腕傍核のニューロンの応答は他の基本味に対する応答には差が認められなかったが，食塩に対して有意に大きな応答を示した[24]．そして，この応答増強は食塩応答のうち，アミロライドに感受性のある食塩応答を示すニューロンに特異的に認められることがわかった[25, 26]．アミロライドは塩味情報を受容体レベルで抑えることが知られているので，我々の結果は食塩にCTAを獲得させた後は，食塩の味（塩味）を強く感じるようになったことを示唆している．そして，この応答増大は扁桃体中心核からの下行性の制御によることも示唆された[25]．食塩の味を伝えるとされるアミロライド感受性ニューロンの応答性が増大するということは，危険なものと判断された条件刺激（この場合は食塩）に対する検出能を高めていることを意味している．

Hedonic shiftがどのようなメカニズムで生じるのかを明らかにすることがCTA研究の重要な課題である．我々は，この問題解明に向けて，味刺激に対する脳内各部におけるc-fos発現をCTAを獲得したラットとCTA操作をしないコントロールラットにおいて詳しく比較することとした．その結果，ショ糖にCTAを獲得させた後，多くの脳部位でc-fos発現が増大する（すなわちニューロンの活動性が高まる）のであるが，とくに，乳頭体上核，視床の室傍核群に発現が多かった[27, 28]．これはCTA後，条件味刺激（この実験ではショ糖）に対する恐怖，警戒，などの心的ストレス状態を反映したものであろ

うと推察される．一方，扁桃体基底外側核，およびその吻側部，報酬系の側坐核にも c-fos 発現が顕著にみられた[16]．側坐核のGABAニューロンの興奮性が高まっているとすれば，すでに述べたように，摂取行動を抑える働きをするので，CTA後の嫌悪行動とよく一致することになる．

側坐核からGABA系を介して腹側淡蒼球にいたる経路（図3参照）は嫌悪感を伴った嫌悪行動に関係するようである．CTA獲得後，腹側淡蒼球にGABA受容体拮抗薬のビキュキュリンを投与すると，嫌悪行動が減弱し，嫌いになったはずの溶液をのんでしまう[29]．すでに述べたように，ベンゾジアゼピン系の抗不安薬（ミダゾラム）はおいしさを増強するのであるが，ミダゾラムを投与すると，やはりCTA後の嫌悪感が減弱する[30]．

我々は，c-fos 発現をニューロンの興奮性応のマーカーとして用いてきた．その後，この遺伝子の発現が，学習獲得に際して重要な役割を演じることも明らかにした[31]．図7に示すように，結合腕傍核に c-fos 遺伝子のアンチセンスを投与し，FOSたんぱく質の発現を消失させると，CTA獲得ができなくなる[31]．大脳皮質味覚野や扁桃体に投与すると獲得はできるが，その保持が大きく障害されることもわかった．

我々は，扁桃体基底外側核において，hedonic shiftの元になる興奮性変化が生じ，その情報が側坐核に送られて嫌悪行動を生じさせるものと考えている[16]．したがって，同じ扁桃体であっても，応答増強を引き起こす中心核を損傷してもCTA獲得にはほとんど影響を及ぼさないが，hedonic shiftに関与する基底外側核の損傷はCTA獲得に大きな障害を引き起こすのである[32]．

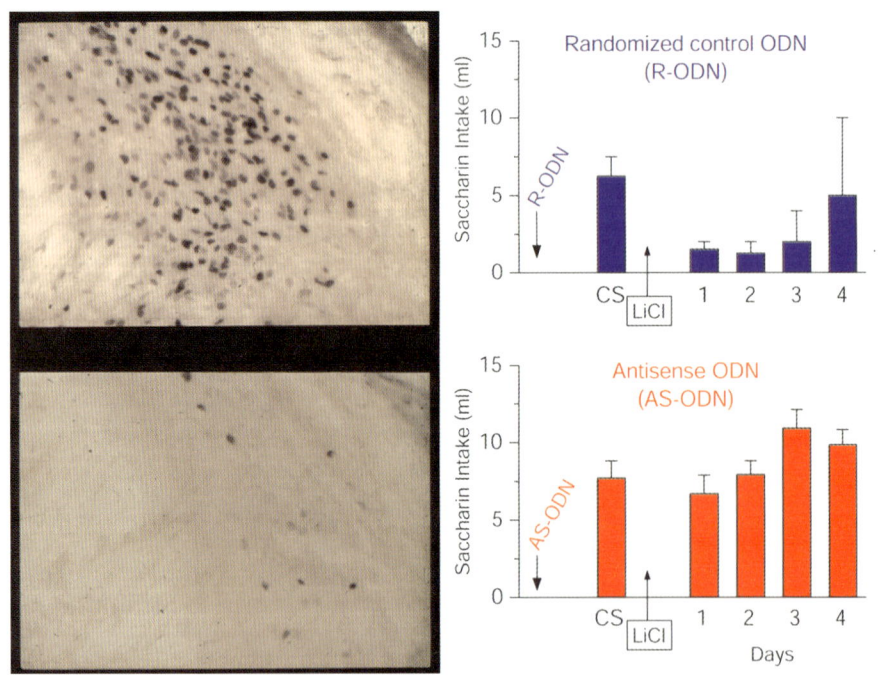

c-fos に対するアンチセンスプローブをラットの結合腕傍核に投与したとき，塩化リチウム腹腔内投与に対してFOS発現（FOSたんぱく質に対する免疫染色）は認められず（左下の図），サッカリンに対する嫌悪学習も獲得できない（右下の図）．しかし，コントロールとして，塩基配列をランダム化したプローブを投与すると塩化リチウム腹腔内投与によって強いFOS発現が認められ（左上の図），強い嫌悪学習を獲得する（右上の図）．ODN, oligodeoxynucleotide（八十島と山本，未発表）

図7　早期遺伝子 c-fos の発現と味覚嫌悪学習

VIII おわりに

　味覚の研究は歯科医学あるいはもう少し概念を広げて口腔科学の領域では重要な部分を占めている．事実，全国の歯科系大学の特に生理学関係の研究者には味覚を研究テーマにしている人が少なからずいる．そして，その多くは，末梢の味覚受容機構の研究に携わっている．もちろん重要な基礎研究であるが，これからの若い研究者には，味わうこと，食べることにまつわる日常的なテーマを視野に入れた研究にも関心をもってもらいたい．本稿の最初に述べたように「食育」が必要となる時代に，「食育」について適切なアドバイスをするための基礎となる信頼しうる科学的根拠をもっておく必要がある．食行動にもっとも重要な口を取り扱う歯科医師にとっては，これからの歯科医療において，歯や歯ぐきの器質的障害を治療するだけではなく，味覚を含めた口腔および全身の健康管理を念頭において日々の診療をすべきである．そのような歯科医師の養成に向けて，歯科系大学では広い視野のもとで綿密な実験を行い，得られた成果を後続の若者にしっかり教育して伝えていかねばならない．5年間の21世紀COEプロジェクト「フロンティアバイオデンティストリーの創生」では，その目標に向けて歩み出すことができたが，さらなるプロジェクトにより目標達成に至る必要がある．

謝辞

　筆者が大阪大学大学院人間科学研究科に所属していたときの共同研究者であった硲哲崇，八十島安伸，山本千珠子，乾賢，Yada Treeskosol，古殿雄一，安藤千穂，その他の研究員に感謝します

　本研究は，科学研究費補助金基盤研究B（#14370593,#17390494），萌芽的研究（#16659510），21世紀COEプログラム「フロンティアバイオデンティストリーの創生」，および，三島海雲記念財団学術奨励金，ソルト・サイエンス研究財団，アサヒビール学術振興財団，日本うま味調味料協会，サントリー食品研究所，日本たばこ産業中央研究所，味の素食品研究所，高砂香料工業総合研究所，カネボウ化粧品研究本部，International Glutamate Technical Committeeからの研究助成金によって行われたものである．

文　献

1) Harrer, M. I. and Travers, S. P. (1996): Topographic organization of Fos-like immunoreactivity in the rostral nucleus of the solitary tract evoked by gustatory stimulation with sucrose and quinine. Brain Res., 711, 125-37.
2) Yamamoto, T., Shimura, T., Sakai, N. and Ozaki, N. (1994): Representation of hedonics and quality of taste stimuli in the parabrachial nucleus of the rat. Physiol. Behav., 56, 1197-1202.
3) Yamamoto, T., Yuyama, N., Kato, T. and Kawamura, Y. (1985): Gustatory responses of cortical neurons in rats. II. Information processing of taste quality. J. Neurophysiol., 53, 1356-1369.
4) Yoshimura, H., Sugai, T., Segami, N. and Onoda, N. (2005): Chemotopic arrangement for taste quality discrimination in the cortical taste area. Chem. Senses, 30, i164-i165.
5) Accolla, R., Bathellier, B., Petersen, C. C. H. and Carleton, A. (2007): Differential spatial representation of taste modalities in the rat gustatory cortex. J. Neurosci., 27, 1396-1404.
6) Schoenfeld, M. A., Neuer, G., Tempelmann, C., Schubler, K., Noesselt, T., Hopf, J.-M. and Heinze, H.-J. (2004): Functional magnetic resonance tomography correlates of taste perception in the human primary taste cortex. Neuroscience, 127, 347-353.
7) Yamamoto, C., Takehara, S., Morikawa, K., Nakagawa, S., Yamaguchi, M., Iwaki, S., Tonoike, M. and Yamamoto, T. (2003): Magenetoencephalographic study of cortical activity evoked by electrogustatory stimuli. Chem. Senses, 28, 245-251.
8) Yamamoto, C., Nagai, H., Takahashi, K., Nakagawa, S., Yamaguchi, M., Tonoike, M. and

Yamamoto, T. (2006): Cortical representation of taste modifying action of miracle fruit in humans. *NeuroImage*, 33, 1145-1151.

9) Kurihara, K. and Beidler, L. M. (1969): Mechanism of the action of taste-modifying protein. *Nature*, 222, 1176-1179.

10) Rolls, E. T. (1989): Information processing in the taste system of primates. *J. Exp. Biol.*, 146, 141-164.

11) 山本隆（2005）：おいしく味わい楽しく食べる―体のしくみ 脳のしくみ―．先端歯科医学の創生（浜田茂幸・米田俊之編）．大阪大学出版会，大阪，220-231．平成17.

12) Yamamoto, T., Sako, N. and Maeda, S. (2000): Effects of taste stimulation on ß-endorphin levels in rat cerebrospinal fluid and plasma. *Physiol. Behav.* 69, 345-350.

13) 深堀良二，山本隆（2000）：甘味刺激による視床下部POMC mRNA発現の解析．日本味と匂学会誌，7, 581-584．平成12.

14) Richardson, N. R. and Gratton, A. (1998): Changes in medial prefrontal cortical dopamine levels associated with response-contingent food reward: an electrochemical study in rat. *J. Neurosci.*, 18, 9130-9138.

15) Shimura, T., Imaoka, H., Okazaki, Y., Kanamori, Y., Fushiki, T. and Yamamoto, T. (2005): Involvement of the mesolimbic system in palatability-induced ingestion. *Chem. Senses*, 30, i188-i189.

16) Yasoshima, Y., Scott, T. and Yamamoto, T. (2006): Memory-dependent c-*fos* expression in the nucleus accumbens and extended amygdala following the expression of conditioned taste aversive behavior in the rat. *Neuroscience*, 141, 35-45.

17) Inui, T., Shimura, T. and Yamamoto, T. (2007): The GABAergic system in the ventral pallidum is involved in conditioned taste aversion in rats. *Appetite*, 49, 300.

18) 東松裕子，山本千珠子，山本隆（2005）：味覚嗜好学習の性差について．日本味と匂学会誌，12, 349-352．平成17.

19) Furudono, Y., Ando, C., Yamamoto, C., Kobashi, M. and Yamamoto, T. (2006): Involvement of specific orexigenic neuropeptides in sweetener-induced overconsumption in rats. *Behav. Brain Res.*, 175, 241-248.

20) Kobashi, M., Furudono, Y., Matsuo, R. and Yamamoto, Y. (2002): Central orexin facilitates gastric relaxation and contractility in rats. Neurosci. Lett., 332, 171-174.

21) 山本隆（2007）：甘いものは別腹というのはなぜですか？ *Clinical Neurosci.*, 25, 723. 平成19.

22) Treesukosol, Y., Ishizuka, T., Yamamoto, C., Senda, K., Tsutsumi, S., Yamatodani, A. and Yamamoto, T. (2005): Hypothalamic histamine release by taste stimuli in freely moving rats: Possible implication of Palatability. *Behav. Brain Res.*, 164, 67-72.

23) Bures, J., Bermudez-Rattoni, F. and Yamamoto, T. (1998): Conditioned Taste Aversion : Memory of a Special Kind. Oxford University Press, Oxford, 1-178.

24) Shimura, T., Tanaka, H. and Yamamoto, T. (1997): Salient responsiveness of parabrachial neurons to the conditioned stimulus after the acquisition of taste aversion learning in rats. *Neuroscience*, 81, 239-247.

25) Tokita, K., Karadi, Z., Shimura, T. and Yamamoto, T. (2004): Centrifugal inputs modulate taste aversion learning associated parabrachial neuronal activities. *J. Neurophysiol.*, 92, 265-279.

26) Tokita, K., Shimura, T., Nakamura, S., Inoue T. and Yamamoto, T. (2007): Involvement of forebrain in parabrachial neuronal activation induced by aversively conditioned taste stimuli in the rat. *Brain Res.,* 1141, 188-196.

27) Yasoshima, Y., Scott, T. R. and Yamamoto, T. (2005): Involvement of the supramammillary nucleus in aversive conditioning. *Behav. Neurosci.*, 119, 1290-1297.

28) Yasoshima, Y., Scott, T. R. and Yamamoto, T. (2007): Differential activation of anterior and midline thalamic nuclei following retrieval of aversively motivated learning tasks. *Neuroscience*, 146, 922-930.

29) Inui, T., Shimura, T. and Yamamoto, T. (2007): The role of the ventral pallidum GABAergic system in conditioned taste aversion: Effects of microinjections of a GABA$_A$ receptor antagonist on taste palatability of a conditioned stimulus. *Brain Res.*, 1164, 117-124.

30) Yasoshima, Y. and Yamamoto, T. (2005): Effects of midazolam on the expression of conditioned taste aversion in rats. *Brain Res.*, 1043, 115-123.

31) Yasoshima, Y., Sako, N., Senba, E. and Yamamoto, T. (2006): Acute suppression, but not chronic genetic deficiency, of c-*fos* gene expression impairs long-term memory in aversive taste learning. *Proc. Natl. Acad. Sci. USA*, 103, 7106-7111.

32) Yamamoto, T., Fujimoto, Y., Shimura, T. and Sakai, N. (1995): Conditioned taste aversion in rats with excitotoxic brain lesions. *Neurosci. Res.*, 22, 31-49.

麻酔科領域における血圧・心拍変動の応用

丹羽　均，杉村光隆，花本　博，岡田健志，渡邉彰代

大阪大学大学院歯学研究科
高次脳口腔機能学講座　歯科麻酔学教室

　自律神経系は，種々のストレスに対して生体の恒常性を保つための神経性調節機能を司っており，生体機能は交感神経系と副交感神経系のバランスの上に調節されている．しかし，自律神経系を介する反応は，自律神経障害を有する患者はもちろんのこと，麻酔状態によっても大きく影響される．正常状態では生体の恒常性を維持するための重要な反射でも，麻酔薬はその調整能に影響を与えてしまう．したがって，麻酔中は自律神経機能の評価をした上での周術期管理が必要となってくる．最近，血圧・心拍変動の周波数解析を簡単に行うことができるようになり，自律神経活動の評価が一般臨床にも取り入れられるようになった．

　本稿では，血圧・心拍変動の基礎的知識，各種疾患と心拍変動との関連，麻酔による血行動態変動と血圧・心拍変動との関連，さらに慢性疼痛と自律神経活動に関する最新の知見を，自験例を含めて紹介する．また，この分野の研究は，「口腔機能における自律神経の役割」という側面から，21世紀COEプロジェクト「フロンティアバイオデンティストリーの創生」とも密接な関連性を有しており，口腔科学の発展にも貢献するものと考えられる．

【キーワード】

自律神経 autonomic nervous system, 血圧・心拍変動 blood pressure heart rate variability, パワースペクトル解析 power spectrum analysis, 圧受容体反射 baroreceptor reflex, 循環 hemodynamics

I　はじめに

　生体の心拍数や血圧は，安静状態においても絶えず微妙に揺れ動いている．この現象は血圧・心拍変動と呼ばれ，自然界に認められる「1/fのゆらぎ」の動態を示すことが知られている．「1/fのゆらぎ」とは，現象パワースペクトル密度がフーリエ周波数fに逆比例するような，ゆらぎ現象の総称である[1,2]．

　例えば，心拍数といえば一般には1分間に心臓が収縮する回数を表している．しかし，心電図などで，収縮する時間を1拍ずつこまかく測定してみると，毎回少しずつ異なっている．つまり「ゆらいでいる」ことがわかる．具体的には心電図のR-R間隔をコンピューターに取り込んで時間を計測するので，心拍数のゆらぎはR-R間隔変動とも呼ばれている．このR-R間隔の変動には周期性があり，周波数解析をしてみると，ヒトではだいたい0.1Hzと0.25Hz付近にパワースペクトルのピークが現れる（図1）．

第4章 味と痛みのメカニズム

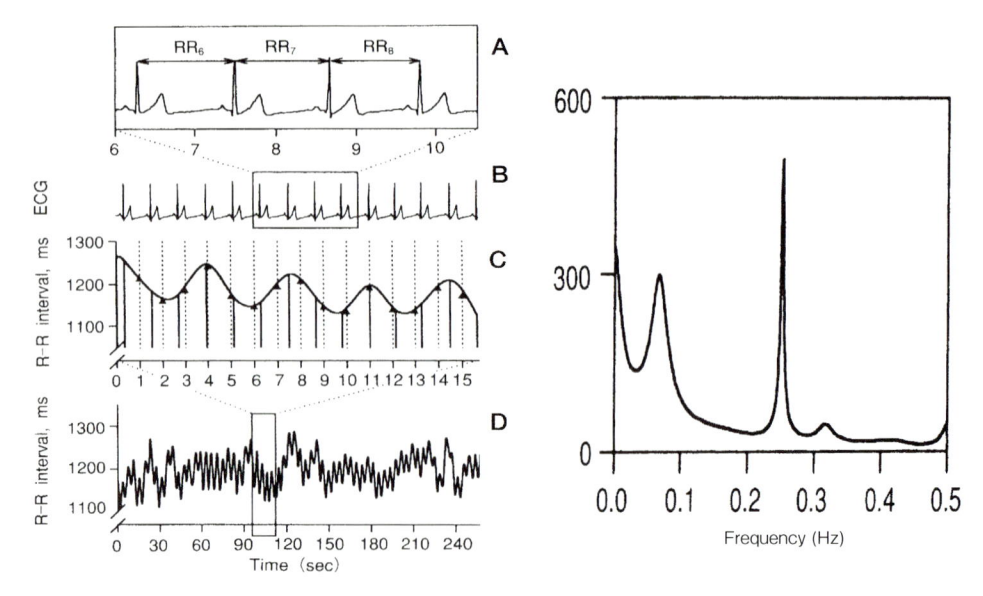

心拍変動は連続する正常洞調律のR-R間隔として測定される（A，B）．スペクトル分析を行う場合は，各R-R間隔データを後方のR波の時間的位置にプロットし，これを補間した後に，さらに等間隔（点線）で再サンプリングしたデータ（▲）を用いる（C，D）．心拍変動は，高周波成分（HF）と低周波成分（LF）からなり，それぞれはスペクトル上で別々のピークを作る（右図）．（早野順一郎（1996）：心拍変動による自律神経機能解析：循環器疾患と自律神経機能（井上博編），医学書院より）

図1　心拍変動の測定法

II 心拍ゆらぎ・血圧ゆらぎ解析の臨床的意義

これまでの自律神経活動の研究は，電気生理学的手法により，交感神経や副交感神経の電気的活動を神経束に電極を挿入することにより，直接記録したり，神経伝達物質であるカテコールアミン等のホルモン変化に基づいて，その活動を間接的に計測したりして行われてきた．しかし，方法が侵襲的である，または測定の感度が鈍いなどの理由から，臨床的価値は小さかった．

1981年，Akselrodら[3]によって心拍変動スペクトルパターンの意味付けに関する歴史的論文がScienceに発表された．彼女らは薬理学的手法により，心拍変動の0.1Hz付近の低周波領域（0.04-0.15Hz：HR-LF）は交感神経と副交感神経の両方の活性を，0.25Hz付近の高周波領域（0.15-0.45Hz：HR-HF）は，副交感神経の活性をそれぞれ示すことを明らかにした．また，後に心拍変動の低周波成分と高周波成分の比（HR-LF/HF）は自律神経バランス，つまり交感神経活動と副交感神経活動のバランスを表す指標と考えられるようになった．

一方，血圧の値も微妙にゆらいでおり，それを周波数解析すると心拍変動と同じ周波数にピークが現れる．収縮期血圧変動の低周波成分（SBP-LF）は，筋交感神経や腎交感神経の活動を周波数解析したパターンと一致すること，また薬理学的手法によっても，交感神経活動の指標となることが証明されている[4,5]．

このように，血圧・心拍変動を周波数解析することにより，交感神経活動と副交感神経活動を，非侵襲的に，別々に定量的に評価できるようになり，その利用が飛躍的に進んだ．

ゆらぎのパワースペクトル解析法も，従来からの高速フーリエ変換（FFT）に加え，最大エントロピー法（MEM）やウエイブレット法な

どが導入された．同一のデータを解析した場合，どの解析法を利用してもほぼ同じ結果が得られるが，それぞれの方法には特徴がある．特にウエイブレット法は，時間分解能に優れており，瞬時に起こる自律神経の反応を正確にとらえることができる[6]．またMemCalcという解析ソフトは，ほぼリアルタイムにパワーを表示してくれる[7]ので，ますますその利用価値が高まっている．

III 麻酔科領域における血圧・心拍変動の研究

現在までに心拍変動は麻酔科領域で盛んに研究されてきたが，残念ながら診療行為に直接影響を与えるという意味での臨床的有用性を示した報告はほとんどなかった．しかし近年，心拍変動と各種疾患との関連，麻酔時の血行動態変動の予測因子としての心拍変動の有用性などに関する新たな知見が集積されるにつれ，麻酔科領域における心拍変動解析の臨床的意義がクローズアップされようとしている．

まず，糖尿病，虚血性心疾患，うっ血性心不全，高血圧，高齢など様々な病態での心拍変動の減少，さらにその重症度との関連が数多く報告されている．例えば，1998年のATRAMI（Autonomic Tone and Reflexes After Myocardial Infarction）study[8]では，1,284人の急性心筋梗塞患者を約2年間経過観察し，迷走神経機能の指標であるSDNN（standard deviation of normal to normal beats）およびフェニレフリン昇圧試験の結果と心臓死との関連性が追跡調査された．その結果，SDNNとフェニレフリン昇圧試験の感受性の高い人のほうが，低い人よりも2年生存率が有意に高いことが判明した．言い換えると，心筋梗塞後の迷走神経機能を調べることにより，その予後をある程度推測できることがわかった．同様の報告が，脳梗塞後の心臓合併症[9]やうっ血性心不全患者の予後[10]についても報告されている．

一方，これまでも麻酔のリスク評価に関する多くの研究がなされてきたが，心拍変動のような客観的指標を切り口とした麻酔リスク評価法に関する報告は少なかった．たとえば，糖尿病患者においては，その初期から糖尿病性神経障害が発生すること，また，糖尿病患者の麻酔導入時には，血圧低下が発生しやすいことが知られていた[11]．つまりこの血圧低下の原因として糖尿病性の心血管自律神経障害の存在が推測されていたが，術前に前もって神経障害の程度を把握することができなかった．したがって，血圧・心拍変動解析による術前の麻酔リスク評価が，安全な麻酔導入につながることが大いに期待されている[12]．

我々も現在，膵臓β細胞破壊薬であるストレプトゾトシンの投与により作製したI型糖尿病ラット（DMラット）を用いて，DMラットの自律神経機能を検討している[13]．その結果，DMラットは，正常のラットに比べ，交感および副交感神経を含めた自律神経活性が低下していること，特に交感神経系活性の低下が著しいことが判明した．さらに圧受容体感受性も低下していることがわかった．今後は，麻酔中を想定し，DMラットを用い麻酔薬との相互作用を検討していく必要がある．

麻酔関連薬剤の血圧・心拍変動に及ぼす影響

麻酔科領域では多くの麻酔薬，血管作働薬が使用されているが，未だに麻酔による血行動態の変動を十分に予測あるいは制御することができないでいる．手術中の極端な血行動態の変動は脳，心臓をはじめとする重要臓器の血流障害を引き起こし，周術期の合併症の発生頻度を高める可能性がある．そこで麻酔深度を変化させることにより心拍変動が変化すること，麻酔薬の種類による自律神経系への作用の違いを評価できることなどに注目し，心拍変動スペクトル解析を自律神経・麻酔深度モニターとして用い

ることの研究が盛んに行われている.

例えば，笑気は古くから麻酔臨床で用いられている吸入麻酔薬である．しかし，笑気の自律神経機能に対する影響については，いまだに一致していない．その多くは軽度の交感神経刺激作用を報告している[14,15]が，笑気の吸入濃度，吸入時間等によりその程度は大きく異なっている．我々は無拘束下でのWister-Kyotoラット（WKY）に60％笑気を10分間吸入させ時の自律神経活動の変化を血圧・心拍変動から解析した[16]．図2に示すように，笑気吸入により，SBP-LFが増加し，交感神経系活性が亢進することがわかる．その結果，収縮期血圧は上昇するが，心拍数は，逆に減少する．この心拍数の減少はHR-HFの亢進から，血圧上昇に対する圧受容体反射の結果と考えられる．見方を変えると，笑気はWKYの圧受容体反射を抑制しないということがわかる．

一方，高血圧自然発症ラット（SHR）を用いて同様の実験を行うと，WKYとは異なった結果が得られる．SHRは元々WKYより，SBP-LFおよびHR-HFが上昇しており，交感神経および副交感神経系活性がともに亢進している状態にある．この状態で，60％笑気を吸入させると，SBP-LFは亢進し，その程度はWKYより著しい．しかし，元々高血圧であるため，SBPの上昇はわずかで，その結果，HRとHR-HFにも明らかな変化を示さない．このように同じ濃度の笑気を吸入させても，その影響はWKYとSHRとでは大きく異なる．つまり病態の違いにより，笑気の自律神経に対する作用も異なってくる．

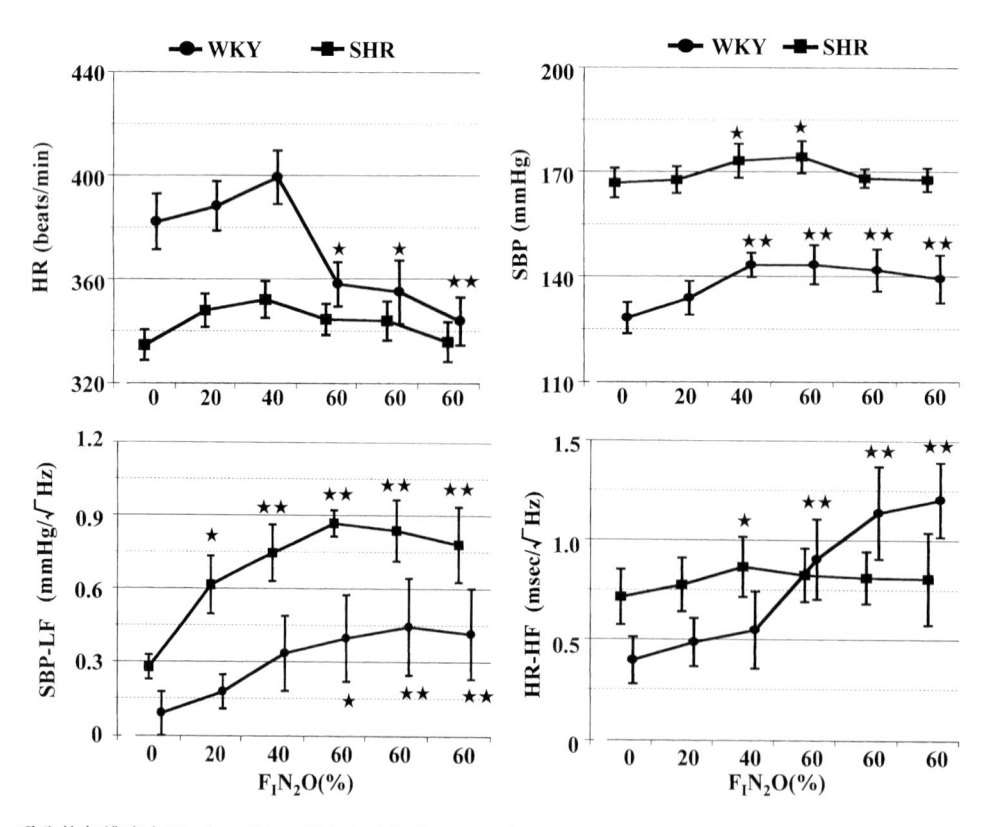

吸入笑気濃度を20, 40, 60％に増加させた時，および60％で10分間維持した時のHR, SBP, SBP-LF, HR-HFを示す．n＝9, mean±SE, ★: p＜0.05 vs 対照値，★★: p＜0.01 vs 対照値
図2　笑気濃度の変化に伴うHR, SBP, SBP-LF, HR-HFの変動

ヒトにおける麻酔薬の自律神経活動に対する影響を血圧・心拍変動から研究した報告は多数ある．われわれも歯科麻酔の臨床でよく行われている鎮静法が自律神経系に及ぼす影響を検討した[17]．鎮静法でよく用いられる薬剤として笑気，プロポフォール，またはミダゾラムについて調べた．笑気は終末呼気における濃度で20-25％を吸入させ，プロポフォールは4 mg/kg/minで，ミダゾラムは0.2mg/kg/minで持続投与した．鎮静度は，いずれの薬剤を用いた場合も，眠っているが刺激に対してゆっくり応答する程度，つまりRamsayの鎮静度のスコアで5を目標とした．

プロポフォールは心係数（CI）を低下させ，平均動脈圧（MAP）を12％低下させたが，自律神経系の指標には有意な変化をもたらさなかった（図3）．ミダゾラムは，約7％の心拍数の増加を引き起こした．これはHR-HFの低下を伴っており，ベンゾジアゼピン系薬剤が有する副交感神経遮断作用によるものと解釈できる．笑気は前述したように弱い交感神経刺激作用を有するといわれているが，鎮静法で用いる濃度では明らかなSBP-LFの増加はみられなかった．ただし，全末梢血管抵抗は有意な増加を示した．したがって同程度の鎮静効果を得る場合にも，用いる薬剤により自律神経系におよぼす効果には，大きな違いがある

さらに，それぞれの薬剤による鎮静下でアドレナリンを投与し，アドレナリンの引き起こす循環動態への影響を検討した．アドレナリンは，歯科用局所麻酔薬に血管収縮薬として添加されており，局所麻酔薬の血管内への吸収を遅らせ，局所麻酔薬の効果を増強する効果がある．しかし，アドレナリン自身も血液中に吸収され，循環動態に影響する．通常の歯科処置ではこのアドレナリンの効果が生体に問題となることは少ないが，インプラント手術などのように，比較的大量の局所麻酔薬を使用する場合には，その影響を無視することはできない．インプラント手術は，通常，鎮静法下で行われることが多く，アドレナリンと鎮静薬との相互作用は歯科麻酔医の関心の対象となっている．そこで，鎮静法で用いる薬剤の違いによって，アドレナリンの循環動態におよぼす影響に差があるかどうかを検討した．

まず，アドレナリンを単独で50ng/kg/minの投与速度で10分間投与した場合，アドレナリンの有するβ作用のため，20％の心拍数（HR）の増加，40％の心係数（CI）の増加，24％のRPPの増加が引き起こされた（図3）．一方，プロポフォールによる鎮静下では，アドレナリン投与による心係数（CI）およびRPPの上昇が抑えられた．ミダゾラムは，自身のもつ心拍数増加作用が，アドレナリンのβ作用と重なり，さらなる心拍数の増加を招いた．その結果，RPPもさらに増加した．RPPは心筋の酸素消費量の

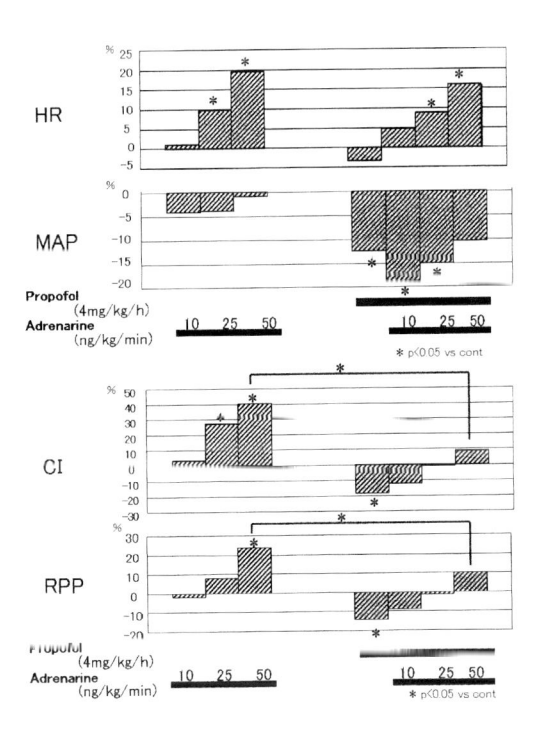

覚醒時およびプロポフォールでの鎮静中に，アドレナリンを10，25，50μg/kg/minで投与したときのHR, MAP（平均動脈圧），CI（心係数）およびRPP（rate pressure product）の変化を示す．

図3 プロポフォールによる鎮静下でのアドレナリンの循環動態への影響

指標であり，RPPの増加は生体にとって好ましい変化ではない．笑気吸入鎮静下でアドレナリンを投与した場合には，麻酔管理上有益な効果は，笑気吸入により得られなかった．したがって，インプラント手術のようにアドレナリンを含む局所麻酔薬を大量に使用する処置では，プロポフォールによる鎮静は，アドレナリンの循環に対する影響を少なくする効果があり，有用な方法であるといえる．

最近，鎮静薬として，デクスメデトミジン(DEX)というα$_2$受容体作動性鎮静薬が臨床応用されるようになった．DEXは，α$_2$受容体を介して，多彩な作用を示す．まず，中枢作用としては，青斑核のα$_{2A}$受容体に作用し鎮静効果を，また延髄網様体腹外側部α$_{2A}$受容体に作用し，交感神経系の抑制作用を示す．末梢においては，脊髄後角膠様質のα$_2$受容体に作用し鎮痛作用を，また末梢血管のα$_{2B}$受容体を刺激し，血管収縮を引き起こす．以上のように多彩な作用を有する一方，呼吸に対する抑制作用がないのが，DEXの大きな特徴である．我々は，ヒトにおける臨床使用時のDEXの循環動態の変動，および血圧・心拍変動解析による自律神経系活性の評価を行った[18]．

投与量は，初期負荷量として6μg/kg/hで10分間投与した後，維持量として0.4μg/kg/hで20分間投与した．その結果，HRはDEX投与開始5分後から，SBPは15分後から低下した．心係数は，初期負荷投与時に減少したが，維持量投与時にはその減少は消失した．SBP-LFは投与開始5分後から有意に低下したが，HR-HFには有意な変化はみられなかった．したがって，DEXは，SBP-LFの低下が示すように，交感神経系を抑制したが，副交感神経系には影響しなかった．DEXの投与によるHR，SBP，心係数の低下には，交感神経活動の低下が関与していると考えられる．

また，低血圧麻酔は，口腔外科領域の麻酔においても，出血量を少なくし，輸血の機会を減らすとともに術野の視野を良好にし，手術操作をやりやすくする目的でしばしば用いられる．しかし，人為的に血圧を低下させた場合，血圧低下に対する圧受容体反射のため頻脈を呈することがある．本来，この頻脈は生体の血圧低下に対する代償機転ではあるが，頻脈の持続は，目標とする低血圧（収縮期血圧で約80mmHg）を維持するのに必要な血管拡張薬の投与量の増加を招くばかりでなく，心筋の代謝の面からも好ましい反応ではない．われわれはセボフルラン麻酔下でのニトロプルシッドによる低血圧麻酔時の自律神経機能を検討し，必要に応じてβ$_1$選択性β遮断薬であるエスモロールを投与することにより，過度の頻脈の発生を抑えることを試みた[19]．

図4に示すように，ニトロプルシッド投与により血圧が低下するにしたがい，SBP-LFが増加し，頻脈となることがわかる．この時，エスモロールを投与すると，増加していたSBP-LFは低下し，頻脈も改善される．一方，ニトロプルシッド投与により過度の頻脈を呈さない患者の場合，SBP-LFの増加はわずかであることも判明した．このように麻酔中の循環管理に血圧・心拍変動による評価は有用である．

急性低酸素が血圧・心拍変動および線条体ドーパミン動態におよぼす影響

低酸素症が生じると，それは強力なストレッサーとなって，自律神経系に影響を及ぼす．低酸素症に起因する自律神経系の反応に関する研究は，これまでのところ，全身麻酔下での報告[20,21]や，無麻酔下での慢性低酸素症[22,23]に対する報告がほとんどで，急性の進行性低酸素症に対して，無麻酔下で経時的な自律神経の反応を調べた研究はなかった．我々は，WKYとSHRを用い，無麻酔・無拘束下で，低酸素負荷を15分間与え，血圧・心拍ゆらぎ解析より，自律神経系活性を経時的に調べた[24]．

図5に結果を示す．WKYにおいては，急性の

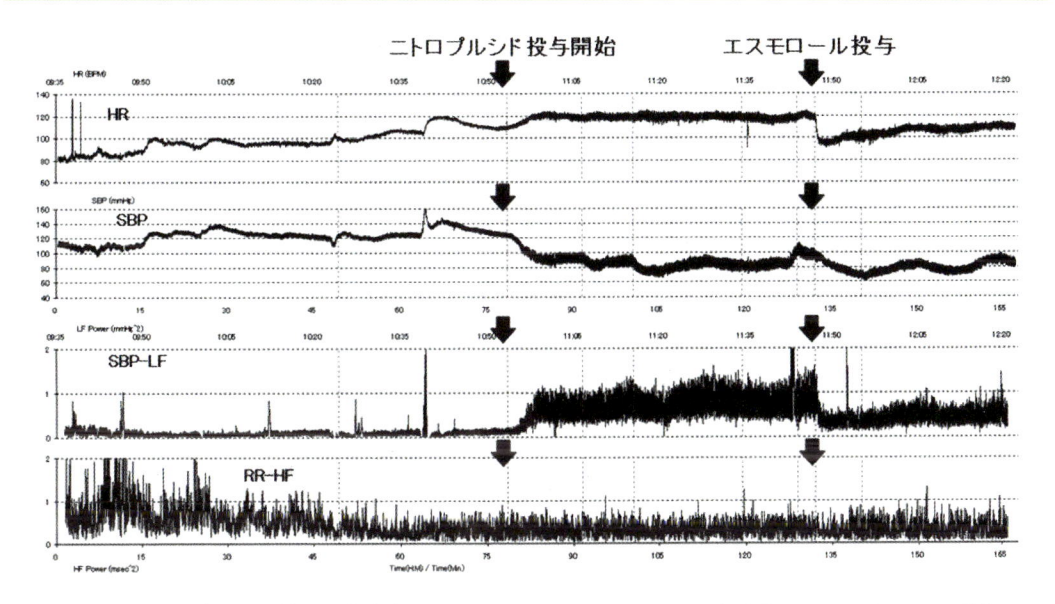

ニトロプルシドを用いた低血圧麻酔中のHR，SBP，SBP-LF，HR-HFを示す．ニトロプルシドの投与により，血圧の低下と同時に反射性の頻脈が生じているが，エスモロールの投与により，HRとSBP-LFの著明な上昇が抑えられる．

図4　ニトロプルシドによる低血圧麻酔中のエスモロールの効果

低酸素負荷により，一過性にSBP-LFが上昇し，HRの増加およびSBPの上昇を認めた．これは交感神経系活性の上昇に伴う反応である．低酸素負荷の後半になると，SBP-LFおよびSBPの上昇は消失するが，HRの増加は持続した．血圧上昇が一過性である理由として，後半での交感神経系活性の亢進が消失したことに加え，心臓血管系への低酸素症の直接作用による血管収縮反応の低下が考えられた．またSBPの上昇に追随して，HR-HFは上昇する傾向を示したが，有意な変化ではなかった．この反応は圧受容体反射によるものと考えられる．

次にSHRを用い，急性の低酸素症に高血圧因子を加味して検討した．SHRでは，低酸素症初期より，SBP-LFの上昇とHR-HF低下により，SBPの上昇と著しいHRの増加を認めた．特にHR-HFの変化は，WKYとは対照的で，低酸素の進行とともに抑制された．つまり，循環の調節機構としての副交感神経系がSHRでは容易に機能しなくなることが示された．低酸素負荷の後半においては，低酸素負荷の進行に伴う交感神経系活性の低下と心臓血管系に対する低酸素症の直接作用によって，WKYでは生じなかったSBPの低下を認めた．このように急性低酸素症に高血圧因子が加わることで，循環抑制が生じやすくなり，さらに低酸素負荷を解除してもなお，その状態が持続することが明らかとなった．

また，中枢神経系の低酸素症の指標とされる線条体ドーパミン動態を調べたところ，15分間の低酸素負荷では，両群とも一過性の可逆的な増加を示し，かつ10～15分のタイムラグで，交感神経系活性の変化に追随した変動を示した．これは，急性低酸素症発症時の自律神経系機能評価が，低酸素症に対する抵抗力が極めて小さい中枢神経系機能評価の一助となり得る可能性を示している．今後の両者の関連についてさらなる研究が必要である．

ペインクリニックにおける血圧・心拍変動の応用

　ペインクリニックにおいて鍼治療は欠くこと

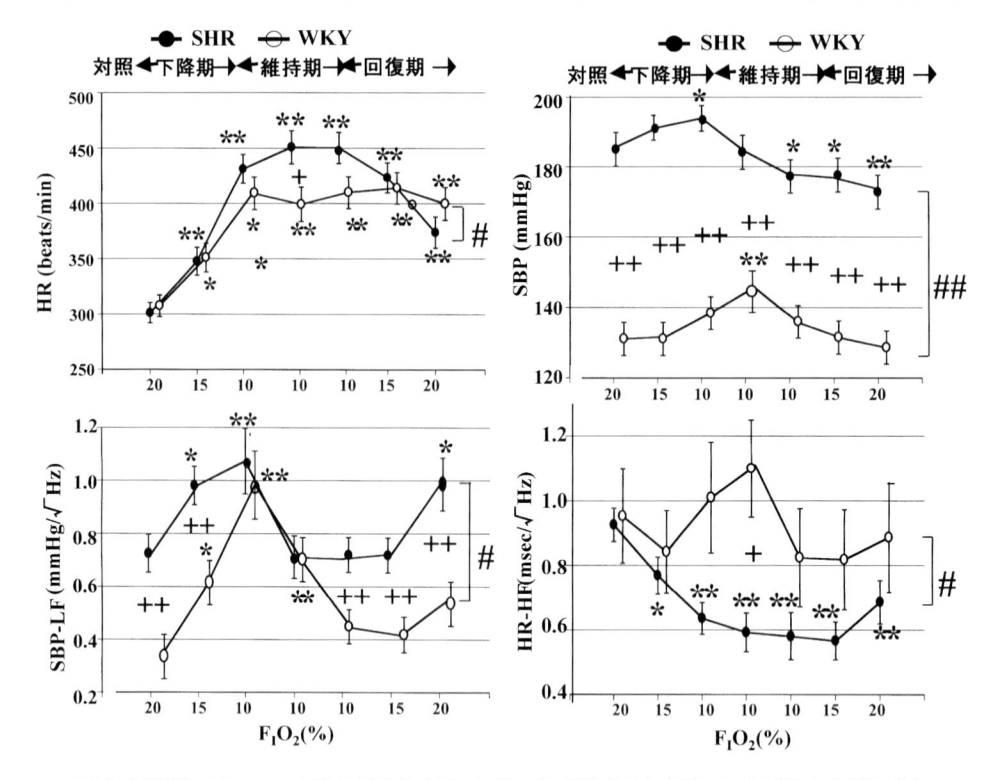

吸入酸素濃度を20，15，10％に低下した時，10％で10分間維持した時，および吸入酸素濃度を20％へ回復した時のHR，SBP，SBP-LF，HR-HFの変化を示す．
n＝9．mean±SE．＊：p＜0.05 vs 対照値，＊＊：p＜0.01 vs 対照値，＋：p＜0.05 同時期におけるWKY vs SHR，#：p＜0.05 WKYに対するSHRの有意差（交互作用）

図5　低酸素負荷に対するHR，SBP，SBP-LF，HR-HFの変動

のできない治療法の1つとなっている．これまで当科における臨床統計においても，鍼治療の有用性は明らかであり，西洋医学的治療法がまったく奏功しなかった患者においても，鍼治療により劇的に症状が改善した症例が数多く存在する．また，2002年に開催された第90回国際歯科連盟（FDI）年次世界歯科大会においても，「歯科医業における慢性の顔面痛，顎関節痛，筋・筋膜痛症候群に対する処置法としての鍼療法の推進」が唱われている．このように，様々な疾患に対する鍼治療の有効性が報告され，その応用が提唱されているにもかかわらず，その作用機序に関しては，ほとんど解明されていないのが現状である．

一方，口腔顔面痛の発生・増悪には交感神経系が強く関与することが知られている．臨床においても患者のペインスコアとストレス状態とは強く相関しており，ストレス状態は交感神経系の緊張とも密接に関連する．また痛みの軽減に交感神経ブロック（口腔顔面痛に対しては星状神経節ブロック）が奏功する場合も多い．したがって鍼による治療効果もストレス状態の軽減や自律神経活動の調整と深く関連しているものと推測される．

そこで，我々は，口腔顔面痛の治療に用いられる経穴の鍼刺激により，自律神経系活性とストレス関連物質であるクロモグラニンA（CgA）にどのような変化が起こるのかを調べた[25]．合谷と曲池という経穴にステンレス鍼を刺入し，30分間通電刺激を加えたところ，HR，SBPおよびSBP-LFは鍼刺激により有意な低下を示した（図6）．一方，HR-HFは鍼刺激により

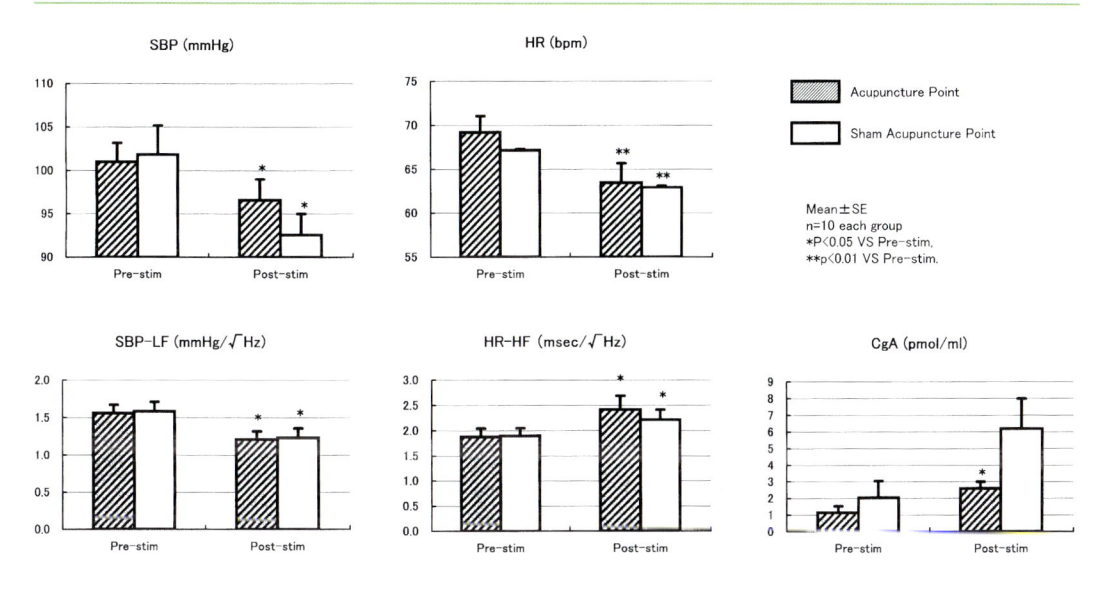

鍼刺激前および刺激後のSBP，HR，SBP-LF，HR-HF，CgAを示す．
図6 鍼刺激が循環，自律神経系活性およびCgAに及ぼす影響

有意に増加した．つまり，鍼刺激は交感神経活性を抑制し，副交感神経活性を亢進させ，その結果SBPの低下，およびHRの減少を引き起こすことが示された．一方，CgAは唾液中に分泌されるストレス関連物質であり，精神的ストレスにより分泌が増加するといわれている[26]．CgAは，鍼刺激前後でわずかに増加したのみであったが，経穴以外に鍼を刺入し，刺激した場合には有意に増加した．つまり，経穴への鍼刺激は精神的ストレスとならないが，経穴以外への刺激はCgAの増加が示すように，ストレスとなりうることが示唆された．

鍼鎮痛の機序については，これまで経穴の鍼刺激により，脳，脊髄内で増加する内因性モルヒネ様物質（エンドルフィンやエンケファリン）が脊髄後角中にある一次求心性線維の働きをシナプス前抑制するためと考えられているが，鍼の治療効果の少なくとも一部には，鍼刺激による自律神経系に対する作用も関連しているものと考えられる．

IV おわりに

今後の展望としては，心血管ゆらぎ情報の生理的意義を総合的に評価すること，また，周術期における心拍変動解析を応用した神経性循環調節の研究を通じて，国内外でこの分野の先駆的役割を果たしていきたい．

謝辞

本テーマに関する研究の一部は，21世紀COEプログラム「フロンティアバイオデンティストリーの創生」，科学研究費補助金基盤研究C（#15592106，#17592076）のサポートにより行われた．

文　献

1) 山本光璋 (1994)：生体1/fゆらぎ研究の現状．BEM, 8, 1-4, 平成6.
2) 武者利光 (1998)：ゆらぎの世界, 自然界の1/fゆらぎの不思議．ブルーバックス, 講談社, 東京, 平成10.
3) Akselrod, S., Gordon, D., Ubel, F. A., Shannon, D.C., Berger A.C. and Cohen R.J. (1981): Power spectrum analysis of heart rate fluctuation: a quantitative probe of beat-to-beat cardiovascular control. Science, 213, 220-222.
4) Pagani, M., Montano, N., Porta, A., Malliani, A., Abboud, F. M., Birkett, C. and Somers, V.K. (1997): Relationship between spectral components of cardiovascular variabilities and direct measures of muscle sympathetic nerve activity in humans. Circulation, 95, 1441-1448.
5) Malliani, A., Pagani, M., Lombardi, F., Furlan, R., Guzzetti, S. and Cerutti, S. (1991): Spectral analysis to assess increased sympathetic tone in arterial hypertension. Hypertension, 17, III36-42.
6) Belova, N.Y., Mihaylov, S.V. and Piryova, B.G. (2007): Wavelet transform: A better approach for the evaluation of instantaneous changes in heart rate variability. Auton Neurosci., 131, 107-122.
7) Sawada, Y., Ohtomo, N., Tanaka, Y., Tanaka, G., Yamakoshi, K., Terachi, S., Shimamoto, K., Nakagawa, M., Satoh, S., Kuroda, S. and Iimura, O. (1997): New technique for time series analysis combining the maximum entropy method and non-linear least squares method: its value in heart rate variability analysis. Med Biol Eng Comput., 35, 318-322.
8) La, Rovere M.T., Bigger, J.T. Jr, Marcus, F.I., Mortara, A. and Schwartz, P.J. (1998): Baroreflex sensitivity and heart-rate variability in prediction of total cardiac mortality after myocardial infarction. ATRAMI (Autonomic Tone and Reflexes After Myocardial Infarction) Investigators. Lancet, 351, 478-484.
9) Robinson, T.G., Dawson, S.L., Eames, P.J., Panerai, R.B. and Potter, J.F. (2003): Cardiac baroreceptor sensitivity predicts long-term outcome after acute ischemic stroke. Stroke, 34, 705-712.
10) Saul, J.P., Arai, Y., Berger, R.D., Lilly, L.S., Colucci, W.S. and Cohen, R.J. (1988): Assessment of autonomic regulation in chronic congestive heart failure by heart rate spectral analysis. Am J Cardiol., 61, 1292-1299.
11) Latson, T.W., Ashmore, T.H., Reinhart, D.J., Klein, K.W. and Giesecke, A.H. (1994): Autonomic reflex dysfunction in patients presenting for elective surgery is associated with hypotension after anesthesia induction. Anesthesiology, 80, 326-337.
12) Huang, C.J., Kuok, C.H., Kuo, T.B., Hsu, Y.W. and Tsai, P.S. (2006): Pre-operative measurement of heart rate variability predicts hypotension during general anesthesia. Acta. Anaesthesiol Scand., 50, 542-548.
13) 朴會士, 杉村光隆, 岡田健志, 花本博, 丹羽均 (2006)：笑気がⅠ型糖尿病ラットの圧受容体反射感受性におよぼす影響. 日歯麻誌, 34(4), 394, 平成18.
14) Ebert, T.J. (1990): Differential effects of nitrous oxide on baroreflex control of heart rate and peripheral sympathetic nerve activity in humans. Anesthesiology, 72, 16-22.
15) Sellgren, J., Ponten, J. and Wallin, B.G. (1990): Percutaneous recording of muscle nerve sympathetic activity during propofol, nitrous oxide, and isoflurane anesthesia in humans. Anesthesiology, 73, 20-27.
16) 岡田健志, 杉村光隆, 廣瀬陽介, 朴會士, 丹羽均 (2006)：笑気吸入下における急性低酸素症がラットの循環動態および自律神経系活性に及ぼす影響. 日歯麻誌, 34, 393, 平成18.
17) Niwa, H., Tanimoto, A., Sugimura, M., Morimoto, Y. and Hanamoto, H. (2006): Cardiovascular effects of epinephrine under sedation with nitrous oxide, propofol, or midazolam. Oral Surg. Oral Med. Oral Pathol. Oral Radiol. Endod., 102, e1-e9.
18) Hanamoto, H., Morimoto, Y., Watanabe, A., Boku, A., Kagamiuchi, H. and Niwa, H(2006): Effects of dexmedetomidine on hemodymanics and autonomic nervous system. Proceedings of 11th international dental congress on modern pain control, 99.
19) 花本博, 杉村光隆, 廣瀬陽介, 瀧邦高, 丹羽均 (2005)：ニトロプルシドを用いた低血圧麻酔におけるエスモロール併用の自律神経系への影響. J. Anesth., 19(Suppl), 197, 平成17.
20) Fukuda, Y., Sato, A., Suzuki, A. and Trzebski, A. (1989): Autonomic nerve and cardiovascular responses to changing blood oxygen and carbon dioxide levels in the rat. J. Auton. Nerv. Syst., 28, 61-74.
21) Marshall, J.M. and Metcalfe, J.D. (1988): Analysis of the cardiovascular changes induced in the rat by graded levels of systemic hypoxia. J. Physiol., 407, H385-403.
22) Hirakawa, H., Nakamura, T. and Hayashida, Y. (1997): Effect of carbon dioxide on autonomic cardiovascular responses to systemic hypoxia in conscious rats. Am. J. Physiol., 273, R747-754.
23) Kawaguchi, T., Tsubone, H., Hori, M., Ozaki, H. and Kuwahara, M .(2005): Cardiovascular and autonomic nervous functions during acclimatization to hypoxia in conscious rats. Auton. Neurosci., 117, 7-104.

24) 杉村光隆，廣瀬陽介，岡田健志，朴會士，丹羽均（2006）：急性の低酸素症が覚醒・無拘束ラットの血圧・心拍ゆらぎに及ぼす影響－Wavelet法による自律神経系活性の解析．日歯麻誌，34，15-22，平成18．
25) Watnabe, A., Hanamoto, H., Hirose, Y., Boku, A., Kobayashi, A. and Niwa, H. (2006): The effects of acupuncture on the autonomic nervous system in humans. *Proceedings of 11th international dental congress on modern pain control*, 138.
26) Noto, Y., Sato, T., Kudo, M., Kurata, K. and Hirota, K.(2005): The relationship between salivary biomarkers and state-trait anxiety inventory score under mental arithmetic stress: a pilot study. *Anesth. Analg.,* 101, 1873-1876.

編者紹介

米 田 俊 之 （よねだ としゆき）

大阪大学大学院歯学研究科長／歯学部長
大阪大学経営評議会委員
21世紀COEプログラム「フロンティアバイオデンティストリーの創生」拠点リーダー
歯学博士

1972年　大阪大学歯学部卒業
1976年　大阪大学大学院歯学臨床系修了
1988年　大阪大学歯学部口腔外科学第二講座　講師
1992年　東京医科歯科大学難治疾患研究所分子細胞生物学講座　教授
1995年　テキサス大学サンアントニオ校医学部内分泌代謝部門　教授
1997年　大阪大学歯学部生化学講座　教授
1997年　テキサス大学サンアントニオ校医学部　客員教授
2000年　大阪大学大学院歯学研究科分子病態口腔科学専攻　教授
2003年　21世紀COE拠点リーダー
2005年　日本学術会議　第20期会員
2007年から現職

専　門　骨と癌の細胞生物学

生命歯科医学のカッティング・エッジ

2008年3月31日　初版第1刷発行　　　　　［検印廃止］

編　者　米田　俊之
発行所　大阪大学出版会
　　　　代表者　鷲田　清一

〒565-0871　吹田市山田丘2-7
大阪大学　ウエストフロント
電話・FAX: 06-6877-1614
URL: http://www.osaka-up.or.jp

印刷所　株式会社 渋文舎

ⓒToshiyuki Yoneda 2008　　　　　Printed in Japan
ISBN978-4-87259-233-7 C3047

Ⓡ〈日本複写権センター委託出版物〉
本書を無断で複写複製（コピー）することは、著作権法上の例外を除き、禁じられています。本書をコピーされる場合は、事前に日本複写権センター（JRRC）の許諾を受けて下さい。
JRRC〈Http://www.jrrc.or.jp　eメール: info@jrrc.or.jp　電話: 03-3401-2382〉